熊兴江 著

经方治疗急危重症

基于中西医结合与急危重症病例的《伤寒论》现代临床解读

全国百佳图书出版单位

中国中医药出版社

·北京·

图书在版编目（CIP）数据

经方治疗急危重症：基于中西医结合与急危重症病例的《伤寒论》现代临床解读 / 熊兴江著. --北京：中国中医药出版社，2025.6.（2025.9 重印）

ISBN 978-7-5132-9318-1

Ⅰ. R289.2

中国国家版本馆 CIP 数据核字第 20256GJ371 号

中国中医药出版社出版

北京经济技术开发区科创十三街 31 号院二区 8 号楼

邮政编码　100176

传真　010-64405721

河北品睿印刷有限公司印刷

各地新华书店经销

开本 787×1092　1/16　印张 32.75　字数 604 千字

2025 年 6 月第 1 版　2025 年 9 月第 2 次印刷

书号　ISBN 978-7-5132-9318-1

定价　158.00 元

网址　www.cptcm.com

服 务 热 线　010-64405510

购 书 热 线　010-89535836

维 权 打 假　010-64405753

微信服务号　zgzyycbs

微商城网址　https://kdt.im/LIdUGr

官 方 微 博　http://e.weibo.com/cptcm

天猫旗舰店网址　https://zgzyycbs.tmall.com

如有印装质量问题请与本社出版部联系（010-64405510）

本著作为国家中医药管理局全国中医（西学中）优秀人才研修项目及中国中医科学院研究生院"经方治疗急危重症"授课内容。

感谢中国科协青年人才托举工程、中央高水平中医医院临床研究和成果转化能力提升项目资助！

● 作者简介

熊兴江，江苏盐城人，医学博士，从事经方治疗心血管疾病与急危重症研究。现于中国中医科学院广安门医院心血管科及重症监护病房（CCU）工作，入选国家级人才项目、中国科协青年人才托举工程、北京市中医药新时代125工程领衔人才、中国中医科学院卓越青年科技人才。

临证时，擅用经方抢救急危重症，治疗慢性疑难疾病，主张"病机结合病理，药性结合药理"，倡导方证辨证以执简驭繁。针对《伤寒论》六经实质混乱及"中医是慢郎中，不能救急"难题，从急危重症及中西医结合角度揭示《伤寒论》实质；针对现代医学不能解决的急危重症难题，创新运用经方，丰富现代医学诊疗方案，提升中医急救能力与水平。在经方降血压方面疗效显著，成功使数百例高血压患者停药减量。

先后主持国家自然科学基金等课题11项，以第一/通讯作者发表论文155篇，SCI论文69篇，单篇最高IF为10.2，H指数为35，单篇最高被引329次。被 *Nat Rev Cardiol*（IF：49.6）等IF>20杂志引用21次。成果入选2项国际指南——《2017年美国ACC/AHA成人高血压指南》和《2020年国际高血压学会全球高血压实践指南》。执笔《高血压中医诊疗专家共识》等心血管标准4部，主编著作4部。获国家科学技术进步奖二等奖1项（第9），省部级二等奖2项（第1），其余省部级一等奖7项。

在中医药高等教育史上率先开创经方治疗急危重症课程，先行先试，培养中医重症人才。兼任国家中医药管理局全国中医（西学中）优秀人才研修项目、中国中医科学院研究生院"经方治疗急危重症"课程负责人，国家科技重大专项、国家自然科学基金、中国医学科学院学部委员、中国科协科技人才奖项评审专家，中华中医药学会心血管疾病分会青年专业委员会副主任委员，中国民族医药协会名老中医传承工作委员会副会长，*Front Pharmacol*（IF：5.6）等经方专刊客座主编，*Chin Med*（IF：4.9）等 20 个杂志国际编委，*Crit Rev Food Sci Nutr*（IF：10.2）等 50 个杂志国际审稿人。连续 4 年入选 *Elsevier*"中国高被引学者"，并入选斯坦福大学和 *Elsevier* 联合发布的 *World's Top 2% Scientist*（全球前 2% 科学家）"终身科学影响力榜单"。

● 黄煌序

　　《经方治疗急危重症》是一本提振当今中医人信心的好书。全书以大量记载翔实、疗效确实可征的案例，以及作者多年的临床体悟，扯下了长期罩在中医脸上"慢郎中"的面纱，使经方阔步进入急危重症领域成为可能。黄土汤的止血，炙甘草汤的复律，柴葛解肌汤的退热，四逆汤的升压，木防己汤的强心，麻黄汤的醒脑还魂，麻黄附子细辛汤的回阳退热……许多经方救治大病的过程跌宕起伏，惊心动魄；关于选方用药的思路分析有理有据，其中的巧思妙想，发人深思，让人拍案叫绝！

　　经方如何治疗危急重症？作者的许多依据和灵感都来源于《伤寒论》《金匮要略》。本书通过许多案例，立体地、场景式地解读了那些经典原文，将经方应用的要点鲜活地展现在读者面前。书中对白虎加人参汤证"大烦渴"的解读，对炙甘草汤证"心动悸、脉结代"的解读，对人参汤证"胁下逆抢心"的解读，对真武汤证"头眩，身瞤动，振振欲擗地"的解读，对木防己汤证"心下痞坚，面色黧黑"的解读，对续命汤证"中风痱，身体不能自收，口不能言，冒昧不知痛处，或拘急不得转侧"的解读，生动而鲜活，一下子拉近了经典与现代临床的距离。在急危重症患者身上读出的体会，与许多《伤寒论》注家的随文演绎迥然不同。本书是一本研究《伤寒论》《金匮要略》的学术专著，也是经典教学不可多得的参考资料。

　　危急重症的救治，离不开中西医的协同。作者以其主管大量急危重症患者的经验，基于《伤寒论》研究深厚的理论功底，提出了不少行之有效的协调策略。例如改善利尿剂抵抗的中西医方案、"麻黄激发试验阳性"、肾气丸"王道收工"治疗扩张型心肌病的大心脏、治疗冠心病的"瓜蒌化"、"剂量滴定"治疗心力衰竭（以下简称心衰）的木防己汤等，都很有创意。此外，作者从如何传承和发展中医的高度，提出了十分重要的建议。如他认为从急危重症及中西医结合角度破译经典条文内涵，这是研究《伤寒论》最直接、最根本的方法；又如，他提倡基于中西医结合的"病机结合病理，药性结合药理"治疗理念，用以指导《伤寒论》的现代研究和中医临床实践。这些观点，符合目前我国中医临床实际，对促进中医学的传承与高质量发展，具有积极的意义。

作者熊兴江医师是从南京走出去的青年才俊。他多年来扎根临床，立足经典，勤于思考，善于总结，尤其是在经方的应用研究上取得如此骄人的实绩让我非常感动，非常欣慰。经方，不仅仅是方，更是临床的规范，中医人必须遵循。《伤寒论》也不仅仅是治疗外感病的著作，而是一本培养中医临床思维的教材，年轻的中医人必须熟读和研究。我相信，《经方治疗急危重症》一书的出版，一定能让许多在迷茫和困惑中的年轻中医师找到方向，也一定能为经方的推广与普及提挡加速！

南京中医药大学国际经方学院　黄煌

2025 年 1 月

● 黄仕沛序

中国中医科学院广安门医院心血管重症监护病房（CCU）熊兴江博士送来他的近著《经方治疗急危重症》书稿并索序。真经方盛事也！愚先睹为快，拍案之余，即急就《序》。

现传所有经典医籍中被后人注释最多的就是《伤寒杂病论》，然而通过临床实例去解读的却少之又少，以致后人读《伤寒杂病论》实难以透过这些注家去理解仲景的治病真髓，尤其是治疗急症、危症、重症。诸多注家大多从字面上考证来考证去，后人仍不得其门而入。

《伤寒杂病论》又称《伤寒卒病论》，"卒"者，急也。宋·孙奇、林亿等在《伤寒论·序》中云："百病之急，无急于伤寒。"《伤寒论》本来就是讨论急性病的，而曾几何时却把中医学看成"调理"而已，见到患者不是说肝虚，便是肾虚、脾虚，中医生无非是开开补药，治些皮毛小疾，还美其名曰"不治已病治未病"。业医者把《伤寒论》束之高阁，中医救急扶危的天职遂拱手让人！

重读《伤寒论》，遑论少阴、厥阴病，即便太阳病篇急症、危症、重症的方证亦比比皆是，诸如桂枝甘草汤证、麻杏石甘汤证何尝不是急症、重症？木防己汤证不也是重症？越婢加半夏汤证之"目如脱状"则显然是重症。麻黄升麻汤所主治之证应该是厥证、危症，仲景也认为是"难治"的重症，可现今业界却把此方看作治咳嗽、腹泻之方，这是避重就轻，杀鸡用牛刀。麻杏石甘汤本来就是仲景用麻黄量最重的一首方[注：《伤寒论》中大青龙汤、越婢汤麻黄均为六两，煮取三升。大青龙汤方后云：一服汗者，停后服。即有可能仅服二两。麻杏石甘汤麻黄四两，煮取二升，方后云：本云黄耳杯。曾测过黄耳杯约相当于二升。有可能是顿服二升（含麻黄四两），故说此方为麻黄最重者]，以治"汗出而喘，无大热"的重症，可如今却硬把麻黄的用量降到石膏剂量的十分之一，一两石膏配一钱麻黄，而变成一首只治"寒包火"的感冒方。现代医界用重症之方治轻症，而仲景却是用轻症之方治重症。如治"太阳病，项背强几几，无汗恶风"之葛根汤，仲景用以治"刚痉"，而"刚痉"就是危重症，我们何曾想过能用葛根汤治之？"阳明无死证"，《伤寒论》212条是典型的阳明腑实证，虽重却不危，以大承气汤主之；而252条"急下之"的"目中不了了"则显然是危症，未必是阳明病，故借用大承气汤来治而曰"宜"。仲景把麻黄汤又命曰还魂汤，"救卒死、客忤死"！清代《四库全书总目提要》中一语道破："仲景书，但得其一知半解，便可起死回生！"仲景书本来就是"活人书"，经方本来就可以治急症、危症、重症。仲景批评当时的医生"曾不留神医药，精究方术"，而他身体力行，"宿尚方术"，我辈还有什么理由不研究经方？不研究经方治急危重症？

熊兴江博士是中医经方后起才俊，与我神交多年，虽谋面不多，却常互相交流心得。当中医业界正沉浸在"治未病"的自得之中，熊君2016年却主动请缨留在CCU一线工作。近10年的临床，阅患者无数，从中体会"急危重症患者临床表现与经典条文高度一致，按图索骥，即能活人""重症患者的临床表现是经典条文的再现"，并且用大量案例说明按经典条文治疗急危重症，疗效惊人。熊君自此便萌生编撰《经方治疗急危重症》一书的想法。《伤寒杂病论》是医海明灯，但因时代的限制，需要有对中医的无比自信，对经方的深厚情怀，具备扎实的经典功底，还要掌握现代医学前沿知识，并且身处良好的平台，即像熊君一辈者，才能对其做透彻的解读。企盼多年，熊君的《经方治疗急危重症》终于脱稿，愚得以先睹，焉有不乐为序之理乎！

七十九叟翁　黄仕沛

2024年7月11日于羊城调琴书屋

● 史欣德序

　　《伤寒论》被后世誉为"方书之祖"，《医宗金鉴》谓其"启万世之法程，诚医门之圣书"，伤寒八大家、明清三学派等历代医家无不将其奉为圭臬，视为"医门之规矩""治病之宗本"，并从中受益、成长、成才、成家。清代名医陈修园在《医学三字经》中高度评价《伤寒论》并为后世立法："越汉季，有南阳。六经辨，圣道彰。《伤寒》著，《金匮》藏。垂方法，立津梁。"我们发现，其"方法"与"津梁"则蕴藏在条文的字里行间。

　　方证辨证源自张仲景《伤寒论》第 317 条"病皆与方相应者乃服之"，它是中医学经典中蕴藏的一种独特的疾病辨治方法，是探讨方药与病证之间一一对应关系的传统中医临证思维。简而言之，有是证用是方，证以方名，方随证立。值得注意的是，这里的证，不仅仅是证候、病机、症状，更有指征之意。方证对应是临证取效关键，方证对应则有效，反之则无效。可以说，方证是中医学的核心所在。诚如徐灵胎所言："盖方之治病有定，而病之变迁无定，知其一定之治，随其病之千变万化而应用不爽。此从流溯源之法，病无遁形矣。"（《伤寒论类方·序》）《伤寒论》的伟大贡献就是将方剂与其主治病证之间的契合对应关系以 113 个方证的形式明确固定下来，后世医家在此基础上不断重复、验证、发展和完善。在临床上，只要见到某方剂的适应证，就可以不拘泥于病名诊断和中医证型诊断，径投该方，且必能取效，其实质就是在重复张仲景当年的临证经验。在此基础上，我们还发现，以药测证、以味选方也属于方证辨证的重要范畴与内涵延伸。治疗慢性病、未病如此，治疗急症、已病、重症亦如是。

　　兴江对经方非常痴迷与热爱。2007 年 7 月的一天，我收到一封署名熊兴江的来信，自述是南京中医药大学（简称南中医）的本科毕业生，放弃本校保研，考上我院硕士研究生。他的本科老师、南中医图书馆吉文辉馆长是我原来同事（2006年前我在南京中医药大学文献研究所工作），吉馆长让他来北京后一定要跟我出诊学习。看完兴江表达清晰、用词恰当的来信，就知道这是一位有潜力的学生。9月开学第一次见到他，瘦高个，很清秀，很有礼貌。每周跟诊半天，非常认真。有一天兴江跟我说："我有很多方证、药证问题想问您，又怕耽误您工作，可不可以在您每天下班时，我陪您走到公交车站，在路上（大约一刻钟）向您请教？"我当时真的非常感动，像他这样好学的学生太少见啦！就这样，每天下班路上，我们一路走一路聊，把我对中医的体会和感悟分享给他，特别告诉他：一定要好好读我的恩师黄煌教授的著作，把着力点放在方证辨证上，尤其是方药的临床运用指征。兴江3年硕士、3年博士都是在我院完成的，我看着他慢慢成长，他几乎每年都要发表10多篇关于经方与方证的学术论文。硕士在读期间，他在我和上海中医药大学陶御风教授共同主编的《皕一选方治验实录》编写工作中，承担了大量的编撰任务，给了我很大帮助。博士毕业后，留在中国中医科学院广安门医院心内科工作，后轮转进入CCU。入科后，如鱼得水，接触了太多在普通门诊见不到的危重患者。很多患者的临床表现就是《伤寒论》的条文再现，用《伤寒论》经方常能力挽狂澜，起到覆杯而愈效果，这让他感到无比惊讶。为了好好探索古代仲景经方治疗现代急危重症的经验，兴江主动要求延期，继续留在CCU。通过主管大量急危重症患者，大有"读破万卷""神交古人""南阳活人"之感，每每和我聊起，激动之情溢于言表。

　　《经方治疗急危重症》是熊兴江博士历经8年撰写而成，这是一部运用方证辨证治疗急危重症的力作。全书共60余万字，凝聚了他多年来所付出的大量心血。作为老师，看到学生的成果，可能比他自己还激动。全书分为理论研究、临床实践与临床感悟三个部分，涉及110则重症医案与45首常用经方，阐述了兴江运用经方治疗急危重症的感悟和体会，并提出了很多重要观点。认为"伤寒"为狭义伤寒，其本质可能为急性热性传染性疾病；《伤寒论》与《金匮要略》不以外感与内伤划分，而以是否为传染性疾病为划分标准；治疗急危重症，需用重剂，剂量要大，"重剂才能起沉疴""四两很难拨千斤"；《伤寒论》六经实质是对人体重症感染后不同阶段的描述，包括重症感染以炎性反应为主的三阳阶段和重症感染后以脏器功能衰竭为主的三阴阶段，运用六经辨证方法才能有效判断重症感染性疾病的预后与转归；从急危重症及中西医结合角度破译经典条文内涵是研究《伤寒论》最直接、最根本方法；《伤寒论》及经方传承亟须强化急危重症和中西医结合能力的训练与培养等。全书有理论，有例证，有思考。

　　经方治疗急危重症的探索与系统研究是一项开创性的工作，是现代急救医学与古代中医"伤寒病"学的一次紧密的碰撞交流。相信《经方治疗急危重症》一书的面世，不但能填补中医治疗急危重症领域的空白，而且能大大提升中医药研究者继承发展中医的决心与信心！

中国中医科学院研究生院　史欣德

2025 年 1 月

● 刘清泉序

　　急危重症是中医学的优势，中医学的每次学术飞跃与理论创新，都与急危重症密切相关。医圣仲景在《伤寒论·序》中提到："余宗族素多，向余二百。建安纪年以来，犹未十稔，其死亡者，三分有二，伤寒十居其七。感往昔之沦丧，伤横天之莫救，乃勤求古训，博采众方。"伤寒是一种传染性强、死亡率高的急诊危重病，因此成就了"六经论治"。晋代葛洪在《肘后备急方》中，描述了中医药诊治急症的方法和药物，可谓第一本中医急诊手册。金元时期，李东垣《脾胃论》的出现是基于"遭壬辰之变，五六十日之间，为饮食劳倦所伤而殁者，将百万人，皆谓由伤寒而殁，后见明之辨内外伤及饮食劳倦伤一论，而后知世医之误"。及至明清时期，温病学说的出现主要是由于当时流行的各种急性热性传染性疾病。吴又可《温疫论》的问世，更是基于"崇祯辛巳，疫气流行，感者多，于五六月益甚，或合门传染"。吴鞠通也是至京师，"癸丑岁，都下瘟疫大行……其死于世俗之手者，不可胜数""在京治温病，全活甚众"（张维屏语）。直至近现代，郭可明、蒲辅周治疗乙脑，中医药救治重症新型冠状病毒感染等。

　　创新中医思维，以道驭术，道术相济，是治疗急危重症关键。近年来，中医救治危急危重症的临床能力呈现退化趋势，是阻碍中医药发展的重要原因之一。究其根源，与弱化"中医思维"，忽视中医药在急危重症领域的真正优势有关。在重症医学中，不可将对症治疗作为根本目标，不可见胸水就穿刺，见休克就升压，不可只掌握重症医学中的各种"术"，更不可"一叶蔽目，不见泰山"。因为脏器支持与挽救器官功能存在天壤之别。我们要认识到急危重症背后存在的病理生理机制，在患者出现失代偿状态前，提前干预，力挽狂澜，"整体观念""辨证论治""专病专方"才是中医药的核心所在，正如《素问·四气调神大论》中所说："是故圣人不治已病治未病，不治已乱治未乱。"我在急危重症工作40余年，反复摸索，提出急危重症的核心病机是平衡被突然打破，"正气虚于一时，邪气暴胜而突发"的理论，并在此基础上提出基于中医原创思维的"虚实三态理论"，即"虚态－实态－

虚实互存态"，是中医药治疗急危重症的理论基础。以呼吸衰竭不能脱机这一临床难题为例，我们发现，针对镇静、镇痛、肌松治疗后随之而来的呼吸机依赖，根据《灵枢·邪客》中"宗气积于胸中，出于喉咙，以贯心脉，而行呼吸"的理论，宗气来源于脾胃之气和自然之气，我们就采用补中益气汤补脾胃之气来达到脱机目标。据此，我们认为呼吸机具有回阳固脱、益气温阳之功效。这就是在中医原创思维指导下的临床实践过程。

《经方治疗急危重症》一书是中国中医科学院广安门医院熊兴江博士在心血管重症监护病房担任主治医师工作中，潜心重症一线，磨练砥砺，勤耕不辍，精业笃行，运用经方抢救重症患者的临证实录与心得体会。针对《伤寒论》六经理论之混乱及"中医是慢郎中，不能救急"难题，从急危重症病例及病理生理学角度揭示《伤寒论》实质，深化了六经辨证、条文内涵及剂量本质认识，指出《伤寒论》是急危重症专著；"伤寒"为狭义伤寒，其本质为急性热性传染性疾病，《伤寒论》与《金匮要略》不以外感与内伤划分，而以是否为传染性疾病为标准等极具原创性观点与认识。针对现代医学不能解决的急危重症难题，包括气管插管术后高热不退、重症感染、脓毒症、呼吸衰竭、急性心肌梗死、重症心力衰竭、急性肾损伤、心肾综合征、急性消化道出血、弥散性血管内凝血、休克、重度高渗性脱水、全身炎症反应综合征、多器官功能衰竭等，创新运用经方，丰富现代医学诊疗方案，提升中医急救能力与水平。

该书历时 8 年撰写而成，既有别开生面的基于重症病例的《伤寒论》条文"画像"解读，又有针对急危重症进行的"抽丝剥茧"式的中医经典与病理生理机制的深度融合，是"传承精华、守正创新"与中西医结合的典范，是为序！

首都医科大学附属北京中医医院　刘清泉

2025 年 1 月

● 王笑频序

　　新中国成立以来，中西医结合在医疗卫生体系中发挥了独特作用，成就斐然。以青蒿素治疗疟疾，砷剂治疗白血病，中医药治疗"非典""新冠"等重大传染病等为代表的一大批中西医结合成果，已获得包括诺贝尔奖在内的国际医学科学认可。目前，中西医结合已经成为当前绝大多数中医、中西医结合医院的临床实践模式。今年2月，国家发展和改革委员会、国家卫生健康委员会、国家中医药管理局开展联合评审，共同推进中西医协同"旗舰"医院建设，在国家层面强化中西医结合临床能力建设。中西医结合已成为实施"健康中国"战略，从源头维护我国人民健康的重要力量。

　　中医院高质量发展的特色与关键在于中西医结合专科与学科建设。"现代医学诊断疾病＋传统中医学诊治"的中西医结合诊疗方式，使得大多数疾病的疗效得到提升，已成为当前重要临床实践模式。中国中医科学院广安门医院历来注重融合现代医学与传统中医药优势，加强中西医结合专科与学科建设。围绕压力性尿失禁、慢性难治性便秘、慢性前列腺炎/慢性盆底痛综合征等临床难题先后开展多项临床试验，成果发表在JAMA、*Ann Intern Med*等国际权威杂志上。目前转化渴络欣胶囊等中药新药（上市）9种，获国家科学技术进步奖14项，多人荣获全球前2%科学家、中国高被引学者等。然而，在中西医结合领域，尚存在优势病种亟待明确的难题。一是中西医结合的临床优势病种与诊疗方案尚未得到中西医同行及国际医学的普遍认可，高质量循证依据有待加强；二是中西医结合的临床干预流程尚不明确；三是最优干预时机和最佳干预疗程均不明确；四是满足患者个体化需求，实现最大化获益的治疗方案（中医药治疗，现代医学治疗，或中西医结合治疗）尚不明确。因此，中西医结合的临床优势病种亟须在国家层面得到明确，且能通过国内外专家评审、同行评议。

　　针对当前普遍认为"急危重症是现代医学的阵地，中医药在急危重症领域没有临床优势""中医是慢郎中，不能救急"，以及"阵地不断萎缩"等问题，我院青年学者熊兴江博士深耕临床，驻扎急危重症一线，在CCU中学《伤寒论》，研经方，积极运用中医药抢救急危重症，倡导从急危重症及中西医结合角度诠释《伤寒论》，发现"急危重症患者是经典条文的再现"，并提出"病机结合病理，药性结合药理"的中西医结合研究模式。基于治疗前后的客观、严谨、翔实的临床数据，总结发现经方在大量现代医学难以解决的重症难题上疗效惊人，包括急性心肌梗死合并急性消化道出血、扩张型心肌病、重症心肌衰竭、大心脏、利尿剂抵抗、急性肾损伤、心肾综合征、重症感染、院内感染、脓毒症高热不退、顽固性低血压不能脱离血管活性药物、肝素诱导的血小板减少症等。可以说，这本《经方治疗急危重症》就是深化中医经典病房建设的有益实践与探索。

在《经方治疗急危重症》专著中，不局限于经方实践中有效的个案报道，而是通过单个有效病例的大量重复，体现出经方治疗的规律性认识。近年来，在中国科协青年人才托举工程等项目资助下，熊兴江博士相继开展了经方治疗急危重症的系列临床研究，揭示了经方的临床循证证据。下一步，通过现代科研方法，进一步做足、做实临床证据，做深、做透实验机制，丰富中西医结合优势病种的内涵研究，丰富现代医学诊疗方案，提升中医药的急救能力和水平。

中国中西医结合学会副会长、中国中医
科学院广安门医院党委书记　王笑频
2023年8月

● 自 序

　　国医大师干祖望先生曾经说过："能把感冒治好的中医就是好中医。"其言下之意，临床能力是中医学的关键问题。中医临床现今普遍存在"重门诊，轻病房""重慢病未病，轻急诊急救"倾向，认为中医学的临床优势体现在门诊大量看患者，甚至"日门诊过百"，在调理慢性疾病，在调理亚健康状态，在参禅、悟道、养生，认为这是体现祖训"上工"层次的"不治已病治未病，不治已乱治未乱"，这是赓续传承中医"薪火""种子"的根本所在。相反，病房收治的是"已病""已乱"患者，属于"下工"，至少是"中工"层次，当以现代医学治疗为主，而中医学则处于"英雄无用武之地"，甚至可有可无，沦为点缀，明显存在"西化"。在普通病房如此，在重症监护病房（ICU、CCU 等）更是如此。因此，对标"上工""大医"，而非"下工""医匠"，已成为中医人的至高追求。类似舍本逐末现象比比皆是，并已习以为常。然而，"皮之不存，毛将焉附"？临床能力提升是医学的永恒主题，能不能"救死扶伤"，能不能抢救急危重症，是一门医学成熟、发展的重要标志。在现代医学前沿科技、强大的二级预防等面前，中医学在急诊、急救领域阵地不断萎缩，大量我们引以为豪的中医优势病种不再具有"优势"，以至于普遍认为"中医是慢郎中，不能救急"，只能处于"补充与替代医学"地位。

　　经方治疗急危重症缘起。 从 2002 年就读于南京中医药大学开始，笔者就一直努力提升中医临证水平，本科期间完成了 300 万字的手写笔记，并跟诊数师，然而始终不得其门而入。2007 年，在中国中医科学院攻读硕士研究生期间，有幸跟随中国中医科学院经方名家史欣德教授临证 1 年，深入学习其"以药测证""以味选方""方证口诀"等学术精髓，深刻领悟其"经方时方"兼容并蓄的博大、宽广胸怀；更利用研究生学习第一年的国庆 7 天假期，如饥似渴地学习了南京中医药大学黄煌教授的《经方的魅力》等系列著作，不仅领悟其"方/药证相应""方证体质""方-证-人"等核心学术思想，更践行其"经方惠民"的大爱理念，令人豁然开朗、大快人心。从 2007 年寒假开始，每年定期回江苏老家义诊，即使在 CCU

工作期间，也是保持每2个月回家义诊1次的规律，面对来自西乡邻里的父老乡亲，大量实践经方，求诊者络绎不绝，门庭若市，常常挑灯夜战到子时，基本都在3剂内起效，深感经方和经方人的淳朴、直率与坦荡。曾用5剂酸枣仁汤治愈40年失眠（每晚仅能睡1~2小时，甚者彻夜不寐），3剂射干麻黄汤治愈老年女性的10年咳喘，3剂逍遥散治愈中年妇女多年的胃痛痼疾，5剂四逆散加蒲公英治愈慢性萎缩性胃炎患者的10年胃胀痛（每餐仅能吃一小口米饭），柴胡加龙骨牡蛎汤治愈中年女性的精神分裂症之躁狂，百剂桂枝汤治愈强直性脊柱炎抗体阳性不能下床的患者，更有因脉证不符进而筛查发现数例早期肿瘤者，如此不胜枚举。

然而，在大量临床实践的同时，笔者重读《伤寒论》等经典，不禁疑窦丛生，发现其中仍然存在大量千古疑难，悬而未决。《伤寒论疏义》中说："医学之有《伤寒论》，犹如儒学之有《论语》。"在学习中医的过程中，从来都是中医讲中医，西医讲西医，现代医学的病理生理、诊断、鉴别诊断、最新指南到底能不能和中医学的经典条文相结合？比如，伤寒和六经的实质到底是什么？厥阴证就是寒热错杂？为什么少阴会出现"三急下""寒化"与"热化"？什么叫"汗出而喘，无大热"？什么叫"肢节烦疼""外证未去"？为什么会"心下痞坚"？什么叫"胸满胁下逆抢心"？胸痹心痛讲的就是冠心病吗？为什么"枳实薤白桂枝汤主之，人参汤亦主之"？为什么"茯苓杏仁甘草汤主之，橘枳姜汤亦主之"？木防己汤为什么配伍生石膏？小续命汤中为什么配伍石膏、黄芩？伤寒与温病真的就是水火不容吗？类似问题，比比皆是。

再者，在后续的临床工作中，笔者虽然不断重复经方治疗慢性疑难病的有效经验，但个人感觉，对于经典的认识已经到了瓶颈阶段，亟待突破。机缘巧合的是，笔者有幸聆听岐黄学者、北京中医医院院长刘清泉教授的讲座。北京协和医院多次邀请他会诊不明原因发热、呼吸衰竭无法脱机等临床难题，其"大气下陷"治疗呼吸衰竭无法脱机的创新理论启迪心思，令人耳目一新。工作数年后，对于经方能否治疗急危重症既有疑虑，更有期待，这种尝试运用经方挑战急危重症的念头愈来愈强烈。直至2016年，笔者主动请缨，留在CCU一线工作，其初衷就是要在急危重症的诊疗中，学习《伤寒论》，学习经方；在急危重症的抢救中，用客观数据与指标说话，既不妄自尊大，也不妄自菲薄，实事求是、科学严谨地求证经方疗效，破解经典难题。

急危重症是检验疗效与理论的金标准。近年来，中医学迎来了较好的发展机遇，同时也存在门派林立，雌雄莫辨乱象。在古今中医临床上，既有运用术数、命理、五运六气、药理诊病，还有佛教杨柳水、道教画符炼丹看病；即使在同一套经方体系内，历代《伤寒论》注家达400多家，不仅古代有伤寒八大家、三学派，而且现行更有诸多不同经方门派学说。众所周知，门诊患者大多病情较轻，即使不用经方治疗，也并无大碍。然而，重症则截然不同。在命悬一线之际，能否运用经方起死回生，这是检验临床真功夫的战场、考场、赛场。很多中医门派自信自己的思维、理论、处方，都说能去ICU指导、查房、会诊、带教，但事实上只有"一线"独立管床才要承担重要的医疗责任。再者，在CCU工作中，笔者经常检索现代中医药名家治疗急危重症的验案与经验，竟然发现焦虑紧张害怕欲死、数十年腹泻等也能归属于重症并发症，令人愕然。我们发现，检验真理的标准只有一个，就是能不能运用该理论在重症一线，直面急危重症患者，解决重症难题，而不是进行"马后炮"式的自圆其说，"是驴是马，一遛便知"。倘若"群阳会"二十五枚大枣有效，而"群阴会"三十枚就无效；倘若穿一身青衣、刷一面黑墙就能治好病；倘若杨柳水真能治病的话，倘若中医学真能这么天马行空般思考，我们就要仔细研究其背后存在的深刻病理生理学机制了。

急危重症患者的临床表现与经典条文高度一致，按图索骥，即能活人。 急危重症是指发病急、病情重、变化快、死亡率高的一类疾病，包括脓毒症、重症感染、休克、昏迷、器官衰竭等。包括伤寒、温病在内的每次中医学术的进步与提升，都是在急危重症的救治中实现。回顾徐灵胎、吴鞠通等历代中医名家的成长心路历程，大多是在担任"一线"大夫处理急危重症的经历中磨炼砥砺而成。与其他综合性医院CCU主要收治经皮冠状动脉介入治疗（PCI）、冠状动脉旁路移植术（CABG）等专科患者不同，我们医院CCU主要收治80岁以上的慢性阻塞性肺疾病急性加重合并心脏衰竭、重症心脏衰竭、扩张型心肌病、心肾综合征、利尿剂抵抗、急性心肌梗死合并急性上消化道出血、重症感染、呼吸衰竭伴感染、急性肾损伤、慢性肾功能不全、糖尿病肾病、顽固性低血压不能脱离血管活性药物、肝素诱导血小板减少症等老年患者，除心血管疾病外，可能还合并全身多系统病变，疾病谱更为广泛，更加综合，更接近小ICU的功能。在现代医学急诊急救体系如此发达，心肺复苏（CPR）如此普及的情况下，中医学在急危重症领域还能有所贡献吗？还有临床比较优势吗？经过这么多年的临床摸索，我们发现，中医学在现代医学不能解决的急危重症难题上优势显著。

首先，重症患者的临床表现是经典条文的再现。在日常门诊工作中，大量高血压、糖尿病等慢性疾病患者，因长期服西药，并无头晕、口渴等症状，临床诊疗常面临"无症可辨"的思维困局。然而，重症患者的临床表现却极为典型，且病情越重，临床表现就越接近经典原文记载。很可能患者不经意的一个神情动作与"蛛丝马迹"，就能让我们立刻联想到经典原文。曾见一例慢性阻塞性肺疾病急性加重的高龄女性患者，入院后坐在病床上喘憋不能平卧，燥热异常，把上身衣服全脱了，赤身裸体，豆大的汗珠挂满了半胸，舌质红干，这不就是典型的"汗出而喘"吗？急性下壁 ST 段抬高型心肌梗死的老年男性患者，体形中等偏胖，住院期间剧烈频繁呕吐，仅能吐出少许白色痰涎，自诉有一股气从两肋部位往胃和咽喉部位上冲，这不就是典型的"胁下逆抢心"吗？在抢救 12 床心脏瓣膜疾病、心力衰竭、心功能Ⅳ级（NYHA 分级）患者时，隔壁的 11 床尿毒症、昏迷患者突发抽搐。在去抢救这个患者时，突然想到这种阿 - 斯综合征不就是古代的"中风"吗？再如，急性心肌梗死、心源性休克、短阵室速的老年男性患者，因胸闷喘憋不能平卧，导致一周未睡，精神萎靡，眼神迷离，困倦嗜睡，半卧位躺下片刻后憋醒，坐位片刻后不耐受，再次改为平卧体位，每隔两三分钟就要变换一种体位，这不就是典型的少阴证"脉微细，但欲寐"吗……基于多年的一线管床经历，我们发现对重症患者的认识，除非有强大的现代医学储备，才能在短短几分钟之内，通过检验、检查结果，推导、还原、分析出其背后的病理机制，否则只能是浅尝辄止。每当面对意识障碍"零交流"的重症患者，百思不解之际，笔者有个习惯，那就是一定要拉个凳子，坐在患者床边，盯着患者看，观察其脸色、唇色、黏膜颜色、舌色，看看手脚凉不凉、出汗怎么样、口气如何、大便情况，监测脉、心率、血压（BP）、中心静脉压（CVP）、超声探查容量等，仔细查找蛛丝马迹，一直能彻底悟透其病理生理机制，悟透其对应的经典条文为止。"结硬寨，打呆仗"（曾国藩），大量棘手的重症难题，都是在这种"参禅"式死磕过程中得以"开悟"的。在重症患者身上"顿悟"经典的研究经历，让我不禁想到"佛祖拈花，迦叶一笑"，想到中国禅宗六祖慧能大师的"一字不识，闻经开悟"，想到传统文化非常强调的"悟性"。"会当凌绝顶，一览众山小"，只有到了顶峰才能凭栏眺望，居高览下，尽收胸中。而让一个只在山脚或半山腰的人去想象山顶的美景风光，让一个从没见过红颜色的人去参透红色的鲜艳，这大概就是中医传承中常说的"悟性"。急危重症相当于医学的顶峰，在中西医结合顶峰，我们纵览古今，激昂文学，自信遨游，明心见性，重新俯视、凝视、审视各种中医学"创新"理论和现象，大概就会发现包括柯琴、尤在泾等在内的历代伤寒名家的医学造诣和段位，一目了然，一览无余。我们发现《伤寒论》中存在的大量千古疑难，其答案不在历代注家的注解、注释、译释中，而在危重症患者的脸上、身上写着，"不生不灭，不垢不净，不增不减"，过去在，现在在，将来仍在。

其次，根据《伤寒论》等经典条文治疗急危重症，按图索骥，亦步亦趋，疗效惊人。刚进 CCU 时，治疗一例慢性阻塞性肺疾病、Ⅱ型呼吸衰竭、冠心病、心力衰竭、糖尿病肾病的老年女性患者安眠药中毒，昏迷不醒长达 45 小时，给患者服用麻黄汤"还魂"，服药 2 小时后苏醒。初试牛刀后，更加坚定了经方治疗急危重症的信心。后来在 CCU 仅有的 12 张病床中，大量实践运用经方，包括三阳合病"神方"柴葛解肌汤抢救脓毒症、多器官功能衰竭、全身炎症反应综合征、中枢性发热，以及高热至 40℃ 以上，服药 6 小时之内"汗出、脉静、身凉"；小柴胡汤合麻杏石甘汤配合抗生素治疗大量"80 后""90 后"的重症肺部感染、院内感染、感染加重心力衰竭；白虎加人参汤治疗急性心肌梗死合并急性脑梗死患者的高热不退、重度高渗性脱水且每天需补液 4000mL 以上的"欲饮水数升""热深厥亦深"；黄土汤治疗体形瘦弱矮小的老年女性患者的急性心肌梗死、糖尿病肾病合并急性上消化道出血，血红蛋白进行性下降，"先便后血，远血"，服药 1 剂后血止；人参汤治疗 3 个月幼儿患者的重度肺动脉高压、先天性心脏病；麻黄附子细辛汤治疗老年男性猝死患者气管插管术后高热不退、脓毒症、多器官功能衰竭的"少阴发热"，患者服药 1 剂退热。其他还包括真武汤治疗重症心力衰竭、心肾综合征、利尿剂抵抗患者的"少阴寒化"；木防己汤治疗重症心力衰竭患者的"少阴热化"；肾气丸"王道"治疗老年男性患者的扩张型心肌病，服药半年生出黑发，将其射血分数（EF）从 23% 提升至 49%，避免了埋藏式心脏复律除颤器（ICD）手术；1 剂四逆汤加大剂量黄芪"回阳救逆"治疗急性心肌梗死、心源性休克长期不能脱离血管活性药物；古代"内科第一方"小续命汤让 3 例植物人重新谈笑风生……每当在 CCU 中，重复运用经方治疗脓毒症高热不退、重症感染、顽固性低血压不能脱离血管活性药物、利尿剂抵抗等危重症时，让我深刻体会到"南阳活人"，确非虚语。经方治疗急危重症，不是"古方今病，不相能也"，而是"古方今病，必相能也"。"按图索骥""亦步亦趋"，即能活人。经方治疗急危重症，不仅仅停留在临床个案报道（case report）层次，更反映了该病的一种治疗规律，更接近病例系列（case series）和真实世界研究（real world study）；不仅仅停留在临床优势层次，更体现了巨大的科研潜力。"众里寻他千百度，蓦然回首，那人却在灯火阑珊处"（辛弃疾《青玉案》），经方不断创造医学奇迹，不断突破我们的思维禁锢，让我们越发敬仰古人的智慧与伟大，越发感慨自己的渺小与不足。

最后，在经方用药剂量上，一直有"四两拨千斤"与"重剂起沉疴"的学术争鸣。每当面对重症患者的"江河日下""束手受败"失代偿之际，"四两拨千斤"只是基于良好主观愿望的一厢情愿，唯有大剂量用药方能力挽狂澜，逆转其关键病理生理环节。我们常用300g生石膏清热泻火以治疗脓毒症高热不退、重症感染、重度高渗性脱水，180g生地黄养阴凉血止血、"长肌肉、填骨髓"以升血小板、复律、降肌酐、补液扩容、改善灌注，240g灶心土温中阳止血以治疗急性消化道大出血，120g生黄芪"补宗气""朝百脉"以升压治疗长期不能脱离血管活性药物，90g金银花清热解毒以治疗糖尿病足合并重症感染、坏疽、脓毒症，30g生麻黄宣肺平喘以治疗慢性阻塞性肺疾病、Ⅱ型呼吸衰竭的二氧化碳潴留、昏迷不醒，120g瓜蒌宣痹通阳以治疗尼可地尔无效的顽固性心肌缺血，90g附子回阳救逆以强心利尿治疗顽固性心力衰竭，120g葛根舒经升阳、生津止渴以舒项背治疗高血压急症、血糖居高不下……这些经方治疗急危重症的经验全部来自《伤寒论》，来自古今圣贤的传授。"病证同，则师弟所见必同"（吉益东洞），当我将这些经验传授给跟诊查房的学员、弟子时，他们在重症中运用经方，不出意料，也一样有效。经方治疗急危重症，不但便捷有效，更能高频重复、再现。"大道至简，大象无形"（《老子》），这让我更加坚信破解急危重症难题的关键在经方，在方证。

基于大量临床实践，我们再读经典后发现：麻黄就是古人抢救时的"心三联"（肾上腺素、利多卡因、阿托品）"呼二联"（尼可刹米、洛贝林）；麻杏石甘汤、柴葛解肌汤就是古代的抗生素；大剂量瓜蒌薤白半夏汤既是"东方的硝酸甘油"，又是"古人的他汀"；人参汤就是古代的"多巴胺"；小续命汤不仅是"东方的激素"，而且是"东方的钙离子拮抗剂（CCB）"；风引汤相当于"东方的奥氮平"；张仲景笔下的"伤寒"并非《难经》与教材中所讲的"伤寒有五"的"广义伤寒"，而是"狭义伤寒"，其本质很可能为急性热性传染性疾病；伤寒为急危重症，容易引起出血（衄、亡血）、少尿（小便少、不尿）、休克（厥逆、厥利），其死亡率高达46.7%；《伤寒论》与《金匮要略》并非以外感与内伤进行划分；数千年的寒温之争，在本质上是统一的；六经实质不完全是经络、脏腑、界面等概念，其实质很可能是重症感染，是人体对重症感染后不同阶段的描述，包括重症感染炎性反应为主的"三阳"阶段，以及重症感染后的多器官功能衰竭为主的"三阴"阶段；六经是看出来的，不是辨出来的。如果我们的考证成立，张仲景很可能就是重症医学的鼻祖，而《伤寒论》则是治疗急危重症的专著。

值得注意的是，虽然积累了大量有效病例，但仍有不少重症患者因我们经验不足，而贻误"战机"。曾治疗一例93岁的冠心病、心力衰竭、肺部感染患者，住院期间出现喘憋加重，伴不明原因低氧血症、双侧胸腔积液逐渐增多，高度怀疑与患者进食过快、呛咳导致吸入性肺炎有关，强烈建议患者转至呼吸科实力较强的北京朝阳医院，无奈家属态度犹豫不决。在呼吸机、利尿等对症支持治疗的同时，先后给予葶苈大枣泻肺汤、己椒苈黄丸等，也毫无寸效，最后患者死于呼吸衰竭。该患者第一次因感染加重心力衰竭入院时，住院治疗5天就消肿出院，故对笔者高度信任。在本次住院病情加重时，患者喘憋不得平卧，但一边佩戴呼吸机辅助通气，一边趴在桌子上艰难写字。我上前询问老人在写什么？他说要给院长写信，给我的感谢信，此情此景，每每回忆起，令人潸然泪下。在我们摸索总结出心肾综合征的临床治疗"十招"之前，不少80岁以上的心力衰竭合并肾功能衰竭的高龄患者常因少尿而走上血滤、透析之路，患者往往不会死于血滤、透析本身，但很可能会死于血栓与出血。还有体外膜肺氧合（ECMO）合并脑出血、昏迷不醒患者，会诊运用麻黄汤无效而亡……

"古者富贵而名摩灭，不可胜记，唯倜傥非常之人称焉。"（司马迁）在多年的临床工作中，笔者一直潜心钻研《伤寒论》，通过主管大量重症患者，获益匪浅，体会深刻。于是，不揣浅陋，历经8年，数易其稿，撰写而成《经方治疗急危重症》。本书分为理论研究、临床实践与临床感悟这三个部分。第一部分从中西医结合角度对经方条文内涵、伤寒与六经实质，以及经方剂量进行还原、解读、阐释；第二部分通过110则重症医案，对45首经方的临床运用指征进行溯源、解读，其中，在单则医案中也并非全部"一剂知，二剂已"式的效如桴鼓，甚至有前后多达20诊次者跌宕起伏，峰回路转；第三部分则对该学科面临的关键理论与科学问题提出思考与展望。

习近平总书记强调"要遵循中医药发展规律，传承精华，守正创新"。经方治疗急危重症是一个全新的治疗领域。全书从临床重症病例与现代病理生理学角度，不仅"传承精华"，还原、解读、破译《伤寒论》实质，而且"守正创新"，创新运用经方治疗现代医学不能解决的急危重症难题，丰富现代医学诊疗方案，提升中医学的急诊能力与水平。近年来，相继在全国各地综合性医院ICU会诊并做《经方治疗急危重症》学术讲座200余次。2021年，受邀在国家中医药管理局全国中医（西学中）优秀人才研修班主讲"经方治疗急危重症"课程9小时，学员满意度测评第一；同年，在中国中医科学院研究生院讲授30学时的"经方治疗急危重症"临床特色课程，这是中医药高等教育史上的首次尝试。

"为往圣继绝学"（张载），本书成书之际，重新回顾多年来学习经方、应用经方、研究经方的心路历程，归结起来，就干了一件事，那就是构建《伤寒论》与现代医学之间的桥梁。"咬定青山不放松，立根原在破岩中。"其间有幸得到当代经方名家、临床实战派、中国中医科学院三级教授史欣德老师，岭南经方大家黄仕沛先生等诸多经方名师的口传心授、谆谆教诲，尤其在面临重症困境时的抽丝剥茧、条分缕析，"运筹帷幄"，直至"决胜千里"，使诸多重症患者九死一生，走出CCU铁门，得以重见天日，在此深表谢意。

"一朝沐杏雨，一生念师恩。"本研究得到中国科协青年人才托举工程、中央高水平中医医院临床研究和成果转化能力提升项目等项目资助，衷心感谢托举导师陈香美院士、王阶教授、姚魁武教授的指导，衷心感谢全国名中医黄煌教授、岐黄学者刘清泉教授的肯定，衷心感谢国家中医药管理局医政司副司长严华国在中医优势内涵方面的指导，衷心感谢针灸科主任、*JAMA*（IF：120.7）论文作者刘志顺教授在素昧平生之时挺身而出给予的无私鼓励，衷心感谢心血管科李军教授、邢雁伟教授及各位老师、前辈的指导，衷心感谢 *Front Pharmacol*（IF：5.6）、《中国中药杂志》等先后3次开辟"经方治疗急危重症"专栏，衷心感谢各位研究生、规培生、进修生等给予的大力支持与帮助。衷心感谢黄煌教授、黄仕沛教授、史欣德教授、刘清泉教授、王笑频会长为本书赐序，衷心感谢近代著名思想家、政治家、改革家魏源后裔、当代书法家魏恒斌先生墨笔题词。

熊兴江

2023年6月

目　录

第一部分

基于急危重症及中西医结合破译《伤寒论》

绪　言

————————●

　　《伤寒论》是中医学的经典著作，历代著名医家无不皓首穷经，潜心钻研，"造次颠沛，必在于斯""虽流转四方，穷困备至，未尝稍易其志"（汤本求真）。宋代名医许叔微先生在《伤寒百证歌·序》中说："论伤寒而不读仲景书，犹为儒而不知有孔子六经也。"章太炎先生曾经高度评价《伤寒论》，"中医之胜于西医者，大抵《伤寒》为独甚"；岳美中先生也力倡经方研究，主张"治重病大症，要用仲景经方"。但问题是，历来对于医圣张仲景在《伤寒论》和《金匮要略》中想表达的内容存在很大分歧和争议，正因为至今仍是未解之谜，所以吸引了如此众多医家孜孜作注，直接导致一家有一家的仲景，一家有一家的《伤寒》，呈现百花齐放、百家争鸣、异彩纷呈的局面。但从另一方面也说明，正因为《伤寒论》真相不明，所以才会存在学派林立、思想混乱、盲人摸象的乱象。

　　"救死扶伤"是医学职业精神的体现。不论中医还是西医，能不能"救死"，能不能处理急危重症，是一门医学存在的重要基础与必要条件。目前，在中医学业内存在一种"重门诊，轻病房，更轻急诊"的倾向，认为病房、急诊是以西医、西药为主导，中医学基本上无用武之地，处于可有可无的地位，然而门诊却风格迥异，甚至"气象一新"，认为中医学的临床优势应该体现在门诊大量看患者，体现在以治疗慢性非传染性疾病、调理亚健康状态为主，甚至是"上工"层次的"不治已病治未病"。但是，在西医院却截然不同。众所周知，在门诊只能处理疾病的轻症阶段及稳定期，大部分患者即使不吃中药也无性命之忧，而只有在病房，尤其是急诊科、重症监护病房才能接触到急危重症患者，接触到真正意义上的"躺着"的患者，一旦处理不及时，则可能随时会加重病情。能否抢救急危重症是一门医学、一门学科成熟、发展的标志。如果说治疗慢性病、调理疾病是"锦上添花"，那么抢救急危重症则是"雪中送炭"。笔者一直在思考，中医药的优势难道仅仅体现在"锦上添花"式的调理慢性疾病，甚至是在"上工"层次的"治未病"吗？中医药有没有可能在"雪中送炭"式的"中工"，甚至是"下工"层次的急危重症治疗上有所贡献？有没有可能真正做到将中医理论和临床优势落地生根，接受急危重症的检验与洗礼? 如果连"已病"都不能治、不屑治、不敢治, 果真就能跨越式、跳跃式地进行"治未病"吗?

　　笔者研读《伤寒论》20 余年, 但着力点一直仅限于经典的文字层面, 始终不得其门而入。直至近年在 CCU 工作, 通过主管重症感染、呼吸衰竭、气管插管术后高热不退、急性心肌梗死、心源性休克、重症心力衰竭、急性肾损伤、心肾综合征、慢性肾功能衰竭、急性消化道出血、弥散性血管内凝血、休克、全身炎症反应综合征、多器官功能衰竭等急危重症患者, 在临床实践中重读经典、反复体会, 对《伤寒论》条文内涵的认识得以升华, 体会良多。在平常的查房过程中, 可能患者的一个神情、一个动作, 就会让我立刻联想到《伤寒论》的经典条文, "神交古人"的研究经历"直指根本", 令人"明心见性""证悟本来", 顿悟之后的豁然开朗令人满心欢喜, 甘之如饴。通过大量、细致的观察, 我惊奇地发现, 所有重症患者的临床表现都是经典条文的再现, 病情越重, 与经典条文描述的相似度就越高, 书上怎么写的, 患者就是怎么得的, 人的病就是按照书上得的。在面临现代医学束手无策的急危重症之际, 按照《伤寒论》条文进行辨证, 往往思路清晰明朗、一目了然, 予以经方原方"亦步亦趋", 多能立起沉疴, 力挽狂澜, 疗效显著。在临床上运用中西医结合治疗方法已经让很多濒死垂危患者顺利出院。所以, 在查房时越来越体会到, 不是"古方今病, 不相能也", 而是"古方今病, 必相能也"。

　　回顾多年在 CCU 一线救治急危重症, 并结合深入研习《伤寒论》的宝贵经历, 笔者认识到: ①基于病机推演及文字考证等角度阐释、解读《伤寒论》条文内涵, 虽能传承经典, 但终因其停留在对中医学概念术语的反复推导、循环论证及诊断预后不清晰的困境中, 而很难满足当前临床需求, 很难在《伤寒论》的学术传承上产生重大突破。②"伤寒"为狭义伤寒, 其本质可能为急性、热性传染性疾病。③《伤寒论》是一部治疗急危重症的专著, 急危重症的临床表现就是《伤寒论》条文的经典再现, 可以认为"古方今病, 必相能也"。④《伤寒论》与《金匮要略》不以外感与内伤划分, 而以是否为传染性疾病为标准。⑤经方剂量是当前研究热点, 既有主张"重剂起沉疴"的大剂量学说, 也有提倡"四两拨千斤"的小剂量观点, 研究发现,《伤寒论》方中用药以大剂量为主, "四两只能拨四两", "千斤才能拨千斤"。⑥《伤寒论》六经实质是重症感染, 是人体对重症感染后不同阶段的描述, 包括重症感染以炎性反应为主的三阳阶段, 以及重症感染后的脏器功能衰竭为主的三阴阶段; 经络、脏腑、分区地面、表里、气化等学说并不能明确疾病诊断, 更不能有效揭示预后与转归；六经是看出来的，而不是辨出来的；历代伤寒与温病学派之争在本质上是统一的。⑦基于急危重症及中西医结合角度破译经典条文内涵是研究《伤寒论》最直接、最根本的方法。⑧《伤寒论》现代研究及现今中医临床强烈呼唤基于中西医结合概念的"病机结合病理，药性结合药理"治疗理念。⑨《伤寒论》及经方传承亟须强化急危重症和中西医结合能力的训练与培养。

《伤寒论》内涵研究亟待突破

当代中医名家李可先生曾经高度赞扬《伤寒论》，"经方是中医学说的灵魂，也是破解世界性医学难题的一把金钥匙"。不论在门诊还是在病房，当面临疑难病或者急危重症，运用常规处理束手无策时，都会不由自主地从《伤寒论》等历代中医经典著作中汲取智慧，寻求治法。但是，《伤寒论》行文精练，言简意赅，病下列证，证后述方，与汉唐之后的好谈病机、空谈医理的风格迥异，诚如岳美中先生所言"察证候不言病理，出方剂不言药性"，这给我们理解经典原文，深入学习《伤寒论》带来了极大的困难。历代研究《伤寒论》医家众多，其著作更是汗牛充栋。但目前对《伤寒论》的理解仅限于"从中医读《伤寒》，从传统读《伤寒》"，对其原文的解读，大多以经解经，随文敷衍，很少有能从现今临床的角度对《伤寒论》原文进行破译，很少有能将《伤寒论》经典条文和现代医学的诊断与鉴别诊断相结合。《伤寒论》原文中描述的"伤寒"到底是什么病？其特征是什么？迄今为止，尚未见到有能从现代科学角度进行文献与临床考证的专著。以"短气有微饮"为例，很可能我们会想当然地认为患者主诉气短，是体内水饮内停所致，但问题严重吗？在重症监护病房曾见过多例年轻人的扩张型心肌病、高血压性心脏病，在就诊时症状并不明显，反复询问后方才告知活动后轻微气短、心慌，这在中医学辨证中的确属于水饮内停，但心脏超声提示射血分数 EF 值在 30% 以下，NT-proBNP 大于 30000pg/mL，很显然这种患者随时有猝死的高风险。因此，对该条文我们也不能"等闲视之"。我们很希望能够读到一本"接地气"的符合现代临床实践的注解、诠释《伤寒论》的著作，而不是仅仅在病机上、在中医的术语里面，云里雾里，绕来绕去，让人摸不着头脑。

如何才能准确破译、解读《伤寒论》？如何才能还原到张仲景当年记录条文的现场？历代医家、注家在这方面进行了大量的探索与尝试，包括宋金以前的伤寒八大家（王叔和、孙思邈、韩祗和、朱肱、庞安时、许叔微、郭雍、成无己），明清时期的伤寒三学派（以方有执、喻嘉言、张璐为代表的错简重订派，以张遂辰、张志聪、张锡驹为代表的维护旧论派，以柯琴、徐灵胎、尤在泾、陈修园为代表的辨证论治派），日本汉方派（吉益东洞、中神琴溪、吉益南涯、尾台榕堂、浅井国干、和田启十郎、森道伯、汤本求真、山田正珍、龙野一雄、矢数道明、大塚敬节）、民国时期及新中国成立后的经方医家（陆渊雷、章太炎、恽铁樵、章次公、张简斋、曹颖甫、张锡纯、冉雪峰、吴棹仙、黎庇留、易巨荪、岳美中、胡希恕、刘渡舟、江尔逊）等。系统回顾历代伤寒名家、注家的学术精华，不难发现，捕风捉影、牵强附会者有之，以经解经、随文敷衍者有之，但其中亦不乏真知灼见、远见卓识者。其破译条文的方式大致包括如下三种：一是基于中医病机、医理、易理等概念的还原推演；二是基于文字考证及以经解经方法的原文破译；三是基于临床病例的经典条文解读。

一、基于中医病机、医理、易理等概念的还原推演

该模式在历代注家中最为常见，主要是运用中医医理和病机注解、破译经典条文，或者运用周易、八卦等传统文化的概念解释经典，企图达到圆满、圆融解释条文的目的。这种自圆其说、不求甚解、无解强解、"以其昏昏使人昭昭"的说理方式屡见不鲜。

1. 小便难

《伤寒论》第20条："太阳病，发汗，遂漏不止，其人恶风，小便难，四肢微急，难以屈伸者，桂枝加附子汤主之。"以其中的"小便难"为例，成无己认为："《内经》曰'膀胱者，州都之官，津液藏焉，气化则能出矣'。小便难者，汗出亡津液，阳气虚弱，不能施化。"喻嘉言认为："小便难者，津液外泄而不得下渗，兼以卫气外脱，而膀胱之化不行也。"尤在泾认为："夫阳者，所以实腠理，行津液，运肢体者也，今阳已虚不能护其外，复不能行于里，则汗出小便难。"柯韵伯认为："汗多于表，津弱于里，故小便难……坎中阳虚不能行水。"陈修园认为："汗涣于表，津竭于里，故小便难。"《伤寒论译释》也认为："汗多不仅伤阳，同时也必伤阴，阴液不足则小便难而不畅。"

上述注家"汗多伤阴伤阳"的观点代表了历代医家及目前中医界对该问题的认

识。这种事后式的解释能否直指问题实质？是否具有严格的排他性？如果说大量出汗之后导致阴液大伤，甚至阳气大伤，那为什么在临床上用吲哚美辛纳肛等非甾体类抗炎药发汗后很少出现阴阳两伤的小便难？很少出现伤心液？很显然，这种随文敷衍的解释方式不具有严格的排他性，没有点明问题的实质所在，因而对临床指导价值有限，因为很可能连注家本身也没有搞清楚问题的症结所在，而只能进行病机与医理，甚至易理上的推测、臆测与循环论证。从现代临床角度看，大凡《伤寒论》中汗法之后出现的"小便难"，一定与麻黄中的有效成分麻黄碱有关。麻黄碱激动 β_2-ADR 松弛膀胱壁和逼尿肌，激动 α_1-ADR 收缩其括约肌，使膀胱三角肌和括约肌张力增加，排尿阻力增加，排尿次数减少。因此，小剂量麻黄碱治疗尿频、遗尿，大剂量则会导致急性尿潴留。

2. 小便已阴疼

同理，《伤寒论》第 88 条："汗家，重发汗，必恍惚心乱，小便已阴疼，与禹余粮丸。"其中"小便已阴疼"是指小便之后出现的尿道疼痛。针对该条文中"阴疼"，成无己认为"夺汗则无水，故小便已阴中疼"；程郊倩认为"小肠与心为表里，心液虚，而小肠之水亦竭，自致小便已阴疼"；陈修园认为"心主之神气虚，不能下交于肾，而肾气亦孤，故小便已而前阴溺管之中亦疼"；舒驰远认为"小便已阴疼者，阳气大虚，便出则气愈泄而化源伤，故疼"；唐容川认为"汗家之津液，既从皮毛发泄，又重发其汗，则津液尽从皮毛外出，而下行之津液反竭，是以溺管枯涩而小便疼也"；陈氏《伤寒论译释》点评上述诸家观点认为，"小便已阴疼"与阴阳两伤有关，即"成、程、陈诸氏释本证病机，侧重于血虚液少，舒氏专责之阳虚，都欠全面。唐氏主张小便已阴疼为津液竭，恍惚心乱为阳气浮越，从两方面解释，比较切当"。历代医家大多是从"汗为心液"这个角度来认识该条文的。

但是，"心液"与"小便已阴疼"之间是否存在严谨的逻辑关系？是不是只要伤了心液就会"小便已阴疼"？或者"小便已阴疼"一定与"伤心液"有关？很显然，这种解释经不起推敲，并不能有效指导临床，更不能判断疾病的转归与预后。倘若回顾所有注家的观点，不难发现，所有的注解与解读都是事后式的理论推导而臆测，令人不明所以，越读越糊涂。能不能做到在"小便已阴疼"之前就能通过"四诊合参"准确预测到下一步病情的发展趋势与走向？很显然，中医学在这方面是极其薄弱的。那么，医圣张仲景在这里想表述的到底是现代医学的什么疾病与状态？如果连疾病的诊断都搞不清楚，那么天花乱坠式的解读与挖掘可能都是需要重新考虑的。如果从现代药理学角度、从中西医结合的角度来重新认识这个问题，其症结可能会一目了然。"小便已阴疼"的本质很可能就是大剂量麻黄发汗后导致的急性尿潴留等不良反应。

3. 若喘，去麻黄，加杏仁

再如《伤寒论》第40条："伤寒，表不解，心下有水气，干呕、发热而咳，或渴，或利，或噎，或小便不利，少腹满，或喘者，小青龙汤主之。麻黄（去节）、芍药、细辛、干姜、甘草（炙）、桂枝（去皮）各三两，五味子半升，半夏（洗）半升。上八味，以水一斗，先煮麻黄减二升，去上沫，内诸药，煮取三升，去滓，温服一升。若渴，去半夏，加栝楼根三两；若微利，去麻黄，加荛花如一鸡子，熬令赤色；若噎者，去麻黄，加附子一枚，炮；若小便不利，少腹满者，去麻黄，加茯苓四两；若喘，去麻黄，加杏仁半升，去皮尖。且荛花不治利，麻黄主喘，今此语反之，疑非仲景意。（臣亿等谨按小青龙汤，大要治水。又按本草，荛花下十二水。若水去，利则止也。又按《千金》，形肿者，应内麻黄。乃内杏仁者，以麻黄发其阳故也。以此证之，岂非仲景意也）""麻黄定喘"是中医学的临证规范，出自《神农本草经》，原文谓："麻黄，味苦温，无毒。主治中风伤寒头痛，温疟，发表出汗，去邪热气，止欬逆上气，除寒热，破癥坚积聚。"但为什么在这里医圣张仲景会反复告诫"若喘，去麻黄，加杏仁半升，去皮尖"？

对该问题一般持有如下四种观点：第一种观点认为，该条文不是仲景原意，如宋代林亿等人校正《伤寒论》时说："麻黄主喘，今此语反之，疑非仲景意。"第二种观点认为，该条文是错的，如《胡希恕伤寒论讲座》中认为《伤寒论》方证条文后面带有"或……或……"以及方剂加减法，都是错的。第三种观点则采取回避态度，如《伤寒论今释》《伤寒论译释》等都对这一历史遗留问题存而不论、避而不谈。第四种观点认为，下焦阳虚是去麻黄的关键。如李心机教授从下焦阳气角度解释了小青龙汤治喘去麻黄的机理，认为在小青龙汤中，"用麻黄者，以麻黄发其阳故也；不用麻黄者，亦因麻黄发其阳故也"，"外寒内饮，下焦阳气不虚，则留用麻黄；若外寒内饮，下焦阳气不足，则去麻黄"。刘渡舟教授也主张运用小青龙汤需要中病即止，止后及时使用苓桂术甘剂善后也需要注意下焦阳虚，防止发越下焦虚阳。也有学者赞同下焦阳虚学说，认为有下焦阳气不足的潜在危险时，仲景本着"既病防变"原则，需用麻黄时，将着眼点更多地放在"治病求本"的高度而不是"症状"层次，因此舍麻黄不用而以杏仁代替，仍是"用其利必先避其弊"之意。

前三种观点没有逻辑概念，主观性很强，暂且不论。第四种观点是一种传统中医的解说方式，问题是"下焦阳虚"是中医的病机概念，具有很大的不确定性和抽象性，其诊断标准和临床表现是什么？只要有下焦阳虚就需要去掉麻黄吗？麻黄影响下焦阳虚的机理是什么？是否需要在《中药学》教材和《中华人民共和国药典》中麻黄的禁忌证中加上下焦阳虚禁用／慎用？如果说下焦阳虚的前提成立，那么提前用肾气丸补益下焦阳气，是否就能顺利运用麻黄？类似的问题还有很多。

其实，"去麻黄加杏仁"的用法在《金匮要略·痰饮咳嗽病脉证并治》中也有记载，原文谓："水去呕止，其人形肿者，加杏仁主之。其证应内麻黄，以其人遂痹，故不内之。若逆而内之者，必厥。所以然者，以其人血虚，麻黄发其阳故也。"该条文是说在运用小青龙汤治疗咳喘疾病之后，出现了身体肿胀、水肿后的变证，在治疗上应当去麻黄，并改用杏仁。如果我们将该条文和《伤寒论》第40条互相参考，不难发现，"去麻黄加杏仁"的确是一种"不可理喻"的客观存在的现象。而此前诸多注家想当然地认为该条文"疑非仲景意"，或主观臆测该条文是错的，都不是客观、严谨的。在《中药学》中，我们就学过麻黄能够"发汗解表""宣肺平喘""利水消肿"，但为什么医圣张仲景反复告诫在"喘"和"肿"的时候，一定要"去麻黄加杏仁"？很显然，这与常理不合。该加减法的确不同寻常，耐人寻味，而这恰恰大有深意。临床问题还应该回归临床，关键科学问题不能仅仅从文字、从考证、从思辨等角度来认识，而应该从临床角度来解读。

麻黄证的"喘"和"肿"，与非麻黄证的"喘"和"肿"有什么区别吗？麻黄证的"喘"多见于肺部感染或基础肺病导致的咳喘不能平卧，而麻黄证的"肿"多见于肾炎水肿，其他原因导致的"喘"和"肿"有可能会列入非麻黄证的范畴。而导致"喘"和"肿"的最常见病因是心源性因素，"喘"即为左心力衰竭导致的劳力性呼吸困难、夜间阵发性呼吸困难、端坐呼吸等肺循环淤血，而"肿"则是右心衰竭导致的双下肢水肿、胸腔积液、腹腔积液等体循环淤血。具体而言，我们在临床上见到主诉为喘憋、呼吸困难的患者，首先就需要鉴别其喘憋、呼吸困难是心源性还是肺源性，两者的临床表现、诊断、治疗与预后都不一样。针对肺源性呼吸困难，在治疗上需要解痉、平喘；而针对心源性呼吸困难，则需要利尿、扩血管、强心。很显然，医圣张仲景在这儿描述的是心源性呼吸困难，或者是肺部感染加重心力衰竭，而不是小青龙汤所主治的单纯的肺源性呼吸困难。为什么呢？因麻黄中的麻黄碱具有激动 α、β 肾上腺素受体作用，能够加快心率，升高血压。在心力衰竭急性发作时，现代医学的常规治疗方案中需要用硝酸甘油、硝普钠等扩张动静脉以降压、减轻心脏负荷，用 β 受体阻滞剂控制心率，抑制交感活性。很显然，在这种情况之下，用麻黄确非所宜，不利于心力衰竭的改善。但在张仲景那个年代，常因不能准确鉴别心源性与肺源性呼吸困难而误用大剂量麻黄发汗解表、宣肺平喘导致心力衰竭急性加重，甚至误治后会出现"仍发热，心下悸，头眩，身𥉂动，振振欲擗地"的真武汤方证。同理，针对主诉为"水肿"的患者，我们首先要考虑水肿的原因，包括心源性、肝源性、肾源性、营养不良性、血管性、内分泌性等。《伤寒论》和《金匮要略》条文涉及的"肿"，基本上都包含在上述原因之内。值得注意的是，倘若仔细研读《伤寒论》和《金匮要略》等经典条文，不难发现针对肺部感染加重心力衰竭这一常见的急危重症，在条文中就很少涉及治疗方案，不得不说是《伤寒论》中的缺憾。

4. 烦躁

再如在《伤寒论》第 69 条："发汗，若下之，病仍不解，烦躁者，茯苓四逆汤主之。方三十二。茯苓四两，人参一两，附子（生用，去皮，破八片）一枚，甘草（炙）二两，干姜一两半。上五味，以水五升，煮取三升，去滓，温服七合，日二服。"该条文中的"烦躁"应该如何理解？

成无己认为，此处的"烦躁"是因为"阴阳两虚"，原文说："发汗若下，病宜解也。若病仍不解，则发汗外虚阳气，下之内虚阴气，阴阳俱虚，邪独不解，故生烦躁，与茯苓四逆汤以复阴阳之气。"程郊倩认为是阳虚烦躁，原文说："发汗、下后，病仍不解而烦躁者，此时既有未解之外寒，复有内热之烦躁，大青龙之证备具矣，不为所误者几何？不知得之汗下后，则阳虚为阴所凌，故外亡而作烦躁，必须温补兼施，茯苓四逆汤主之为得法。盖虚不回则阳不复，故加人参于四逆汤中，而只宜茯苓一味泄热除烦。"尤在泾认为是"正邪交争"所致，原文说："发汗若下，不能尽其邪，而反伤其正，于是正气欲复而不得复，邪气虽微而不即去，正邪交争，乃生烦躁。是不可更以麻桂之属逐其邪，以及栀豉之类止其烦矣。是方干姜、生附子之辛所以散邪，茯苓、人参、甘草之甘所以养正，乃强主弱客之法也。"陈修园认为是"少阴阴阳水火离隔所致"，原文说："太阳病发汗病不解，若下之而病仍不解，忽增出烦躁之证者，以太阳底面即是少阴，汗伤心液，下伤肾液，少阴之阴阳水火离隔所致也，以茯苓四逆汤主之。"汪苓友认为"亡阴亡阳"所以烦躁，原文说："伤寒汗下，则烦躁止而病解矣。若中寒证，强发其汗，则表疏亡阳，复下之，则里虚亡阴，卫气失守，营血内空，邪仍不解，因生烦躁。此亦虚烦虚躁，乃假热之象也。只宜温补，不当散邪，故以茯苓四逆汤主之。"也有学者认为"它是发汗，若下之，这人虚极入阴了"，是"阴证的烦躁"。《伤寒论译释》则认为："这里的烦躁，既不同于阳证，也不同于单纯阴盛阳虚证，而是阴阳俱虚。阴盛阳虚烦躁多见于白天，而夜晚则安静。本证烦躁不分昼夜，日夜皆烦躁不安，这就是不同于单纯阳虚证的鉴别点之一。"历代注家所持观点大同小异，读来令人疑虑丛生，不甚明朗。

以方测证，茯苓四逆汤主治的烦躁在病机上必然为阴阳两虚，虚阳外越。但其临床表现是什么？见到什么指征时，我们就会考虑运用茯苓四逆汤？该方证的病因是什么？是所有患者在运用发汗法及攻下法后都会出现这种烦躁吗？还是在某种特殊类型的患者身上容易出现？为什么我们在临床上运用发汗法后，也很难遇到这种烦躁的患者？该方证相当于现代医学的什么疾病？阴盛阳虚烦躁果真多见于白天吗？如果夜晚烦躁加重提示什么？同样是烦躁，茯苓四逆汤证的烦躁与大青龙汤证、五苓散证、桂甘龙牡汤证、结胸证、栀子豉汤证、小承气汤证、吴茱萸汤证的烦躁有何不同？历代医家及教材均"不求甚解"，大多未对此关键问题进行深入剖析。唯独陆渊雷先生在其《伤寒论今释》中对此存疑，曰："须知仲景著书，不同春秋笔削，非可于一字一句间求其义例者。"该条文可能描述的是肺部感染加重心力衰竭的患者在误用大剂量麻黄发汗或者大黄攻下后，不但感染未能得以控制，又出现了心力衰竭急性加重，甚至心源性休克，表现为烦躁不安，喘憋不能平卧，双下肢水肿，这时候当用茯苓四逆汤改善心力衰竭，纠正休克。因此，这里的"烦躁"，实质就是心力衰竭重症。

二、基于文字考证、以经解经及条文比类方法的原文破译

1. 文字考证法

因为经典原文言简意赅，文辞晦涩，语言风格与现今迥异，所以在对标点句读的理解上存在很大困难。而在《伤寒论》的研究史上，由于注家们受"注不破经，疏不破注"传统的影响，往往不求甚解地承袭前人的注释，形成了顽固的误读传统。针对该症结，有一派研究《伤寒论》的医家主张从文字考证入手，借助《说文解字》《康熙字典》等诠释范畴的字典、工具书，将《伤寒论》中的关键性文字，或者采用文字考辨的方法，或者将条文还原到当时的历史条件和语境中去理解。

如《伤寒论》第14条："太阳病，项背强几几，反汗出恶风者，桂枝加葛根汤主之。"其中"几几"，在成无己《伤寒明理论》中认为"为短羽之鸟，不能飞腾，

动则先伸引其头"；张令韶认为"几几者，短羽之鸟，欲飞不能之状，形容强急之形欲伸而不能伸，有如几几然也"。再如《伤寒论》第16条："太阳病三日，已发汗，若吐，若下，若温针，仍不解者，此为坏病，桂枝不中与之也。观其脉证，知犯何逆，随证治之。桂枝本为解肌，若其人脉浮紧，发热，汗不出者，不可与之也。常须识此，勿令误也。"有医家考证，认为"桂枝不中与之也"中的"中"字具有浓重的河南语言特色。

然而，该方法虽然能从文字、句读等角度还原古人的用意，但是否符合张仲景著书时的临床实际，是否符合疾病的病理生理学特征，可能还需要更多的证据支持。如《伤寒论》第134条："太阳病，脉浮而动数，浮则为风，数则为热，动则为痛，数则为虚；头痛发热，微盗汗出，而反恶寒者，表未解也。医反下之，动数变迟，膈内拒痛，胃中空虚，客气动膈，短气躁烦，心中懊恼，阳气内陷，心下因硬，则为结胸，大陷胸汤主之。若不结胸，但头汗出，余处无汗，剂颈而还，小便不利，身必发黄。"有学者根据《韩非子·杨权》中"数披其木，无使木枝外拒"的记载，考证认为结胸证的"膈内拒痛"不是指"胸膈部疼痛拒按"，而是指"胸膈内支撑疼痛"；结胸证的临床表现也不仅仅是"心下痛，按之石硬"或"从心下至少腹，硬满而痛不可近"，而应当包括胸胁痛、硬、满及短气烦躁等胸部症状。这里的"结胸证"只是中医学的病名，虽然我们能够从文字考证角度将该问题阐释"清楚"，但是"结胸证"相当于现代医学的什么疾病？或者属于什么病理状态？其研究结论能不能得到现代病理生理学的证据支持？很显然，该考证并未将此千古疑难一语道破，而仅仅停留在以文字考证文字层面。如果能将其还原到现代医学的疾病或者病理状态上，则其症状、体征及预后判断就能一目了然。

2. 以经解经法

部分医家及《伤寒论》注家根据条文之间的前后联系，提倡"以经典诠释经典""以条文诠释条文"的解读方法。受近代学者杨树达先生"文中自注例"启发，有学者提倡"让张仲景自己为自己做注释""让《伤寒论》自己诠释自己"。

在《伤寒论》中，大凡运用麻黄的处方在其煎服法中都会注明"先煮麻黄减二升，去上沫，内诸药"，而对于为什么煮麻黄需要去上沫一直存在争议。南北朝时期的陶弘景在其《本草经集注》中认为"沫令人烦"，并解释说，麻黄"色青而多沫""先煮一两沸，去上沫，沫令人烦""凡汤中用麻黄，皆先别煮两三沸，料去其沫，更益水如本数，乃纳余药，不尔令人烦。麻黄皆折去节，令理通，寸斩之"。

同时代的雷教在其《雷公炮炙论》中也认为"服之令人闷"，并解释说，麻黄"凡使，去节并沫，若不尽，服之令人闷"，"凡修事，用夹刀，剪去节并头，槐砧上用铜刀细锉，煎三四十沸，竹片掠去上沫尽，漉出，晒干用之"。唐代医家孙思邈在其《备急千金要方》中也主张"掠去沫"，认为"凡麻黄去节，先别煮两三沸，掠去沫，更益……"清代医家柯韵伯在其《伤寒来苏集·伤寒论注》卷二中则认为麻黄去上沫是"止取其清阳发腠理之义"，且大量医家均赞同此论。清末医家张锡纯在其《医学衷中参西录》则认为："麻黄发汗之力甚猛烈，先煮之，去其沫，因其沫中含有发表之猛力，去之所以缓麻黄发表之力也。"由此可见，大多医家都认为麻黄中的"沫"与"清阳""烦""闷"有关。那么"去上沫"究竟为何？其实在《金匮玉函经》卷七"方药炮制"中就已经解释清楚："凡煎药，皆去沫，沫浊难饮，令人烦。"也就是说"去上沫"是因为"沫浊难饮，令人烦"。汤药中有沫，所以难喝，这其实是生活常识，与"发清阳"无关。然而，仅仅停留在生活常识阶段，还不足以充分认识古人反复提到的"沫令人烦""服之令人闷"。我们研究发现，这与麻黄兴奋心脏 α、β 肾上腺素受体导致心率、血压升高有关。

再如经考证、考辨发现，《伤寒论》第238条："阳明病，下之，心中懊憹而烦，胃中有燥屎者，可攻。腹微满，初头硬，后必溏，不可攻之。若有燥屎者，宜大承气汤。"其中的"懊憹"绝无"烦"意；第219条："三阳合病，腹满，身重，难以转侧，口不仁，面垢，谵语，遗尿。发汗则谵语，下之则额上生汗，手足逆冷。若自汗出者，白虎汤主之。"其中"发汗则谵语，下之则额上生汗，手足逆冷"是对前面一句话的注释，实为"三阳合病，腹满，身重，难以转侧，口不仁，面垢，谵语，遗尿。若自汗出者，白虎汤主之"。类似条文自注、自辩现象很多。柯氏也竭力主张运用本方解读《伤寒论》，其在《伤寒来苏集·自序》中说："何前此注疏诸家，不将仲景书始终理会，先后合参，但随文敷衍，故彼此矛盾，黑白不辨，令碔砆与美璞并登，鱼目与夜光同珍，前此之疑辨未明，继此之迷途更远，学者将何赖焉？"

3. 条文比类法

部分医家运用条文比类法，从《伤寒论》的字里行间中，研读并提取、归纳张仲景的遣方用药思路与规律。如唐代医家孙思邈力倡"方证同条，比类相附"，将《伤寒论》条文按照"汤法"归类病证的辨治思路重新编排，将太阳病篇分为"太阳病用桂枝汤法第一""太阳病用麻黄汤法第二""太阳病用青龙汤法第三""太阳病用柴胡汤法第四""太阳病用承气汤法第五""太阳病用陷胸汤法第六"和"太阳病杂疗法第七"。

宋代医家朱肱首倡《伤寒论》的"药证"研究学说，其药证实质为方证。朱氏在其《类证活人书》中说："所谓药证者，药方前有证也，如某方治某病是也。伤寒有证异而病同一经，药同而或治两证，类而分之，参而伍之。审知某证者某经之病，某汤者某证之药，然后用之万全矣。又况百问中，一证下有数种药方主之者，须是将病对药，将药合病，乃可服之。"明代医家刘纯在《玉机微义》中提倡"药证相对"，其本质实为方证相对。

清代医家柯琴首倡方证研究，主张"合此证即用此汤"。柯氏发现《伤寒论》原文中有"太阳证、桂枝证、柴胡证"，认为这是张仲景临证精华所在，所以"将仲景书校正而注疏之，分篇汇论，挈其大纲，详其细目"，在太阳病篇中列举桂枝汤证、桂枝证附方、麻黄汤证、麻黄汤变证、葛根汤证、大青龙汤证、五苓散证等。柯氏此举意义重大，"俾仲景之精微奥妙，跃然心目之间"，并充分肯定该研究的意义，"虽非仲景编次，或不失仲景心法"。

清代医家徐灵胎倡导类方研究，主张"不类经而类方、见证施治"学说。徐氏认为《伤寒论》"非仲景依经立方之书，乃救误之书也"，因此其条文也是根据病情变化而不是按照传经顺序编排，"盖因误治之后，变证错杂，必无循经现证之理，当时著书，亦不过随证立方，本无一定之次序""于是不类经而类方，盖方之治病有定，而病之变迁无定，知其一定之治，随其病之千变万化，而应用不爽，此从流溯源之法，病无遁形矣"。徐氏在其《伤寒论类方》中将《伤寒论》条文按类别划分为桂枝汤类、麻黄汤类、葛根汤类、柴胡汤类、栀子汤类、承气汤类、泻心汤类、白虎汤类、五苓散类、四逆散类、理中汤类和杂法方类等十二类，一改以往以经解经、随文敷衍之风，别开生面，医学风气为之一振。

日本汉方医家吉益东洞痛恨当时中医界流行的"言必以仙方，必以阴阳"的不切实际、空谈医理，一反当时主观思辨、玩弄玄虚之风，针砭时弊，崇尚实证，重视方药使用的客观指征，主张"病证同，则师弟所见必同"，运用小方简方归纳法、加减变化法等方法，从《伤寒论》条文字里行间中研究得出53味常用药物的临床运用指征，撰写而成《药征》，系统梳理每一首经方的方证条文，汇总而成《类聚方》。当代学者黄煌教授从原文入手，运用条文对比研究法，挖掘、总结古人运用经方的心法与思路，撰著《张仲景50味药证》，别开生面。

三、基于临床病例的经典条文解读

《伤寒论》是一部临证专著，从临床病例角度来解读、阐释、验证经典条文的内涵是古今研究《伤寒论》的亮点与特色。目前方证辨证学说逐渐受到业内专家的推崇与认可，其核心思想就是严格遵守经典医籍的记载，将方剂运用于符合其适应证的病证。具体包括两种解读经典条文的研究模式。

1. "经典条文再现"模式

"经典条文再现"模式，即临床所治病证与经典条文中的记载高度相吻合。以许叔微《伤寒九十论》中何某外感伤寒案为例：

"何保义从王太尉军中，得伤寒，脉浮涩而紧。予曰：若头疼，发热，恶风，无汗，则麻黄证也。烦躁，则青龙汤证也。何曰：今烦躁甚，予投以大青龙汤，三投汗解。论曰：桂枝、麻黄、青龙皆表证发汗药，而桂枝治汗出恶风，麻黄治无汗恶寒，青龙治无汗而烦，三者皆欲微汗解。若汗多亡阳为虚，则烦躁不眠也。"

该医案形象生动地解读了大青龙汤的临床运用指征，较好地诠释了《伤寒论》第38条"太阳中风，脉浮紧、发热、恶寒、身疼痛、不汗出而烦躁者，大青龙汤主之"。

2. "经典条文发挥"模式

"经典条文发挥"模式，即临床所治病证与经典条文中的描述部分吻合，通过临床验证认为是该条文的延伸，以此对经典条文的内涵进行拓展与发挥。以麻黄汤证为例："头痛，发热，身疼，腰痛，骨节疼痛，恶风，无汗而喘"是典型的"麻黄八症"，只要遵守该条文，就能治疗外感太阳表实证。但有学者受该条文启发，认为"腰痛"不仅仅在外感表证中可见，产妇的"腰痛""腰痛如折"也是麻黄汤条文中"腰痛"的内涵之一。清代名医舒驰远在其《舒氏女科要诀》就记载了麻黄汤催产的医案："偶医一产妇，发动六日，儿已出胞，头已向下，而竟不产。医用催生诸方，又用催生灵符，又求灵神炉丹，俱无效。延予视之，其身壮热，无汗，头、项、腰、背强痛，此寒伤太阳之营也，法主麻黄汤。作一大剂投之，令温服，少顷得汗，热退身安，乃索食。食讫，豁然而生。此治其病而产自顺，上工之法也。"

无独有偶，浅田宗伯在其《橘窗书影》中也记载了一则麻黄汤加附子催产治疗腰痛的病案："一妇人临产破浆后，振寒，腰痛如折，不能分娩。前医与破血剂，余诊曰：脉浮数而肌热，恐系外感，与麻黄汤加附子，温覆使发汗，须臾，腰痛稍宽而发阵缩。余谓产期将至，使坐草，俄产一女。"

值得注意的是，第二种研究模式需要客观、慎重对待，需要防止出现过度演绎、推演的倾向，需要防止出现将局部经验误认为普遍真理的倾向。仍以麻黄汤催产、治疗产妇腰痛为例，其起效本质很可能与麻黄兴奋子宫平滑肌有关。1992年，陈沫金在《中医杂志》上报道了麻黄治疗子宫脱垂的经验。陈氏曾治疗一例Ⅲ度子宫脱垂的中年妇女外感，用麻黄汤后不仅风寒顿解，子宫脱垂亦应手而愈。此后，对所有子宫脱垂患者均试用麻黄汤加党参、黄芪、当归、熟地黄，全获显效。笔者一位朋友给其孕晚期的爱人用小青龙汤（麻黄12g）治疗咳嗽，一剂药后胎动明显增加，未足月即提前动产。虽然现代药理学研究发现，麻黄中的有效成分麻黄碱对动物子宫一般表现为张力及振幅增加，对人的子宫一般表现为抑制。但是，麻黄对人的子宫很可能表现为双向调节作用。因此，此处麻黄汤证"腰痛"的实质需要客观对待，不宜过度发挥、引申。

"基于临床病例的经典条文解读"模式要求医者必须具备一定的临床经验和阅历。只有在临床上见过和治过各种外感发热类疾病、疑难疾病，以及急危重症，医者才能深入理解条文中涉及的症状、体征。这与传统文化中反复强调的修行到一定境界才能内证到一定层次是相通的。很难想象，一个临床经验和阅历有限的注家能够读懂甚至注解《伤寒论》。正如当代经方名家陈瑞春先生所言："总是希望把《伤寒论》说得更透彻一点，说得更明白一点，有时候不免为注而注，失却了注疏的本意。"广东经方名家陈伯坛在其《读过伤寒论》序中也称这样的"注《伤寒》无异于删《伤寒》"。

基于临床及中西医结合探研"伤寒"实质

对于"伤寒"及《伤寒论》的实质，一直众说纷纭。有学者认为，这是治疗外感热病的专著；但也有学者主张"六经钤百病"（俞根初），《伤寒论》中不仅包括外感，还包括内伤杂病，用其指导内伤杂病的治疗，同样取效。诚如柯韵伯所言："仲景之六经，为百病立法，不专为伤寒一科。伤寒杂病，治无二理，咸归六经之节制。"还有学者主张以方证为其核心，只要抓住了方药的关键指征，就能掌握《伤寒论》的灵魂。上述诸多观点均有临床指导价值，但厘清"伤寒"和《伤寒论》实质这个关键科学问题同样重要，不可含糊。

一、"伤寒"为狭义伤寒，其本质为急性、热性传染性疾病

伤寒有广义和狭义之分。广义伤寒是指一切外感疾病的总称，如《难经·五十八难》所言："伤寒有五，有中风，有伤寒，有湿温，有热病，有温病，其所苦各不同。"狭义伤寒则是指广义五种伤寒中的一种，是指感受寒邪引起的外感热病。目前中医药院校大多数教材认为《伤寒论》主要讨论的是广义伤寒。我们平时也治过大量的外感发热患者，经常能做到"一剂知，二剂已"，或者部分细菌、病毒感染患者即使不积极治疗，但一周左右也能自愈。那为什么在《伤寒论》中会有如此多的急危重症与变证误治？《伤寒论》的"伤寒"究竟是什么疾病？到底是广义伤寒还是狭义伤寒？研究发现，《伤寒论》中所描述的"伤寒"绝对不同于我们平常所见到的普通感冒、上呼吸道感染、肺炎等。其特征有五：

1. 死亡率高

张仲景在《伤寒论》序言中提到了本书的写作背景："余宗族素多，向余二百。

建安纪年以来，犹未十稔，其死亡者三分有二，伤寒十居其七。感往昔之沦丧，伤横夭之莫救，乃勤求古训，博采众方，撰用《素问》《九卷》《八十一难》《阴阳大论》《胎胪药录》并《平脉辨证》，为《伤寒杂病论》合十六卷，虽未能尽愈诸病，庶可以见病知源，若能寻余所集，思过半矣。"从字面意思上，不难发现，在张仲景那个年代，"伤寒"导致的死亡率大约为46.7%。因此，书中大量条文所描述的肯定不是简单的感冒发热，而很有可能就是张仲景面对这些死亡率极高的疾病时的治疗方案与诊疗记录。

2. 病情危重

除死亡率高之外，病情危重是"伤寒"的另外一大特色。在《伤寒论》原文中，我们能见到大量对疗效判断及疾病预后的描述。其中描述预后尚可的条文包括"主之""可与""可治"等，而描述预后较差条文则包括"不治""死"等。

"主之"，即意为某处方治疗某病证很有把握，疗效显著，一定能治好。如《伤寒论》第13条："太阳病，头痛，发热，汗出，恶风，桂枝汤主之。""可与"，即意为某处方治疗某病证不一定有把握，疗效尚不确切，有可能治好，也有可能治不好，如《伤寒论》第63条："发汗后，不可更行桂枝汤。汗出而喘，无大热者，可与麻黄杏仁甘草石膏汤。""可治"，即意为某病证尚有治疗的机会，如《伤寒论》第288条："少阴病，下利，若利自止，恶寒而蜷卧，手足温者，可治。"

而"不治"，即意为病情危重，治疗希望渺茫。如《伤寒论》第295条："少阴病，恶寒、身蜷而利、手足逆冷者，不治。"在《伤寒论》中，共有2条条文提到"不治"，其中，阳明病篇（232）和少阴病篇（295）各有1条。"死"，即意为有可能病重不治，预后差，如《伤寒论》第296条："少阴病，吐、利、躁烦、四逆者，死。"在《伤寒论》中，共有22条条文提到"死"，其中太阳病篇有3条（132，133，167），阳明病篇有3条（205，210，212），少阴病篇有7条（296，297，298，299，300，309，315），厥阴病篇有9条（333，343，344，345，346，347，362，368，369）。从这里不难发现，少阴、厥阴多死证，而病情进展至少阴和厥阴阶段，此时病情危重，正气虚弱，随时有厥逆、虚脱之虞，多死证。这也不难理解为什么张仲景在序言中说"建安纪年以来，犹未十稔，其死亡者，三分有二，伤寒十居其七"。

3. 大规模流行，传变迅速，以疫气可能性大

据史料记载，从汉桓帝至汉献帝的70余年中，共流行瘟疫达17次。在《伤寒

论·序》中也描述了当时发病的特征："猝然遭邪风之气，婴非常之疾，患及祸至，而方震栗。降志屈节，钦望巫祝，告穷归天，束手受败。"这里是说突然感受邪气，遭遇祸患，病情危重，进展迅速，致使医家束手，无力回天。同时期的曹植在《说疫气》中也记载了瘟疫大规模流行及死亡率高的特征："建安二十二年（217年），疠气流行，家家有僵尸之痛，室室有号泣之哀，或阖门而殪，或覆族而丧，或以为疫者，鬼神所作。夫罹此者，悉被褐茹藿之子，荆室蓬户之人耳！若夫殿处鼎食之家，重貂累蓐之门，若是者鲜焉！此乃阴阳失位，寒暑错时，是故生疫。"明确指出当时流行的是疫气。建安七子之一的王粲在《七哀诗》中也记载："出门无所见，白骨蔽平原。路有饥妇人，抱子弃草间。顾闻号泣声，挥涕独不还。未知身死处，何能两相完？"

从这段描述不难看出，其大规模流行、传变迅速的发病特征与《伤寒论·序》中所述极为相似。由此可见，当时的"伤寒"肯定不是普通的外感发热类疾病，而是一种能导致急危重症、高死亡率、大规模流行、传变迅速的发热类疾病，而且以传染病可能性大。

4. 容易引起出血、少尿、休克

《伤寒论》条文中，还有很多我们平常在治疗外感发热类疾病时很难遇到的一些症状，包括出血、少尿和休克等。

《伤寒论》对出血这一症状有不同的表述，包括"衄""亡血""便血""血自下""清血""吐血""下血""便脓血""动其血""唾脓血"。在中医院校大部分教材讲义中，都会想当然地认为衄血为"红汗"，外感疾病发汗后出现衄血症状是疾病向愈的征兆。对此说法，笔者并不赞同。第一，笔者在临床善用麻黄治疗急危重症，且麻黄的剂量多达30g，但至今尚未出现一例"红汗"现象。为何古今差异如此之大？是体质差异吗？还是药材质量问题？还是其他问题？第二，即使衄血是发汗后病愈先兆，那么便血、吐血、吐脓血呢？这也是大病将愈之兆吗？在当今临床上，这很显然不符合出院指征。作为主管大夫，至少会在患者出现血证之后及时复查血常规、DIC初筛试验以评估其凝血功能。第三，衄血常见于高血压急症导致的鼻黏膜血管破裂出血，这里的衄血有没有可能是古人运用大剂量麻黄导致血压骤然升高？第四，衄血等血证有没有可能是患者凝血功能障碍？血证为什么多见于少阴病篇？研究发现，《伤寒论》中的血证以弥散性血管内凝血（DIC）可能性大。

《伤寒论》条文中对少尿症状的描述包括"小便不利""小便少""小便难""不

尿"。对于少尿的问题，历代注家和现今教材都很少对其进行深入剖析，更多时候是用"津液亏虚""水饮内停"等中医病机术语轻轻带过。究其原因，可能与我们对尿量的临床意义与重要性关注不够有关。少尿在临床是很严重的疾病吗？会导致不良的临床结局吗？在重症监护病房中，我们最关注的指标就包括患者的出入量。少尿的定义是指 24 小时尿量少于 400mL，常见的病因包括肾前性（有效血容量减少，心脏排血功能下降，肾血管病变）、肾性（肾小球病变，肾小管病变）和肾后性（机械性尿路梗阻，尿路外压等）。按照《素问·至真要大论》"谨守病机，各司其属，有者求之，无者求之"及"必伏其所主，而先其所因"的原则，在学习《伤寒论》时，我们如果能从上述三个方面反复推求少尿的原因，是容量不够？还是心力衰竭？还是肾衰？还是梗阻？还是其他？一定能找到问题的症结所在。研究发现，《伤寒论》条文中涉及的少尿、水肿大多与心、肾功能衰竭有关。

《伤寒论》对休克的描述包括"厥""四逆厥""厥逆""厥利""手足厥冷""厥冷"等。厥，一般指晕厥（突然晕倒）或手足逆冷。但在《伤寒论》中明确指出："厥者，手足逆冷者是也。"即《伤寒论》中的"厥"多指手脚发凉，其在病机上一般包括阳郁厥逆、阳虚厥逆等。但是，在外感发热类疾病中突然出现手脚发凉的临床意义是什么？难道仅仅是阳气郁而不能畅达四肢导致的末梢循环障碍吗？很显然不是！如果在查房时发现，原本高热的患者突然出现手脚发凉，这时候就需要高度警惕，是什么原因引起的末梢循环变差？是感染加重？还是容量不足？是泵衰竭？还是休克？在《伤寒论·辨厥阴病脉证并治》中涉及"厥"的条文大多兼见"伤寒发热""下利""脉细欲绝"等，发热提示合并感染，下利提示容量不足需要补液，脉细欲绝也提示可能存在容量不足、低血压。因此，研究发现，《伤寒论》中的"厥"以感染性休克、冷休克可能性大。厥证死亡率高，预后差，这也符合休克的转归。

5. "伤寒"本质是急性、热性传染性疾病

从上述分析可知，"伤寒"是一种病情危重，死亡率高，大规模流行，传变迅速，容易引起出血（衄、亡血、便血等各种血证）、少尿（小便不利、小便少、小便难、不尿等）、休克（厥、四逆厥、厥逆等四肢厥逆）等症状，这与现代医学中的感染性休克、脓毒症、全身炎症反应综合征、多器官功能衰竭、弥散性血管内凝血等从轻到重的病理进程演变规律极为相似。因此，笔者推测，"伤寒"很可能为急性、热性传染性疾病，而且以流行性出血热的可能性最大。

流行性出血热，又称肾综合征出血热，是由流行性出血热病毒（汉坦病毒）引起的危害人类健康的严重传染病，是以鼠类为主要传染源的自然疫源性疾病。临床主要表现为发热、出血、充血、低血压休克及肾脏损害。一般潜伏期为2~3周，典型的临床过程分为五期，即发热期、低血压休克期、少尿期、多尿期和恢复期。该病死亡率高达20%~90%。另外，从病因上看，病毒宿主主要为小型啮齿动物，包括野鼠及家鼠，病毒能通过宿主动物的血及唾液、尿、便排出，鼠向人的直接传播是人类感染的重要途径。这也符合东汉末年，因气候严寒，导致寒疫流行，卫生条件差，人鼠同居，进而很容易导致鼠传人。根据史料记载，在三国时期，气候严寒，魏主曹丕数次取消淮河阅兵计划，也可以佐证。这也说明，"伤寒"在病性上很可能属于"伤于寒"。因此，笔者推测，伤寒很可能为急性热性传染性疾病——流行性出血热。

二、《伤寒论》与《金匮要略》的区别不以外感与内伤划分，而以是否为传染性疾病为划分标准

"六经辨证论伤寒，脏腑辨证论杂病"，这是目前业内对《伤寒论》和《金匮要略》这两部专著所论述的侧重点与辨证方法所形成的专家共识。即《伤寒论》是论述外感热病的专著，以六经辨证方法为主；而《金匮要略》则是论述内伤杂病的专著，以脏腑辨证为主。但问题是，外感、内伤果真是《伤寒论》与《金匮要略》的划分依据吗？很显然不是。因为《金匮要略》中的"肺痿肺痈咳嗽上气病脉证治第七""痰饮咳嗽病脉证并治第十二"等条文就有大量呼吸道感染、消化道感染、泌尿道感染等外感疾病的论述。那么，《伤寒论》中的外感与《金匮要略》中的外感区别点在哪儿？研究发现，是否为急性、热性传染性疾病才是《伤寒论》与《金匮要略》的划分标准。

三、《伤寒论》是一部治疗急危重症的专著

综上所述，《伤寒论》中描述的不是广义伤寒，不是一切外感热病，而是狭义伤寒，是指某种特殊的疾病，其本质是急性热性传染性疾病，是急危重症。而《伤寒论》所记载的就是该病不同阶段的病理特征和治疗方案，可以说《伤寒论》是一部治疗急危重症的专著，医圣张仲景则是中国历史上较早的急诊重症医学专家。

基于急危重症解析《伤寒论》条文内涵

《伤寒论》条文言简意赅，粗略读过，不得其解，即使诵读百遍，往往也只能"以读者之心，度医圣之腹"，始终不明所以。及至在 CCU 临证接触到大量的急危重症患者之后，重读经典，往往才能"其义自现"，发现很多急危重症就是《伤寒论》经典条文的再现，从重症病例角度解读《伤寒论》是迅速掌握条文内涵的捷径与关键。

一、汗出而喘，无大热

"汗出而喘，无大热"，见于《伤寒论》第 63 条和第 162 条。

第 63 条：发汗后，不可更行桂枝汤。汗出而喘，无大热者，可与麻黄杏仁甘草石膏汤。方二十六。麻黄（去节）四两，杏仁（去皮尖）五十个，甘草（炙）二两，石膏（碎，绵裹）半斤。上四味，以水七升，煮麻黄，减二升，去上沫，内诸药，煮取二升，去滓，温服一升。

第 162 条：下后，不可更行桂枝汤；若汗出而喘，无大热者，可与麻黄杏子甘草石膏汤。

一般认为，"无汗而喘"是麻黄汤指征，而"汗出而喘"则是麻杏甘石汤指征。笔者常用小柴胡汤合麻杏甘石汤治疗北方三阳合病的外感发热咳喘，或单用麻杏甘石汤治疗小孩的发热咳嗽，但汗出并非麻杏甘石汤证的必然症。无汗而有热时，用麻杏甘石汤宣肺清热平喘一样有效。问题是，为什么《伤寒论》一再强调"汗出而喘"？

曾经主管过一例慢性阻塞性肺疾病急性加重的 85 岁女性。患者既往有慢性阻塞性肺疾病、Ⅱ型呼吸衰竭病史 20 余年，本次主因受凉后喘憋加重入院，症见：

呼吸喘促，喉中痰鸣，不能平卧，面色黧黑，燥热不宁，自行将上身衣服全部脱光，令人印象深刻的是有一大片豆大的汗珠"挂"在前胸，舌暗红而干燥少津，脉弦数。这是典型的痰热内壅导致的"汗出而喘"。后来，通过仔细观察、总结发现，"汗出而喘"在慢性阻塞性肺疾病急性加重期，或者重症肺部感染中极为常见，经典所言不虚。

麻杏甘石汤证的"无大热"也颇耐人寻味，既然是痰热壅肺的重症肺部感染，为什么还会出现"无大热"？

曾经主管过一例从其他科室转过来的肺部感染、II型呼吸衰竭、急性左心衰竭、心房颤动、糖尿病、糖尿病肾病（CKD 3期）、肾性贫血（中度）的80岁女性患者，白胖体形，体温不高（37.8~38.0℃），头身汗出，燥热不安，喘憋不能平卧。查体时就发现，脉沉滑有力，这是典型的火热内蕴之象。进一步问诊及查体发现，患者口干，口苦，咽痛，干哕，纳差，咳嗽，痰黄黏，睡眠差，梦多，双下肢水肿，小便黄，大便2~3日一行。舌淡嫩，苔薄黄，舌质干。因患者中度贫血，所以并不似正常人舌红，而表现为舌淡嫩，但其苔薄黄，舌质干，仍提示火热之象。可以看出，这就是"汗出而喘，无大热"条文的经典再现。该病例较好地阐释了"无大热"的内涵。第一，"无大热"不等于"无热"，可以表现为低热（37.3~38℃）、中等热（38.1~39℃），但很少表现为高热（39.1~41℃）。第二，"大热"是指症状，而不是病机。该患者虽然素体贫血，但本次感染很重，抽血查降钙素原检测（PCT）为25ng/mL，提示炎性反应较重，舌面干燥少津，脉沉滑有力，都是火热内蕴之象。所以，在处方时，给予生石膏90g以清阳明火热。第三，为什么火热很重，但又表现为"无大热"？因为患者"汗出而喘"，一直出汗可以降温，带走部分热量，所以体温肯定不会热得太高。如果想当然地认为患者体温不高，病情不重，那就大错特错了。樊天徒在其《伤寒论方解》中指出："无大热，不是不发热，不过不是壮热罢了，这仅是指汗出以后的情形而言。汗出以后，其体温仍高于常人，可见其内热正鸱张。假使汗不出，其体温便一定会大大地高起来，这是可以想象的。"此时，只有消除炎症，将火热清掉，才能止住患者的出汗。

二、烦躁

在《伤寒论》中共有17处提到"烦躁"，因其并非特异性症状，所以病因病机比较复杂。以大青龙汤为例，《伤寒论》第38条：

太阳中风，脉浮紧，发热，恶寒，身疼痛，不汗出而烦躁者，大青龙汤主之。若脉微弱，汗出恶风者，不可服之。服之则厥逆，筋惕肉瞤，此为逆也。大青龙汤方。方八。麻黄（去节）六两，桂枝（去皮）二两，甘草（炙）二两，杏仁（去皮尖）四十枚，生姜（切）三两，大枣（擘）十枚，石膏如鸡子大（碎）。上七味，以水九升，先煮麻黄，减二升，去上沫，内诸药，煮取三升，去滓，温服一升，取微似汗。汗出多者，温粉粉之。一服汗者，停后服；若复服，汗多亡阳，遂（一作逆）虚，恶风，烦躁，不得眠也。

历代医家关于大青龙汤证烦躁的解释、分析大多大同小异。

曾经主管过一例冠状动脉粥样硬化性心脏病（以下简称"冠心病"）心绞痛、慢性阻塞性肺疾病（简称"慢阻肺"）的83岁男性患者，主因"胸闷心慌反复发作3年，加重3个月"入院。3年前查冠状动脉血管造影（CTA）示：①冠状动脉中度钙化。②右冠状动脉起始部混合斑块，管腔约中度狭窄。③左冠状动脉前降支近段混合斑块，管腔轻度狭窄，中段浅肌桥形成。左回旋支近段钙化及非钙化性斑块，管腔约中度狭窄；中间支近段钙化斑块，约轻度狭窄。据冠状动脉CTA结果明确诊断：冠心病。入院后排除急性心肌梗死诊断。患者平素体健，在立秋当天晨起7点，自行前往病房的卫生间洗澡，当时热水管道故障，患者坚持用凉水洗完，至9点查房时诉恶寒怕冷；10点出现寒战，盖两床被子还嫌冷，发热，体温38℃；11点半时，体温上升至39.3℃；下午1点上班时，护士说患者"疯了"，急至床边查看，患者神志欠清，对答不切题，定向力差，不识人，不知道自己在哪儿，躁动不安，完全不顾身上的监护设备和留置针，从监护室的病床上挣扎起来，大声叫嚷着要出去开会。其"不可理喻"的状态，与刚入院时的温文尔雅有天壤之别。查体时发现，患者身热无汗，舌暗红，脉象洪大，急查血常规，白细胞总数从$4.26×10^9$/L上升至$22.31×10^9$/L，立刻意识到，患者不是"真疯""不可理喻"，而是"烦躁"的一种表现，这是典型的风寒束表、内有蕴热的大青龙汤证的表现。除了常规运用注射用拉氧头孢、盐酸莫西沙星注射液外，给予中药口服，至第2天晨起体温恢复正常，第3天血象恢复正常。

三、目中不了了、睛不和、直视

"目中不了了""睛不和""直视"等关于眼睛症状的描述非常特殊，主要集中在《伤寒论》阳明病篇，包括《伤寒论》第252条："伤寒六七日，目中不了了，睛不和，无表里证，大便难，身微热者，此为实也。急下之，宜大承气汤。"第212条："伤寒若吐、若下后不解，不大便五六日，上至十余日，日晡所发潮热，不恶寒，独语如见鬼状；若剧者，发则不识人，循衣摸床，惕而不安，微喘直视，脉弦者生，涩者死。微者，但发热谵语者，大承气汤主之。若一服利，则止后服。"第210条："夫实则谵语，虚则郑声。郑声者，重语也；直视，谵语，喘满者死，下利者亦死。"

一般认为，肝开窍于目，肝肾同源，水能生木，目疾多与肝肾不足、火热内扰有关。历代医家认为，"目中不了了""睛不和""直视"是阳明火热上炎，肾阴垂绝之兆。如成无己认为："热大甚于内，昏冒正气，使不识人，至于循衣摸床，惕而不安，微喘直视。"尤在泾认为："直视谵语，为阴竭热盛之候。"喻嘉言认为："加以直视，则肾水垂绝，心火愈无制，故主死也。"钱天来认为："然目中不了了之，是邪热伏于里而耗竭其津液也。《经》云：五脏六腑之精皆上注于目，热邪内烁，津液枯燥，则精不得上注于目，故目中不了了，睛不和也。"《医宗金鉴》认为："直视者，精不注乎目也；谵语者，神不守乎心也，已属恶候。"也有学者认为，"阳明的实都是由于津液虚到了一定的程度，所以直视者，是精气不能荣于目；直视谵语，阳明病里实，即谵语而眼球不能动了，直视说明津液不荣于目""直视而微喘，这是气欲上脱而未脱，所以说没到死的时候"。从上述医家对该条文的注解描述中不难看出，历代医家均认为一旦出现"目中不了了""睛不和""直视"已是危重症。

曾经亲见一例典型阳明腑实证"目中不了了"患者。

张某，男，65岁。主因"胸痛18小时，加重2小时"于2017年5月4日20：49入院。患者18小时前无明显诱因出现持续性胸闷、胸痛，自行含服速效救心丸8粒后症状缓解，2小时前患者再次胸痛加重，呈压榨性疼痛，舌下含服速效救心丸12粒，胸痛无明显缓解，遂至我院急诊就诊。既往有2型糖尿病、高脂血症、脑梗死、抑郁症等病史。血压（BP）126/74mmHg。全血细胞分析＋C反应蛋白（CRP）：白细胞总数（WBC）15.17×10^9/L，中性粒细胞百分比（NEUT%）85.9%，CRP 63.56mg/L。生化＋全血肌钙蛋白I（cTnI）:cTnI 86.254μg/L，肌红蛋白（MYO）296.45μg/L，肌酸激酶（CK）1736U/L，肌酸激酶同工酶（CK-MB）72U/L，乳酸脱氢酶（LDH）1078U/L，谷草转氨酶（AST）189 U/L，钠（Na$^+$）129mmol/L，氯（Cl$^-$）97 mmol/L，葡萄糖（GLU）19.3mmol/L，PVA 107.2μmol/L。DIC初筛试验:D-二聚体（D-Dimer）0.72mg/L（FEU），纤维蛋白原（FIB）5.17g/L。快速血气分析：酸碱度（pH）7.421，氧分压（PO$_2$）127.5mmHg，碳酸氢根（HCO$_3^-$）

21.3mmol/L，二氧化碳分压（PCO₂）33.6mmHg。心电图示Ⅱ、Ⅲ、AVF 导联 ST 段抬高。急予阿司匹林肠溶片 300mg，硫酸氢氯吡格雷 300mg 嚼服，硝酸酯类药物扩冠。行冠脉造影检查示：冠状动脉供血右优势型，左主干未见狭窄，前降支全程可见斑块，第一对角支近段 80%~90% 局限性狭窄，前向血流（TIMI）3 级，回旋支近段发出 10~15mm 后 100% 完全闭塞，前向血流（TIMI）0 级；右冠状动脉全程弥漫性病变，近段最重处狭窄 50%，前向血流（TIMI）3 级。冠状动脉造影结论：冠状动脉粥样硬化性心脏病，主要累及前降支、回旋支、右冠脉。回旋支急性闭塞病变，并在回旋支植入支架 2 枚。在经皮冠状动脉介入治疗（PCI）术后，患者仍频繁发作胸闷、胸痛，BP 97/69mmHg，复查心电图提示：高度房室传导阻滞，Ⅱ、Ⅲ、AVF 导联 ST 段抬高较前未见明显回落。在入院第 2 天，复查冠脉造影明确无支架内血栓，但喘憋加重，不能平卧，心电图转为快速心房颤动，心脏彩超提示射血分数（EF）45%，伴舒张功能不全，考虑患者存在急性左心衰竭，给予利尿、扩管等对症治疗后缓解。行左锁骨下深静脉置管，测中心静脉压（CVP）17cmH₂O，强化利尿治疗后心力衰竭逐渐得以纠正。在入院第 3 天，体温上升，最高达 39.4℃，身热无汗，神志欠清，食欲不振，纳少，恶心呕吐，保留导尿，尿液呈淡黄色（托拉塞米利尿），大便未行。查全血细胞分析 +CRP：WBC 23.21×10⁹/L，红细胞（RBC）3.49×10¹²/L，血红蛋白（HGB）106.0g/L，血小板（PLT）186.0×10⁹/L，中性粒细胞（NEUT）20.62×10⁹/L，NEUT% 88.9%，CRP>200.0mg/L。生化 +cTnI：cTnI 66.025μg/L，LDH 1115U/L，AST 305U/L，LDH1 364.3U/L，谷丙转氨酶（ALT）208.5U/L，肌酐（Cr）140.5μmol/L，尿酸（UA）507μmol/L，HCO₃⁻ 17.6mmol/L，白蛋白（ALB）31.80g/L，CK 852U/L，CK-MB 37U/L。尿常规：RBC-M（高倍视野）1468.10 个，WBC-M（高倍视野）32.69 个，蛋白质（PRO）70mg/dL（1+），尿白细胞（LEU）75/μL（2+），尿隐血（ERY）>250/μL（3+）。快速血气分析（微电极）：碳酸氢根离子（HCO₃⁻）16.2mmol/L，pHst 7.304，氧合血红蛋白（O₂Hb）91.7%，血氧分压（PO₂）64.3mmHg，全血总二氧化碳浓度 [ctCO₂（B）]14.9mmol/L，二氧化碳分压（PCO₂）24.2mmHg；乳酸（LC，进口试剂）3.63mmol/L。PCT 检测 2.36ng/mL。后患者身热持续不退，上午体温较低，波动在 38℃ 左右，但一到下午体温便开始上升，波动在 39.1℃ 左右，神昏谵语，撮空理线，妄见妄闻，经常自行在重症监护病房中点名、数数、开会、检阅部队……夜晚神昏谵语、烦躁加重，常在上半夜高声呼喊，将病房其他患者吵醒，直至彻夜失眠；眼神发直，上视，呼之片刻方应；肌肤扪之灼手，不汗出；无咳嗽咳痰，不大便，无腹泻。在入院第5天，下午接班时，护士对我说："老张疯了，见护士就咬……"急至床边仔细观察，患者虽然四肢约束，但正用嘴巴掀开包裹物理降温冰袋的毛巾，竭力咬破包着冰块的橡皮手套，并吸吮冰块。至此，恍然大悟，原来患者不是想咬护士，而是一见护士前来换液，就想咬破输氯化钠注射液的塑料管，喝里面白白的"甘露饮"；舌红绛干，脉滑数。在入院第6天，仍然烦躁，言语错乱，食欲不振，纳少，排尿通畅，小便色淡黄，大便未行，舌红绛干，脉滑数。T 39.2℃，BP 140/63mmHg，心率（HR）93次/分，心电监护示指脉氧饱和度（SPO$_2$）95%。24小时出入量：入量736mL，出量1950mL，尿量1950mL。全血细胞分析+CRP：WBC 16.53×10^9/L，NEUT 14.95×10^9/L，NEUT% 90.4%，CRP 123.58mg/L。尿常规：酮体（KET）40mg/dL（2+），RBC 118.90/μL，RBC-M（高倍视野）21.40个，GLU >1000mg/dL（4+）。PCT：0.58ng/mL。监测血糖波动在23~29mmol/L，考虑合并糖尿病酮症、糖尿病高渗性脱水状态。在入院第7天，因患者四日大便未行，主管大夫给予氯化钠注射液500mL灌肠，后排黄色稀水便2次。急查胸腹盆腔CT：胸部CT示两肺陈旧病灶，邻近支气管牵拉扩张，主动脉及冠状动脉硬化；腹部CT示结肠积气，建议进一步盆腔CT增强检查；盆腔CT示前列腺钙化可能，结肠扩张，平扫未见明确异常，必要时增强扫描。但在阅片过程中，发现患者肠腔积气明显，有大量粪块（图1）。因患者血常规、PCT明显升高，当天请友谊医院专家会诊，未能明确感染灶，建议中药治疗。后给予中药大承气汤加味，3天后患者体温下降至37.8℃，神昏谵语、烦躁、目直视均减轻；5天后体温降至36.6℃，复查全血细胞分析+CRP：WBC 18.30×10^9/L，RBC 4.13×10^{12}/L，PLT 191.0×10^9/L，HGB 127.0g/L，NEUT 16.00×10^9/L，NEUT% 87.5%，CRP 26.20mg/L，单核细胞计数（MONO）0.86×10^9/L。尿常规：KET 阴性，RBC 145.70/μL，RBC-M（高倍视野）26.23/HP，GLU 1000mg/dL（4+），ERY 75/μL（2+）。

按：该患者是一例典型的阳明腑实证病例，其"目中不了了""睛不和""直视"是阳明腑实证的眼睛症状，该病例就是《伤寒论》第212条的经典再现："伤寒若吐、若下后不解，不大便五六日，上至十余日，日晡所发潮热，不恶寒，独语如见鬼状。若剧者，发则不识人，循衣摸床，惕而不安，微喘直视，脉弦者生，涩者死。微者，但发热谵语者，大承气汤主之。若一服利，则止后服。"该患者既有阳明证的"目中不了了""睛不和""直视"，又具备"日晡所发热"特征，其灌肠后排除黄色稀水更类似于少阴三急下的"热结旁流"。根据第104条"潮热者，实也"，其日晡如潮为内实热证。根据第215条"阳明病，谵语，有潮热，反不能食者，胃中必有燥屎五六枚也"，推测必有肠中燥屎。综合其不大便，潮热，谵语，脉滑数，这是典型的大承气汤证。因此，在服用大承气汤加味后，能够热退、神清。

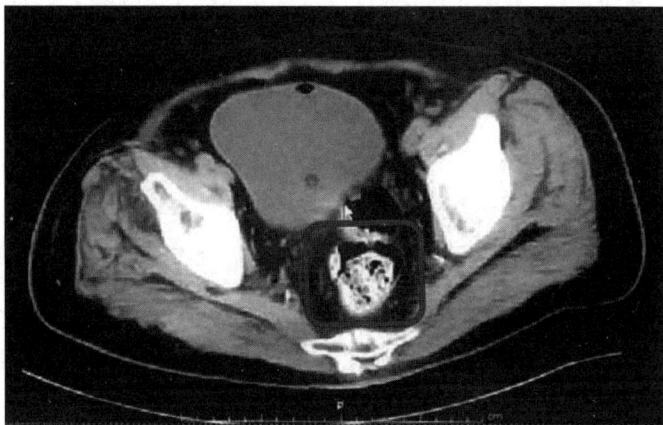

图1　阳明燥屎内结盆腔CT影像图

四、结胸

结胸是《伤寒论》中出现的一个特殊证候，是指邪气内结，胸腹胀满疼痛，手不可近之证。其特征包括《伤寒论》第128条："按之痛，寸脉浮，关脉沉，名曰结胸也。"第131条："病发于阳，而反下之，热入因作结胸；病发于阴，而反下之（一作汗出），因作痞也。所以成结胸者，以下之太早故也。结胸者，项亦强，如柔痉状，下之则和，宜大陷胸丸。"第132条："结胸证，其脉浮大者，不可下，下之则死。"第133条："结胸证悉具，烦躁者亦死。"第134条："太阳病，脉浮而动数，浮则为风，数则为热，动则为痛，数则为虚；头痛，发热，微盗汗出，而反恶寒者，表未解也。医反下之，动数变迟，膈内拒痛（一云头痛即眩），胃中空虚，客气动膈，短气躁烦，心中懊憹，阳气内陷，心下因硬，则为结胸，大陷胸汤主之。"第135条："伤寒六七日，结胸热实，脉沉而紧，心下痛，按之石硬者，大陷胸汤主之。"第137条："太阳病，重发汗而复下之，不大便五六日，舌上燥而渴，日晡所小有潮热（一云日晡所发心胸大烦），从心下至少腹硬满而痛不可近者，大陷胸汤主之。"

结胸证病情危重，预后不良。遗憾的是，历代注家及现代诸多参考书对此关键问题均以经解经、人云亦云、随文敷衍，竭力回避其实质。成无己认为"结胸者，邪结在胸"，张隐庵认为"结胸者，病发于太阳而结于胸也"，汪苓友认为"结胸病，始因误下而伤其上焦之阳，阳气既伤，则风寒之邪乘虚而入，上结于胸，按之则痛者，胸中实也"，尤在泾认为"结胸者，邪结胸中，按之则痛"，柯韵伯认为"结胸是阳邪下陷，尚有阳证见于外，故脉虽沉紧，有可下之理"。结胸证实质到底是什么？相当于现代医学的什么疾病？为什么会致死？如果不解决这些问题，恐怕就无法理解《伤寒论》经典条文内涵，而结胸证的治疗更是无从谈起。

在CCU值班过程中，经常遇到患者诉说腹痛难忍，常规处理方案是，先去患者床边行腹部触诊，观察有无腹肌紧张、压痛、反跳痛，据此鉴别内科腹痛与外科腹痛。在触诊过程中，立刻意识到，"结胸"证的"心下因硬""心下痛，按之石硬"不就是腹部触诊的内容吗？很显然其实质就是具备腹肌紧张特征的外科腹痛。第131条："病发于阳，而反下之，热入因作结胸；病发于阴，而反下之（一作汗出），因作痞也。所以成结胸者，以下之太早故也。结胸者，项亦强，如柔痓状，下之则和，宜大陷胸丸。"这里的"病发于阳"，可能是指阳证明显的外科腹痛；而"病发于阴"，可能是指阴证明显的内科腹痛。患者可能是一个外科腹痛，被当时医生误用下法后，出现了腹肌紧张的外科急腹症，即外科腹痛误用攻下，会导致"结胸"变证。以急性阑尾炎为例，患者初发可能表现为胃痛，但随之出现转移性右下腹痛，这是诊断阑尾炎的典型临床表现。针对阑尾炎轻症，可以用大黄牡丹汤清热攻下；但当患者病情较重，误用下法后很容易出现阑尾炎穿孔，就形成了"心下痛，按之石硬""从心下至少腹硬满而痛不可近"的腹膜炎典型腹部体征。腹膜炎很容易并发全身炎症反应综合征、多器官功能衰竭等急危重症，这也是《伤寒论》中"结胸"多死证的原因。众所周知，闭袢性肠梗阻、胃溃疡穿孔、急性阑尾炎穿孔等这一类外科急腹症是禁用下法的。因此，在《伤寒论》原文中，作者反复告诫："结胸证，其脉浮大者，不可下，下之则死。"遗憾的是，在缺乏抗生素的年代，任何一种感染性疾病，包括阑尾炎、胆囊炎等现在认为一般不会致死的疾病，在古代可能就会导致死亡。

五、脉微细，但欲寐

《伤寒论》第281条少阴病提纲证："少阴之为病，脉微细，但欲寐也。"一般认为，少阴阳虚，虚人外感，所以喜欢躺着，喜卧，困倦，脉微细。根据《伤寒论》记载可知，少阴多死证。但问题是，喜欢躺着、喜卧、困倦果真是少阴证的表现吗？相当于现代医学的什么状态？少阴多阳虚，但什么类型的阳虚会死人？

曾主管过一例依从性特别差的急性心肌梗死患者。袁某，老年男性，本次主因"胸闷、憋气反复发作10年，加重1周"入院。患者于2006年无明显诱因出现胸闷、胸痛不缓解，至阜外医院就诊，诊断为急性前壁心肌梗死，并植入支架3枚。出院后胸闷、胸痛反复发作，2010年7月再次出现胸痛彻背，至我院住院治疗。行冠状动脉造影，示三支病变，即右冠脉及前降支各植入1枚支架，后胸闷胸痛反复发作。入院时症见：胸闷憋气，劳累后加重，夜间可憋醒多达10余次，无胸痛及肩部放射疼痛，时有咳嗽咳痰，咳少量白黏痰，乏力，少气懒言，时有嗳气，纳少，眠差，尿少，大便尚可，双下肢轻度水肿。舌质红，苔薄少，脉沉细弱。心率88次/分，血压88/67mmHg。入院后查cTnI，从0.137μg/L上升至9.364μg/L，脑利钠肽（NT-proBNP）为8000pg/mL。心电监护可见频发、多源室性早搏及短阵室速，考虑为"急性非ST段抬高型心肌梗死，心功能Ⅳ级（Killip分级），慢性心力衰竭急性发作，恶性心律失常"。患者一周来因夜间胸闷憋气反复发作，严重影响睡眠。白天查房时患者精神萎靡，眼神迷离，困倦嗜睡，但欲寐而不能寐，半卧位躺下片刻后又憋醒，取坐位片刻后又不能耐受，再次改为平卧体位，每隔两三分钟就要变换一种体位。我立刻意识到，这不就是典型的少阴证"脉微细，但欲寐"吗？

"脉微细"，是说患者脉搏无力。脉搏反应心脏泵血功能，脉弱可能提示容量不足，或者心脏泵血功能差。如果患者血压过低，脉搏肯定会变弱。在心肺复苏抢救时，我们首先会摸大动脉的搏动。我们的经验是，如果能够摸到桡动脉的搏动，血压至少在90/60mmHg以上。因此，这里的"脉微细"很可能提示患者的血压快支撑不住了。因为血压下降，导致脑灌注不足，所以会出现精神萎靡、嗜睡、但欲寐。

"但欲寐"的实质很可能不是拍脑袋式的想当然认为"喜欢躺着，喜卧，困倦"，这只是一种基于良好主观愿望的随文敷衍，其实质很可能描述的是一种意识障碍，如嗜睡状态，甚至意识更差的状态（昏睡、浅昏迷、深昏迷等）。"但欲寐"不是"失眠""不寐"，而是很传神地描述了一种极度倦怠思卧，甚至嗜睡，但因为种种原因不能入睡的病理状态。因为患者合并心力衰竭，不能平卧，所以彻夜难寐，在白天就会出现但欲寐而不能寐。后来，又仔细观察过大量急性心肌梗死、心力衰竭、心肾综合征患者，当其步入心力衰竭、心源性休克阶段，就表现为典型的少阴证。在查房时，少阴证往往一望便知。

六、息高者死

《伤寒论》第299条："少阴病六七日，息高者，死。"一般认为，这是肾气绝于下，肺气脱于上的死证。《难经》认为"呼出心与肺，吸入肾与肝"，息高是指呼吸急促、呼多吸少，是肾不纳气，肾根不藏之兆。清代名医黄元御在其《伤寒悬解》中也说："六七日后，水旺寒深而见息高，是有心肺之呼出而无肾肝之吸入，阳根下绝，升而不降，脱离非久，必主死也。"也有人认为，这是虚阳在上，阴阳离决之征兆。问题是这儿描述的"息高"到底是什么疾病？"息高"到什么程度会死？"肾不纳气"和"肾根不藏"具体到什么指征提示患者预后极差，可能会死？类似的问题很多。

曾见一例皮肤色白，形体瘦弱的老年女性患者，主因"喘憋反复发作8年余，加重伴咳嗽发热5天"入院。既往行冠状动脉造影示：冠状动脉供血左优势型，左主干未见狭窄，前降支近段90%狭窄，第一对角支开口受累90%狭窄，中段局限性狭窄20%~30%，远段局限性狭窄70%，前向血流（TIMI）3级；回旋支近段、中段弥漫性狭窄，最重处达90%狭窄，第二钝缘支开口90%狭窄，前向血流（TIMI）3级；右冠状动脉细小，近段发出后，次全闭塞，前向血流（TIMI）3级。冠状动脉造影结论：冠心病，三支病变（累及前降支、回旋支、右冠脉）。建议患者行冠脉搭桥手术（CABG术）。家属考虑患者高龄，拒绝外科治疗，给予对症治疗后好转出院。后分别于2015年10月，2017年7月、8月、9月因喘憋反复发作就诊于我院。5天前，患者受凉后出现咳嗽、胸闷、喘憋加重，伴发热（体温最高达38.2℃）。自服头孢拉定胶囊0.5g，3次/日；止咳颗粒20g，2次/日；通宣理肺口服液20mL，2次/日，症状无缓解，遂于16日上午来我院急诊，并收入我科。2011年诊断为肺间质纤维化。全血细胞分析+CRP：WBC 7.43×10⁹/L，NEUT%84.7%，淋巴细胞百分比（LYMPH%）7.0%，CRP 130.58 mg/L。急诊生化+cTnI：ALB 32.9 g/L，Na^+ 134.0mmol/L，Cl^- 98.1mmol/L，cTnI 0.207μg/L。NT-proBNP：5721pg/mL。DIC初筛试验：D- Dimer 2.45 mg/L，凝血酶原时间（PT）15.7秒，活化部分促凝血酶原激酶时间（APTT）37.5秒。快速血气分析：pH 7.455，PO_2 66.1 mmHg。胸片：双肺间质纤维化合并感染，较前进展。考虑患者主要存在冠心病、心力衰竭（心功能Ⅳ级）、肺间质纤维化合并感染等疾病。入院后给予抗感染、化痰、平喘、降脂稳定斑块等对症治疗。入院第5天，患者出现喘憋、呼吸困难症状加重，复查床旁胸片提示：与2017年10月16日片比较，双肺中下肺野多发斑片状、大片实变影，左肺为著，较前略增多。因患者不耐受，住院期间拒绝常规佩戴呼吸机。后每次查房时，经常见到患者端坐位，呼吸急促，喘憋不能平卧，张口抬肩，喉中痰鸣。最终患者死于呼吸衰竭！

当看到患者喘息不能平卧时，对"息高者死"这一条文恍然大悟，这不就是条文的经典再现吗？在临床观察到"息高"，包括两个层面的内涵：一是肺源性"息高"，是指患者基础有肺间质纤维化、慢性阻塞性肺疾病等慢性疾病，同时合并肺部感染、呼吸衰竭，从而导致呼吸困难；二是心源性"息高"，是指患者有心力衰竭、冠心病等心血管基础疾病，因心力衰竭急性加重进而出现胸闷喘憋及呼吸困难。临床最为常见的就是心源性与肺源性合并出现的呼吸困难。

值得注意的是，对于"息高者死"，清代名医舒驰远认为："能于六七日之前用真武、附子等汤，加胡巴、故纸收固肾气等药，当不有此。"程郊倩也认为："死虽成于六七日之后，而机自兆于六七日之前，既值少阴受病，何不预为固护，预为提防，迨今真阳涣散，走而莫追，谁任杀人之咎？"由此可见，这完全是基于良好主观愿望的一厢情愿。对于肺部感染加重心力衰竭，导致心源性和肺源性呼吸困难并见的情形而言，即使提前运用真武汤强心、利尿、扩血管，也并不能有效改善结局。因为感染不能有效控制，心力衰竭的诱因就不能有效缓解。这也再次证明，在张仲景那个年代，针对肺部感染加重心力衰竭的临床难题缺乏有效的治疗手段。

七、下厥上竭

《伤寒论》第294条："少阴病，但厥，无汗，而强发之，必动其血。未知从何道出，或从口鼻，或从目出者，是名下厥上竭，为难治。"历代医家对少阴病篇注解极少，对本条文注解尤少。一般认为，这是强发少阴之汗而导致动血的变证。如张路玉认为："强责少阴汗，而动其血，势必逆行而上出阳窍，以发汗皆阳药故也。"《医宗金鉴》也认为："此条申明强发少阴热邪之汗，则有动血之变也。少阴病脉细沉数，加之以厥，亦为热厥。阴本无汗，即使无汗，亦不宜发汗，若发其汗，是为强发少阴热邪之汗也。不当发而强发之，益助少阴之热，炎炎沸腾，必动其本经之血，或从口鼻，或从目出，是名下厥上竭。下厥者，少阴热厥于下也；上竭者，少阴血竭于上也。故为难治。"历代医家注解大同小异，且大多随文敷衍，以经解经，难得其要。第一，汗法与血证是否必然存在因果关系？若果真如历代注家所言，此时不用汗法，是否患者一定就不会出现血证？第二，果真如注家所言，运用阳药发汗后，血从阳窍而出，是否前后二阴窍就一定不会出血？第三，如何判断"少阴热邪"？第四，为什么"少阴热邪"不能发汗？第五，为什么血证多见于少阴？类似的疑问还有很多！

曾经主管过一例主因"胸闷喘憋反复发作6年，加重10天"的老年男性患者。2011年就诊于北京某医院，行冠状动脉造影示：三支病变，累及前降支、回旋支、右冠。并于2011年4月20日及25日行PCI术，分别于前降支植入支架2枚，右冠植入支架2枚。10天前无明显诱因出现胸闷喘憋加重，伴双下肢高度浮肿，为求进一步诊治，收入我科。刻下：胸闷喘憋，不能平卧，偶有咳嗽，色白痰黏难咳，口干，口苦，纳眠差，大便偏干，2~3日一行，小便可。既往有糖尿病、糖尿病肾病、糖尿病足、高血压病、静脉曲张及双下肢动脉闭塞症等病史。全血细胞分析+CRP:CRP 14.06mg/L，HGB 100.0g/L，NEUT%80.1%。生化+cTnI:cTnI 0.015μg/L，尿素氮（BUN）19.39mmol/L，UA 436μmol/L，Cr 200.1μmol/L，GLU 13.8mmol/L。入院诊断为：①冠心病，PCI术后，不稳定型心绞痛，心功能Ⅳ级（NYHA分级）；②高血压病3级（很高危）；③2型糖尿病，糖尿病肾病，肾性贫血，慢性肾功能不全（CKD4期），糖尿病足等。该患者在入院之初就因胸闷喘憋严重，夜间不能平卧，导致患者长期端坐呼吸，但欲寐而不能寐，反复变换各种体位，但烦躁、喘憋依旧。在治疗上，给予抗凝、抗血小板（以下简称抗板）、降脂、稳定斑块、利尿等方案治疗。此后根据病情变化酌情调整利尿方案，至第5天尿量为2200mL，但患者入院后第7天尿量逐渐减少至1250mL，后持续少尿，每天尿量少于800mL，肌酐上涨至295.7μmol/L。征求家属同意后立即行床旁枸橼酸钠血滤治疗。但患者高龄，低血压，一般体质状况较差，始终不能顺利过渡到规律透析治疗。在临终前出现眼睛出血、鼻腔出血、牙龈出血、皮下出血，cTnI升高至1.943μg/L，DIC初筛中国际标准化比值（INR）升高至7.62，最终死于血滤后的栓塞、出血和DIC。

在入院之初，患者即表现为典型的少阴证"脉微细，但欲寐"，这是心肌梗死后心力衰竭的常见症状。当观察到患者口、鼻、眼、皮下出血时，对"必动其血。未知从何道出，或从口鼻，或从目出者，是名下厥上竭，为难治"这一条文的内涵立刻融会贯通。该患者不正是典型的"或从口鼻，或从目出"导致的"下厥上竭"

吗? 立刻意识到《伤寒论》中的血证很可能就是现代医学中的出血与凝血功能障碍，只是《伤寒论》中的血证是外感急性、热性传染病导致的并发症，而该患者是血滤后出现的出血与凝血功能障碍，表现为栓塞、出血和 DIC。值得注意的是，《伤寒论》中条文需要我们重新审视，不能人云亦云，也不能经云亦云。因此，条文里血证的出现不一定与"强发之"有关，即使不用麻黄强行发汗，伤寒也会出现血证，其背后存在着复杂的病理生理学机制。

基于急危重症诠释《伤寒论》经方剂量

对《伤寒论》中经方剂量的研究是当前中医学研究的热点与难点。从目前看，主要有两种观点：一种是以上海中医药大学柯雪帆教授、山西李可老中医为代表的文献考证与临床派，认为大剂量（一两等于15.625g）有效，主张"重剂起沉疴"；另一种是以日本汉方为代表的临床派，主张小剂量（一两等于3g）有效，主张"四两拨千斤"，眼下中医临床也普遍认可并采用这种方法。既然大剂量有效，小剂量也有效，那《伤寒论》经方的剂量到底是大剂量还是小剂量？

通过在门诊及重症监护病房的临床实践与反复比较，发现在急性感染性疾病高热不退、安眠药中毒昏迷不醒、剧烈缺血性胸痛等大量疾病的治疗上，大剂量用药多能迅速起效，临床上这样的病案不胜枚举。同时，结合对《伤寒论》《温病条辨》《瘟疫论》等古代经典文献的深入挖掘，以及现代抗生素发明的启示，认识到古人用经方治疗重症感染等危重症也是以大剂量为主。因此，对于急危重症的经方用药，我们认为要大剂量，"四两只能拨四两""千斤才能拨千斤"。

一、大剂量柴胡、石膏、芦根和解少阳、清热治疗高热不退

在临床治疗小儿外感发热（针对朋友或熟悉的人），一律运用大剂量柴胡、石膏、芦根，大多半剂而热退、脉静、身凉。兹列举病案两则。

案一 某女，3岁。家长下午将小孩接回家后发现其精神萎靡，食欲不振，体温不高，但手脚发凉。一般平常活泼的小孩，突然出现精神萎靡、手脚发凉，大多是发热前兆。果然，1小时后体温逐渐上升，晚上高达39.4℃，恶寒，身热，无汗，唇红，口气灼热，纳差，进食恶心，烦躁，大便未行，小便色黄，舌红苔薄白，脉数。综合考虑，患儿为三阳合病。因患儿家长第2天就要出差，立即疏方小柴胡汤

合大青龙汤。

处方：柴胡30g，黄芩12g，法半夏10g，党参15g，生甘草10g，生姜3片，大枣30g，生麻黄6g，杏仁10g，桂枝10g，生石膏90g，芦根120g。

当晚急煎，频频服之，至夜间12点全身汗出，热退身凉，体温37.1℃，第2天晨起体温36.5℃，未再服药。

案二　某女，2岁。因"发热3天"于2018年3月14日就诊。3天前开始发热，体温高达39.6℃，于当地医院就诊。查血常规中性粒细胞偏低、淋巴细胞偏高（具体报告未见），考虑病毒感染，予以蒲地蓝口服液、小儿豉翘清热颗粒口服；体温超过38.5℃时，予美林、泰诺林口服退热，但未见明显改善，仍发热不退、精神萎靡，为求进一步治疗而就诊。刻下：身热无汗，体温38.7℃，精神萎靡不振，需要家长一直抱在怀里，咽痛，偶有咳嗽，黄黏痰，唇红，口气不重，口干，欲冷饮，纳差，恶心，昏昏欲睡，大便干，小便黄，舌暗红，苔薄白，脉未见。综合考虑，患儿为少阳阳明合病。疏方小柴胡汤加味。

处方：柴胡18g，黄芩10g，法半夏6g，党参15g，生甘草15g，生姜3片，大枣30g，生石膏60g，芦根120g，鱼腥草30g，桔梗10g。1剂。

当晚煎服，勉强喂进一勺。第2天晨起体温38.2℃，告之"下午体温还会继续升高"。家长不得不开始重视，上午连续喂药3次，下午全身大汗出，至下午5点已经退热，体温36.2℃，咳嗽、咳痰减轻，后体温再未上升。但3天后家长告知，患儿仍精神萎靡，脐周疼痛，每天睡17~18小时，偶有咳嗽，矢气不多，偶有打嗝，纳差，不欲饮食。舌暗红，苔白，脉未见。疏方小柴胡汤合半夏厚朴汤。

处方：柴胡12g，黄芩6g，法半夏5g，党参10g，生甘草10g，生姜3片，大枣5枚（切），厚朴6g，茯苓10g，紫苏叶8g。

再服2天，诸症消失，已经能出去玩耍。遗憾的是，在普通门诊就诊的患儿，因《药典》剂量限制，不得不将处方剂量改为成人量的1/4~1/3，多将柴胡改为15g，生石膏改为20~30g，芦根改为30g，鱼腥草改为15g，此乃隔靴搔痒，其疗效大多平平。

二、大剂量麻黄宣肺开窍治疗安眠药中毒昏迷不醒

在运用麻黄汤催醒治疗安眠药中毒昏迷方面，黄仕沛先生和笔者的医案较好地体现了大剂量与小剂量之间的量效关系。

黄先生曾受邀会诊过一例安定中毒昏迷三天三夜的患者。患者为女性，80余岁，既往有抑郁症病史，一周前曾用绳勒颈自杀未遂。2013年12月19日晚上，自行一次吞服超过120片阿普唑仑，10片酒石酸唑吡坦片，10片富马酸喹硫平片。超过7小时后，家人发觉其昏迷不醒，随即送至广州某三甲医院综合性重症监护病房（ICU）抢救，治疗3天后仍然昏迷不醒。21号下午邀请黄老会诊，建议用麻黄汤鼻饲。

处方：麻黄30g，桂枝30g，杏仁15g，甘草30g。

22号下午4点半开始服药，20分钟后患者额上汗出，5点半可睁眼。晚上再服1剂，全身汗出，已经苏醒，后连续3天均汗出涔涔。

笔者也曾运用麻黄汤治疗一例安眠药中毒昏迷长达46小时不醒患者。患者饶某，女，82岁。主因"发现昏迷2小时"入院。症见：神志昏迷，意识模糊，呼之不应，呼吸急促，口唇发绀，口吐白沫。既往有慢性阻塞性肺疾病、Ⅱ型呼吸衰竭、冠心病、心力衰竭、阵发性心房颤动、高血压、糖尿病、脑梗死等病史。HR 130次/分，房颤律，BP140/66mmHg，SPO_2 69%。球结膜水肿，双侧瞳孔缩小，压眶反射、对光反射迟钝。双肺呼吸音粗，可闻及湿啰音，双下肢轻度水肿，四肢肌力0级，病理反射未引出。全血细胞分析+CRP:WBC $11.46×10^9$/L，NEUT $9.29×10^9$/L，LYMPH% 13.5%，CRP 1.88mg/L。生化+cTnI:Cr 120.7μmol/L，UA 638μmol/L。DIC初筛试验:D-Dimer 0.69mg/L。快速血气分析:pH 7.148，PO_2 65.1mmHg，PCO_2 88.3mmHg。随即给予无创呼吸机辅助呼吸，S/T模式，化痰、解痉、平喘、利尿等对症支持治疗。当天下午6点，家属电话告知值班大夫，在患者房间的垃圾桶里找到一盒艾司唑仑的空盒子。据此推测，患者入院前很可能自行服用20片艾司唑仑（既往患者晚上8点左右睡觉）。临时予盐酸纳洛酮注射液2mL静脉注射以拮抗安定中毒。但至第2天患者仍然昏迷不醒，患者家属拒绝一切有创抢救，不接受床旁血滤。受黄老运用麻黄汤催醒的启示，遂"亦步亦趋"，征求家属同意后，随即行胃管置入术，鼻饲麻黄汤原方。

处方：生麻黄12g，桂枝10g，炒杏仁10g，甘草5g。急煎1剂，浓煎50mL。下午4点开始喝药，2小时后，患者呼之能睁眼。询问患者，得知其与老伴生气后有轻生念头，因此在入院前一天晚上睡前口服20片艾司唑仑。明确诊断：安定中毒。

由此可见，同样是运用麻黄汤催醒，黄老运用30g麻黄后，患者1小时即苏醒；而在本案运用12g麻黄后，患者2小时后才苏醒。另外，30g麻黄导致患者

"连续 3 天均汗出涔涔"，但 12g 麻黄却没有该不良反应，且患者入院时有快速心房颤动，服用麻黄汤后自行转窦性心律。

三、误用大剂量麻黄发汗"走表"治疗多年湿疹身痒

大剂量麻黄不仅可以宣肺开窍，治疗昏迷不醒，也可以发汗解表，"走表"治疗皮肤疾病。

袁某，男，10 岁。主因"身痒 7 年"于 2021 年 9 月 5 日就诊。患者于 7 年前无明显诱因出现身痒，就诊于当地医院，考虑干燥性湿疹，给予内服与外用药治疗后，未见明显改善。刻下：前胸、后背、四肢均有散在丘疹，皮肤瘙痒明显，秋季易发作，夜间易加重。因患者身痒反复发作，故在饮食中严格忌口。容易鼻塞，喜食酸、甜、凉，易汗出，口气重，时有腹痛，大便先干后稀，气味重。舌淡红，苔薄白，脉沉。既往有肛裂、鼻炎病史。现代医学诊断为"干燥性湿疹""鼻炎"。考虑患者目前多汗，身痒，喜甜酸食。舌淡红，苔薄白，脉沉，属于典型的营卫不和的桂枝体质；而口气重，时有腹痛，大便先干后稀，气味重，身痒则属于食积郁而化热所致。遵史欣德教授之法，予以桂枝汤合保和丸。

处方：桂枝 10g，白芍 10g，生姜 10g，大枣 10g，生甘草 10g，荆芥 10g，防风 10g，神曲 10g，山楂 10g，茯苓 10g，姜半夏 10g，陈皮 10g，连翘 10g，莱菔子 10g。14 剂，日 1 剂，分 2 次服。

二诊（2021 年 10 月 5 日）：患者告知皮肤瘙痒稍减轻，出汗减少，口气重及大便气味重减轻。现仍有夜间身痒加重，怕热，平素易感冒。舌淡红，苔薄白，脉沉。反复询问，家长告知患者出汗正常，不属于多汗类型，且后背等皮疹部位出汗极少。考虑再三，患者口气重及大便气味重减轻，提示服用保和丸后体内郁热得以部分缓解，但其身痒仍在，说明内热仍重。考虑属于邪在少阳、内有湿热、外溢肌肤，予以小柴胡汤合麻黄连翘赤小豆汤。

处方：柴胡 15g，黄芩 10g，姜半夏 10g，党参 10g，甘草 5g，生姜 10g，大枣 10g，麻黄 2.5g，连翘 10g，赤小豆 10g，杏仁 10g，桑白皮 10g，生石膏 30g，蝉蜕 10g。14 剂，日 1 剂，分 2 次服。

因所开处方为颗粒剂，一袋麻黄为 5g，故反复嘱咐方中麻黄用量特殊，共有 7 袋麻黄另包存放，每次需从中取出半袋麻黄，兑入其他药中服用。在服第 2 剂中药时，因家长疏忽，误将 6 袋半麻黄颗粒剂（共 32.5g）混合一起，用水冲开后

顿服。第2天下午1点钟,家长在送患儿上学时,小孩告知"腿酸乏力,不愿意上学",家长突然意识到可能与误服麻黄有关,并确认颗粒剂麻黄已全部服完。立刻告知笔者,嘱咐其急查血压、心率,完善心电图。医院查血压128/74mmHg,心率89次/分,心电图正常,无胸闷心慌不适。急查生化显示,肌酸激酶353U/L,碱性磷酸酯酶236U/L,高于正常值两倍。家长反复询问患儿得知,当晚服了大剂量麻黄后,就出现心慌出汗,燥热异常,"平常不用开空调就能睡觉,当晚需持续开空调",失眠多梦,"一闭上眼睛,就噩梦纷纭",第2天心慌燥热消失,但全天浑身酸痛,腿酸乏力明显。但家长却意外发现,患儿多年的身痒、皮疹未再出现,随访至今一直稳定。

从这里不难发现,服用32.5g麻黄所出现的心悸、汗出不良反应的确与激动α、β受体有关。

四、大剂量瓜蒌宽胸散结治疗剧烈缺血性胸痛

在CCU仔细观察过运用大剂量瓜蒌治疗急性心肌梗死顽固性胸痛的病例。

杨某,男,83岁。20年前被诊断为"冠心病,三支病变",患者拒绝放支架及搭桥术,一直采取保守治疗,反复发作。1天前于晚餐后再次出现胸痛加重,来我院急诊,后收入我科。入科后当天下午体温升高,最高达39.2℃,身热无汗,无咳嗽咳痰。予以中西药物治疗后,体温降至正常。复查cTnI最高上升至18.28μg/L。胸痛未见缓解,静息时疼痛,活动后加重,口干,纳差,眠差,大便未行,小便黄。舌质红,舌苔薄白,脉弦。考虑发热导致心肌梗死,加重心肌缺血,静脉给予硝酸酯类扩冠,中药予以瓜蒌薤白半夏汤合小陷胸汤宣痹通阳。

处方:瓜蒌30g,薤白20g,制半夏12g,黄连10g。水煎服,日1剂。

同时给予硝酸甘油、消心痛、速效救心丸、麝香保心丸口服,但均不能缓解胸痛,一夜胸痛发作12次。第2天查房,考虑缺血改善不明显,予以尼可地尔以改善微循环以止痛。同时,不禁沉思,古人也会面临如此重症,又该如何处理?古人治疗胸痹心痛主要依靠瓜蒌剂,可该患者为何丝毫无效?重读经典条文,发现原方瓜蒌剂量为一枚。曾经见过一枚鲜瓜蒌大约橘子大小,其重量肯定在30g以上。难道此前处方中的瓜蒌用量不够?于是尝试将瓜蒌剂量调整为60g,当晚急煎1剂。患者服药后,一夜平稳,再未发作胸痛;大便次数较前增多,每日2~3次,质稀,考虑腹泻应该与大剂量瓜蒌有关。复查cTnI下降至2.897μg/L,

NT-proBNP 为 4381pg/mL。第 3 天查房，考虑患者胸痛改善是否为尼可地尔作用尚不能排除，故予以停服尼可地尔，继续服用大剂量的瓜蒌薤白半夏汤，后患者再未出现胸痛不适，说明其改善胸痛的作用与尼可地尔无关。

从本案可知，在运用 30g 瓜蒌时，患者仍然频繁发作胸痛，但当将其剂量调整为 60g 时，胸痛明显改善。受此病例启发，立刻意识到，瓜蒌就是"东方的硝酸甘油""古人的他汀"，而剂量则是其起效关键。后来再治疗冠脉临界病变，或者不符合支架植入标准的急性心肌梗死、不稳定型心绞痛，或不能血运重建的三支病变时，处方一律采取大剂量瓜蒌。经验是必须要将瓜蒌用至极量，用到患者腹泻为止，"以知为度""以泻为度"。一般从 30g 起步，如无明显腹泻等不适，则逐渐增大至 90g，长期维持。

需要提及的是，就在该案例的同一时期，重症监护病房还有一位冠心病、左主干＋三支病变、急性心肌梗死合并心力衰竭反复入院的老年女性患者，NT-proBNP>30000pg/mL，EF：41%，笔者在处方中同样用了 60g 全瓜蒌，患者服药后同样出现大便次数明显增多，最多达 5 次/天，但其心绞痛改善并不明显。笔者分析可能是前者以心肌梗死为主，缺血为其主要矛盾，因此用大剂量瓜蒌薤白剂后得以明显改善；而后者则以缺血加心力衰竭，侧重于心力衰竭，所以疗效不好。后改用真武汤合理中汤温阳健脾化饮，症状得以缓解。

五、大剂量中药治疗重症感染的启示

一般认为，治疗外感发热类疾病是中医药的临床优势，甚至形成了"中药一剂退热"的"临床共识"。然而，能否"一剂退热"的关键，取决于感染的病原学微生物种类、部位、程度等因素。针对部分轻症感染，的确能够 7 天不药而愈，中药也的确能起到一剂退热疗效；但如果是重症感染，可能就达不到"一剂知，二剂已"的效如桴鼓。

曾经接诊一例男性患者，是本院护士的叔叔。既往行肾移植术，长期行免疫抑制治疗。本次以"发热 3 天"在房山某医院就诊，当地医院给予注射用亚胺培南西司他丁钠联合盐酸莫西沙星注射液抗感染治疗 3 天，复查肺部高分辨 CT 未见明显改善而转至我院。据护士描述，患者一般状况尚可，拟收在 CCU 旁边的高干病房。在接诊该患者前，先仔细阅读了胸部高分辨 CT 片，主要表现为肺内弥漫的多发斑片状，发现这与普通的大叶性肺炎的 CT 表现不吻合。当时便断定，这很可能是非典型性肺炎，是我们所不常见的肺部重症感染。而我们 CCU 病房无菌环境较差，在气道管理上相对薄弱，不如 ICU 专业，且一旦肺部感染暴发，出现喘憋加重、呼吸困难，在高干病房根本无法开展抢救。及至床边查看患者，诉胸闷喘憋较前减轻，体温虽然不似刚发病时的 39.5℃，能控制在 38℃ 左右，但在不吸氧状态下的指氧（SPO_2）为 88%，血压 86/54mmHg，听诊双肺呼吸音未见明显异常。结合患者的生命体征、肺部 CT 结果，更加印证了之前的判断。当时便否定了"先收进来用中药扶阳退烧"的指导性意见，建议患者家属立即转院，前往呼吸病专科实力较强的北京朝阳医院急诊就诊。患者至北京朝阳医院后，急诊科大夫随即以"卡氏肺囊虫肺炎"（PCP）收进急诊重症监护病房（EICU），给予复方磺胺甲异噁唑治疗后顺利出院。倘若当时"不假思索"，将患者留在高干病房给予中药退烧治疗，后果不堪设想。

笔者时常在思考，古人会如何处理如此重症感染？《伤寒论》《温病条辨》等古代治疗外感热病的著作里面，有大量的治疗经验和启示。在《温病条辨》中记载："赵四十六岁正月三十日太阳痹则腰脊痛，或左或右，风胜则引也。或喘或不喘者，中焦流饮，上泛则喘，不泛则不喘也。切戒猪肉、生冷与一切补药，周年可愈。六脉洪大已极，石膏用少，万不见效，命且难保……服石膏至五十斤之多，而脉犹浮洪，千古未有如是之顽病。皆误下伤正于前，误补留邪于后之累。今日去补阳明药，盖阳明之脉大也……此症痰饮兼痹，自正月服药至十月，石膏将近百斤之多，虽无不见效，究未拔除病根"。本案吴鞠通治疗赵氏腰痛、喘促、脉洪，累计用石膏至数百斤之多。由此可见，面对如此重症，古人也是大剂量运用清热药，但限于客观条件，在当时也相当难治。

在当前中医界，有部分观点认为，抗生素药性寒凉，容易戕伐阳气，过用伤阳，很容易导致儿童和老人的阳虚内寒体质，因此部分医家力主"扶阳"。然而，需要客观、合理看待抗生素的临床价值与不良反应，但对此观点更需要谨慎对待，不能偏执。在抗生素发明以前，人们对于感染性疾病往往束手无策，这也是死亡率居高不下的重要原因。但在 20 世纪初，由于抗生素的发明，拯救了大量战争伤员和感染性疾病患者的生命，大幅度降低了死亡率，给人类带来了福祉。即使在今天，抗生素在治疗感染性疾病，尤其是在重症感染方面，依然举足轻重，不可或缺。众所周知，中药复方具有多成分、多靶点、低活性特性，而抗生素具有成分单一、靶点明确、高活性特征，两者起效方式迥异，不可同日而语。但在古代，大剂量运用清热解毒中药不失为一条治疗感染性疾病的途径。因此，在《伤寒论》中，面对重症感染、呼吸衰竭、心力衰竭、脓毒症等急危重症，张仲景也可能会采取大剂量用药的方法。

六、"四两只能拨四两""千斤才能拨千斤"

一般而言，剂量大小的选择取决于病情轻重。若病情危重，则需选择大剂量；若病情较轻，则可选择小剂量。但也有学者主张"四两拨千斤"。值得注意的是，这句话需要我们重新审视，即"千斤"的诊断能否成立？"千斤"是否为真正意义上的"千斤"？当我们面临"重若千斤"的急危重症时，期望能够小剂量拨动枢机往往只是基于良好主观愿望的一厢情愿。根据我们的临床研究，认为《伤寒论》的本质就是急危重症，常规小剂量用药犹如隔靴搔痒，而只有大剂量用药重拳出击才能直达病所，力挽狂澜。

在管理重症患者过程中，我们摸索出大量运用大剂量经方快速起效的经验，如300g生石膏清火泄热以治疗重度高渗性脱水、重症感染、外感高热，180g生地黄凉血止血以升血小板、复律、降肌酐，180g灶心土温中阳止血以治疗急性消化道大出血，120g生黄芪补肺益气以升压治疗长期不能脱离血管活性药物的休克，90g金银花清热解毒以治疗糖尿病足合并重症感染、坏疽、脓毒症，30g生麻黄宣肺平喘以治疗慢性阻塞性肺疾病、Ⅱ型呼吸衰竭的二氧化碳潴留、催醒，30g柴胡和解少阳以退烧治疗各种感染，90g瓜蒌宽胸化痰通阳以治疗顽固性胸痛，90g附子回阳救逆以强心利尿治疗顽固性心力衰竭，120g葛根舒经升阳、生津止渴以舒项背治疗高血压急症、血糖居高不下的糖尿病。因此，逐渐体会到《伤寒论》中用药以大剂量为主，"四两只能拨四两""千斤才能拨千斤"。

基于急危重症解读《伤寒论》六经实质

对于《伤寒论》六经实质，从古至今一直众说纷纭，令人莫衷一是。有主张六经为经络学说，有主张脏腑学说，有主张"六经分区地面"学说，有主张六经为"表、里、半表半里的阴阳组合"学说，有主张"六经非经"论，还有主张从《说文解字》等角度进行考证，其他还包括"五运六气"学说、"六经时相"学说、"三胚层"学说，"气化"学说等。但也有学者认为，六经实质"是什么"令人捉摸不透，不如先搞清楚方证"怎么用"更为实际。

传统对六经实质的解读方式虽有助于我们理解部分患者的病机变化规律，但依然存在众多核心问题得不到有效解决，并不能明确判断疾病严重程度，更不能有效揭示预后与转归。例如，少阴证实质是什么？为什么少阴多死证？为什么少阴多血证？少阴寒化的实质是什么？少阴属虚寒证，寒化可以理解，但为什么又会出现少阴热化？其实质又是什么？一旦临床诊断为少阴病，在什么情况下会出现死证，又在什么情况下会出现血证？为什么厥阴病篇会成为千古疑难？在厥阴病篇，为什么会出现寒热错杂？现今多将寒热并用的经方归属厥阴合理吗？为什么历代医家对厥阴病篇讳莫如深，避而不谈？对六经实质的解读，直接影响我们对《伤寒论》条文内涵的把握。

据前所述，"伤寒"的实质是某种特殊病原菌感染导致的急性热性传染性疾病，而《伤寒论》的实质是张仲景面对这种急性热性传染性疾病的发生、发展的不同阶段形成的治疗策略和论述，是针对该急性热性传染性疾病及其并发症进行的诊疗记录，《伤寒论》的实质就是急危重症。因此，《伤寒论》六经实质是重症感染，是人体对重症感染后不同阶段的描述。在太阳、阳明、少阳这三阳阶段，以重症感染炎性反应为主，病性属实；而在太阴、少阴、厥阴这三阴阶段，则以重症感染后的脏器功能衰竭为主，病性属虚。

其中，太阳的本质可能属于感染初期的恶寒发热阶段，相当于炎性反应的初起。太阳主开，在经络学说里面，足太阳膀胱经主一身之表，无论是太阳伤寒表实证，还是太阳中风表虚证，均是指感染初起的证治，这与传统的中医认识有相通之处。

阳明的本质可能属于感染中期的但发热不恶寒阶段，相当于炎性反应的中期或极期，包括现代医学的稽留热、弛张热等热型。阳明主合，在经络学说里面，足阳明为胃经，手阳明为大肠经，不论是阳明经证，还是阳明腑证，不论是胃火炽盛，还是热壅大肠，均是火热盛极于内，这与炎性反应明显的病理变化有相似相通之处。

少阳的本质可能属于感染后的寒热往来阶段，其炎性反应可能波及肝胆系统，相当于炎性反应的初期、中期或极期，包括现代医学的间歇热等类型。少阳为枢，在经络学说中，足少阳为胆经，其病机变化及病位可能与胆有关。

太阴的本质可能属于感染合并的消化系统衰竭阶段。在经络学说中，足太阴为脾经，其病机变化与病位可能与脾有关。在 CCU 管理重症感染患者时，我们都会有这样的体会，即使根据血、痰、尿、便的细菌培养学结果选择敏感抗生素，但当将抗生素升级成注射用亚胺培南西司他丁钠、注射拥美罗培南、利奈唑胺等时，很容易合并真菌感染而致腹泻，即使我们运用抗真菌药物，也很难纠正患者的腹泻状态。其实，笔者认为，重症感染患者运用大剂量抗生素抗炎后的腹泻，高度提示病邪已入太阴。在抵抗力较弱的婴幼儿身上，同样也会出现这种现象。临床常见肺炎发热、咳嗽、喘息患儿在静脉运用头孢后，很快出现大便次数增多、腹泻，小便时伴有大便流出的现象，此时高度提示抗生素西药导致寒邪直中太阴，需要运用理中汤或干姜等。

少阴的本质可能属于感染合并的休克状态，包括感染性休克、心源性休克、脓毒症休克、低血容量性休克等类型，包括感染合并的心力衰竭、肾功能衰竭等并发症。根据临床所见，ICU 专家认为少阴证的实质是脓毒症休克。而笔者长期在 CCU 工作，临床所见，少阴证以心源性休克、急性左心衰、急性心肌梗死后心力衰竭、心肾综合征、急性肾损伤、尿毒症多见。为什么会在"伤寒"过程中出现休克？重症感染可能是其始动因素。因为少阴证属于休克阶段的危重症，一旦救治不及时，大多预后不良，因此"少阴多死证"。另外，休克更是启动 DIC 和多器官功能衰竭的重要因素，因此在少阴证阶段多见血证，这就是"少阴多血证"的原因。有学者认为，非洲埃博拉出血热属于《伤寒论》少阴病范畴，且病情一旦步入

DIC，在治疗上非常矛盾，其死亡率极高。笔者在 CCU 亲眼见过太多感染性休克、心源性休克、低血容量性休克等各种原因引起的休克后继发的 DIC，出现全身花斑而亡的病例。在经络学说中，足少阴为肾经，手少阴为心经，其病机变化与病位可能与心肾相关。在这一方面，中西医的病理机制有相通之处。

厥阴证的本质可能属于休克后继发的多器官功能衰竭阶段，包括心、肝、肺、肾、胃肠。在"伤寒容易引起出血、少尿、休克"一节中，已对《伤寒论》"厥"的内涵已经进行了剖析，认为其可能属于"感染性休克""冷休克"范畴。在 CCU 中，经常见到脓毒症、多器官功能衰竭患者的心电监护上心率从 140 次 / 分逐渐下降，手足由热转凉。因其病情危重，病理生理机制复杂，在症状上多表现为寒热错杂。倘若不是在重症监护病房，普通门诊极难见到如此典型的重症患者。而一旦疾病步入厥阴证，往往病情极其危重，死亡率极高。历代医家都会将之列入"死""不治"范畴，即使高明如医圣张仲景者也会望洋兴叹，束手无策，推辞不治。因此，后世的历代注家可能也不愿意在其医案或者批注中浓墨重彩描述此不治之症，而多讳而不谈。这也是《伤寒论》中辨阴病脉证并治第十二篇之所以会成为千古疑难的重要原因。值得注意的是，我们绝对不能因经方中含有寒热错杂的药物，就将其归属于厥阴范畴，否则有本末倒置之嫌。

有学者主张"明六经，识方证"，然而，我们研究发现，"六经是看出来的，而不是辨出来的"。在查房之际，经常通过捕捉患者的一个动作或者一个神情，就能够判断出其所在的六经状态。

另外，正因为《伤寒论》六经实质是重症感染，而温病的本质也是感染，也是炎症，因此，历代关于伤寒与温病学派之争在本质上是统一的，其在辨证诊断及治疗上自然有融会贯通之处。

基于急危重症破译经典条文是传承《伤寒论》最直接方法

通过笔者常年主管重症患者发现，任何一个疾病都可能致死。在这方面，既有经验，又有教训。其中，重症感染是 CCU 中的常见疾病，也是心力衰竭、心肌梗死（以下简称心梗）加重的常见诱因之一。在 CCU 中，遇到的病情最重的就是心肌梗死后心力衰竭、肺部感染加重心力衰竭患者；如果既往有慢性阻塞性肺疾病病史，近期于 ICU、CCU 反复住院，其感染尤难控制；如果这个患者再是高龄患者，合并糖尿病和糖尿病肾病，在治疗过程中很容易出现心肾综合征、多器官功能衰竭等，死亡率极高。另外，院内感染是重症感染的一种类型，也是导致死亡的主要原因之一，抵抗力弱的老年患者尤其需要警惕院内感染风险。在 CCU 中，很多患者经积极治疗平稳后，尽管我们强烈建议患者出院并告知院内感染的高风险，但家属以各种理由一再要求留在 CCU "再巩固几天"。不幸的是，很多基础疾病较多的高龄患者会出现院内感染，高热不退，继而出现多器官功能衰竭。虽然我们想尽各种办法，但此时因患者的正气虚弱，变证迭出，在 7 天之内出现发热、咳嗽、喘憋、呼吸困难等病情急转直下而致死亡的教训很多，其传变特征符合《伤寒论》中"合病""并病""传经""直中"规律。

每当面临患者死亡，必做的一项医疗流程就是填写死亡三联单供当地派出所消户籍用。在其死亡原因一栏中，大多会写"心力衰竭""呼吸衰竭"，导致死亡的原因大多为"冠心病""肺部感染"等。每当此时，不禁在想，在张仲景那个年代，他作为主治医师，也会面临大量死亡病例，不也是这些死亡原因吗？不也是面临心力衰竭、呼吸衰竭等终末期治疗吗？而《伤寒论》中记载的很可能就是急性热性传染性疾病及其发病过程中合并出现的呼吸衰竭、心力衰竭、肾衰、休克、DIC 等急危重症。很显然，我们现在遇到的绝大部分疾病，古人肯定遇到过。如果推断成立，那么我们每天干的临床工作不就是现代版的《伤寒论》吗？很显然，在 CCU

的工作环境和经历，很可能离《伤寒论》中的真理和真相更近，更加接近《伤寒论》实质。

　　虽然历代医家已从病机、医理、文字，以及临床角度对经典条文进行了大量的诠释工作，但很少有将《伤寒论》还原到急性热性传染性疾病和急危重症角度，溯源到现代病理生理学角度进行解读的。因此，从现今临床的角度对《伤寒论》原文进行破译已经迫在眉睫。而基于急危重症及中西医结合角度来破译经典条文内涵，有助于我们客观认识经典、学习经典、评价经典，是研究《伤寒论》最直接、最根本方法。

基于"病机结合病理，药性结合药理"研究《伤寒论》

　　基于中西医结合概念的"病机结合病理，药性结合药理"诊治理念是指在临床辨证时，既需要考虑中医的病因病机，还需要考虑现代医学的核心病理生理机制；在治疗时，既需要考虑中药、方剂的传统药性功效，还需要考虑现代医学的作用靶向与药理作用机制，并对中医治疗方案和现代医学治疗方案进行疗效比较、评估。

　　《伤寒论》的现代研究也需要这种"病机结合病理，药性结合药理"的理念与方法。不仅要从中西医结合的角度对其病因病机进行解读，还需要综合考虑经方的现代医学作用靶点与药理学作用机制。另外，还可以通过"以药测证"方法，从治疗的角度验证《伤寒论》条文的内涵。

　　在多年中西医结合的临床实践中，逐渐体会到，中医学与现代医学合用则俱美，两者并行不悖，优势互补，相得益彰，分道扬镳则俱伤。中医经典医籍对疾病的描述过于简略，如果仍然沿用传统的中医辨证思路，可能只能进行事后式的推理和阐释，而不能进行疾病诊断、鉴别诊断以及疾病预后的判断分析；但经典医籍中蕴藏着大量临床有效方药，在治疗部分现代医学束手无策的疾病上，往往能出奇制胜，丰富现代医学诊疗方案。

第八节

结语与展望

　　陈伯坛在《读过〈伤寒论〉》中说："仲景书必跳出旁门可读，犹乎段师琵琶，须不近乐器十年乃可授。"意即要学好仲景书，用好仲景方，必须摒弃固有思维。广东经方名家黄仕沛先生也力倡"跳出旁门读《伤寒》"。笔者对此深表赞同，认为还需"跳出中医读《伤寒》"，需尽量还原《伤寒》条文出现的现场，还需尽量解释清楚张仲景笔下描述的是什么疾病，而不能仅仅满足于从病机角度的推测、臆测。如何才能准确解读《伤寒论》条文内涵？笔者结合多年的重症医学经历，认为从急危重症及中西医结合角度对《伤寒论》条文进行解读，有助于阐明其实质。悟性不是遐想，而是来自特定的临床阅历。曾有人说过，中医是让人"糊里糊涂"地活。然而，我们现在不能再停留在"糊里糊涂"阶段，既要让患者"明明白白"地死，更要让患者"明明白白"地活。其前提就是要用科学的语言诠释中医，诠释《伤寒论》。鉴于急危重症及中西医结合对于研究、传承《伤寒论》及经方传承的重要性，建议在当前的《伤寒论》教学及研究生培养中，强化急危重症和中西医结合能力的训练与培养，在临床实践中深化对《伤寒论》的认识，提高用中医药抢救急危重症的临床能力，诚如汤本求真所言："乃知此学虽旧，苟能抉其蕴奥而活用之，胜于今日之新法多矣。"

第二部分

经方在急危重症中的应用

三阳病篇

一、柴葛解肌汤 / 流行性感冒，重症肺炎，脓毒症，医院内感染，中枢性高热，不明原因发热等

柴葛解肌汤出自明代医家陶节庵的《伤寒六书·杀车槌法》，由柴胡、葛根、白芷、桔梗、羌活、石膏、黄芩、白芍、甘草、生姜、大枣组成。具有辛凉解表，解肌清热之功。主治外感风寒，郁而化热证。可用于治疗恶寒渐轻，身热增盛，无汗头痛，目疼鼻干，心烦不眠，咽干耳聋，眼眶痛，舌苔薄黄，脉浮数等。笔者临床常将本方用于流行性感冒、上呼吸道感染、医院内感染等急性外感发热类疾病的治疗，且每年运用本方达数百次之多，常能收到覆杯而愈，一剂退热之效，如此病案不胜枚举。

在运用柴葛解肌汤过程中，笔者深刻体会到：①太阳、少阳、阳明三阳合病在急性外感发热类疾病中极为常见；②南方与北方的外感在病机上迥然不同，北方多以三阳合病为主；③三阳合病是柴葛解肌汤证的病机核心，其中尤以头痛为该方辨证关键；④柴葛解肌汤不仅可治疗外感疾病，而且针对急危重症患者住院期间出现的院内感染同样有效；⑤柴葛解肌汤、小柴胡汤合麻杏甘石汤、小柴胡汤合大青龙汤同为主治三阳合病的屡试屡效经典名方，但三者在指征上存在差别，不可混用、误用；⑥柴葛解肌汤治疗外感诸症，疗效迅速，多能一剂见效，"陶一帖"美誉名不虚传。

（一）方证溯源

原书记载："柴葛解肌汤，治足阳明胃经受证，目疼鼻干，不眠，头疼，眼眶

痛，脉来微洪。宜解肌，属阳明经病。其正阳明腑病，别有治法。柴胡、干葛、甘草、黄芩、芍药、羌活、白芷、桔梗。本经无汗，恶寒甚者，去黄芩，加麻黄，冬月宜加春宜少，夏秋去之加苏叶；本经有汗而渴者，治法开在如神白虎汤下。水二钟，姜三片，枣二枚，槌法，加石膏末一钱，煎之热服。"

由上述可知，柴葛解肌汤的经典方证为目疼鼻干，不眠，头疼，眼眶痛，脉来微洪。

（二）何以名为"解肌"

柴葛解肌汤以"解肌"为名，意在指明该方证的病位及方药作用。《素问·阴阳应象大论》中说："故邪风之至，疾如风雨，故善治者治皮毛，其次治肌肤，其次治筋脉，其次治六腑，其次治五脏。"陶氏在《伤寒六书》中也说："所谓伤寒之病，从浅入深，先以皮肤、肌肉，次入筋骨、肠胃，专以浮、中、沉、迟、数辨其阴阳寒热及表里虚实而断之矣。"可见，肌肤为疾病发展的第二个病位层次。

因为阳明主肌肉，肌肤与中焦脾胃关系密切，故邪在肌肤就会出现阳明经相应的证候。正如《素问·热论》所说："二日阳明受之，阳明主肉，其脉夹鼻络于目，故身热、目疼而鼻干、不得卧也。"《伤寒六书》也说："足阳明胃经受证，目疼鼻干，不眠，头疼，眼眶痛，脉来微洪，宜解肌，属阳明经病。其正阳明腑病，别有治法。"因病在阳明，故可见身热、目疼而鼻干、不得卧。而柴葛解肌汤就是针对病在肌肤，足阳明胃经受累而设的方剂，故名"解肌"。

（三）方证解读

柴葛解肌汤主治三阳合病，风寒束表，郁而化热之证。从上述指征分析，其头痛、眼眶疼痛属风寒束表所致；鼻干、失眠、难以入睡、脉微洪属阳明郁热，火热上扰；肝开窍于目，眼睛疼痛属邪在少阳，经气不利。

除了上述指征外，根据"以药测证"原则，方中用柴胡、黄芩，当见有邪在少阳的发热、寒热往来、口干、口苦、咽干、目眩、纳差、默默不欲饮食；用葛根，当见有风寒束表，太阳经气不利的项强、后背僵硬不舒、口干、口渴、大便稀；用芍药、甘草，当见有腹痛、肢体抽搐等；用羌活，当有风寒束表的头痛、目痛；用白芷，当有风寒束表的头痛、鼻塞、流鼻涕；用桔梗，还当有咳嗽咳痰；用生石膏，当有阳明热蕴的口干、口渴、欲冷饮。

值得注意的是，方中柴胡、葛根、羌活、白芷这 4 味药物都可以祛风通络止痛，而白芍也有缓急止痛功效，因此头痛、腹痛、头身疼痛、肢体关节疼痛等痛症是该方证辨证关键。明代医家程原仲在其《程原仲医案·卷一》中就记载运用本方治疗伤寒外感头痛伴梦遗的案例："吴文学（讳亮思，广济人），谏议（讳亮嗣）公亲弟，五月间感伤寒，请予治，予适他往，及归已患五六日。左寸浮紧，他脉洪数，外症头疼目痛、鼻干口渴、体汗、寒热往来、闭目即遗精，诸医惊惶。有欲用参芪补者，一医谓予曰：此证闭目精泄，虚之极矣，且体多汗，岂止参芪，非附子不救！予沉思良久，答曰：头疼者，表证未罢；目痛鼻干、口渴，阳明（胃）证也；寒热往来，又兼少阳（胆）之候；梦遗在常人则可言虚，此系热甚，肾火亦因之而动耳。医又辨之曰：文学体禀素弱，今闭目即遗精，子不知房事后误饮凉水不救乎？今肾脏空虚，又岂可投以凉剂乎？予曰不然，此感伤寒热病时，不可论其平日虚弱，且房事后，肾虚不可食寒凉，此其常也。今六脉洪数，口燥舌干，上焦极热之时，虽服凉药，一至上膈，即化为热，岂有复下至肾，而反为凉者乎？此必无之理也。力主清凉之药，遂用柴葛解肌汤，重加石膏。服后诸症顿减，精亦不泄；再用清火解热，五六剂而愈；渐用补养之药，以回其元气。"《金匮要略》云："病有急当救里救表者，何谓也？师曰：病，医下之，续得下利清谷不止，身体疼痛者，急当救里；后身体疼痛，清便自调者，急当救表也。夫病痼疾加以卒病，当先治其卒病，后乃治其痼疾也。"针对表里同病，可先治其表后治其里。在这则医案中，患者既有外感头痛，又有内伤梦遗，程氏根据表里同病的治疗原则，先用柴葛解肌汤，诸症皆减，然后再随证治之。

笔者也发现，痛症是本方的重要辨证依据。曾治一例中年男性患者，受凉后出现恶寒发热，体温逐渐升高至 38.0℃，伴神情默默，不欲饮食，不欲言语交流，全身酸痛，尤其以腰酸腰痛、双下肢后侧酸痛为主。鼻塞，全头痛，口苦，咽干咽痛，时时吐痰、色淡黄略黏，时有恶心，无汗，心烦，小便略黄。舌暗红，苔薄白，脉沉。初诊时考虑"有一分恶寒就有一分表证"，其恶寒就是典型的表证；鼻塞，全头痛，全身酸痛，腰酸痛，双下肢后侧酸痛属于风寒束表，疼痛部位为足太阳膀胱经循行部位；口苦，咽干咽痛，神情默默，不欲饮食，不欲言语交流，为典型的邪在少阳证；咽干，烦躁是用生石膏的指征。综上，考虑为三阳合病，予以小柴胡汤和解少阳，大青龙汤主治风寒束表，入里化热的"不汗出而烦躁"。

处方：柴胡 30g，黄芩 12g，法半夏 10g，党参 10g，生甘草 10g，生姜 3 片，大枣 5 枚，生麻黄 10g，桂枝 15g，杏仁 10g，生石膏 30g。1 剂，急煎。

患者从中午开始服用上方，全身微有汗出，全身酸痛稍有减轻，但头痛依旧，体温逐渐上升至 38.4℃，鼻塞加重，吐痰明显较前增多。至晚上，笔者突然意识到，患者剧烈头痛，这不就是典型的表寒重证吗？这与患者受了"大寒"有关。本次发病前患者连续出差奔波劳累 3 天，饮食不规律，且饮食油腻，休息较少，发病当天早上 6 点半下火车，车外气温 14℃，而患者只穿了一件短袖衬衫，搬运行李过程中出了很多汗，汗出当风，至当晚发病。患者服用麻黄、桂枝后头痛未见缓解，说明解表散寒力量不够，笔者立刻意识到这不就是柴葛解肌汤证的头痛吗？方中用大量风药止痛，且"风能胜湿"，还可以让体液收干，减少痰涎分泌。

予柴葛解肌汤原方：柴胡 18g，黄芩 10g，甘草 10g，葛根 30g，白芍 10g，羌活 10g，生石膏 30g，白芷 10g，桔梗 10g。1 剂，急煎。

患者服药半剂后，头痛渐减；至第 2 天晨起，诸症消失。

（四）柴葛解肌汤方证中"发热"的现代临床解读

本方可用于病机属三阳合病发热的治疗。按照发热程度，既可用于高热不退，也可用于中等度发热和低热；按照发热原因，既可用于感染性发热，也可用于非感染性发热。研究发现，本方可用于流行性感冒、新型冠状病毒感染、上呼吸道感染、病毒性肺炎、重症肺炎、脓毒症、医院内感染、中枢性高热、不明原因发热等各种发热。

1. 流行性感冒

本方可用于流行性感冒、新型冠状病毒感染等各种病毒导致的外感发热的治疗。新型冠状病毒感染将在专题中进行讨论。流行性感冒简称流感，是由甲、乙、丙三种流感病毒引起的急性呼吸道传染病，属于丙类传染病。本病在冬春季多见，多表现为高热、乏力、头痛、咳嗽、全身肌肉酸痛等全身中毒症状，而呼吸道症状相对较轻。

日本汉方家矢数道明先生在《临床运用汉方处方解说》中记载运用柴葛解肌汤治疗流行性感冒的经验：

60 岁男子。1958 年流行性感冒多为持续性高热。本例亦发热，体温 39.5℃以上，持续 5 日，近于稽留热。主诉头痛剧，眼球痛，鼻衄，口渴，腹痛，四肢痛，无汗有重病感，并谓神经强度兴奋。脉洪大而数，苔白厚少津，腹及心下痞满，肝部硬而胸胁苦满。曾投与麻黄汤、葛根汤、小柴胡汤等，热不解。遂与本方（笔者注：柴葛解肌汤），2日热平，诸症渐缓而治愈。

笔者也常以本方治疗各种流行性感冒表现为发热、咳嗽者，取得较好疗效。在流感暴发、全家感染之时，一律让患者大锅熬药，全家一起喝。因流感病毒容易发生变异，传染性强，发热咳嗽较重，此时熬药，不可拘泥于搪瓷、陶瓷等材质，普通铁锅、铝锅等均可。

2. 重症肺炎

重症肺炎是指肺炎患者合并出现严重低氧血症，或急性呼吸衰竭，需要通气支持，或出现低血压、休克等循环衰竭表现和其他器官功能障碍。除呼吸衰竭的临床表现之外，患者还表现为精神萎靡、嗜睡、烦躁，重者出现意识障碍、昏迷、惊厥等神经系统症状；循环系统受累，可表现为脉搏微弱、心率加快、心音低钝、发绀、肺部啰音增多、尿量减少、血压下降等。在治疗上，抗感染、气管插管行机械通气，以及对症支持治疗是关键。我们发现，当重症肺炎合并高烧不退时，可大剂量运用本方，常在1~2剂之内退热，为后续呼吸衰竭、休克、周围循环衰竭的治疗赢得时间。

3. 脓毒症

脓毒症（sepsis）是由细菌等病原微生物侵入机体引起的全身炎症反应综合征。除全身炎症反应综合征和原发感染病灶的表现外，还表现为脓毒症进展后出现的休克及进行性多器官功能不全。根据严重程度，脓毒症可分脓毒症、严重脓毒症（severe sepsis）和脓毒性休克（septic shock）。通过收治大量脓毒症高热不退患者的临床实践体会：在第一时间运用本方退热，是逆转其病理生理进程的关键，可有效避免脓毒症患者走向多器官功能衰竭、高渗性脱水、DIC等，且很多患者在退热后复查PCT，结果可高达正常数值的400倍以上。

4. 医院内感染

医院内感染，又称医院获得性感染，或医院感染，是指发生在医院内的一切感染。患者在住院期间发生的感染即为医院内感染。患者住院前获得的感染、住院时正值潜伏期或于住院后发病者不能作为医院内感染。而住院期间获得的感染，出院后才发病者，应为院内感染。住院时已有的感染，根据流行病学资料说明此感染与以前的住院有关，此种情况应为医院内感染，潜伏期不明的感染和发生于住院后 48～72 小时者，均应视为院内感染。中医药在控制院内感染方面具有一定的优势。笔者在普通病房和重症监护病房均主管过医院内感染患者，两者之间具有明显差别。一般普通病房的患者病种单一，抵抗力相对较强，在出现院内感染后，常规给予抗生素抗感染治疗后，均能得到有效控制；而重症监护病房的年老体弱患者，且合并多器官病变，抵抗力极差，很容易出现院内感染，即使我们及时留取痰、尿、便、咽拭子等生物学标本做细菌培养＋药敏＋鉴定、普通细菌涂片等检查，并采取针对性抗生素抗感染治疗，部分老年患者仍然反应不佳，不能有效控制病情，在 7 天内出现"传经""直中""合病""并病"等现象者极为常见，直至最后出现"息高""四逆""厥"的呼吸衰竭、心力衰竭、多器官功能衰竭、休克等病理改变。在重症监护病房中，很多重症心力衰竭患者在治疗平稳后，家属因种种原因一再要求"保守巩固"后出现院内感染直至死亡的教训比比皆是，令人心痛。

在管理急危重症患者过程中，笔者有深刻体会到：首先，院内感染是重症感染的一种类型，是导致死亡的重要原因，抵抗力弱的急危重症患者尤其需要警惕院内感染；其次，院内感染是心力衰竭、全身炎症反应综合征、多器官功能衰竭等急危重症的始动环节和诱因，而患者留给我们的治疗时间窗极其有限，如果我们错失良机，不能在院内感染发病之初的三阳阶段即有效"截断扭转"，往往病情会"江河日下"，急转传入三阴，很难再逆转其核心病理生理变化；最后，在面对急危重症患者合并院内感染时，抗感染治疗常常无效或患者对抗生素不敏感的情况极为常见，此时柴葛解肌汤仍能发挥不可替代的作用，且一旦出现三阳同病的表证，并以痛症为主时，运用柴葛解肌汤早期干预，果断出击，多能迅速截断，转危为安，为后续治疗赢得宝贵时机。

5. 中枢性高热

中枢性高热是指因中枢神经系统病变引起体温调节中枢异常所致的发热。本病在发热的各种病因中较为少见，其治疗措施也与感染性发热不同。因此，临证时应首先除外各种感染性、药物性及其他原因引起的发热，而后方能考虑该诊断。引起中枢性高热的疾病包括脑血管病、脑外伤及脑部手术侵袭，也可见于脑部肿瘤、癫痫、酒精戒断和急性高颅压等。因本病多为突然起病，体温可直线上升，高达 40～41℃，且持续高烧数小时至数日，直至最终死亡。目前临床治疗上，尚无确切治疗方案，只能以积极治疗原发病、降温等对症治疗为主，临床疗效多不佳。虽然此类高热极难控制，但我们发现，在中药对因治疗基础上，坚持不懈、持之以恒地大剂量运用柴葛解肌汤，多能收退热之功，且热退后无反弹之弊。针对中枢性高热，其疗程多在2~4周。

6. 不明原因发热

不明原因发热（fever of unknown origin），又称为发热待查，是指体温>38.3℃，发热持续3周以上，经过详细的采集病史、体格检查和实验室检查仍无法明确病因诊断的一组疾病。其病因包括感染、风湿免疫、肿瘤等原因。能找到确切病因，并对因治疗是本病在治疗上关键。然而，临床常见不明原因发热患者始终无法明确诊断，其发热可持续数月甚至数年，且以低热与中等发热为常见。我们发现，本方可用于不明原因发热的治疗，尤其适用于病程长，患者自觉无恶寒发热，无口苦，纳眠可，二便调等无不适症状，属于"无证可辨"者。笔者常在本方基础上，针对舌质干、舌苔腻者，加芦根60~100g以清热泻火，生津止渴，除烦止呕，利尿，增强本方退热之功。在退热之后，可予以竹叶石膏汤清热生津、益气和胃，治疗热病后期的余热未清，气津两伤。

（五）方证特征

柴葛解肌汤方证特征如下：①在现代医学的疾病方面，可见于流行性感冒、上呼吸道感染、新型冠状病毒感染、病毒性肺炎、重症肺炎、脓毒症、医院内感染、中枢性发热、不明原因发热等各种感染性发热与非感染性发热类疾病表现为发热不退的治疗。②在症状指征方面，主要可见：头痛，眼睛疼痛，眼眶疼痛，目眩；发热，寒热往来；口干，口渴，欲冷饮，口苦，咽干；鼻干，鼻塞，流鼻涕；纳差，默默不欲饮食；项强，后背僵硬不舒；失眠，难以入睡；咳嗽咳痰；腹痛，肢体抽搐；脉微洪。

（六）临床运用

1. 冠心病、三支病变、急性非ST段抬高性心肌梗死合并医院内感染高热（39.2℃）案

杨某，男，83岁。主因"反复胸痛21年，加重1天"，于2017年5月19日入

院。21年前患者无明显诱因出现胸痛，胸闷，气短，无胸前压榨感，无大汗出，休息后症状未见改善，于北京某医院急诊，查心电图示"急性下壁心肌梗死"，住院保守治疗，好转出院。15年前，患者再次出现活动后心前区疼痛，放射至左侧肩背，继续于该医院就诊。行冠脉造影：冠心病，三支病变，累及右冠、前降支、回旋支。建议行CABG术，患者拒绝，长期口服药物保守治疗。后患者胸痛症状反复发作，多次住院治疗。2016年1月11日，患者因情绪激动后再次出现胸痛、胸闷憋气、放射至左肩背，再次就诊于该医院急诊，查cTnI为1.114ng/mL，诊断为"冠心病，急性非ST段抬高性心肌梗死，陈旧性下壁心肌梗死，心功能Ⅱ级；高血压病3级；慢性肾功能不全；陈旧性脑梗死；高脂血症；前列腺增生；痛风；高尿酸血症；反流性食管炎"，予以抗血小板聚集、降压、降脂、控制心室率、扩冠等治疗，并建议患者行冠脉造影检查，必要时置入支架或行冠脉搭桥术，患者及家属均拒绝。后多次因胸痛胸闷在我院治疗。1天前，患者于晚餐后因情绪激动出现心前区疼痛伴烧灼感，服用速效救心丸后未见明显缓解。今日晨起来我院急诊，查全血细胞分析+CRP：WBC 4.54×10⁹/L，HGB 102.0g/L，PLT 101.0×10⁹/L，NEUT% 68.0%，LYMPH% 23.8%，CRP 2.00mg/L。急诊生化+cTnI：cTnI 0.025μg/L，UA 466μmol/L。NT-proBNP 707.0pg/mL。快速血气分析（微电极）阴性。因我院急诊病房咳喘发热患者较多，环境较差，为求进一步治疗，笔者将其收入病房。刻下症：胸痛剧烈，以烧灼样疼痛为主，胸闷，气短，活动后加重，偶有心慌，乏力，无恶心、呕吐，纳差，不欲食，眠可，小便可，大便干结。舌暗红，苔中黄腻，脉滑。

患者既往有高血压病病史21年，最高血压200/100mmHg，现口服硝苯地平控释片30mg，每日1次（qd），富马酸比索洛尔片2.5mg（qd）控制血压；前列腺增生病史11年，现睡前（qn）口服非那雄胺片5mg改善前列腺增生；痛风、高尿酸血症病史5年；脑梗死病史4年；慢性肾功能不全病史6年；动脉硬化症病史11年。曾行阑尾切除术、扁桃体切除术、双眼白内障手术。

[查体]体温（T）36.2℃，脉搏（P）81次/分，呼吸（R）20次/分，血压（BP）118/64mmHg。发育正常，形体消瘦，神志清楚，心肺（-），腹平坦。双下肢中度水肿。

[辅助检查]全血细胞分析+CRP：WBC 7.47×10⁹/L，HGB 102.0g/L，PLT 98.0×10⁹/L，CRP 5.62mg/L。生化+cTnI：cTnI 0.016μg/L，UA 440μmol/L，ALB 36.60g/L。心脏超声：主动脉瓣钙化，二尖瓣反流（轻度），左室舒张功能减低。腹部超声：胆囊内等回声团，胆泥淤积可能性大。

[入院诊断]中医诊断：胸痹，痰瘀互结证。西医诊断：①冠心病，不稳定型心绞痛，陈旧性下壁心肌梗死，心功能Ⅲ级（NYHA分级）；②高血压病3级（极高危）；③高脂血症；④慢性肾功能不全（CKD3期）；⑤陈旧性脑梗死；⑥动脉硬化症；⑦反流性食管炎等。

入院后给予扩冠、抗板、抗凝、降脂稳定斑块、营养心肌、抑酸护胃等治疗。

患者于入院当天下午3：40出现寒战，发热，体温38℃，后逐渐上升至39.2℃，恶寒，周身疼痛，无汗，口干，口涩，咽痒，咽干，欲咳嗽，心电监护显示：HR 109次／分，R 19次／分，BP 120/60mmHg。心脏超声：EF 60%，主动脉瓣钙化，二尖瓣反流（轻度），左室舒张功能降低。腹部超声：胆囊内等回声团，胆泥淤积可能性大。

第一，患者上午在急诊病房留观时院内感染可能性大，予以西药抗感染治疗。第二，笔者在CCU工作中，主管过太多老年患者因外感高热后继发急性心肌梗死的病例。其病理生理学机制可能与高热后炎性因子大量释放、血液浓缩、血栓形成、斑块破裂有关。问题同样是高热，并不是所有老年患者都会发生心肌梗死，为什么有些患者但并不是所有老年患者不会出现心肌梗死？笔者认为临床观察表明，这与患者既往是否有冠脉病变有关。该患者既往有三支病变，同时出现高烧，虽然目前cTnI正常，但仍需高度警惕其再发心肌梗死的可能性。第三，根据《金匮要略》"夫病痼疾加以卒病，当先治其卒病，后乃治其痼疾也"中的表里同病，先治其表，后治其里原则，当予以中药急救其表，先治"卒病"——高热。第四，在中医辨证方面，患者恶寒、发热、周身疼痛、无汗是典型的太阳表证；发热，口干，口涩，舌暗红，苔中黄腻，脉滑是阳明内热证；咽痒，咽干，欲咳嗽是少阳经证。综上，其院内感染当属三阳合病，予以柴葛解肌汤三阳同治。

处方：柴胡18g，黄芩10g，葛根30g，白芍10g，羌活10g，生石膏45g，白芷10g，桔梗10g，甘草10g。3剂，水煎服，浓煎50mL，今日急煎1剂，分2次服。

二诊（2017年5月20日）：患者药后体温恢复正常，晨起体温36.4℃，神清，精神可，偶有咳嗽，纳眠可，二便调，舌暗红，苔薄，脉滑。全血细胞分析＋CRP：WBC 12.09×10⁹/L，NEUT% 83.5%，HGB 91.0g/L，PLT 80.0×10⁹/L，CRP 5.62mg/L。cTnI 18.280 μg/L。修正诊断：急性非ST段抬高型心肌梗死，心功能Ⅰ级（Killip分级）。患者血红蛋白下降明显，需警惕消化道出血风险。改拟瓜蒌薤白剂宣痹通阳。

按：患者高龄，心血管病情较重，抵抗力极差，在急诊的数小时中就已经出现了医院内感染。笔者发现，一般高龄患者合并高热不退时，治疗大多较为棘手。因危重症患者病情变化迅速，留给我们的治疗时间极为有限，可能是半天，也可能只有几个小时，绝不可能像处理一般慢性调理性疾病那样"从容不迫"。倘若不能在疾病初期尚未出现失代偿之时及时逆转其核心病理生理机制，危重症患者病情大多会急转直下，再难挽回。所幸该患者在及时服用柴葛解肌汤1剂后，迅速控制了本次感染，体温未再升高，为下一步治疗赢得了时间。

2. 冠心病、急性非ST段抬高型心肌梗死、重症心力衰竭（NT-proBNP: 26328pg/mL）、肺间质纤维化合并感染、慢性肾功能不全（CKD3期）、高渗性脱水合并发热案

胡某，女，87岁。主因"喘憋咳嗽16年，加重12天"于2017年4月25日入院。患者16年前无明显诱因出现喘憋咳嗽，就诊于北京某医院，确诊为"急性心肌梗死"，并因"心源性猝死"给予电除颤及心肺复苏术，后行冠脉造影检查并植入2枚支架（具体不详），后症状反复发作。12天前无明显诱因出现喘憋加重，伴咳嗽咳痰，未予重视。2天前病情加重，于我院急诊，查心电图：心房颤动，P115次/分，病理性Q波，ST-T段改变；胸片：右下肺炎症可能。予扩冠、利尿、抗炎、平喘等治疗后，咳嗽咳痰改善，仍有胸闷喘憋。现为求进一步治疗，收入我科。刻下症：胸闷喘憋，活动后加重，乏力，偶有咳嗽咳痰，头痛，口干，汗出，纳少，反酸，保留导尿，尿管通畅，大便干、二日一行。舌红，苔薄白，有裂纹，脉滑数。

患者既往有高血压10年，血压最高达220/110mmHg，未规律服药；脑梗死病史8年；高脂血症10年；支气管哮喘2年；2015年摔伤后行左股骨粗隆间骨折内固定术；有动脉硬化症、肺间质纤维化、慢性肾功能不全、肾囊肿、肾结石、反流性食管炎、贫血、高尿酸血症病史。

[查体] T 36.3℃，P 96次/分，R 18次/分，BP 108/72mmHg。神志清楚，精神萎靡，嗜睡，体形消瘦，面色黧黑，皮肤干燥。双侧肺叩诊清音，双下肺干啰音。心腹（-）。双下肢轻度水肿。

[辅助检查] 全血细胞分析+CRP:WBC 6.39×10^9/L，LYMPH% 17.2%，HGB 112.0g/L，CRP 10.49mg/L。生化:cTnI 0.354 μg/L，UA 698μmol/L，Cr 114.5μmol/L，BUN 9.34mmol/L，ALB 37.10 g/L。DIC初筛试验:D-Dimer3.72mg/L（FEU），凝血酶时间（TT）12.2秒，纤维蛋白降解产物（FDP）9.2mg/L。快速血气分析（微电极）:pH

7.420，PO_2 124.8mmHg，PCO_2 29.9mmHg。NT-proBNP 13765pg/mL。尿常规：RBC 55.30/μL，RBC-M 9.95 个。PCT、葡聚糖实验（G-test）、鲎实验（H-test）、甲状腺检查、便常规均（－）。心电图（ECG）：心房纤颤。心脏超声：左室壁运动弥漫性减低，主动脉瓣退变并瓣上流速增快，主动脉瓣反流（轻度），二尖瓣钙化并反流（重度），三尖瓣反流（轻度），左心增大（左室舒张末内径59mm，左房前后径41mm），左心收缩功能减低。胸腔超声：右侧胸腔积液，前后径2.7cm，上下径1.7cm。

［入院诊断］中医诊断：胸痹，痰浊痹阻证。西医诊断：①冠心病，急性非ST段抬高型心肌梗死，PCI术后，心律失常，持续性心房颤动，心功能Ⅱ级（Killip分级）；②肺间质纤维化合并肺部感染；③高血压3级（极高危）；④脑梗死；⑤高脂血症；⑥主动脉硬化；⑦高尿酸血症；⑧慢性肾功能不全（CKD3期），肾性贫血；⑨肾囊肿；⑩肾结石；⑪反流性食管炎；⑫支气管哮喘。

入院后评估病情，Grace评分为141分，高危。常规给予扩冠、抗板、抗凝、降脂稳定斑块、利尿、化痰、平喘、抗感染（注射用拉氧头孢钠）等治疗。

二诊（2017年4月27日）：患者晨起低烧，T37.8℃，诉轻微恶寒，胸闷喘憋较前加重，乏力，头痛，口干，口苦，咳嗽咳痰加重，恶心，纳少，反酸，小便黄，大便干，昨日未行。舌红，苔薄白，有裂纹，脉滑数。生化+cTnI:cTnI 0.200μg/L，GLU 8.5mmol/L，钾（K$^+$）3.82mmol/L，UA 878μmol/L，BUN 13.7mmol/L，Cr 157.0μmol/L，Na$^+$ 152mmol/L。便常规+隐血：（－）。

第一，患者入院后48小时内体温再次升高，高度怀疑患者既往肺部感染尚未痊愈，又合并新的医院内感染可能性，且发热后血浆渗透压有升高趋势（333.84mmol/L），遂将抗生素升级为注射用头孢哌酮钠舒巴坦钠。第二，笔者在重症监护病房中主管过大量类似的患者，经验是，虽然目前体温不高，但决不能认为血象不高，体温还是低热，咳嗽咳痰不重，血氧尚未下降而掉以轻心，要做到见微知著，防患于萌芽。这种高龄女性，形体偏瘦弱，且合并全身多脏器病变，很容易因感染控制不佳而导致死亡。寻找敏感抗生素，及时升级消炎药，尽早将感染控制住才是正道。第三，结合患者目前的症状，考虑"有一分恶寒就有一份表证"，其恶寒、发热、头痛、苔薄白，是风寒束表，邪在太阳；口干、溲黄、便秘、舌红、有裂纹、脉滑数，是阳明郁热；口苦、纳差、恶心、反酸，是邪在少阳，痰浊内扰，胆胃不和；其乏力是正气虚弱；胸闷喘憋，咳嗽咳痰，是邪热壅肺。第四，史欣德教授主张治疗咳嗽当察大便，大便干结者优先考虑含有杏仁、紫苏子等既能化痰止咳，又能润肠通便方剂，而大便稀溏者优先考虑含有干姜、五味子等既能温肺止咳，又能健脾温中止泻方剂。该患者大便干结，这也是运用石膏、杏仁的指征。综上，考虑目前患者为三阳合病，予以小柴胡汤合麻杏甘石汤加紫菀、款冬花、桔梗、鱼腥草。取小柴胡汤和解少阳，麻杏甘石汤外散风寒、内清郁热，合桔梗甘草汤化痰利咽，加紫菀、款冬花宣肺化痰止咳，加鱼腥草强化清热化痰之功。

处方：柴胡24g，酒黄芩10g，法半夏10g，甘草10g，党参15g，干姜6g，大枣10g，生麻黄6g，炒杏仁10g，生石膏60g，蜜紫菀15g，款冬花15g，桔梗15g，鱼腥草30g。3剂，水煎服，浓煎50mL，今日急煎1剂，分2次服。

三诊（2017年4月28日）：患者精神萎靡，嗜睡加重，呼之可应，仍有恶寒发热，T37.7℃，头痛加重，夜间因头痛在病房不断呻吟，微有汗出；仍有咳嗽，咳痰，口干，口渴，腹泻，大便色黄质稀，白天大便已行6次。全血细胞分析：WBC8.32×10⁹/L，NEUT% 75.4%，LYMPH% 15.3%。生化+cTnI:cTnI 0.163μg/L，Na⁺ 151mmol/L，K⁺ 4.82mmol/L，UA 852μmol/L，BUN 19.25mmol/L，GLU 7.6mmol/L，HCO₃⁻ 32.2mmol/，Cr 151.5μmol/L。NT-proBNP：26328pg/mL。

再次仔细分析病情：第一，患者腹泻可能与处方中生石膏、鱼腥草等药性寒凉，损伤脾胃有关。腹泻后，容量下降，血液浓缩，肾灌注不足，导致血肌酐升高以及高渗性脱水（339.49mmol/L），嘱咐家属给患者多饮白开水，治疗上停氯化钠注射液，改葡萄糖注射液。第二，老年患者长期运用抗生素，需警惕真菌感染可能性，留取大便标本行细菌培养+药敏+鉴定、普通细菌涂片（找真菌）检查以明确诊断。第三，患者服小柴胡汤合麻杏甘石汤加紫菀、款冬花、桔梗、鱼腥草后腹泻不止，这也反证患者素体脾胃虚弱，不耐寒凉戕伐阳气。既然辨证为三阳合病，为何治疗不效，反而导致症状和指标加重？笔者仔细询问，患者一再诉说头痛，需要对症止痛治疗。再问其他不适，患者神情默默，不再言语。笔者在患者床边反复思考，其剧烈头痛不就是风寒束表，寒邪著而不去吗？毅然处以柴葛解肌汤原方。

处方：柴胡18g，黄芩10g，甘草10g，葛根30g，白芍10g，羌活10g，生石膏30g，白芷10g，桔梗10g。3剂，水煎服，浓煎50mL，今日急煎1剂，分2次服。

患者服药后，当天夜间头痛明显减轻，第2天（2017年4月29日）晨起体温下降至37.3℃，神清，精神可，嗜睡改善，大便1次。至2017年4月30日体温恢复正常，恶寒发热消失，胸闷喘憋改善，咳嗽咳痰明显减轻。复查生化+cTnI：cTnI 0.087μg/L，UA 588μmol/L，BUN 27.45mmol/L，Cr 156.9μmol/L，ALB 37.40g/L。守方再服。

四诊（2017年5月3日）：复查生化+cTnI：cTnI 0.037μg/L，UA 554μmol/L，BUN 31.98mmol/L，Cr 133.6μmol/L。NT-proBNP：3142pg/mL。心脏超声：左室壁运动弥漫性减低，主动脉瓣退变并瓣上流速增快，主动脉瓣反流（轻度），二尖瓣钙化并反流（轻度），三尖瓣反流（轻度），左心增大（左室舒张末内径53mm，左房前后径41mm），左心收缩、舒张功能减低（EF31%）。胸片：双肺尖少量陈旧病灶，心脏增大，主动脉硬化。头颅CT示：双侧基底节区腔隙性脑梗死，左侧顶叶改变，考虑脑梗死，必要时进行MR检查。胸部高分辨CT示：两肺多发结节，两肺陈旧病灶，主动脉及冠状动脉硬化，左室增大，主动脉及腹主动脉增宽，双侧胸膜局部肥厚。患者无特殊不适主诉，安排患者近期出院。一年后，患者再次因肺部感染加重心力衰竭住院，随访得知，在此一年中，患者病情平稳。

按：该患者年老体弱，一般状况较差，本次主因急性非ST段抬高型心肌梗死（高危）、心力衰竭入院。住院期间出现体温升高，不除外再次院内感染。笔者在管理危重症患者过程中体会到，很多年老体弱患者虽然基础体温不高，但很多老年体弱患者即使存在重症感染，体温也升不上去，因此，绝不可因其体温不高、症状不重，而认为"病情较轻，预后良好"而掉以轻心。虽然该患者同时合并抗生素抗感染治疗，但很大一部分老年患者对抗感染治疗不敏感，其炎症极难控制。笔者推测，这可能与其抵抗力较差有关。针对该患者，笔者一度因使用小柴胡汤合麻杏甘石汤治疗的疗效不显，担心其感染难以控制而会出现多器官功能衰竭，所幸在反复询问过程中紧扣其"头痛"表证及时调整治疗思路，运用柴葛解肌汤后表证立解，体温迅速下降，院内感染得以控制，NT-proBNP及肌酐下降，最终顺利出院。值得注意的是，一般病情较轻、正气不虚的患者服用柴葛解肌汤1剂即能退热，而该患者服药2剂方才退热，从疗程上也反证其病情之重。

3. 扩张型心肌病、心房颤动、心力衰竭、支气管哮喘、慢性阻塞性肺疾病、肺部感染合并院内感染案

吕某，女，70岁。主因"间断咳嗽咳痰12年，加重伴胸闷、喘憋15天"于2019年2月16日入院。患者于12年前因感冒后出现咳嗽咳痰，先后就诊于北京两所三甲医院，均诊断为"慢性阻塞性肺疾病"，予对症治疗后好转。后咳嗽咳痰间断

发作，每于冬春季节加重，未予系统诊治。15天前受凉后出现发热，体温37.8℃；伴咳嗽咳痰，胸闷喘憋。无胸痛心慌，1天前就诊于我院急诊科，全血细胞分析：WBC 13.46×10⁹/L，NEUT 9.36×10⁹/L，MONO 1.00×10⁹/L。胸部CR：①右下肺炎症待除外；②心脏可疑增大；③主动脉硬化（2019年2月3日）。临床诊断为"咳嗽，气管炎，心功能不全"，先后给予甲磺酸左氧氟沙星氯化钠注射液、痰热清注射液、二羟丙茶碱注射液、盐酸氨溴索注射液等抗感染及解痉平喘治疗，症状未缓解。现为求进一步诊治，收入我科。刻下症见：咳嗽夜间加重，痰色黄白相间质黏；胸闷喘憋，乏力，气短，夜间不能平卧；偶有心慌，口干苦，恶心；无明显胸痛，无腹胀，纳可，眠差，小便量少，大便可。舌红，苔剥脱，根部略厚，脉细数。

患者既往有扩张型心肌病、冠状动脉粥样硬化症、心房颤动、室性早搏、短阵室速病史，口服酒石酸美托洛尔片（25mg，qn）+地高辛片（0.125mg，qd）强心、控制心室率，托拉塞米片（5mg，qd）+螺内酯片（20mg，qd）以利尿，病情控制不佳，心力衰竭时有反复。高血压病史10余年，血压最高至150/100mmHg，具体用药不详，血压控制尚可。2型糖尿病4年余，未规律服用阿卡波糖片（50mg，tid），未监测。既往有高尿酸血症、动脉硬化症（颈动脉硬化伴斑块形成、脑动脉硬化症）、肝功能不全、高脂血症、反流性食管炎病史5余年，未规律服药。

[查体] T 36.6℃，P 92次/分，R 19次/分，BP 112/67mmHg。体形中等，神志清晰，精神萎靡。双侧肺叩诊清音，双侧呼吸音粗，双肺可闻及干啰音；心率109次/分，心律绝对不齐，第一心音强弱不等，各瓣膜听诊区未闻及病理性杂音。腹软，无压痛与反跳痛，双下肢轻度水肿，生理反射存在，病理反射未引出。

[辅助检查] 全血细胞分析+CRP：WBC 13.42×10⁹/L，NEUT 8.18×10⁹/L，LYMPH 4.37×10⁹/L，MONO 0.79×10⁹/L，RBC 5.74×10¹²/L，HGB 162.0g/L，PLT 234.0×10⁹/L。生化全项：GLU 26.74mmol/L，ALB 39.1g/L，Cl⁻ 98.1mmol/L，Na⁺ 127.1mmol/L，K⁺ 4.89mmol/L，BUN 9.25mmol/L，Cr 68.7μmol/L。DIC初筛试验：PT 16.1秒，PT% 63.6%，INR 1.28。肿瘤标志物常规（女性）：癌抗原125（Cancer antigen 125，CA125）148.3 U/mL。尿常规：GLU>1000mg/dL（4+）。NT-proBNP：4643pg/mL。心电图：心房颤动，完全左束支传导阻滞。胸部CR：心影增大，主动脉硬化。心脏超声：左室收缩功能减低（EF 41%），左室壁运动不协调，左心增大（左室舒张末内径60mm），二尖瓣反流（中度），三尖瓣反流（中度）。胸腔超声：双胸腔未见积液。腹部超声：餐后胆囊、右肾囊肿。

[入院诊断] 中医诊断：喘病，邪在少阳，痰热蕴肺证。西医诊断：①慢性阻塞性

肺疾病急性加重，肺部感染；②扩张型心肌病，心律失常，室性早搏，短阵室速，永久性心房纤颤，心功能Ⅲ级（NYHA 分级）；③冠状动脉粥样硬化症；④高血压 2 级（很高危）；⑤高脂血症；⑥多发动脉粥样硬化，颈动脉硬化伴斑块形成，脑动脉硬化症；⑦2 型糖尿病；⑧肝功能不全；⑨低蛋白血症；⑩高尿酸血症；⑪反流性食管炎。

入院后常规给予抗感染、解痉、化痰、平喘、强心、利尿、降脂、稳定斑块、抑酸护胃、活血等治疗。

感染为心力衰竭的重要诱发因素。该患者主要表现为胸闷喘憋，咳嗽咳痰，为 CCU 最典型的感染加重心力衰竭类型。根据《金匮要略》外感加以宿疾的治疗原则，当先表后里，或表里同治。针对该患者，除常规给予利尿、强心等抗心力衰竭治疗外，在中药治疗上则侧重于控制肺部感染这个关键诱因。辨证分析，其"胸闷喘憋"，既与心力衰竭有关，也与肺部感染有关，属于邪在少阳的"胸胁苦满"范畴；"口干苦，恶心"，属于少阳提纲证中的"口苦，咽干，目眩"，以及"心烦喜呕"范畴；"咳嗽，痰色黄白相间，质黏"，属于痰热内蕴，肺气不降；"眠差，舌红，苔剥脱，根部略厚，脉细数"，提示内有痰热，耗伤肺阴。综上，考虑其病机属于邪在少阳，痰热内蕴，兼有阴伤，治当和解少阳，化痰清热，后期可兼顾养阴。本拟用小柴胡汤合麻杏甘石汤，考虑患者存在心力衰竭，麻黄有兴奋交感活性之弊，故去麻黄。

处方：柴胡 18g，黄芩 12g，法半夏 10g，党参 15g，甘草 10g，干姜 3g，大枣 15g，桔梗 15g，炒杏仁 10g，鱼腥草 30g，石膏 30g。7 剂。水煎服，日 1 剂，分 2 次服。

二诊（2019 年 2 月 23 日）：患者咳嗽咳痰较前减轻，偶有胸闷、喘憋，乏力气短，夜间可平卧，偶有心慌，恶心，仍有口干、口苦，纳可，眠差，小便量少，大便可。舌淡红，苔剥脱，脉细数。BP 99/56mmHg。双肺干啰音消失。全血细胞分析：WBC 10.2×10⁹/L，RBC 5.16×10¹²/L，HGB 147g/L，血小板分布宽度（PDW）17.6fL，LYMPH 3.69×10⁹/L，MONO 0.70×10⁹/L，CRP<0.5mg/L。INR：1.28。颈动脉超声：双侧颈动脉硬化伴斑块形成。胸部高分辨 CT：双肺多发微小结节，良性可能性大，双肺少量陈旧病变，左上叶下舌段节段性不张，左心室增大，甲状腺左叶结节，右肾上囊肿可能。患者咳嗽、喘憋较前改善，考虑这与中西医结合治疗的疗效有关。在现代医学治疗方面，华法林钠片抗凝疗效不理想，改予口服达比加群酯胶囊 110mg，一日 2 次（bid），强化抗凝。中医治疗方面，考虑小柴胡汤加石膏桔梗汤有效，守方再服。

三诊（2019年2月27日）：今日15时，患者卧床休息时诉胸闷心慌加重，喘憋加重。急查心电图示：QTC 0.566毫秒，心室率108次/分，心房颤动，完全左束支传导阻滞。复查心脏超声，提示心力衰竭较前无明显改善。与患者家属交代病重，存在猝死风险，家属表示知情并理解。强化解痉平喘、利尿治疗。

四诊（2019年3月3日）：患者于夜间发热，最高达38.5℃，夜班给予莫西沙星注射液抗感染治疗。晨起体温37.5℃，无胸闷憋气。复查全血细胞分析：NEUT% 78.1%，LYMPH% 12.6%，NEUT $7.15×10^9$/L，MONO $0.80×10^9$/L，CRP 13.37mg/L。考虑患者以上呼吸道感染为主，继续抗感染治疗，酌情补液。小柴胡加石膏桔梗汤也有抗感染、退热功效，暂不调整。

五诊（2019年3月4日）：仍有发热，体温波动在37.4~38.1℃，恶寒怕冷，全身酸痛而不断呻吟，汗出，口干苦，胸闷心慌时作，喘憋，乏力，气短，偶有咳嗽咳痰，恶心明显，纳差，眠可，小便黄，大便可。舌淡红，苔剥脱，脉数。查体：P 135次/分，BP 109/69mmHg。总入量3992mL，总出量3950mL，尿量3100mL，双侧肺叩诊清音，双侧呼吸音粗，双肺可闻及干啰音，心律绝对不齐，第一心音强弱不等，各瓣膜听诊区未闻及病理性杂音。全血细胞分析+CRP：RBC $5.23×10^{12}$/L，WBC $8.73×10^9$/L，NEUT $6.42×10^9$/L，NEUT% 73.6%，LYMPH% 16.5%，MONO $0.78×10^9$/L，CRP 15.49mg/L。细菌真菌学检查：H-test 0.81EU/mL，PCT 0.24ng/mL。心电图：心房颤动，室性期前收缩，完全左束支传导阻滞。

前一天查房时，患者虽有发热，但无身痛、呻吟。今日查房，症状较前有加重趋势。患者住院期间，笔者随时关注其心电监护，其心室率一直波动在110~140次/分，即使临时予以酒石酸美托洛尔与去乙酰毛花苷注射剂控制心室率，疗效仍然不佳，心室率短暂下降后再次上升至140次/分。见其恶寒发热，振寒明显，周身寒战，汗出，全身腰背酸痛，口干，口苦，恶心，纳差，小便黄，大便可，考虑本次感染或与患者儿子探视传染有关，中医辨证属于三阳合病范畴。急则治其标，遂停小柴胡加石膏桔梗汤，改柴葛解肌汤三阳同治，解肌退热。因患者体温高，心率快，为节省时间，快速退热，故予以颗粒剂，随取随服。

处方：柴胡30g，葛根30g，白芷12g，桔梗12g，羌活12g，生石膏60g，黄芩10g，白芍10g，甘草9g，大枣20g，生姜6g。3剂。水冲服，日1剂，分2次服。

患者当天中午服完半剂，开始大量出汗，至下午服完1剂，17：00两次测量体温，均为36.2℃，心率下降至80次/分，晚上再服半剂，体温再未上升。第2天复查NT-proBNP下降至2133pg/mL，准予出院。

按：患者 3 年前曾因胸闷喘憋就诊，心脏超声提示左室壁运动弥漫性减低，左室收缩功能减低（EF 40%），左心及右房增大（左室舒末 70mm），主动脉瓣退变并反流（轻度），二尖瓣反流（重度），三尖瓣反流（中度），肺动脉高压（轻度）；冠脉造影提示：冠状动脉粥样硬化症，右冠状动脉中段 30%~40% 弥漫性狭窄；心电图提示心房颤动，QTC512 毫秒。排除冠心病，明确诊断为扩张型心肌病。本次主因感染加重心力衰竭入院，住院期间存在两次感染经过，因此整个治疗过程可以分为两个阶段：第一阶段为入院之初的邪在少阳、痰热内蕴证，用小柴胡加石膏桔梗汤方证，经过中西医结合治疗后，胸闷喘憋，咳嗽咳痰显著改善；第二阶段为出院之前的院内感染阶段，再次出现胸闷喘憋，体温升高，心室率难以控制，QTC 延长，根据三阳合病的指征，予以柴葛解肌汤 1 剂后迅速退热。值得注意的是，在病房中运用的中药剂型，常规均予以传统汤药煎剂。但针对高热不退、昏迷不醒等急危重症患者，即使特事特办，让研究生去药房负责急煎处方，但从下医嘱到患者能够服上中药，也至少需要 3 小时。针对该患者，笔者开方后，立刻联系免煎颗粒剂药房送药，一刻钟后患者就已经喝上中药，至中午 12 点左右，患者开始大量出汗，体温和心率逐渐下降，疗效迅捷、明显。当时进修的郑大夫协管该患者，亲身经历了该患者从病重转轻，再至 QTC 延长交代病重，体温升高合并院内感染后心率高达 140 次 / 分的全过程，郑大夫一度非常焦虑，后目睹患者服药后生命体征得以显著改善，惊叹不已。遗憾的是，因该患者为病房中的第一例开颗粒剂处方患者，相关主管部门得知后，出于种种原因考虑，立刻取消了病房开颗粒剂处方权限，此后病房不再能开具颗粒剂处方。通过这例急危重症病例，笔者深刻体会到，在病房，尤其是针对急危重症患者的救治，推广移动颗粒剂药房，以及在基数用药里备足常用中药颗粒剂，能够在急危重症的抢救过程中发挥无可替代的积极作用，便捷、高效，值得推广。

4. 脓毒症、双下肢动脉粥样硬化闭塞症伴左足坏疽感染、急性左心力衰竭、心功能Ⅳ级（NYHA 分级）再次发热（38.0℃）案

邓某，女，77 岁。主因"右足疼痛 1 年半，左足疼痛 3 个月，左足远端破溃变黑 1 个月"于 2018 年 3 月 2 日入我院外科就诊。患者于 1 年半前无明显诱因出现右足疼痛，夜间加重，影响睡眠，伴双下肢无力、发凉，行走不便，无患肢麻木、肿胀及足趾变黑，就诊于某医院。血管彩超检查提示"双下肢动脉硬化性闭塞"，给予局部理疗后未见好转。为进一步诊治而来我院，以"双下肢动脉硬化性闭塞"

入院，行双下肢动脉造影＋腔内动脉成形术，病情明显好转后出院。3个月前出现左足疼痛，夜间加重，影响睡眠，伴双下肢无力、发凉，行走不便。1个月前病情加重，出现左足远端破溃变黑，疼痛加重，就诊于某医院，给予扩血管及活血药物治疗，未见好转，为进一步诊治，再次以"双下肢动脉硬化性闭塞伴左足坏疽"来我院住院治疗。刻下症：左足远端破溃变黑，疼痛明显，夜间加重，伴双下肢无力、发凉；行走不便，纳可眠差，大便干燥，小便基本正常。

患者既往有糖尿病21年，目前应用胰岛素治疗；高血压病6年，血压最高达160/100mmHg，目前血压控制可；冠心病11年；高脂血症1年；贫血病史3个月。

[查体]T 36.2℃，P 104次／分，R 18次／分，BP 140/70mmHg。体形消瘦，神志清晰，精神萎靡，双肺呼吸音清晰，未闻及干湿啰音，心率104次／分，律齐，各瓣膜听诊区未闻及病理性杂音。腹软，无压痛与反跳痛，双下肢不肿，生理反射存在，病理反射未引出。

[专科检查]双下肢无明显肿胀，未见明显浅静脉曲张，皮肤感觉减退。双下肢远端皮肤颜色苍白，左足皮肤颜色潮红，皮温明显降低，毛细血管充盈时间明显延长。左足踇趾、第二趾及左足远端内侧组织已变黑坏死，皮肤破溃，有脓性渗出物，第三、第五趾皮肤部分变黑坏死。双侧股动脉搏动可，双侧足背动脉及胫后动脉未触及搏动。双下肢 Buerger 氏征（＋）。

[辅助检查]全血细胞分析＋CRP：WBC 19.79×10^9/L，Hb 76g/L，NEUT% 96.4%，LYMPH% 0.9%，MONO% 2.4%，PLT 408×10^9/L，CRP>200mg/L。生化：Glu 16.75mmol/L，Cr 124μmol/L，ALT 1251U/L，AST 2338U/L，UA 435μmol/L，ALB 25.1g/L，Na$^+$ 127mmol/L，Cl$^-$ 92mmol/L，cTnI 0.6μg/L。DIC 初筛试验：PT 15.2秒，APTT 36.9s，PCT 17ng/mL，NT-proBNP 10997pg/mL。尿常规：亚硝酸盐（＋），RBC-M 3.17，WBC-M 10.15。便常规（－）。胸片：主动脉硬化。心脏超声：左房饱满，主动脉瓣反流（轻度），二尖瓣反流（中度），三尖瓣反流（轻度）。腹部超声：脂肪肝，右肾脏中强回声，错构瘤可能性大，腹腔积液，前后径4.9cm。

[入院诊断]中医诊断：脱疽，气虚血瘀证。西医诊断：①脓毒症；②双下肢动脉粥样硬化闭塞症伴左足坏疽感染；③2型糖尿病，糖尿病周围血管病变，糖尿病周围神经病，糖尿病肾病；④高血压2级（极高危）；⑤冠状动脉粥样硬化性心脏病；⑥高脂血症；⑦主动脉硬化；⑧贫血（中度）；⑨肝功能不全；⑩低蛋白血症。

入院后常规给予抗感染、扩冠、抗板、降脂稳定斑块、降糖、纠正贫血等治疗。后体温最高达 39.6℃，血压下降至 83/33mmHg。

二诊（2017 年 3 月 9 日）：左下肢动脉造影＋球囊扩张成形术提示左股浅动脉中下段及腘动脉上段支架已闭塞，胫腓干动脉及腓动脉通畅，胫后动脉全程闭塞，胫前动脉近全程闭塞。术中明显喘憋，心率增快，血压饱和度明显下降，考虑存在急性左心衰，急予呋塞米 20mg 静脉注射，二羟丙茶碱解痉，并以"急性左心衰，心功能Ⅳ级（NYHA 分级）"转入 CCU 进一步给予呼吸支持、抗感染、纠正心力衰竭等治疗后，体温正常，无胸闷喘憋，感染控制，一般情况可。复查全血细胞分析＋CRP：WBC $4.74×10^9$/L，NEUT% 67.1%，CRP 55.36mg/L，RBC $2.88×10^{12}$/L，HGB 73.0g/L。

三诊（2018 年 3 月 20 日）：患者诉夜间受凉后发热，体温最高 38℃；伴头痛，口干，口苦，咽痛，纳可，眠差，二便调。考虑患者急性上呼吸道感染不除外，急予柴葛解肌汤三阳同治。

处方：柴胡 24g，黄芩 12g，葛根 45g，白芍 15g，白芷 15g，羌活 10g，生石膏 45g，桔梗 10g，甘草 10g。水煎服，浓煎 50mL，今日急煎 1 剂，分 2 次服。

四诊（2018 年 3 月 21 日）：服药 1 剂后，体温正常，无头痛，无恶寒，无恶心呕吐。患者病情相对平稳，同意其转回外科继续专科治疗。

按：该脓毒症患者诊断明确，病因为左足坏疽伴感染，所并发的急性心肌损伤、心力衰竭、肝功能不全、肾功能不全均属脓毒症导致的多脏器功能不全。在强化抗感染及专科换药引流后，脓毒症得以控制。然而，患者在住院期间再次出现体温升高，考虑与急性上呼吸道感染有关，见其有典型的"头痛"指征而选用柴葛解肌汤，1 剂热退身凉，豁然起效。

5. 类风湿关节炎患者常年服用激素和免疫抑制剂合并脓毒症、尿路感染、高热（39.5℃）案

熊某，男，75 岁，江苏盐城人。主因"发热 1 小时"于 2019 年 6 月 11 日就诊。患者家属告知，当晚 8 点发现其体温 38.5℃，恶寒发热，神疲倦怠乏力；偶有咳嗽，纳差，不欲食，小便量少，尿频，大便 2~3 日一行，质地干结。舌暗红，苔薄白。既往有类风湿关节炎病史 10 年，常年服用甲泼尼龙、艾拉莫德等，病情控制尚可；有肺纤维化、前列腺增生等病史。

［门诊诊断］中医诊断：发热，三阳合病证；西医诊断：发热待查？

考虑患者既往体质偏弱，长期服用激素及免疫抑制剂，属于"虚人感冒"范畴。在病因上，本次发热可能与上呼吸道感染、尿路感染等有关。在病机上，恶寒发热，属外有表寒；神疲倦怠乏力，既有正气不足，也与发热有关；纳差，不欲食，属于邪在少阳的"默默不欲饮食"；小便量少，大便2～3日一行、质地干结，也属内有蕴热，属于阳明证范畴。综上，证属三阳合病的发热。

处方：柴胡30g，黄芩15g，葛根60g，白芍20g，羌活15g，生石膏45g，白芷15g，桔梗15g，甘草15g，生姜3片，大枣5个。1剂，水煎服，急煎。

二诊（2019年6月12日）：因当晚无法抓药，患者家属未予重视，故未服药。今日晨起体温38℃，后逐渐上升至39.5℃，恶寒发热，身热无汗，时有恶心呕吐，倦怠懒言，舌同前。告诉患者务必尽快服药，同时急查血象、尿常规、胸片以明确诊断。11：00家属告知，患者服中药半剂后，呕吐1次，将早餐全部吐出。因家属去药店抓药时，工作人员对处方中大剂量石膏、葛根、柴胡颇有微词，故家属认为呕吐与药物剂量过大有关。笔者反复告知呕吐为发热后的正常反应，并嘱咐务必服完1剂。16：30辅助检查回报：全血细胞分析+CRP：WBC 12.52×10⁹/L，NEUT% 84.0%，LYMPH% 14.6%，CRP 24.00mg/L。尿常规：LEU（3+），BLD（1+），PRO（1+）。胸部高分辨CT：未见异常。考虑患者尿路感染诊断成立。

三诊（2019年6月13日）：患者昨天服完1剂，遍身汗出，18：00体温37.4℃，第2天体温36.6℃，诸症消失。复查PCT为1.2ng/mL。考虑患者发热已退，但PCT仍然较高，嘱咐完善尿培养检查。中医辨证属热病后期，余热未清。

处方：柴胡15g，黄芩10g，姜半夏10g，党参30g，生甘草10g，生姜10g，大枣10g，淡竹叶20g，生石膏30g，麦冬10g，车前草20g，金钱草10g。3剂。水煎服，日1剂，分2次服。

按：患者为笔者大伯，故对其体质与发病经过相对了解。患者既往有类风湿关节炎病史，类风湿因子最高可达3000IU/mL，常年服激素和免疫抑制剂治疗。本次不明原因发热为第一次高热。此后每月都要发热1～2次，每次发作均表现为寒战高热，体温高达39℃以上，纳差不欲食，恶心呕吐，有尿频，但无尿急、尿痛，服用柴葛解肌汤原方1～2剂均能退热。后患者因长期反复发热，半年内瘦12斤，血白蛋白下降至28.20g/L，考虑低热、消瘦、低蛋白血症可能与肿瘤有关，就诊于当地医院，反复检查未见异常。笔者接患者来京，完善检查后，考虑其反复发热可能与长期服用激素及免疫抑制剂导致免疫力下降、尿路感染反复发作有关。

6. 乙型流感伴发热（38.9℃）案

王某，男，36岁。主因"发热1天"于2020年1月14日就诊。患者于1天前无明显诱因出现发热，倦怠乏力，咳嗽黄黏痰，当时未予重视，自行口服感冒清热颗粒、小柴胡汤合麻杏甘石汤（柴胡24g，黄芩10g，法半夏9g，党参10g，甘草10g，生姜6g，大枣10g，生麻黄6g，炒杏仁10g，生石膏90g，芦根90g，桔梗15g，鱼腥草20g，1剂）后，未见改善，前来就诊。刻下症见：发热，体温38.9℃，轻微恶寒，无汗；头昏，头胀，头痛，鼻塞，鼻干，时有清鼻涕如稀水，口干，口不苦，咽干，时有咳嗽，咳吐黄黏脓痰；后背、四肢酸痛；胃口一般，因鼻腔鼻涕倒流而时有恶心，时时吐浊；眠差，因全身酸痛而烦躁不安，想睡睡不着，片刻即醒；大便每日一行，小便颜色极黄。舌暗红，苔薄白，脉数。

[门诊诊断]中医诊断：发热，三阳合病证；西医诊断：上呼吸道感染。

考虑当时患者属于典型的外感风寒，郁而化热之后出现的三阳合病。"有一分恶寒，便有一分表证"。患者恶寒发热无汗，鼻塞，时有鼻涕，清稀如水，后背及四肢酸痛，均为邪在太阳，风寒之邪郁闭肌表所致；头昏，头胀，头痛，鼻干，口干，时有咳嗽，咳吐黄黏脓痰，烦躁，眠差，小便黄，均为火热内蕴，上熏阳明，郁而不散所致；恶心，时时吐浊，口干，咽干，均为邪在少阳，经气不利所致。这是典型的柴葛解肌汤方证。

处方：柴胡24g，葛根60g，黄芩15g，白芍15g，桔梗15g，甘草15g，白芷15g，羌活15g，生石膏60g，生姜10g，大枣20g。颗粒剂，急冲1剂，顿服。

二诊（2020年1月15日）：患者服药后体温未见下降，诸症同前。根据笔者既往运用柴葛解肌汤的经验，普通感冒发热只要辨证准确，一般都能在1剂之内汗出热退，正如"陶一帖"雅号所言，一帖即愈。而该患者在药后并未大量出汗，盖厚被也只是额头有少量出汗，体温38.6℃，晨起诸症同前。笔者立刻意识到，普通感冒患者在服大剂量柴葛解肌汤后就能收效，而该患者药后未见任何好转迹象，这很可能不是普通感冒，而是严重的传染病，如流感；并且这种发热与普通发热显著不同，稍有出汗，体温短暂下降后，很快再次上升，类似于经典里面讲到的"憎寒壮热"。于是马上筛查流感病毒。当天检测甲、乙型流感病毒抗原（咽拭子）：甲型流感病毒抗原快速检测阴性，乙型流感病毒抗原阳性。全血细胞分析+CRP：WBC 4.05×10⁹/L，NEUT% 59.3%，L% 29.9%，MONO% 10.1%，嗜酸性粒细胞比率（EO%）0.2%，CRP 15.05mg/L。急诊生化：AST/ALT 0.56，直接胆红素（DBIL）3.8μmol/L。胸片：心肺未见明显异常。修正西医诊断：乙型流感。

而从中医角度来看，患者服用柴葛解肌汤后，体温未见明显下降，未见药后典型的大量出汗，甚至如水淋漓，难道是中药用错了吗？笔者考虑再三，仍然坚守原方。何者？"目疼鼻干，不眠，头疼，眼眶痛，脉来微洪"等柴葛解肌汤方证的关键指征仍在，辨证处方用药没错。笔者考虑很可能是病重药轻，仅服中药1剂尚不足以撼动乙型流感病情之重。故仍守原方，加大剂量再服。

处方：柴胡30g，葛根90g，黄芩20g，白芍20g，桔梗20g，甘草20g，白芷15g，羌活15g，生石膏90g，生姜10g，大枣30g。1剂，水煎服。

三诊（2020年1月16日）：当天服完1剂药后，额头、后背、前胸等全身汗出溱溱，汗出如洗，汗后全身不凉。至晚上，热退，脉静，身凉，体温36.7℃。再服1剂以巩固。

2020年1月17日再次复查，检测甲、乙型流感病毒抗原（咽拭子）均为阴性。

按：乙型流感，是由乙（B）型流感病毒引起的流行性感冒，其特点是起病急骤，畏寒、发热，体温在数小时至24小时内达高峰，可升至39～40℃，甚至更高，伴头痛，全身酸痛，乏力，食欲减退。呼吸道症状较轻，咽干喉痛，干咳，可有腹泻。颜面潮红，眼结膜外眦充血，咽部充血，软腭上有滤泡。乙型流感的治疗，除奥司他韦抗病毒之外，中药的抗病毒作用也值得关注。笔者按照传统中医辨证，仍予柴葛解肌汤，取得一定效果。值得注意的是，该案在治疗之初，笔者也曾用柴葛解肌汤，但体温未降，症状不减，似乎无效。但笔者考虑，辨证无误，可能还是病重药轻，不能一击即中，于是增加了柴胡、葛根、石膏剂量，从而取得满意疗效。这也从"以药测证"的角度证实，重症当用重剂，且患者发热较为顽固，可能并非普通感冒，这也是提醒我们筛查流感的依据之一。

7. 上呼吸道感染"憎寒壮热"（39.5℃）案

王某，男，40岁，山东人。主因"胸闷心悸反复发作1年"于2019年3月12日就诊。患者多次因胸闷心慌发作，由120送至当地医院"抢救"，反复查心电图、Holter、心脏超声、冠脉造影，均为正常。为求进一步治疗，遂来京住院治疗。患者住院第2天即出现憎寒壮热，晨起体温38℃，后逐渐上升至39.5℃，笔者考虑很可能是极为常见的上呼吸道感染，故先后予注射用拉氧头孢钠、盐酸莫西沙星注射液等抗感染治疗3天，体温并未见明显下降。刻下症见：身热，汗出，口干，口苦，浑身酸痛，鼻塞，头不清爽，脸红目赤，不咳嗽，纳差，眠差，夜间常早醒，大便干，小便黄。舌质红，苔薄白，脉弦数。辅助检查：全血细胞分析+CRP、急诊生化、胸片，均大致正常。

[门诊诊断]中医诊断：发热，三阳合病证；西医诊断：上呼吸道感染。

"有一分恶寒，便有一分表证"，考虑患者恶寒发热，恶寒时全身怕冷，发热时面红目赤，身热汗出，与"憎寒壮热"极为相似；浑身酸痛，鼻塞，头不清爽，均为寒邪束表，太阳经气不利所致；口干，脸红目赤，眠差，夜间常早醒，大便干，小便黄，舌质红，均为阳明火热内蕴所致；口苦，纳差，脉弦数，为邪在少阳。综上，证属三阳合病。予柴葛解肌汤原方，同时建议患者去北京佑安医院做甲型流感筛查。

处方：柴胡24g，黄芩10g，甘草10g，葛根30g，白芍10g，羌活10g，生石膏45g，白芷10g，桔梗10g。2剂，水煎服，日1剂，分2次服。

二诊（2019年3月18日）：患者服药2剂后，体温下降至36.5℃，热退身凉，无明显不适。因患者要陪护生病母亲，故予以出院。可惜因甲型流感筛查需要3天才能出结果，未能完成随访。

8. 不明原因低热1个月案

秦某，女，15岁。主因"低热1个月余"于2019年10月16日就诊。患者1个月前无明显诱因出现发热、咳嗽，经治疗后，咳嗽好转，后遗低热不退，自觉不发热，但能用体温计测出低热，每天下午体温逐渐升高至37.5℃，久治不愈。患者在当地三甲医院反复行血尿便常规、生化、肿瘤标志物、骨髓穿刺、胸部高分辨CT、腹部CT等检查，均未见异常。患者为求中医药治疗来诊。刻下：每天下午低热，伴头痛，以前头痛为主，容易干咳，有口气，纳差，眠差，容易腹痛，无口干、口苦，无恶寒。舌暗红，苔薄白，脉沉。患者性格内向、敏感，容易焦虑，不喜欢住校，一到8月份开学之前，就容易紧张、胸闷，到学校后就出现腹痛。

[门诊诊断]中医诊断：发热，三阳合病证。西医诊断：不明原因低热。

患者感冒后遗低热不退，在病因上，首先考虑最为常见的感染性发热，尤其以病毒感染为主，暂不考虑肿瘤、白血病。中医辨证分析，患者反复发热，一到下午就出现低热，属于典型的邪在少阳的"往来寒热"；其性格内向，容易紧张、胸闷、腹痛，属于肝郁气滞的"胸胁苦满"范畴；纳差，提示"默默不欲饮食"；容易头痛，提示尚有表寒不退，是为太阳表证；干咳，提示肺有蕴热，不能肃降；有口气，提示阳明郁热。虽然患者没有恶寒，但综合分析，仍以邪在三阳为关键病机，故首选柴葛解肌汤。

处方：柴胡 25g，黄芩 10g，葛根 60g，白芍 10g，羌活 10g，生石膏 30g，白芷 10g，桔梗 15g，甘草 15g，生姜 10g，大枣 10g。7 剂，水煎服，日 1 剂。

二诊（2019 年 11 月 2 日）：近期仍有低热，体温最高 37.3℃，发热时伴有头痛，患者自觉无恶寒发热，舌脉同前。考虑患者服药一周，体温虽有下降趋势，但仍不达标，遂将生石膏剂量从 30g 增加至 90g，守方再服 7 剂。

三诊（2019 年 12 月 15 日）：患者服用上方一周后，体温未见下降，故又去北京某三甲医院呼吸科诊治，完善血常规、胸部高分辨 CT 等检查未见异常，告知患者"回家观察，提高抵抗力，等生长发育后，就能逐渐退热"。患者无奈之下，再次来诊，仍守前方再服 7 剂。

药后患者干咳减少，头已不痛，体温不再每天上升，低热频次减少。告之守方再服 7 剂。

后患者未来复诊。半年后偶遇其家长，询问病情，得知患者 7 剂药吃完后，已经彻底痊愈。

按：患者主因感冒后遗低热不退就诊。针对感冒后期低热以及其他不适症状，笔者临床首选主治"伤寒解后，虚羸少气，气逆欲吐"的竹叶石膏汤，该方可以主治伤寒、温病、暑病的余热未清、气津两伤证。然而，该患者在发热的同时伴有头痛，根据"寒邪凝滞而主痛"，其头痛应为风寒束表，虽然病程多达一月余，仍需解表而治，是为方中羌活、白芷指征。且其干咳，为方中桔梗指征。因患者家属摇摆不定，在初诊、二诊时未能坚持服用本方，至三诊后，持续服用该方，且大剂量生石膏用至 90g，连服 14 剂而愈。笔者发现，针对这种不明原因低热患者，必须予以大剂量生石膏重拳出击，坚壁清野，方能彻底肃清顽疾。

9. 不明原因低热 4 个月案

李某，男，10 岁。主因"间断发热 4 个月"于 2020 年 5 月 9 日初诊。患者于 4 个月前无明显诱因出现间断发热症状，体温在 38℃左右，近 2 周以来，每晚 8 点左右发热，就诊于当地三甲医院，行血常规、肿瘤标志物、骨髓穿刺等检查，均未见异常，考虑诊断为"不明原因低热"，服用大量中西药物均无效。患者为求进一步中医药治疗来诊。

刻下：精神萎靡，每晚发热加重，体温 38~38.2℃，伴恶寒明显；时有发热汗出，手足凉，口气重，不咳嗽，纳差，脱发，大便每日一行，小便正常。舌质红，苍老舌，舌苔薄白，脉沉滑。

［门诊诊断］中医诊断：发热，三阳合病证。西医诊断：不明原因低热。

患者主因不明原因发热就诊，以中等度发热为主，发热时伴有显著恶寒，根据"有一分恶寒，便有一分表证"可知，其仍有寒邪束表。不咳嗽，提示邪气尚未入肺。口气重，脱发，舌红，舌质苍老，脉沉滑均提示阳明郁热。其间断发热、神疲乏力、纳差，这也属"往来寒热""默默不欲饮食"范畴。综上，辨为三阳合病，首选柴葛解肌汤。

处方：柴胡20g，黄芩10g，葛根50g，白芍10g，羌活10g，生石膏90g，白芷10g，桔梗10g，甘草10g，生姜10g，大枣30g。7剂，水煎服，日1剂。

二诊（2020年5月16日）：患者服药后体温未降，但精神振奋，不再萎靡，胃口好转，体温升高时已经不再恶寒，不再手足凉，脱发好转，舌红苍老好转，脉沉数。守方再服1周。

三诊（2020年5月23日）：患者近1周体温升至38℃的频次较前减少，时有身热汗出，舌红，舌苔黄厚干，脉数。考虑患者发热时的恶寒、手足凉症状消失，提示表寒已解，不可再用柴葛解肌汤祛风解表，改方小柴胡汤合竹叶石膏汤以清解余热。

处方：柴胡20g，黄芩10g，姜半夏10g，党参30g，生甘草10g，生姜10g，大枣30g，淡竹叶20g，生石膏90g，麦冬10g，连翘20g，芦根30g。5剂。水煎服，日1剂，分2次服。

四诊（2020年6月6日）：患者连续服用上方14剂，体温已正常，纳眠可，二便调。舌质淡红，苔薄白，舌面转润，不似以前苍老干枯，脉沉。

按：从该案的治疗经过分析，以是否存在恶寒、手足凉的表证，可以划分为两个阶段。第一阶段，为邪在三阳，用柴葛解肌汤解表退热，患者每天服用生石膏90g，葛根50g，其发热有明显下降趋势。在第二阶段，表寒解后，改用小柴胡汤合竹叶石膏汤以和解少阳、清解余热，且加大剂量连翘、芦根以清热解毒，升津止渴，合用而取效。初诊时，家长告知因发现患者只要出去跑跳片刻，体温就立刻升高，因此，一直严格控制其活动，以慢走为主；在饮食上，绝不可吃凉的食物。笔者见其舌红少津，舌质苍老，嘱咐可以适量进食西瓜、冰棍等，但仍需控制荤食。

（七）心得体会

1. 三阳合病（太阳、少阳、阳明）在北方外感病中最为常见

病在太阳多表现为恶寒发热，无汗，头身疼痛，骨节疼痛，项强，鼻塞，流鼻

涕，打喷嚏，脉浮紧；病在阳明多表现为壮热，高热，口干，口渴，欲冷饮，小便黄，大便干；病在少阳多表现为往来寒热，胸胁苦满，口苦，咽干，目眩，默默不欲饮食，心烦喜呕。笔者发现，在北方的外感疾病以三阳合病为主。初起往往表现为头昏头痛，鼻塞，流鼻涕，打喷嚏。但其病程极为短暂，很快则会入里化热，表现为咽干、咽痛。继而出现咳嗽，开始为干咳、呛咳，后转为咳痰，以黄痰、白痰、黏痰为主。其传变规律与《伤寒论》中的六经传变高度相似。部分外感患者以咽干、咽痛为主诉就诊时，很容易被误认为是"上火了"而选择牛黄解毒丸、牛黄清心丸等中成药清热解毒，且往往疗效较差。从这里也不难发现，其外感疾病的传变规律与《伤寒论》中的六经传变高度相似。而在南方，外感疾病的传变规律则明显不同，病情往往会滞留于太阳阶段不解，持续表现为头昏、头痛、鼻塞、流清涕等寒邪束表指征，而口苦、咽干、目眩等邪在少阳指征，及口渴、欲冷饮等阳明内热表现，并不明显。因此，在治疗上，侧重于疏风散寒、解表退热。

2. 柴胡、葛根、生石膏剂量大小是退热关键

柴胡可以和解少阳，解表退热。在《神农本草经》中谓其主治"寒热邪气，推陈致新"，《名医别录》谓其"除伤寒心下烦热"。且在《伤寒论》中，小剂量柴胡可疏肝理气，而大剂量柴胡则可退热。在治疗外感发热的过程中，笔者常取30g柴胡以退热。葛根可以解肌退热，透疹，生津止渴，升阳止泻。在《神农本草经》中谓其"主消渴，身大热，呕吐"，《名医别录》谓其"疗伤寒中风头痛，解肌发表出汗，开腠理"，《本草经疏》中注释其为"解散阳明温病热邪主要药也"。在《伤寒论》中，下利越重，葛根剂量也就越大。因此，大剂量葛根可用于发热伴腹泻的治疗。因葛根也为药食同源产品，笔者常取90~120g以退热止泻。石膏可以清热泻火，除烦止渴，收敛生肌。在《神农本草经》中谓其"主中风寒热，心下逆气惊喘，口干，苦焦，不能息，腹中坚痛"，《名医别录》中谓其"除时气头痛身热，三焦大热，皮肤热，肠胃中结气，解肌发汗，止消渴烦逆"。近代医家张锡纯批判时医畏惧石膏的弊端，倡导大剂量生石膏清热泻火，其主张："夫石膏之质甚重，七八钱不过一大撮耳。以微寒之药，欲用一大撮扑灭寒温燎原之热，又何能有大效。是以愚用生石膏以治外感实热，轻证亦必至两许；若实热炽盛，又恒重用至四五两，或七八两，或单用，或与他药同用，必煎汤三四茶杯，分四五次徐徐温饮下，热退不必尽剂。"笔者在运用本方退热时，将石膏剂量用至210~300g以迅速退烧。值得注意的是，在大剂量运用本方时，中病即止，体温降至37℃以下则可停服。

3. 柴葛解肌汤治疗外感病起效快，疗程短

本方为明代医家陶华所创。陶华（1369—1463），字尚文，号节庵、节庵道人，明余杭人。悬壶杭州，治伤寒症，常一剂即愈，名著一时，人称"陶一帖"。笔者临床上用本方治疗院内感染、流感、急慢性支气管炎、肺炎等，多能一剂起效。由此可见，陶氏美誉，并非浪得虚名。四川名医余国俊先生认为，"本方剂量若恰当，服药亦得法，极善退感冒初起之高热，成人小儿皆然，而小儿退热尤速"。笔者导师王阶教授也善用柴葛解肌汤治疗病房里一到下午就寒战高热的定期发作患者，3剂之内均能退热。笔者体会到，针对年轻人或正气不虚的外感，本方大多能做到"一剂退热"；而针对老年体弱，甚至合并多脏器病变的患者，本方疗效则会稍长，但一般不超过3剂。而小柴胡汤合麻杏石甘汤方证的疗程相对偏长。笔者认为，其疗程差异与方证背后的病理生理学作用机制密切相关。柴葛解肌汤多用于疾病初起，病位偏表，其炎性反应相对较轻，若能有效截断，多能迅速起效；而小柴胡汤合麻杏石甘汤多用于疾病入里化热，病位偏里，其炎性反应相对较重，即使我们加强中药剂量和服用方法，但要想达到迅速抗炎疗效，在重症患者上恐非一剂能愈。

4. 药理机制

本方之所以可作为重症感染、脓毒症、上呼吸道感染、流感等多种发热性疾病的专病专方，与其具有较好的退热、抗炎、抗病毒、抗自由基损伤的药理学作用机制有关。本方可降低血清中白介素 -1β、髓过氧化物酶、诱导型一氧化氮合成酶、一氧化氮，降低脑内环磷酸腺苷（cAMP）含量等。其中，柴胡与葛根的有效成分柴胡皂苷和葛根素为退热的主要活性成分。

5. 方证鉴别

与柴葛解肌汤相似，小柴胡汤合麻杏石甘汤、小柴胡汤合大青龙汤也是笔者治疗三阳合病屡试不爽的经典名方。方中用小柴胡汤和解少阳，生麻黄宣肺解表主治太阳，而生石膏清热主治阳明。这3首处方的临床运用频率极高，粗略估算，每年均在数百次以上。然而三者在方证指征上存在显著差异，不可误用、混用。具体而言，小柴胡汤合麻杏石甘汤的病位偏里，病性偏热，其表证偏轻，在指征上偏于咳嗽咳痰；小柴胡汤合大青龙汤病位偏表，病性寒热错杂，属寒包火，其表寒化热偏重，主要表现为"不汗出而烦躁"，在指征上偏于无汗、全身酸痛、四肢无力、

烦躁不安、痛苦呻吟；而柴葛解肌汤方中有大量风药解表，故其病位偏表，病性偏寒，在指征上偏于表证疼痛。这也是上述医案中初服小柴胡汤合麻杏石甘汤不效，改用柴葛解肌汤取效的原因。

二、小柴胡汤合麻杏甘石汤／肺部感染，慢性阻塞性肺疾病急性加重等

小柴胡汤合麻杏甘石汤为《伤寒论》经方合方，具有和解少阳、辛凉宣泄、清肺平喘功效。主治三阳合病，邪热壅肺证。症见外感发热，咳嗽咳痰，痰黄难咳，或干咳，或呛咳，气急，鼻扇，有汗或无汗，口干口苦，咽干，纳差，容易恶心，咽部不适，咽干咽痛，欲冷饮，小便黄，大便干。舌红，舌面干燥少津，舌苔薄白或薄黄，脉弦滑。现今临床多将本方用于发热、急性上呼吸道感染、急性支气管炎、肺炎、麻疹合并肺炎等治疗。笔者在临床多将本方用于新型冠状病毒感染、肺部感染、急性高热等治疗。通过诊治大量急危重症患者，积累了运用小柴胡汤合麻杏甘石汤的有效临床经验。

笔者深刻体会到：①麻杏甘石汤是临床治疗肺热咳喘的经典名方，主治病毒性肺炎、支气管肺炎、大叶性肺炎、支原体肺炎、新型冠状病毒感染、麻疹合并肺炎、重症急性呼吸综合征（SARS）、禽流感、甲型 H1N1 流感、慢性阻塞性肺疾病急性加重等各种流感、肺炎。②"汗出而喘"提示邪热壅肺，轻者可见咳喘的同时伴见额头、发际汗出溱溱，重症多见全身汗出，前胸"挂满"豆大汗珠，成排成串，现代医学认为与肺部感染有关。③"无大热"，这里的"大热"言症状而不言病机，并非热证不重，恰恰相反，提示火热与炎症很重。④小柴胡汤合麻杏甘石汤为笔者治疗外感病三阳合病的经典组合，在北方外感诸疾中尤为常用，每年运用多达数千例。⑤小柴胡汤合麻杏甘石汤证的指征，包括：在疾病方面，本方可用于病毒性肺炎、支气管肺炎、大叶性肺炎、支原体肺炎、新型冠状病毒感染、麻疹合并肺炎、重症急性呼吸综合征（SARS）、禽流感、甲型 H1N1 流感、慢性阻塞性肺疾病合并急性加重、百日咳等各种流感、肺炎。在症状方面，其指征包括口苦，咽干，目眩，默默不欲饮食，心烦喜呕，胸胁苦满；往来寒热，恶寒与发热交替，低热、中等发热或高热均可见；胸闷咳喘，咳嗽咳痰，痰黄难咳；口干渴，欲冷饮，烦躁，汗出；小便黄，大便干；舌红，苔薄白或黄，质干，脉浮滑数有力，以右寸为主。⑥小柴胡汤合麻杏甘石汤也是本次新型冠状病毒感染伴见发热、咳嗽的治疗主方。

（一）方证溯源

小柴胡汤是传统退热经典名方，出自《伤寒论·辨太阳病脉证并治上》，可以和解少阳、疏肝利胆，主治邪在少阳证。本方可以广泛运用于发热性疾病，包括感染性发热和非感染性发热。在《伤寒论》中，小柴胡汤的临床运用范围很广，其相关条文在《伤寒论》所占篇幅也比其他方剂为多，日本医家丹波元简曾言："伤寒诸方，惟小柴胡为用最多，而诸病屡称述之。"因该方证条文极多，仅择第96、第263、第379条分析如下。第96条："伤寒五六日中风，往来寒热，胸胁苦满，嘿嘿不欲饮食，心烦喜呕，或胸中烦而不呕，或渴，或腹中痛，或胁下痞硬，或心下悸，小便不利，或不渴，身有微热，或咳者，小柴胡汤主之。"第263条："少阳之为病，口苦、咽干、目眩也。"第379条："呕而发热者，小柴胡汤主之。"由上述条文可知，小柴胡汤证的经典指征包括：往来寒热，胸胁苦满，嘿嘿不欲饮食，心烦喜呕，口苦，咽干，目眩，呕而发热。

麻杏甘石汤在《伤寒论》中共有两处记载。在第63条："发汗后，不可更行桂枝汤。汗出而喘，无大热者，可与麻黄杏仁甘草石膏汤。麻黄（去节）四两，杏仁（去皮尖）五十个，甘草（炙）二两，石膏（碎，绵裹）半斤。上四味，以水七升，煮麻黄，减二升，去上沫，内诸药，煮取二升，去滓，温服一升。"第162条："下后，不可更行桂枝汤；若汗出而喘，无大热者，可与麻黄杏子甘草石膏汤。"由上述条文可知，麻杏甘石汤证的经典指征包括：汗出，咳嗽，气喘。

（二）基于病机结合病理的方证条文内涵解读

1. 呕而发热

"呕而发热"，是指患者呕吐的同时伴见发热指征。在《伤寒论》中，该条文实质为临床运用小柴胡汤治疗各类感染性发热与非感染性发热的"口诀"。只要症见呕吐与发热，即可选小柴胡汤为主方进行治疗。结合第96、第263条条文，我们发现小柴胡汤证的发热有如下特征：①往来寒热，表现为恶寒与发热交替，或憎寒壮热，或表现为强烈的恶寒感觉，其发热时作时止，或一到下午就发热加重；②伴见口苦，咽干，咽痛；③伴见神志萎靡，不欲与人交流，头晕不清爽；④伴见胸满闷，咳喘，咳嗽咳痰；⑤伴见纳差，不欲饮食，时时恶心呕吐等。值得注意的是，这里的"呕"需要活看，并非所有患者均可见到呕，部分患者虽然并无呕吐，但表现为纳差，胃口减退等也属于小柴胡汤方证范畴。因此，发热的同时伴见呕吐、纳差、恶心是临床运用小柴胡汤的必然症。

2. 汗出而喘

该条文揭示其存在汗出、气喘指征。在《说文解字》中，喘为"疾息"之意，即呼吸急促。这里的喘，当与邪热壅肺，肺气上逆有关，属"热喘"，既可见于肺部感染的急性咳喘，也可见于慢性阻塞性肺疾病的慢性咳喘。陆渊雷在其《伤寒论今释》中指出："麻杏甘石汤之主证，为烦渴喘咳，凡支气管炎、支气管哮喘、百日咳、白喉等，有烦渴喘咳之证者，悉主之。"汗出，也是因肺热所致，可表现为头面出汗，全身出汗等，且不伴有汗后怕冷发凉，属"热汗"。在《伤寒论》中，治疗汗出而喘的处方有桂枝加厚朴杏子汤、葛根芩连汤、麻杏甘石汤等。很显然，桂枝加厚朴杏子汤是针对素有咳喘的虚证而设，而葛根芩连汤虽主治"喘而汗出"，但其喘并非方证关键指征，且并非由邪热壅肺所致。而在麻杏甘石汤方证中，喘与肺热密切相关，正如尤在泾所言："发汗后，汗出而喘，无大热者，其邪不在肌腠，而入肺中，缘邪气外闭之时，肺中已自蕴热。"《伤寒论今释·方机》中也说本方："治汗出而喘，热伏者，又治喘息而渴者，兼用南吕或姑洗。"

"汗出而喘"很形象地展现出肺部感染等肺热内壅患者出现的呼吸道症状。《名医类案》载张友樵先生曾治疗一酒客的"右寸浮数，口渴恶热，冷汗自出，喘急烦闷"，原文为："夏月痰喘气喘，夜不得卧，服凉药及开气药不效。有议用《金匮》麦门冬汤者。张诊之，右寸数实，此肺实非肺虚也，投以人参则立毙矣。遂用葶苈五钱（焙研），滑石五钱，煎服立愈。明年复感客邪，壅塞肺气，喘咳复作。医以葶苈进，不效，反烦闷汗泄。张诊其右寸浮数，口渴恶热，冷汗自出，喘急烦闷。曰：此热邪内壅，肺气郁极，是以逼汗外越，非气虚自汗也。服葶苈反烦闷者，肺热极盛，与苦寒相格拒也。夫肺苦气上逆，本宜苦以泄之，而肺欲散，又当急食辛以散之。与麻杏甘石汤，一剂肺气得通，喘止汗敛，诸症悉平。"南京中医药大学黄煌教授曾经治疗一例小孩发热咳喘，诊为毛细支气管肺炎，营养状况好，但不时咳嗽、汗多、不停地哭闹，投麻杏甘石汤1剂（生麻黄10g，生石膏50g，杏仁15g，生甘草10g）。急煎300mL，每小时2~3汤匙，2小时喂药1次。当晚，咳喘好转，安然入睡。次日热退，活泼如常。安徽省名中医温兴韬教授曾见一患者发热咳嗽，查为肺炎，予以输液治疗，但每输液时大汗淋漓，投麻杏甘石汤1剂热退汗止。

我们在CCU收治重症心力衰竭合并重症肺部感染的老年患者较多。临床观察发现，"汗出而喘"在慢性阻塞性肺疾病、Ⅱ型呼吸衰竭伴急性加重患者中出现的概率极高。既可以表现为顽固性喘憋、呼吸困难，伴燥热异常，烦躁不宁，全身汗出，额头汗出溱溱，自颈以下前胸部位挂满了豆大汗珠，成排成串；也可以表现为剧烈咳喘、喘憋不能平卧，在长期采取半卧位后，医生查体时会发现患者后背与床垫之间因不断出汗而潮湿闷热；还可表现为医生在听诊时发现患者前胸闷热出汗，脉诊时发现患者手腕部位的自汗。

3. 无大热

因本方证邪热内壅，在病机上，仍属邪热较重。因此，这里的"大热"并非言病机，而是言症状。只因患者持续汗出，导致体温不如无汗时升高明显，此时很少见到高热，而以低热或者中等程度发热更为常见。由此可见，"无大热"中的"大热"，不是指病机，而是言其症状。小儿发热伴无汗身热时，其体温可高达40℃以上，但其退热也相对简单；反而，当成人出现重症感染时，其体温可能不是很高，常波动在38~39℃，伴见咳喘汗出，其炎症相对难以控制，而容易反复，迁延难愈。

此外，"无大热"还表现为老年患者的一种邪热内壅的体质倾向。我们观察发现，在患有多年慢性阻塞性肺疾病病史的老年患者中，部分存在动则气喘，容易身热多汗，燥热，烦躁，经常在家或住院时赤身裸体，拒绝佩戴无创呼吸机，容易出现人机对抗，纳差，眠差；体形肥胖、壮实，胸廓饱满或桶状胸，皮肤或黄或白或黑。虽然其体温正常，但在病机与体质上，仍属内热。笔者常将其称为"黄胖""白胖""黑胖"类型，多见于麻黄体质。针对这种体质类型患者，笔者尤其喜用麻杏甘石汤宣肺泄热。患者服用本方后，其燥热渐能缓解，不再赤身裸体，大量自觉燥热的老年患者自诉服药后，大都"能把脱下去的衣服一件一件穿起来了"。

（三）基于药性结合药理的方证解读

在药理作用上，小柴胡汤合麻杏甘石汤也显示了较好的抗炎、抗病毒、化痰、解痉、平喘的作用。

首先，小柴胡汤具有良好的抗炎、抗病毒、诱导细胞白介素产生、增强人体特异性体液免疫功能及非特异免疫功能，改善免疫亢进，抗流感病毒等，明显降低肺炎链球菌感染模型动物死亡的发生率及内毒素致发热模型动物各时间段体温的升高水平。柴胡抗炎的有效成分为柴胡皂苷，它能显著抑制炎症，使毛细血管通透性增加，显著抑制白细胞游走，还能显著抑制晚期炎症组织增生。黄芩抗炎成分为黄芩苷及黄芩素，可通过抑制促炎性细胞因子的过度释放，促进抗炎性细胞因子表达，从而抑制机体全身炎症反应综合征。人参可增强机体非特异性抵抗力。甘草的抗炎成分为甘草酸和甘草次酸。生姜可促进发汗而加强散热，也有抗炎作用，可能与其所含辣味成分 6- 姜酚及其生物合成中间体去氢姜二酮能抑制前列腺素生物合成有关。

其次，麻杏甘石汤具有良好的解热、抗炎、镇咳、抗病毒等功效。麻黄中的主要活性成分包括麻黄碱、伪麻黄碱、挥发油等，具有松弛支气管平滑肌作用，可有效解除支气管痉挛。杏仁有效成分为苦杏仁苷，经水解后，可以产生另一种物质——氢氰酸，其具有祛痰、镇咳等功效。石膏在古代一直有"白虎"之称，属于传统解热药物，且清热效果明显，已广泛用于热证的治疗中。石膏对体温调节中枢亢进产生抑制作用，具备良好的解热功效。甘草具有抗肿瘤、免疫调节、抗病毒等功效。

（四）方证特征

小柴胡汤合麻杏甘石汤方证特征如下：在疾病方面，本方可用于病毒性肺炎、支气管肺炎、大叶性肺炎、支原体肺炎、新型冠状病毒感染、麻疹合并肺炎、重症急性呼吸综合征（SARS）、禽流感、甲型 H1N1 流感、慢性阻塞性肺疾病合并急性加重、百日咳等各种流感、肺炎。

在症状方面，其指征包括：口苦，咽干，目眩，默默不欲饮食，心烦喜呕，胸胁苦满；往来寒热，恶寒与发热交替，低热、中等发热、高热均可见；胸闷咳喘，咳嗽咳痰，痰黄难咳；口干渴，欲冷饮，烦躁，汗出；小便黄，大便干；舌红，苔薄白或黄、质干，脉浮滑数有力，以右寸为主。

（五）临床运用

1. 小柴胡汤合麻杏甘石汤、肾气丸治疗慢性阻塞性肺疾病急性加重，Ⅱ型呼吸衰竭案

于秀某，女，83岁。主因"反复喘憋10年，加重3天"于2016年9月26日就诊。患者10年前受凉后出现胸闷喘憋，就诊于外院，考虑慢性阻塞性肺疾病合并肺部感染，给予抗感染治疗后，症状好转出院。后患者喘憋反复，外院诊为"慢性阻塞性肺疾病急性加重，真菌感染，Ⅱ型呼吸衰竭，冠心病，不稳定型心绞痛"等。3天前，患者喘憋再次加重。刻下症见：胸闷，喘憋，咳嗽，咯白黏痰，动则咳喘，不能多走；容易汗出，平常自觉燥热，经常冬天在家身着单衣或赤身裸体，不怕冷，口干，口苦，大便干，二三日一行。舌暗红，干燥，少津，脉弦滑。

［查体］体温正常，体形白胖，双肺呼吸音粗，双下肺可闻及干啰音。

［辅助检查］全血细胞分析+CRP：RBC 12.43×10^9/L，NEUT% 78.9%，LYMPH% 14.2%。快速血气分析：PCO$_2$ 58.9mmHg。肺部高分辨CT提示：两肺慢性支气管炎，肺气肿，两肺多发肺大疱形成，右上肺陈旧性病变，右肺中叶内侧段舌叶下段节段性肺不张。

［入院诊断］中医诊断：喘证，邪在少阳、肺热壅盛证。西医诊断：①慢性阻塞性肺疾病急性加重，肺部感染，Ⅱ型呼吸衰竭；②冠状动脉粥样硬化性心脏病，不稳定型心绞痛。

考虑患者属于慢性阻塞性肺疾病急性加重合并Ⅱ型呼吸衰竭，病情较重。其剧烈咳喘，胸闷，容易出汗，属于典型的"汗出而喘"；其体温不高，属于"无大热"，虽然其体温正常，但并不可认为其体内无热证指征，相反，其平常自觉燥热，经常冬天在家身着单衣或赤身裸体，不怕冷，属于阳明热盛的经典指征。其口干，口苦，伴胸闷喘憋，这属于邪在少阳指征。因"肺与大肠相表里"，肺热下移大肠，故见大便干，二三日一行。舌暗红，干燥，少津，脉弦滑，均为邪热壅肺所致。这属于典型的小柴胡汤合麻杏甘石汤证，毅然疏方如下。

处方：柴胡18g，黄芩10g，法半夏10g，党参15g，生甘草10g，生姜6g，大枣15g，生麻黄8g，杏仁12g，生石膏45g，桔梗15g，紫菀15g，款冬花15g。3剂，水煎服，浓煎100mL，日1剂，分2次服。

二诊（2016年9月28日）：患者服药3剂后，喘憋明显好转，咳嗽咳痰显著减轻，大便较前通畅。后在此方基础上加减，患者共服药20剂，燥热大减，不再喊热，在家已经能穿上衣服。嘱其复查血气，二氧化碳分压下降至49mmHg。改小柴胡加石膏、桔梗汤，继续调理，病情平稳。9个月后，复查二氧化碳分压为42mmHg，已经下降至正常范围。

三诊（2017年7月19日）：患者诉胸闷喘憋未有发作，近期因偏头痛加重来诊。患者既往有偏头痛病史40年，遍服中西药治疗无效，痛甚则头晕，定期发作。刻下：恶心呕吐，呕吐黏液痰涎。舌淡红，苔薄白，脉弦。考虑患者目前以头痛为主，与《伤寒论》第243、第309、第378条方证高度相似，即243条："食谷欲呕，属阳明也，吴茱萸汤主之。得汤反剧者，属上焦也。"309条："少阴病，吐利，手足逆冷，烦躁欲死者，吴茱萸汤主之。"378条："干呕，吐涎沫，头痛者，吴茱萸汤主之。"其在病机上属于肝胃虚寒，浊阴上逆，因此，予以吴茱萸汤原方。

处方：吴茱萸6g，党参30g，生姜10g，大枣30g。7剂，水煎服，日1剂，分2次服。

四诊（2017年7月26日）：家属代诉，患者服药7剂后，头痛未见缓解。因家属见患者咳喘较前大有缓解，对笔者非常信任，再次邀请开药治疗。考虑患者为"典型"的吴茱萸汤证，为何无效？考虑再三，患者偏头痛长达40年，其发作并非寒凝夹痰可以囊括，应该还存在瘀血内阻、经络不通指征，这与血府逐瘀汤方证中的第一条所主治的头痛高度相似，原文谓："头痛有外感，必有发热恶寒之表症，发散可愈；有积热，必舌干、口渴，用承气可愈；有气虚，必似痛不痛，用参芪可愈。查患头痛者，无表症，无里症，无气虚、痰饮等症，忽犯忽好，百方不效，用此方一剂而愈。"然而，血府逐瘀汤的药性偏阴柔，恐非所宜。改用《寿世保元》清上蠲痛汤祛风散寒，通络止痛。

处方：当归15g，川芎10g，白芷10g，细辛6g，羌活6g，防风10g，菊花10g，蔓荆子6g，苍术15g，麦冬15g，独活6g，生甘草10g，黄芩10g。7剂，水煎服，日1剂，分2次服。

五诊（2017年11月10日）：家属代诉，患者服上方3剂后，头痛彻底消失，随访至今再未发作。因冬天来临，家属发现其手脚发凉，想服用中药治疗，纳眠可，二便调。考虑患者既往存在慢性阻塞性肺疾病，因"肺主气，司呼吸"，其标在肺，而其本在肾，急性期与邪热壅肺有关，而缓解期的气短、怕冷则与肾气、肾阳不足有关。予肾气丸以少火生气。

处方：附片15g，桂枝15g，生地黄30g，山萸肉15g，山药30g，丹皮10g，茯苓30g，泽泻15g。7剂，水煎服，日1剂，分2次服。

患者服药 7 剂，即手足转温，平常能不用搀扶自行走一公里，能下楼晒太阳，非常高兴。

按：一般认为老年患者多属阳气不足，在临床治疗时，需慎用寒凉药物。然而，我们发现，该患者初诊时即表现为胸闷喘憋咳嗽反复发作，伴燥热，口干口苦，便秘，舌红脉滑，其本质仍属内热。此时，不可见其高龄而畏用寒凉。"邪去则正安"，用大剂量石膏清火泄热，内热去则正气安。难能可贵的是，患者服药后，在不佩戴无创呼吸机的情况下，其二氧化碳潴留竟得以逆转，进一步提示肺功能改善。而在疾病后期，笔者改用肾气丸善后以补其不足，取得疗效。

2. 小柴胡汤合麻杏甘石汤治疗急性上呼吸道感染、类风湿关节炎、干燥综合征、冠心病、频发多源室早、短阵室速案

王某，女，45 岁。主因"胸闷憋气反复发作 10 年，加重伴乏力 3 天"于 2015 年 11 月 12 日入院。患者 10 年前无明显诱因出现胸闷憋气，活动后加重，劳累后减轻，就诊于当地医院，查心电图提示心肌缺血、室性早搏、房性早搏，诊断为"冠状动脉粥样硬化性心脏病、心律失常、室性早搏、房性早搏"。后胸闷憋气反复发作，多次就诊于我院。3 天前症状再次加重，为求进一步治疗来诊。刻下症见：神情默默，郁郁寡欢，不欲与人交流，恶寒发热，体温 38.7℃，口干，口苦，口黏，口臭，咽干痛，喜冷饮，但不能冷饮，恶心，纳差，不欲食，肩、肘、手关节酸痛，后背酸楚，时有呛咳，以干咳为主，大便时干时稀，干结时二三日一行，偏稀时一天二三次，大便气味臭，小便黄。舌暗红，苔薄白，脉弦结代。患者既往有类风湿关节炎、干燥综合征病史。

[辅助检查] 全血细胞分析 +CRP、胸片未见异常。心电图：频发室早。心电监护显示频发多源室早、短阵室速。

[入院诊断] 中医诊断：发热、咳嗽，三阳合病，邪热壅肺证。西医诊断：①急性上呼吸道感染；②冠状动脉粥样硬化性心脏病，心律失常，频发多源室性早搏，短阵室性心动过速；③类风湿关节炎；④干燥综合征。

刚接诊时，患者独自坐在病床旁边，默默不言，询问哪儿不舒服，患者亦不回答，当时就觉得患者非常另类。片刻后，护士电话回报生命体征，告知体温升高（38.7℃）。笔者立刻意识到，这并非其性格"另类"，而是发热后的一种"默默"反应，这是少阳证的经典条文再现。遂处以小柴胡汤合麻杏甘石汤。

处方：柴胡 18g，黄芩 10g，法半夏 10g，党参 15g，生甘草 10g，干姜 3g，

大枣15g，生麻黄6g，杏仁10g，生石膏30g。2剂，水煎服，急煎1剂，日1剂，分2次服。

二诊（2015年11月13日）：患者当晚服药半剂即退热，次日晨起体温36.4℃。

按：住院期间出现的发热非常常见，如何快速退热，避免病情加重，这是临床难题。该患者属于典型的三阳合病，即使见其容易大便腹泻，但仍有大便气味重等内热指征，用药依然不避寒凉。同一时期住院的另一位老年女性患者，主因"胸闷反复发作23年，加重5天"入院，既往有冠心病、慢性阻塞性肺疾病病史。住院期间，外出抽烟受凉后，出现恶寒发热，体温38.5℃，口干渴，口苦，咽干，纳差，喜冷饮，大便干，小便黄。舌暗红，苔薄白，脉沉。因患者下颌部见皮肤红点，上级医师查房时，认为其红点当属热入营血，当以犀角地黄汤清热凉血。该患者虽然反复发热，但其三阳合病的病机仍在，因治不得法，引邪深入，以致久久不愈，甚为可惜。

3. 小柴胡汤合麻杏甘石汤等治疗慢性阻塞性肺疾病伴急性加重、肺部感染、Ⅱ型呼吸衰竭、冠心病、永久性心房颤动、心力衰竭、心功能Ⅳ级案

金某，女，83岁。主因"心悸反复发作4年，加重伴喘憋、咳嗽5天"于2017年1月30日入院。患者4年前无明显诱因出现心悸，就诊于某康复中心，诊断为"冠心病"，予对症治疗后好转（家属口述）。3年前出现心慌症状加重，查心肌酶增高，于北京某心血管专科医院住院治疗，诊断为"心房颤动、心力衰竭"，予对症治疗，好转后出院。2年前因肺炎再次出现心慌，咳嗽，于北京某三甲医院住院治疗，诊断为"肺部感染、急性冠脉综合征、心功能Ⅲ级、高血压2级（极高危）、心房颤动、血脂代谢异常、反流性食管炎、抑郁症"，予抗感染，强心，控制心室率等治疗，好转后出院。现口服阿司匹林、酒石酸美托洛尔、单硝酸异山梨酯片、阿托伐他汀钙、盐酸曲美他嗪。5天前患者心悸加重，伴喘憋、咳嗽，来我院就诊。经急诊对症治疗，症状好转不明显，现为求进一步治疗，由急诊收入我科。刻下症见：心悸，胸闷，喘憋，动则喘甚，休息后可缓解；咳嗽咳痰，痰色白量少，质黏较难咳出；无心慌、胸痛，无恶心呕吐，偶有反酸，口渴，喜冷饮，纳可，眠差，小便可，大便日1次，质地适中。舌淡，苔薄白，脉沉结代。

患者既往有抑郁症31年，现口服米氮平、盐酸艾司唑仑、西酞普兰，控制良好。有慢性阻塞性肺疾病、高血压、脂肪肝、左肾囊肿病史。

[查体] T 36.0℃，P 86次/分，R 20次/分，BP 110/64mmHg。发育正常，

自主体位，轮椅推入病房，面色萎黄，双侧呼吸音粗，双下肺可闻及大量散在湿啰音，心音强弱不等，心率 95 次 / 分，律不齐，腹软，双下肢中度凹陷性水肿。

[辅助检查] 全血细胞分析 +CRP:WBC $8.67×10^9$/L，NEUT% 82.8%，CRP 4.22mg/L。生化 +cTnI 测定:cTnI 0.059μg/L，Na^+ 124mmol/L，K^+ 2.61mmol/L，ALB 34.50g/L，HCO_3^- 41.7mmol/L，CK 276U/L，CK-MB 20U/L，LDH 259U/L。快速血气分析（微电极）:pH 7.403，PCO_2 74.6mmHg，PO_2 78.8mmHg，SO_2 95.3%，HCO_3 45.5mmol/L。DIC 初筛试验:D-Dimer 1.13mg/L（FEU），FDP 5.6mg/L，INR 1.04。NT-proBNP:7801pg/mL。心电图:心房颤动，陈旧性前间壁梗死。床边胸部 X 线:右肺炎症，右侧胸腔积液，双肺陈旧性病变，心影增大，大致同前。

[入院诊断] 中医诊断:心悸，胸痹，咳嗽，邪在少阳，痰热蕴肺证。西医诊断:①冠状动脉粥样硬化性心脏病，陈旧性心肌梗死（前间壁），心律失常，永久性心房颤动，心功能Ⅳ级（NYHA 分级）;②慢性心力衰竭急性发作;③慢性阻塞性肺疾病，Ⅱ型呼吸衰竭，肺部感染;④高血压 2 级（极高危）;⑤抑郁症;⑥反流性胃食管炎;⑦血脂异常;⑧低钾血症;⑨低钠血症;⑩脂肪肝;⑪左肾囊肿。

入院后给予抗血小板、抗凝血、扩张冠状动脉、降血脂、稳定斑块、利尿、抗感染、化痰、解痉、平喘、无创呼吸机辅助呼吸、补钾等治疗。

二诊（2017 年 2 月 3 日）:由笔者接手诊治。仍有胸闷气短，喘憋明显，咳嗽咳痰，痰黏色黄，乏力纳少，口干，偶有反酸，眠差，二便可。舌红，苔黄剥脱，有裂纹，脉沉。查体:T 36.5℃，BP 125/67mmHg，HR 103 次 / 分。SPO_2 98%，双肺呼吸音粗，可闻及散在干湿啰音，心律绝对不齐，第一心音强弱不等，腹膨软，双下肢轻度浮肿。24 小时总入量 1798mL，尿量 2000mL，总出量 2850mL。生化全项:Cr 65μmol/L，BUN 4.3mmol/L，总蛋白（TP）59.60g/L，ALB 35.80g/L，Na^+ 146mmol/L，Cl^- 93mmol/L，K^+ 3.98mmol/L，HCO_3^- 38.6mmol/L，胆固醇（CHO）2.97mmol/L，甘油三酯（TG）0.86mmol/L，ALT 18.1U/L，AST 19.4U/L，H-CRP 4.95mg/L。细菌真菌血清学检查:H-test 0.064EU/mL，G-test 21pg/mL，PCT<0.05ng/mL。快速血气分析（微电极）:pH 7.392，PO_2 76.0mmHg，PCO_2 79.5mmHg，SO_2 95.6%，HCO_3^- 47.3mmol/L。甲状腺检查四:促甲状腺素（TSH）0.0913μIU/mL，血清总三碘甲状腺原氨酸（TT3）0.42ng/mL，游离三碘甲状腺原氨酸（FT3）1.34pg/mL，血清总甲状腺素（TT4）6.37μg/dL。床边心动超声:左室壁运动普遍减低，主动脉瓣钙化并狭窄（中度），三尖瓣反流（中度），肺动脉

高压（中度），双房增大（左房先后径 50mm，右房左右径 41mm），左室收缩功能减低（EF：43%）。床边胸腔超声：双胸腔积液（右侧胸腔前后径 9.6cm，上下径 6.8cm。左侧胸腔前后径 7.2cm，上下径 2.9cm）。

考虑患者目前主要存在心力衰竭、心房颤动、感染、冠心病、瓣膜病等，且其感染加重心力衰竭为核心病理改变。另外，需关注患者有无出现胸痛、呼吸困难、昏厥等主动脉瓣狭窄三联征症状。因目前已行利尿、抗感染等治疗，根据《金匮要略》中"先治其卒病，后乃治其痼疾"的先表后里治则，当首先控制感染。根据其心悸，胸闷，喘憋，动则喘甚，休息后可缓解，咳嗽咳痰，痰黏色黄，偶有反酸，口渴，喜冷饮，乏力纳少，眠差，心悸，胸闷，喘憋为冠心病、心房颤动、心力衰竭、感染所致。其中，胸闷、喘憋，纳差，为邪在少阳；口渴，喜冷饮，为阳明蕴热；咳嗽咳痰，痰黏色黄为痰热内蕴；舌红，苔黄剥脱，有裂纹，为过量运用利尿剂伤阴。且其咳嗽黄黏痰涎，与《金匮要略》中皂荚丸方证"咳逆上气，时唾浊痰，但坐不得眠者"高度相似。综上，当以中药和解少阳，宣肺泄热化痰，予以小柴胡汤合麻杏甘石汤、皂角丸、桔梗汤。

处方：柴胡 18g，黄芩 12g，法半夏 15g，党参 15g，甘草 15g，生姜 2g，大枣 15g，生麻黄 10g，生石膏 120g，炒杏仁 20g，蜜紫菀 20g，款冬花 20g，桔梗 15g，炒薏苡仁 30g，皂角刺 10g。3 剂，浓煎 50mL，每日 1 剂，分 2 次服。

三诊（2017 年 2 月 7 日）：患者喘憋较前明显缓解，偶有胸闷气短，咳嗽咳痰减轻，咳少量黄痰，乏力纳少，口干，咽干，眠差，保留导尿，小便量多，可见少量暗红色沉淀物，今日排大便 2 次。舌红，苔黄剥脱，有裂纹，脉沉结代。查体：T 36.2 ℃，BP 131/75mmHg，HR 90 次 / 分，SPO$_2$ 98%。24 小时总入量 2106mL，尿量 3000mL，总出量 3850mL。全血细胞分析 +CRP：WBC 9.96×10^9/L，NEUT% 78.4%。快速血气分析（微电极）：pH 7.441，PO$_2$ 54.5mmHg，PCO$_2$ 52.7mmHg，SO$_2$ 89.4%，HCO$_3^-$ 32.0mmol/L。床边心动超声：左房增大，主动脉瓣狭窄（轻度）并关闭不全（轻度），主动脉瓣钙化，二尖瓣反流（轻度），三尖瓣反流（轻度）。患者经中西医结合治疗，血常规、血气均较前显著改善，咳嗽咳痰明显减轻。考虑患者舌红，苔黄剥脱，有裂纹，脉沉结代，其舌苔的变化与利尿剂有关。其时有咳嗽，伴气上冲感，与《金匮要略·肺痿肺痈咳嗽上气病脉证治》麦门冬汤方证之"火逆上气，咽喉不利"极为相似，因此，予以麦门冬汤。

处方：麦冬 60g，法半夏 9g，党参 15g，甘草 15g，大枣 20g，山药 30g。7 剂，水煎服，日 1 剂，分 2 次服。

四诊（2017年2月15日）：患者胸闷气短明显改善，无喘憋，咳嗽咳痰减轻，无口干，眠可，保留导尿，大便可。全血细胞分析+CRP:WBC 8.10×10⁹/L，NEUT% 77.8%。生化+cTnI:（－）。DIC初筛试验:D-Dimer 0.84mg/L（FEU），TT 41.1秒，APTT 35.2秒。快速血气分析（微电极）:pH 7.352，PO_2 86.2mmHg，PCO_2 52.6mmHg。床边胸腔超声：右胸腔积液。心脏超声提示EF>50%，NT-proBNP降至2517pg/mL。准予患者出院。

按：高龄患者的肺部感染合并心力衰竭是CCU中的常见危重症，很多老年患者存在心脏和肺的基础疾病。心脏疾病包括冠心病、心房颤动、瓣膜病等，肺疾病包括慢性阻塞性肺疾病、肺纤维化等，而肺部感染是加重心力衰竭的最常见诱因。如何用经方治疗肺部感染加重心力衰竭，是需要面临的重要临床难题。根据我们的临床实践经验，在常规抗感染、利尿、扩血管、强心基础上，同时运用中药小柴胡汤合麻杏甘石汤，中西医结合，能收到较好的退热、止咳、平喘、化痰功效，且大多数患者服用本方后，抗感染治疗方案可不用升级，在感染平稳控制后，能够为纠正心力衰竭赢得时间。

4. 小柴胡汤合麻杏甘石汤治疗小儿急性支气管炎伴发热案

吴某，男，7岁。主因"发热咳嗽2小时"于2019年12月19日就诊。学校老师发现该小孩脸红、身热、无汗，测量体温37.9℃，遂通知家长接回家。诊见患儿精神萎靡不振，不言语，不似以前活泼好动，喜眠睡，恶寒发热，抚摸额头烫手，体温38.9℃，全身无汗，时有阵咳，咳吐黄黏痰，口气重，唇红，纳差，不欲饮食，大便干，气味重，小便黄，舌质红，脉数。

［门诊诊断］中医诊断：咳嗽，三阳合病，肺热壅盛证。西医诊断：急性支气管炎。

考虑小儿急性起病，"有一分恶寒，便有一分表证"，其恶寒发热，是为太阳表证；身热，口气重，唇红，大便干，气味重，小便黄，舌质红，脉数，为阳明热盛；纳差，不欲饮食，为邪在少阳，枢机不利；时有阵咳，咳吐黄黏痰，为痰热蕴肺，肺气不能肃降，上逆作咳。综上，当属三阳合病，痰热内蕴所致。

处方：柴胡18g，黄芩10g，法半夏9g，党参10g，生甘草10g，生姜6g，大枣15g，生麻黄6g，杏仁10g，生石膏45g，桔梗15g，鱼腥草15g。2剂，水煎服，日1剂，分2次服。

二诊（2019年12月21日）：患者服药1剂后体温降至正常，2剂喝完，咳嗽咳痰消失，纳眠可，二便正常。

按：因小儿多不能准确表达口苦等主观不适，部分患儿也无法咳出黏痰，难以判断痰液的颜色、质地，在一定程度上影响了该方证的识别与判断。针对这种情况，根据我们的临床经验，尤需关注患儿的面色及唇、舌、咽喉等黏膜颜色，以及小便颜色、咳嗽声音、口气等望诊和闻诊的客观指征，以作为识证用方依据。另外，因小儿的发热、咳嗽多以火热为常见，在疾病的初期阶段尤其常见。因此，本方可用于各个年龄阶段患者的急性支气管炎伴发热的治疗，尤其适用于小儿。

（六）心得体会

小柴胡汤合麻杏甘石汤为笔者常用的主治外感病三阳合病的经典组合，在北方外感诸疾中尤为常用，每年运用多达数千例。兹将本方合方与加减，临床剂量等体会论述如下。

第一，本方的临床运用指征上，研究发现：①不论有无发热，本方均可主治，且在发热的程度上，以低热与中等度发热常见，高热比较罕见。②不论轻症的支气管炎，还是重症的肺炎，本方均可治疗。针对重症肺炎，经中医辨证属于痰热蕴肺证，在本方基础上重用生石膏，酌情增加化痰清热排脓中药，可获得一定疗效。③不论有无表证，本方均可主治。且针对表证，方中麻黄可散寒解表；若无表证，麻黄则可宣肺平喘。

第二，本方的常用加减配伍与合方有规律可循。临床常合桔梗甘草汤以止咳化痰，合大剂量芦根以清热生津止渴，合鱼腥草以清热化痰，合紫菀、款冬花以肃肺止咳。①针对慢性咽炎、咽痛、咽部不适、喉中有痰，或咳嗽咳痰，量多易咳，可参考《伤寒论》第311条"少阴病二三日，咽痛者，可与甘草汤；不瘥，与桔梗汤"，合用桔梗汤。桔梗汤由桔梗、甘草组成，可以宣肺、祛痰、排脓、利咽，合方可起到沐舒坦样的化痰作用。②针对外感病过程中出现的发热，可在本方基础上加大芦根剂量（120g）。芦根甘寒，归肺经、胃经，可以清热生津，除烦，止呕，利尿，用于热病烦渴、胃热呕吐、肺热咳嗽、肺痈吐脓、热淋涩痛。在外感发热类疾病治疗过程中，我们发现，大剂量芦根甘寒清热，从而达到清热消炎补液功效。③针对外感病中合并出现咳嗽吐黄黏痰，或流黄脓鼻涕，可合用鱼腥草。鱼腥草辛，微寒，归肺经，可以清热解毒，消痈排脓，利尿通淋，用于肺痈吐脓，痰热喘咳，热痢，热淋，痈肿疮毒。针对咳吐黄黏痰，黄脓鼻涕等排泄物黄稠，鱼腥草具有较好的清热解毒排脓功效。现代药理研究也发现，鱼腥草可以抗炎、抗病毒、抗微生物、利尿。④针对热病后期出现的咳嗽不止，热证倾向不太明显时，笔者常在本方基础上加蜜紫菀、款冬花以强化止咳。蜜紫菀苦温，可以温肺下气，消痰止咳，主治风寒咳嗽气喘，虚劳咳吐脓血，喉痹，小便不利。款冬花味辛、微甘，性温，可以润肺下气，化痰止咳，主治新久咳嗽，喘咳痰多，劳嗽咳血。这两味中药常以对药运用。我们发现，针对咳嗽后期，热证倾向不太明显时，加用蜜紫菀与款冬花，能够协同止咳。

第三，在药物剂量方面，此方中的柴胡剂量，以及麻黄与石膏的剂量比例是关键。在治疗感染性发热时，柴胡剂量可适当加大，可用至30g和解少阳以退烧。另外，在麻杏甘石汤原方中，麻黄与生石膏的比例是临床运用关键，在原文中，"麻黄四两，石膏半斤"，而根据笔者临床应用的经验，二者剂量之比应为1∶5甚至更多。笔者的经验是，倘若生石膏4倍于麻黄剂量，则麻黄走太阳之表的效力减弱，而更多侧重于宣肺，此时，本方可单独用于少阳阳明合病证。

第四，本次新型冠状病毒奥密克戎（Omicron）感染导致的阳性病例以发热、咳嗽为主要症状时，笔者也以本方为主方。我们发现，服用本方1~3剂之内，多能退烧、止咳而取效。值得注意的是，国家中医药管理局推荐的清肺排毒汤也是在本方基础上加五苓散、射干、细辛、紫菀、款冬花、山药、枳实、陈皮、藿香而成，其发挥作用的核心仍为小柴胡汤合麻杏石甘汤，至于所加诸药，则有拖沓累赘、网络原野之嫌。

综上，小柴胡汤合麻杏甘石汤为笔者主治外感病证属三阳合病的经典名方，本方具有较好的抗炎、抗病毒、抗菌等作用。在临床运用时，我们需要根据方证指征及邪在三阳的轻重，进行灵活拓展和精准调量，并与柴葛解肌汤进行鉴别以推广其运用。

三、柴葛解肌汤、小柴胡汤合麻杏甘石汤、龙胆泻肝汤等／新型冠状病毒感染

新型冠状病毒感染肺炎（COVID-19）疫情暴发以来，严重影响了广大人民群众的健康。该病毒具有毒力降低，传染性强，传播速度快，隐匿性高等特点；尤其是在疫情管控放开后，新型冠状病毒感染阳性，抗原阳性，以及"复阳"患者剧增。由于该病致病的病原体为既往尚未发现的新型冠状病毒，目前尚无特效药物，亟须探索中医学病机认识与治疗规律。中医学对外感发热类疾病的诊治积累了丰富

的经验。在中医学中，新型冠状病毒感染属于温病，还是伤寒？一般认为，新型冠状病毒肺炎属温病、温疫范畴，但临床运用《伤寒论》经方也取得显著疗效。伤寒有广义与狭义之分，如果将新型冠状病毒感染归属于伤寒，其属广义，还是狭义？基于新型冠状病毒感染这一临床难题，使得我们重新思考该疾病的中医认识及治疗方案，重新探索伤寒广义与狭义的内涵，重新梳理伤寒与温病的关系，重新解读寒温统一这一关键科学问题。

（一）疾病归属不拘泥于伤寒、温病

1. 新型冠状病毒感染的流行性、传染性与历代瘟疫相似

新型冠状病毒感染者发病之初即表现为发热、乏力、干咳，后逐渐出现呼吸困难。其传播途径主要为呼吸道飞沫和接触传播。因其传染性强，传播速度快，影响范围广，迅速引起国内外高度关注。2020 年 1 月 30 日，WHO 宣布将新型冠状病毒肺炎列为国际关注的突发公共卫生事件。中国古代即有大量关于瘟疫发病及其流行性与传染性特征的记载。《周礼·天官·冢宰》中记载，"疾医掌养万民之疾病，四时皆有疠疾"；《吕氏春秋·季春纪》中也说，"季春行夏令，则民多疾疫"；《黄帝内经·刺法论》中指出，"五疫之至，皆相染易，无问大小，病状相似"。本次新型冠状病毒感染人数众多，与古代瘟疫流行特征相似。

2. 新型冠状病毒感染虽属温病范畴，但伤寒方治疗有效

新型冠状病毒肺炎虽属温病、温疫范畴。根据《温病条辨》记载，温病包括风温、温热、温疫、温毒、暑温、湿温、秋燥、冬温、温疟 9 种。其中，"温疫者，疠气流行，多兼秽浊，家家如是，若役使然也"。根据本病发病特征，多将其归属于温病瘟疫中的"湿毒疫"范畴。然而，《伤寒论》就是一部如何处理急性外感热性传染性疾病的专著。大量有效经方及其加减方在新型冠状病毒感染的临床诊疗上，已经显示出较好的临床疗效，如小柴胡汤、大青龙汤、葛根汤、麻杏甘石汤等。

3. 在病名上不拘泥于寒温之争

中医学对于外感发热类疾病的辨证论治与疾病归属历来存在争议，其最核心之处就在于伤寒与温病的病名归属之争，以及六经辨证与卫气营血辨证、三焦辨证之争。在《难经》中指出"伤寒有五，有中风，有伤寒，有湿温，有热病，有温病，

其所苦各不同"。吴鞠通在《温病条辨》中开篇即指出"是书虽为温病而设,实可羽翼伤寒"。可以说,寒温之争由来已久。一般认为,伤寒详于寒而略于温,温病详于温而略于寒,伤寒与温病为两种不同的理论体系,两者相得益彰,共同构成外感发热性疾病的治疗体系。

既往对于新型冠状病毒感染的中医病名认识,也存在寒湿疫、湿毒疫等归属之争,这与中医学对历代外感发热类疾病的寒温属性之争如出一辙。笔者认为,中医学的特点在于"审证求因",其病因并非真正意义上的病因,也属于一种病机范畴,这与现代医学对于疾病属于细菌还是病毒的定性之争截然不同。针对新型冠状病毒感染,虽有病名之争,但这并不影响临床认识该病的病机与方证特征。

(二)以三阳合病为核心病机

2020年1月24日,国际权威杂志 *Lancet* 在线发表题为 "*Clinical features of patients infected with 2019 novel coronavirus in Wuhan,China*" 的研究论文,新型冠状病毒感染的常见临床症状为发热(40/41例,98%)、咳嗽(31/41例,76%)和肌痛或疲劳(18/41例,44%),40例患者中有22例(55%)出现呼吸困难。新型冠状病毒感染的临床症状,主要包括恶寒发热、乏力、咳嗽、咽干、咽痛(刀片嗓)、腹泻、流涕、鼻塞(水泥鼻)、嗅觉失灵(不闻香臭)、肌肉疼痛(腰痛如开三指)等症状。

中医对其病机认识,亦有规律可循。"有一分恶寒,便有一分表证",其临床表现为恶寒发热,属于表证范畴。另外,患者还会出现典型的头痛、身痛、全身肌肉关节酸痛等症状,这也是由风寒之邪束表,太阳经气不利所致。鼻塞、流涕、打喷嚏的病机也属风寒束肺,肺气不宣。部分患者出现的发热持续不退、口干、欲冷饮、咳嗽黄痰,属于阳明气分热盛,邪热壅肺,痰热壅肺等病机。其咳嗽咳痰越重,阳明火热、痰热的指征越明显。部分患者还会出现剧烈的咽干咽痛、口苦、纳差、不欲食、嗅觉失灵,属于典型的邪在少阳所致的"少阳之为病,口苦、咽干、目眩也"及"胸胁苦满""默默不欲饮食""呕而发热"等。随病情进展,在疾病的重症及危重症阶段,主要表现为呼吸衰竭、全身炎症反应综合征、多器官功能衰竭等病理改变,此时也从三阳合病的病机逐渐转变为兼夹痰热,甚至呈现内闭外脱的衰竭表现。而在恢复期,则多表现为肺脾气虚、气阴两虚、余热未清等病机。

综上,新型冠状病毒感染在病机上,以太阳、阳明、少阳三阳合病最为常见,临证治疗时,需根据其临床表现,仔细推求在三阳经中以哪一条经络邪气壅盛为主。

（三）经方治疗策略

根据三阳合病的中医学病机，我们发现，明代医家陶华《伤寒六书》中的柴葛解肌汤和经方合方小柴胡汤合麻杏甘石汤在新型冠状病毒感染中运用频率极高，可以认为，该两首经典名方为本次新型冠状病毒感染流行的主方。笔者在新型冠状病毒肆虐之际，针对发热为主患者，一律予以柴葛解肌汤2剂；针对咳嗽为主患者，一律予以小柴胡汤合麻杏甘石汤5剂，治愈1800多人，均收覆杯而愈之效。

首先，柴葛解肌汤由柴胡、葛根、白芷、桔梗、羌活、石膏、黄芩、白芍、甘草、生姜、大枣组成。该方具有辛凉解表，解肌退热功效，可主治外感风寒，郁而化热证。原文谓，本方"治足阳明胃经受证，目疼鼻干，不眠，头疼，眼眶痛，脉来微洪。宜解肌，属阳明经病。其正阳明腑病，别有治法。柴胡、干葛、甘草、黄芩、芍药、羌活、白芷、桔梗。本经无汗，恶寒甚者，去黄芩，加麻黄。冬月宜加，春宜少，夏秋去之，加苏叶。本经有汗而渴者，治法开在如神白虎汤下。水二盅，姜三片，枣二枚，槌法，加石膏末一钱，煎之热服"。由此可见，其临床运用指征除恶寒发热、憎寒壮热外，兼见头痛、眼眶痛等痛症。现今多将本方用于外感病中三阳合病的治疗。在新型冠状病毒感染的治疗中，本方尤其适用于以恶寒发热、高热、头身疼痛等为主要表现者，一般在一剂之内即可迅速退热。笔者发现，该方虽非仲景经方，但其退烧之功，无出其右者。

其次，小柴胡汤合麻杏甘石汤为仲景经方合方，由柴胡、黄芩、姜半夏、党参、甘草、生姜、大枣、麻黄、生石膏、杏仁组成。方中小柴胡汤可和解少阳，麻杏甘石汤可宣肺解表、泻肺清火，其合方可用于三阳合病，侧重于"呕而发热""汗出而喘，无大热"的治疗。其临床运用指征包括往来寒热，恶寒与发热交替，低热、中等发热、高热均可见；胸闷咳喘，咳嗽咳痰，痰黄难咳；口苦，咽干，目眩，默默不欲饮食，心烦喜呕，胸胁苦满；口干渴，欲冷饮，烦躁，汗出；小便黄，大便干；舌红，苔薄白或黄，质干，脉浮滑数有力，以右寸为主。笔者发现，该方为临床治疗外感病中属于三阳合病的经典组合，其主治包括高热不退、急性支气管炎、急性上呼吸道感染、大叶性肺炎、病毒性肺炎、甲型流感、急性呼吸窘迫综合征（SARS）等诸多"热咳""热喘"，在北方的外感诸症中运用尤为广泛。在新型冠状病毒感染的治疗中，本方尤其适用于以发热、剧烈咳嗽、咳嗽黄黏痰为主要表现者。

（四）临床运用

1. 柴葛解肌汤治疗新型冠状病毒感染、高烧40.5℃伴神昏抽搐、"热结旁流"案

史某，男，3岁。主因"高烧伴神昏抽搐1天"于2022年12月14日就诊。1天前，患者家长发现小孩身热无汗，体温从38.5℃逐渐上升至40.5℃，伴恶寒，家长给予酒精擦浴、淋浴冲洗等后，虽能短暂降温，但很快再次升至40℃以上；给予退烧药布洛芬口服，也丝毫无汗，家长在1小时内给孩子连吃2次也未见发汗，后不敢再喂退热药。家长见其多日大便未行，给予开塞露灌肠，大便仍然难解。家长见其神昏，抽搐数分钟即止，就诊于当地妇幼保健院，考虑目前正值新型冠状病毒感染流行之际，给予头孢，并建议喝水观察。后患者再次出现抽搐，家长将其送至儿童医院急诊，被告知目前无药可治。刻下：恶寒，高热，身热无汗，神昏抽搐，纳差不欲食，口干，小便少，大便不通，舌质红，苔薄白，脉数。

[门诊诊断] 中医诊断：发热，三阳合病。西医诊断：新型冠状病毒感染。

考虑目前北京正值疫情管控放开后，新型冠状病毒感染阳性病例剧增，且患者全家刚整体经历发热，全部变阳，其患儿的新型冠状病毒抗原也曾阳性，所以确诊无疑。其高烧不退，伴神昏抽搐、不大便，已属阳明热结，腑实不通证。"太阳病，若发汗、若下、若利小便，此亡津液，胃中干燥，因转属阳明。不更衣，内实大便难者，此名阳明也"，患者发病从恶寒发热的太阳阶段而起，至于现在不大便，转属阳明。根据《伤寒论》第213条"阳明病，其人多汗，以津液外出，胃中燥，大便必硬，硬则谵语，小承气汤主之。若一服谵语止者，更莫复服"，患者大便不通、神昏，已属病位在阳明，燥屎内结，上冲脑窍，进入脑病阶段。且在《伤寒论》原文中也指出"阳明病，谵语，有潮热，反不能食者，胃中必有燥屎五六枚也"。此时，亟须大剂量清热药清泻阳明热毒，泻热通便。笔者见其仍恶寒，"有一分恶寒，便有一分表证"，仍需解表，表里同治。纳差不欲食，为邪在少阳。综上，患者当属三阳合病。予以大剂量柴葛解肌汤，且以大剂量生石膏泄热通便。

处方：柴胡30g，葛根90g，黄芩20g，白芍20g，桔梗15g，甘草15g，羌活10g，生石膏300g，芦根100g，白芷10g，生姜3片，大枣3个。2剂，水煎服，日1剂，不拘时候服用。

患者当天从11点钟开始服药，家长告知小孩服药2小时后，开始排出大量黑色稀水，气味极臭，共排便2次。先后服药2次，中药喝了一半，至下午

5 点钟，体温下降至 36.3℃，已能正常活动玩耍。

按：患者为典型的"热结旁流"，是为阳明腑实，阳明燥屎内结，津液不归正化，而致时泄臭水之症。在《伤寒论》第 321 条少阴三急下中指出，"少阴病，自利清水，色纯青，心下必痛，口干燥者，可下之，宜大承气汤"。《温疫论·大便》中也指出，"热结旁流者，以胃家实，内热壅闭，先大便闭结，续得下利，纯臭水，全然无粪，日三四度，或十数度。宜大承气汤，得结粪而利止；服汤不得结粪，仍下利并臭水，及所进汤药，因大肠邪胜，失其传送之职，知邪犹在也，病必不减，宜下之"。该患者在服用大剂量生石膏后，反而出现排泄黑色稀水，气味极臭，提示火热下行，其临床表现与典籍中的记载高度相似。

2. 小柴胡汤合麻杏甘石汤治疗新型冠状病毒感染、全家发热咳嗽案

黄某，女，37 岁。主因"发热咳嗽 3 天"于 2022 年 12 月 7 日就诊。3 天前患者全家开始发热，新型冠状病毒抗原阳性，自行居家，先后服用退热药布洛芬及中成药，发热不退，伴剧烈咳嗽，为求进一步治疗来诊。刻下症：头痛，浑身疼痛，以腰腿酸痛为主，发热，体温 38.5℃，咽干，咽痛，剧烈咳嗽，夜间咳嗽明显，乏力，纳差，不欲食，小便黄，大便可。舌淡红，苔薄白，脉沉数。

［门诊诊断］中医诊断：发热、咳嗽，三阳合病，肺热壅盛证。西医诊断：新型冠状病毒感染。

患者头痛、身痛，是太阳表证；发热反复不退，是阳明热盛；咳嗽剧烈，是邪热蕴肺；咽干、咽痛、乏力、纳差、不欲食，是邪在少阳。综上，患者为典型的三阳合病。治疗当小柴胡汤合麻杏甘石汤。因患者全家皆阳，同居的还有两个小孩，老大为反复发热，服用退热药虽然短暂退热，旋即又升，汗出，咳嗽剧烈，痰黏难咳，纳差，乏力，舌淡红，苔薄白干；老二症状相对偏轻，发热一天后退热，仍有咳嗽，纳食不多，舌淡红，苔黄白厚腻。三人症状相似，笔者一同开方。

处方：柴胡 30g，黄芩 10g，姜半夏 10g，党参 10g，生甘草 10g，生姜 6g，大枣 15g，生麻黄 5g，杏仁 10g，生石膏 150g，桔梗 10g，鱼腥草 10g，蜜紫菀 10g，款冬花 10g。7 剂，水煎服，日 1 剂，分 2 次服。

患者一家三口全部喝上方，服药 1 剂后，体温降至 36.5℃，2 剂喝完，咳嗽咳痰明显减轻，纳眠可，二便正常，复查抗原转阴。其两个小孩在服药 2 天后，体温再未升高，抗原也全部转阴。

按：疫情期间，因家族聚集发病的情况非常普遍，在古代这种情况称之为"时

行病"。因其症状相似，感染原因相同，治疗也相同。在流感、新型冠状病毒等流行期间，笔者用大锅熬小柴胡汤合麻杏甘石汤的办法，治愈极多。

3. 小柴胡汤合麻杏甘石汤治疗新型冠状病毒感染合并老年心力衰竭，"虚人感冒"案

王某，男，87岁。主因"发热咳嗽1天"于2022年12月12日就诊。患者1天前因家人发现新型冠状病毒抗原检测阳性，自行检测后抗原也呈阳性反应，后出现恶寒发热、咳嗽、时有喘憋，患者为求进一步中医药治疗来诊。刻下症见：恶寒发热，身热无汗，体温38.2℃，头身疼痛，时有咳嗽咳痰，喘憋时作，欲长出气后方舒，咽干不适，纳食一般，睡眠可，二便正常，舌淡红，苔薄白干，脉弦。既往有心脏瓣膜疾病、三尖瓣重度关闭不全、慢性心力衰竭病史，常年口服呋塞米片、螺内酯片控制心力衰竭。

[门诊诊断] 中医诊断：发热，三阳合病，肺热壅盛证。西医诊断：①新型冠状病毒感染；②心脏瓣膜疾病，三尖瓣重度关闭不全；③慢性心力衰竭。

考虑患者既往存在慢性心力衰竭病史，现已出现喘憋时作，因此，其新型冠状病毒发热的治疗有别于常规治法。首先，麻黄解表尤需慎重，因麻黄可升压、升心率，有增加心肌耗氧量，不利于心力衰竭之缘故。其次，针对老年患者，需要尽快控制感染，以避免感染加重心力衰竭。笔者常以紫苏叶、防风替代麻黄，取其解表止咳功效。仍以小柴胡汤合麻杏甘石汤为主。

处方：柴胡24g，黄芩10g，姜半夏10g，党参10g，生甘草10g，生姜6g，大枣15g，紫苏叶15g，防风10g，杏仁10g，生石膏45g，桔梗10g，蜜紫菀10g，款冬花10g。3剂，水煎服，日1剂，分2次服。

患者服药3剂后，体温降至正常，咳嗽咳痰好转，喘憋消失，身痛头痛改善。

按：该患者既往有心力衰竭病史，感染新型冠状病毒后属于"虚人感冒"范畴。小柴胡汤既可和解少阳，又可用党参、甘草、生姜、大枣以益气补虚，为临床治疗虚人感冒的经典处方。其头痛、身痛、恶寒，皆为太阳表证范畴。然而，在治疗上，麻黄尤需慎重，不可照此前病例可以放心大胆地使用小柴胡汤合麻杏甘石汤。该病例也提示我们，需要关注特殊人群新型冠状病毒感染后的安全用药问题。

4. 小柴胡汤合麻杏甘石汤治疗无效，改龙胆泻肝汤治疗新型冠状病毒感染合并大面积带状疱疹案

王某，女，85岁。主因"低热咳嗽1天"于2022年12月6日就诊。1天前，在

做核酸排查时，发现其混管阳性，单独行抗原复测，仍为阳性。后患者出现低热、咳嗽，为求中医药治疗来诊。刻下症见：时有恶寒，低热，体温37.8℃，无汗，头痛，以全头胀痛为主，受凉后加重，咽干，咽哑，咳嗽频作，干咳无痰，纳差，不欲食，口干，口苦，容易恶心，二便可。舌暗红，苔薄白干，脉数。

[门诊诊断] 中医诊断：发热，三阳合病，邪热壅肺证。西医诊断：新型冠状病毒感染。

考虑患者主要表现为低热、咳嗽，其恶寒低热头痛，病位在太阳；发热，口干，咳嗽频作，干咳无痰，咽干，咽哑，病位在阳明；口苦，容易恶心，病位在少阳。因此，当从邪在三阳论治。予以小柴胡汤合麻杏甘石汤。

处方：柴胡30g，黄芩12g，姜半夏10g，党参10g，甘草10g，生姜3片，大枣3个，麻黄6g，杏仁10g，生石膏60g，桔梗15g。2剂，水煎服，日1剂，分2次服。

二诊（2022年12月8日）：患者先后服用本方2剂，低热不退，仍有咳嗽咳痰。患者另外告知，其双下肢今日出现大面积带状疱疹，疼痛，瘙痒难忍。舌暗红，苔薄黄。

至此，笔者突然意识到，患者的带状疱疹极有可能与本次新型冠状病毒感染有关。虽然其低热、咳嗽等症状与小柴胡汤合麻杏甘石汤方证高度相似，但患者服药后未见改善，说明该方可能并非对证之方。且患者合并出现的带状疱疹，也并非小柴胡汤合麻杏甘石汤所能主治。其病机当属肝胆湿热，改方龙胆泻肝汤清泻肝胆实火、清利肝经湿热。

处方：龙胆草5g，栀子10g，黄芩10g，柴胡10g，生地黄30g，车前草15g，泽泻15g，通草5g，甘草10，当归15g，5剂。

三诊（2022年12月13日）：患者服药至第2天，体温正常；第3天复测抗原转阴，带状疱疹较前结痂收口。5剂药服完，疱疹较前显著好转。

按：该患者并非典型的小柴胡汤合麻杏甘石汤方证，主要因其合并大面积带状疱疹，导致临床方证发生了变化，后期改用龙胆泻肝汤而收功。

5. 柴葛解肌汤-小柴胡汤合麻杏甘石汤治疗新型冠状病毒感染低热，"金实不鸣"案

臧某，男，48岁，医生。主因"低热2天"于2022年12月6日就诊。患者2天前，在外出抗疫过程中，突然体温上升，最高达38.5℃，抗原检测阳性，自行服用中药清肺排毒汤后，体温下降至37.6℃，不再下降，患者为求中医药治疗来诊。

刻下症见：低热不退，咽喉不利，时欲咳嗽，无头痛，偶有声音嘶哑，时有鼻塞，舌淡红，苔薄黄，脉微弦滑。

[门诊诊断] 中医诊断：发热，三阳合病，邪热壅肺证。西医诊断：新型冠状病毒感染。

考虑患者以低热不退为主，咳嗽不太明显，这是典型的柴葛解肌汤轻证，暂予本方和解清热。

处方：柴胡30g，葛根60g，黄芩15g，白芍15g，桔梗15g，甘草10g，羌活10g，白芷10g，石膏60g，生姜10g，大枣10g。2剂，水煎服，日1剂，分2次服。

二诊（2022年12月8日）：患者服药1剂后，自觉声音嘶哑加重，偶尔声音不出，咽不疼，发热减轻，抗原检测阴性。两剂药服完，晨起体温正常（36.2℃），乏力，咳嗽，咳甚胸痛，鼻塞不通，仍声音嘶哑，大便稀，小便尚可。舌暗红，苔薄白。

考虑患者发热已退，不可再行柴葛解肌汤解肌退热。其声音嘶哑，时有失声，提示邪热内阻，"金实不鸣"，改方小柴胡汤合麻杏甘石汤清肺泻热。

处方：柴胡30g，黄芩12g，姜半夏10g，党参30g，甘草10g，生姜3片，大枣3枚，麻黄6g，杏仁12g，生石膏60g，桔梗20g。1剂，水煎服，日1剂，分2次服。

三诊（2022年12月9日）：患者药后仍有声音嘶哑，咳嗽咳痰，不易咳出。守上方，加蒲公英30g。

四诊（2022年12月12日）：患者连续服药3剂，今日晨起声音彻底恢复正常，不再嘶哑，咳嗽咳痰明显好转。

（五）心得体会

在临床治疗新型冠状病毒感染的过程中，还有如下方面问题为临证取效关键。

第一，石膏为清热要药，针对阳明热盛患者尤为关键。我们发现，只要具备发热伴口干、口渴、欲冷饮、汗出时，此即石膏药证。吉益东洞在《药证》中也说，石膏主治"烦渴"，"凡病烦躁者，身热者，谵语者，及发狂者，齿痛者，头痛者，咽痛者，其有烦渴之证也，得石膏而其效核也"。针对重症感染，在没有抗生素的古代临床上，只有依靠大剂量的生石膏才能力挽狂澜。近代名医张锡纯最擅用大剂量生石膏治疗外感热病，其谓"石膏之质，凉而能散，有透表解肌之力。外感有实热者，放胆用之，直胜金丹。愚用生石膏以治外感实热，轻证亦必至两许；若实热炽盛，又恒重用至四五两，或七八两，或单用，或与他药同用，必煎汤三四茶杯，分四五次徐徐温饮下，热退不必尽剂。盖石膏生用以治外感实热，断无伤人之理；且放胆用之，亦断无不退热之理。惟热实脉虚者，其人必实热兼有虚热，仿白虎加人参汤之义，以人参佐石膏亦必能退热"。我们发现，无论在柴葛解肌汤，还是在小柴胡汤合麻杏甘石汤中，石膏剂量为临床运用关键。针对外感发热患者，发热越重，石膏剂量越大。针对阳明经证，笔者常取 60~300g 以清泻阳明火热。

第二，针对新型冠状病毒感染患者出现的顽固性头身疼痛、腰背酸痛等表证指征，我们发现，小柴胡汤合麻杏甘石汤常力有不殆。因方中小柴胡汤和解少阳，生石膏清泄阳明里热，然仅有麻黄走太阳之表。因此，笔者常在本方基础上加荆芥、防风以祛风解表，增强散寒之力。

第三，针对新型冠状病毒感染患者退热后遗留的剧烈咳嗽、咳痰，这属于典型的麻杏甘石汤指征。《类聚方广义》中提到，"麻黄杏仁甘草石膏汤，治喘咳不止，面目浮肿，咽干口渴，或胸痛者，兼用南吕丸姑洗丸"。这里的"喘咳不止，面目浮肿，咽干口渴，或胸痛"，很形象地描述了剧烈咳嗽伴胸痛症状，与新型冠状病毒感染表现相似。针对小柴胡汤合麻杏甘石汤方证所主治的咳嗽咳痰，笔者常在此基础上合桔梗甘草汤以增强清热利咽、化痰排脓功效，加紫菀、款冬花以增强肃肺止咳功效。

第四，针对新型冠状病毒感染患者的后续治疗，虽然在用柴葛解肌汤及小柴胡汤合麻杏甘石汤方证退热后，仍然不能掉以轻心，仍需关注其"二次感染"或者"复阳"问题。在中医学中，这属于余热未清所致，笔者喜用小柴胡加石膏汤或竹叶石膏汤以和解少阳、兼清里热。

综上，新型冠状病毒感染的防控与治疗历经三载，虽然其死亡率与危重症发生率显著下降，但我们也发现本次流行也呈现出较强的传染性，无症状感染者相对较少。大量患者初起即高热不退，甚或表现为剧烈咳嗽、剧烈肌肉疼痛、咽痛，因此，绝不可误认为其以无症状居多而轻视。中医药具有丰富的治疗疫病经验，充分发挥中医药优势，全程参与新型冠状病毒感染的救治，对于尽快退热与康复，具有重要临床价值。

四、白虎加人参汤／高热，重度高渗性脱水，1 型糖尿病等"热深厥亦深"

白虎加人参汤出自《伤寒论》，由生石膏、知母、生甘草、粳米、人参组成，即主治"四大症"的白虎汤加人参。本方可以清热、益气、生津，主治阳明热盛、气津两伤证。古代医家多将本方用于治疗伤寒、温病、暑病气分热盛，津气两伤证。现代临床则多用于感染性疾病，包括肺部感染、流感、脑炎、肠伤寒、院内感染等，以及中暑、热射病等。

笔者在 CCU 工作中，屡屡运用本方治疗急危重症，通过观察总结发现：①本方可用于外感及内伤杂病过程中见有热甚，津液大伤，渴欲饮水，口干舌燥等症状，包括肺部感染、院内感染、急性脑血管病、糖尿病、重度高渗性脱水、高钠血症、顽固性低血压、休克等某一阶段的治疗；②顽固性低血压、低血容量性休克等每天需要大量补液方才能勉强维持血压，也属条文"大烦渴不解""欲饮水数升"的延伸；③重度高渗性脱水、高钠血症，每天需要鼻饲大量灭菌注射用水（或凉白开水）也是条文"大烦渴不解""欲饮水数升"的延伸；④教材中的大热、大汗、大渴、脉洪大等白虎汤证的"四大症"实为白虎加人参汤方证，且应加"大烦"而成"五大症"更为恰当；⑤"大热"不是指症状，而是言病机。

（一）方证溯源

白虎加人参汤出自《伤寒论·辨太阳病脉证并治上》第26条："服桂枝汤，大汗出后，大烦渴不解，脉洪大者，白虎加人参汤主之。方十三。知母六两，石膏（碎，绵裹）一斤，甘草（炙）二两，粳米六合，人参三两。上五味，以水一斗，煮米熟，汤成去滓，温服一升，日三服。"《伤寒论·辨太阳病脉证并治下》第168条："伤寒若吐若下后，七八日不解，热结在里，表里俱热，时时恶风，大渴，舌上干燥而烦，欲饮水数升者，白虎加人参汤主之。方三十。知母六两，石膏（碎）一斤，甘草（炙）二两，人参三两，粳米六合。上五味，以水一斗，煮米熟，汤成去滓，温服一升，日三服。……此方立夏后、立秋前乃可服，立秋后不可服；正月、二月、三月尚凛冷，亦不可与服之，与之则呕利而腹痛。诸亡血虚家，亦不可与，得之则腹痛利者，但可温之，当愈。"第169条："伤寒，无大热，口燥渴，心烦，背微恶寒者，白虎加人参汤主之。"第170条："伤寒，脉浮，发热，无汗，其表不解，不可与白虎汤。渴欲饮水，无表证者，白虎加人参汤主之。"《伤寒论·辨阳明病脉证并治》第222条："若渴欲饮水，口干舌燥者，白虎加人参汤主之。"以及《金匮要略·痉湿暍病脉证》中："太阳中热者，暍是也。汗出恶寒，身热而渴，白虎加人参汤主之。"由上述条文可知，白虎加人参汤证的经典指征包括"大汗出后，大烦渴不解，脉洪大","大渴，舌上干燥而烦，欲饮水数升"，"口燥渴，心烦，背微恶寒"，"渴欲饮水，无表证"，"渴欲饮水，口干舌燥"，"汗出恶寒，身热而渴"，即包括大汗出后烦、渴、欲饮水数升、口干、舌上干燥、脉洪大。

（二）基于现代病理生理机制的"五大症"内涵解读

1. 大热

在《伤寒论》中有关白虎加人参汤方证的4个条文中从未见有"大热"症状的描述，而查阅白虎汤方证条文中也仅在第176条"伤寒脉浮滑，此以表有热、里有寒，白虎汤主之"及第350条"伤寒脉滑而厥者，里有热，白虎汤主之"中提到表热、里热、热深厥亦深等问题，这可能就是"大热"提法的渊源所在。

但此处的"大热"是言病机，而不是症状。因为白虎加人参汤条文中提到"大汗出后"的问题。在临床遇到高热患者，西医常规的处理方案是补液、抗感染、退热。其中，退热既可以用物理降温，也可以用吲哚美辛纳肛发汗，大汗出自然能导致体温下降。因此，在大汗出的同时，绝不可能伴有"大热"症状。

值得注意的是，一般认为，白虎加人参汤主治阳明误下后，邪热未尽，又耗伤气阴，出现的渴欲饮水、口干舌燥等症。甚至认为本方证的"邪热未尽"，属于发热类疾病（或感染性疾病）的后期阶段，不似阳明经证邪热亢盛。因此，病情不如白虎汤证严重，在治疗上仅需清热、益气、生津即可治愈。

对经典条文内涵的解读，亟须突破传统"以经解经"模式的从"文字""字面"传承的局限，回归疾病本身，并探索其背后深刻的病理生理机制。按照现代医学的发热标准，伴见大汗的发热多以"低热"（37.3~38.0℃）或"中等热"（38.1~39.0℃）为主，而无汗的发热多以"高热"（39.1~41.0℃）或"超高热"（>41.0℃）为主。虽然伴见大汗的发热不似无汗发热的体温高，但这并不意味着就属于疾病后期，相反，很可能正处于疾病的炎性反应最强阶段，只因大汗出才可达到体温下降作用。因此，在处理急危重症时，不可见患者体温不高，而忽视表象背后的病理生理机制。之所以会出现"以经解经""随文敷衍"式解读条文，可能还在于对该方证中的"伤寒"实质存在误解，以及临床所见以轻证为主的局限有关。

2. 大汗

此处的"大汗"既是症状，也可能是导致白虎加人参汤证的原因。即有可能在白虎加人参汤证中并不一定会见到"大汗"的症状，但因为有过大汗出以及体温升高，会导致体液大量丢失，故会出现"大渴"症状，这也是方中用人参补气、补津液、生津止渴的原因之一。

3. 大渴

白虎汤证与白虎加人参汤证的关键鉴别点就在于"大渴"上。矢数道明先生在《临床应用汉方处方解说》中说："白虎加人参汤用于似白虎汤证，内外热甚，津液大伤，渴欲饮水，口舌干燥甚者。"白虎汤用于发热、汗出而烦渴、烦躁，但白虎加人参汤证的口渴更加严重，甚至出现"欲饮水数升"。临床上只要见到大量喝水，喜冷饮，或者需要大量补液属于热证类型者，就应该考虑用本方的可能性。

曹颖甫先生在其《经方实验录·白虎汤证其一》中记载了白虎加人参汤治疗外感病中脉大、身热、大汗、口大渴的病案："住三角街梅寄里屠人吴某之室，病起四五日，脉大身热，大汗，不谵语，不头痛，惟口中大渴。时方初夏，思食西瓜，家人不敢以应，乃延予诊。予曰：此白虎汤证也。随书方如下：生石膏一两，肥知母八钱，生甘草三钱，洋参一钱，粳米一小杯。服后，渴稍解。知药不误，明日再服原方。至第三日，仍如是，惟较初诊时略安，本拟用犀角地黄汤，以其家寒，仍以白虎原剂，增石膏至二两，加赤芍一两，丹皮一两，生地黄一两，大小蓟五钱，并令买西瓜与食，二剂略安，五剂全愈。"

4. 脉洪大

脉洪大是指脉象来盛去衰，常见于邪热亢盛之证。在现代医学中，这与心输出量增加，外周动脉阻力较小，动脉充盈度和脉压较大有关。常见于高热、甲状腺功能亢进、主动脉瓣关闭不全等。

5. 大烦

"大烦"是指情绪烦躁、焦躁不安、大呼小叫、呻吟不止，可见于高热、脑炎、急性脑血管病、中暑、热射病等。矢数道明先生认为，皮肤病之皮炎、荨麻疹、湿疹、婴儿苔癣、干癣等剧烈瘙痒，患部色红充血、干燥，烦渴等也属"大烦"，是其内涵之一。

（三）方证特征

白虎加人参汤方证特征如下：在现代医学疾病方面，白虎加人参汤不仅仅用于肺部感染、流感、脑炎、肠伤寒、院内感染等感染性疾病，还可用于中暑、热射病等；急性脑血管病、糖尿病、重度高渗性脱水、高钠血症、顽固性低血压、休克等内伤杂病。在症状方面，主要用于：大汗出后、烦、渴、欲饮水数升、口干、舌上干燥、脉洪大。

（四）临床运用

1. 急性脑梗、急性非 ST 段抬高型心肌梗死、院内感染、高热、高渗性脱水、顽固性低血压患者的"大渴，舌上干燥而烦，欲饮水数升"案

高某，男，82岁。主因"左侧肢体活动不能、言语不利10天"于2016年12月5日就诊。患者于2016年11月23日因腹泻（十余次稀水样便/日）于北京某医院消化科住院治疗，住院第3天（2016年11月25日）晨起早餐后，家属发现其精神差、嗜睡、左侧肢体不能活动、言语不利、双眼向右凝视。急查头颅CT示：多发性脑梗死。随即转入神经内科，查头颅磁共振（MRI）示：右颞叶新发脑梗死；脑部超声示：右侧大脑中动脉狭窄。诊断为"急性脑梗死"，予抗血小板、活血化瘀、改善微循环、改善脑代谢、脱水降颅压等治疗。2天后，神志较前改善，可理解他人语义，表达单个词语，吐字不清，左侧肢体仍不能活动。现为进一步针灸康复治疗收入我院针灸科。刻下症：左侧肢体不能活动，上下肢均不能于床面平移，言语不利，可理解他人语义、表达单个词语，吐字不清，咳嗽，咳痰色白质黏，鼻饲饮食，保留尿管，大便日一次、质稀。

既往有高血压病史40余年，血压最高达180/130mmHg，在某医院住院期间曾口服氯沙坦钾氢氯噻嗪1片/日控制血压。2016年7月患者无明显诱因于家中出现坐位时身体向右侧偏斜，由家属送至北京某三甲医院急诊，查头颅CT示：脑内多发缺血梗死、软化灶及脱髓鞘改变；颅内血管超声示：右侧大脑中动脉重度狭窄，右侧颈内虹吸段狭窄，左侧大脑中动脉狭窄不除外，右侧大脑后动脉血流速度减低，左侧椎动脉、基底动脉狭窄不除外；头颅MRI+头颅磁共振血管成像（MRA）示：脑内多发腔隙性梗死灶，右侧室旁软化灶，并多发脱髓鞘改变，右

侧枕叶局灶性亚急性梗死灶，右侧华勒氏变性，双侧颈内动脉及椎动脉粥样硬化改变，基底动脉、右侧大脑后动脉、大脑中动脉多发局限性狭窄。诊断为"脑梗死"。于社区医院静脉滴注改善循环药物，3天后症状好转，遗留饮食、饮水呛咳，未遗留肢体活动不利。后长期口服阿司匹林肠溶片、阿托伐他汀钙片、尼麦角林片。2016年11月23日于某医院诊断为"肠功能紊乱、肠道菌群失调、肺部感染、消化道出血、双肾积水、尿潴留"，因饮水饮食呛咳，予留置胃管、抑酸、抗感染等对症治疗后腹泻好转。否认糖尿病、冠心病等病史。

[查体] T 36.6℃，P 74次／分，R 18次／分，BP 140/88mmHg。发育正常，形体消瘦，营养状况一般，嗜睡，呼之可睁眼，面无表情，被动体位，不能言语交流，查体不合作，舌暗红，苔黄腻，脉弦滑。双侧肺叩诊清音，双侧呼吸音粗，左侧肺底可闻及细小湿啰音，右侧未闻及干湿啰音。心界正常，心率74次／分，律齐，各瓣膜听诊区未闻及明显杂音。双下肢不肿。

[专科检查] 不完全混合性失语，构音障碍，定向力减退，反应力、理解力尚可、记忆力检查不能配合、计算力减退（100-7=93-7=？）。双瞳孔等大等圆，瞳孔直径2.5mm，对光反射良好，双眼向右凝视，可回至中线，向左移动受限，未引出眼震。左侧额纹变浅，左侧鼻唇沟略浅，示齿口角右偏，伸舌左偏。悬雍垂居中，双侧软腭抬举对称，双侧咽反射减弱，颈软无抵抗感，Kernig阴性，Brudzinski阴性。左上肢近远端肌力0级，左下肢近远端肌力0级，左上肢肌张力略高，左下肢肌张力减低，右侧肢体近远端肌力、肌张力正常，左侧肱二头肌反射、肱三头肌反射、桡骨膜反射较对侧稍活跃，双侧膝腱反射、跟腱反射减弱。左侧深浅感觉检查不能配合。双侧Babinski征(+)，Chaddock征(+)，双侧Hoffman征(－)，Oppenheim征(－)，Gordon征(－)。指鼻试验、指指试验、轮替试验、跟－膝－胫试验及闭目难立征因肌力差未查。

[辅助检查] 全血细胞分析+CRP：WBC 6.65×10⁹/L，NEUT% 75.2%，PLT 324.0×10⁹/L，CRP 2.27mg/L。生化：LDH 299U/L，Ca²⁺ 2.19mmol/L，UA 131μmol/L，HCO₃⁻ 29.3mmol/L，GLB 23.8g/L，ALB 35.20g/L，Cr 61μmol/L。心肌梗死三项：cTnI 0.044μg/L，MYO 111.15μg/L。快速血气分析：还原血红蛋白（HHb）5.7%，PO₂ 63.5mmHg，SO₂ 94.2%，氧合血红蛋白（O₂Hb）92.0%。DIC初筛试验：D-Dimer 2.07mg/L（FEU），FDP 5.7mg/L。胃液隐血试验（金标法）：（＋）。甲状腺检查四、动态红细胞沉降率、糖化血红蛋白：未见异常。头颅CT：①右侧侧脑室旁、基底节区、颞叶及枕叶脑梗死；②双侧脑内多发腔隙性梗

死灶;③脑白质变性;④右侧筛窦炎。胸片:双肺、心膈未见明显异常,主动脉硬化。腹立卧片:结肠积气扩张。

[入院诊断]中医诊断:中风病,中脏腑,痰热内蕴,瘀血阻络证。西医诊断:①再发脑梗死急性期(右颞叶),左侧肢体偏瘫,不全混合性失语,假性球麻痹;②脑动脉多发硬化狭窄,右侧大脑中动脉狭窄,右侧颈内虹吸段狭窄,左侧椎动脉狭窄,左侧基底动脉狭窄;③高血压3级(极高危);④肺部感染;⑤高脂血症伴动脉粥样硬化;⑥肠功能紊乱;⑦肠道菌群失调;⑧消化道出血;⑨前列腺增生;⑩尿潴留;⑪双眼白内障术后。

患者入院后查cTnI为0.044μg/L;急查心电图示:窦性心律,完全性右束支传导阻滞,ST-T改变。当晚复查心肌梗死三项回报:cTnI 4.802μg/L,MYO 338.72μg/L,CK-MB 42.70μg/L。2016年12月6日复查cTnI上升至28.264μg/L,并转入CCU,转入诊断为"冠状动脉粥样硬化性心脏病,急性非ST段抬高型心肌梗死,心功能Ⅱ级(killip分级)"。2016年12月8日复查cTnI达峰至59.001μg/L。经抗凝、抗板、降脂、稳定斑块、抗感染、解痉、化痰、平喘、保护胃黏膜等治疗后,2016年12月20日复查cTnI平稳下降至0.657μg/L,NT-proBNP下降至1554ng/mL。2016年12月23日查房,患者体温38.5℃,P 95次/分,BP 80/40mmHg,SPO$_2$ 97%。生化:cTnI 0.362μg/L,BUN 32.66mmol/L,Cr 120.9μmol/L,Na$^+$ 150mmol/L,Cl$^-$ 115mmol/L,K$^+$ 4.33mmol/L。NT-proBNP:1584pg/mL。尿常规:RBC-M(高倍视野)9.41个。心脏超声:节段性室壁运动异常(左室前壁运动幅度降低)。在患者心肌梗死指标逐渐恢复后,笔者原定安排患者近期出院,但在患者出现院内感染后,取消出院计划。在治疗方案上,调整抗生素,升级为注射用美罗培南1g q8h,因患者存在高渗性脱水,将氯化钠注射液替换成葡萄糖注射液,胃管鼻饲灭菌注射用水改善高渗性脱水(血浆渗透压349.72mmol/L)。患者血压偏低,心功能正常,考虑与容量不足有关,在用多巴胺升压的同时,补液扩容。

二诊(2016年12月25日):患者仍然面红目赤,满脸油光,口唇干燥,口气极重;形体消瘦,皮肤干枯瘦瘪,精神差,嗜睡,呼之可睁眼,查体不配合;仍偶有咳嗽、咳痰,喉中痰鸣,痰量少黏难咳;躺在病床上,自行呻吟,偶有喊叫;鼻饲饮食,睡眠不实;导尿管中尿色如茶,大便五日未行。舌光红瘦薄,舌面干燥,少苔,根部薄黄苔,舌体萎缩,脉弦滑有力。总入量4174mL,总出量3800mL,尿量2950mL。T 39.0℃,P 112次/分,BP 92/56mmHg,SPO$_2$ 96%。双肺呼吸音粗,未闻及干湿啰音,心律齐,各瓣膜听诊区未闻及明显杂音,双下肢不肿。血常规:

WBC 12.14×10⁹/L，NEUT% 80.9%，LYMPH% 12.4%。生化+cTnI:cTnI 4.580μg/L，GLU 11.4mmol/L，BUN 18.02mmol/L，Cr 58.7μmol/L，ALB 31.90g/L，Cl⁻ 117mmol/L，UA 127μmol/L，LDH1 93.0U/L，Na⁺ 148mmol/L，K⁺ 3.28mmol/L（血浆渗透压 331.98mmol/L）。DIC:D-Dimer 9.96mg/L（FEU），FDP 27.1mg/L，PT 14.4 秒，APTT 36.0 秒，PT% 66.8%。

考虑患者在抗生素升级为顶级的美罗培南后体温未见明显下降，血常规较前有升高趋势，仍有咳嗽咳痰，炎性反应仍然存在。补液后虽然血压略上升，但心率未见下降，高渗性脱水状态仍然存在。最关键的是，高热后继发心肌梗死。

再次分析该患者病情。

第一，笔者查房时，见其"满脸油光"，立刻想到这是经典条文中的"面垢"，这是《伤寒论》第219条"三阳合病，腹满，身重，难以转侧，口不仁，面垢，谵语，遗尿。发汗，则谵语。下之，则额上生汗，手足逆冷。若自汗出者，白虎汤主之"的翻版。再条分缕析之，因患者无法交流，不能明确其是否存在腹满，但其五日大便未行，可以认为存在"腹满"；因其尚处在脑梗死急性期，左侧肢体瘫痪，无法自行翻身，可以认为这是"身重，难以转侧"；因其脑梗死导致言语不利，可以认为这是"口不仁"；面红目赤、满脸油光，可以认为这是"面垢"；自行呻吟、大声喊叫、夜间睡眠不实，可以认为这是"谵语"；因其保留导尿，不清楚是否存在"遗尿"。

第二，在《伤寒论》第176条"伤寒脉浮滑，此以表有热，里有寒，白虎汤主之"以及第350条"伤寒，脉滑而厥者，里有热，白虎汤主之"条文中，均提到"脉浮滑"，"脉滑"为白虎汤指征。患者脉象也很有特征，弦滑有力，这是火热内蕴的指征，可以认为，这是"白虎汤脉"。

第三，患者另外一个典型症状就是"口气极重"，用口气熏天来形容一点不为过。每每我们查房，在刚进病房门口的那一瞬间，就能闻到弥漫在整个病房的难闻口气。护士见其口唇干燥且口气重，不得不用一块盐水浸透的纱布覆盖在其口唇上以湿润嘴唇。这是"胃火上冲"的典型指征！

第四，顽固性低血压是其另一特征。患者自从院内感染发热后出现低血压（80/40mmHg），笔者在给其补液的同时，还另予静脉泵入超大剂量多巴胺，血压也只能勉强维持在90/60mmHg左右，而一旦在中途换泵过程中，血压就能迅速下降至60/40mmHg。心肌梗死后常见的并发症是心力衰竭，但针对高龄心肌梗死患者大量补液时尤需慎重。在治疗过程中，发现倘若每天入量保持在2500mL左右，血压就在80/50mmHg左右；而一旦大量补液，保证每天的入量在4500～5500mL，血压就可以维持到 100~110/60~70mmHg。笔者突然意识到，因为患者处于脑梗死急性期，不能正常言语交流，无法得知其是否"大渴"，鼻饲胃管，更无法得知是否"欲饮水数升"，但根据患者顽固性低血压，必须放开手脚大量补液至 5000mL 方能勉强维持血压，这不就是白虎加人参汤证的"大渴……欲饮水数升"吗？

第五，患者口唇干燥，舌光红瘦薄，舌面干燥，少苔，根部薄黄苔，舌体萎缩，提示火热内蕴，阴液大伤，相当于条文中的"舌上干燥""口燥渴""口干舌燥"。患者虽然不能活动，但有自行呻吟，偶有喊叫，这就是"心烦"。高渗性脱水，形体消瘦，皮肤干枯瘦瘪，精神差，嗜睡，尿色如茶，无不提示容量差，灌注不足，在病机上属于火热内蕴。

中医辨证属火热耗气伤津，治以白虎加人参汤。

处方：生石膏 300g，知母 30g，甘草 30g，山药 30g，党参 30g，西洋参 30g。3 剂，水煎服，浓煎 50mL，每日 1 剂，分 2 次服。

三诊（2016 年 12 月 29 日）：服药 1 剂后，体温下降至 38.1℃，大便得行、色深、量多。BP：104/64mmHg，cTnI：3.325μg/L，复查胸片：主动脉硬化。多巴胺注射液减量。3 剂服完，不再发热，体温下降至 36.3℃，面红目赤消失，脸色变得清亮，口气明显减轻，小便颜色转淡，舌面红润，脉转沉数有力。HR：72 次 / 分，BP：106/73mmHg。血常规：WBC 6.48×10^9/L，NEUT% 78.9%，LYMPH% 16.4%。生化 +cTnI：cTnI 0.144μg/L，GLU 10.5mmol/L，BUN 11.91mmol/L，Cr 69.9μmol/L，UA 125μmol/L，Na$^+$ 140mmol/L，K$^+$ 4.50mmol/L（血浆渗透压 311.41mmol/L）。停用多巴胺注射液，后转至二级医院继续康复治疗。

2. 重度高渗性脱水、高热、急性前壁心肌梗死、心力衰竭、室壁瘤形成、肺部感染、2 型糖尿病、糖尿病肾病、急性肾损伤患者的"真热假寒""热深厥亦深""独处藏奸"案

南某，女，89 岁。主因"喘憋 5 天，嗜睡 1 天"于 2017 年 4 月 18 日入院。家属代述，患者 5 天前因感冒后出现喘憋，呼吸急促，张口喘气，不能平卧，纳食差，神疲乏力，困倦，1 天后出现精神变差，嗜睡，昼夜困倦欲睡，能够唤醒，醒后再睡，睡梦中张口喘气，未再进食，就诊于我院呼吸科门诊。现为求进一步诊治，收入我科。刻下症：嗜睡，不能言语交流，口唇干，口臭，不能进食，小便失禁，大便二日未行。舌未见，唇色淡白，脉促。

既往有高血压病史 30 年，血压最高达 230/110mmHg，口服硝苯地平控释片

（30mg，qd）及氯沙坦钾氢氯噻嗪片（62.5mg，qd）降压。2型糖尿病10年，口服瑞格列奈（0.5mg，tid）。既往还有青光眼、白内障、脑梗死、高脂血症、动脉硬化症病史。

[查体] T 37.5℃，P 102次/分，R 22次/分，BP 152/96mmHg。神志欠清，嗜睡，张口呼吸，营养不良，体形消瘦，面色苍白。双下肺湿啰音，第一心音减弱，心率102次/分，律齐，双下肢不肿。

[辅助检查] 全血细胞分析+CRP：WBC $9.46×10^9$/L，NEUT% 90.6%，LYMPH% 5.3%，HGB 106.0g/L，PLT $174.0×10^9$/L，CRP 6.05mg/L。生化+cTnI：cTnI 1.239μg/L，CK 357U/L，CK-MB 24U/L，AST 38U/L，ALT 28.8U/L，Cr 110.9μmol/L，ALB 34.70g/L，BUN 24.13mmol/L，UA 530μmol/L。DIC初筛试验：D-Dimer 3.59mg/L（FEU），FDP 81.4mg/L，PT 16.3秒，APTT 37.1秒，PT% 54.4%。快速血气分析（微电极）：HCO_3^- 18.3mmol/L，pHst 7.316，PCO_2 31.2mmHg，PO_2 95.1mmHg。细菌真菌血清学检查：PCT 0.59ng/mL。甲状腺检查四：FT3 1.39pg/mL，FT4 1.11ng/dL，TSH 0.3438μIU/mL，TT3 0.30ng/mL。NT-proBNP：>30000pg/mL。心电图：窦性心率，106次/分，室上性期前收缩，Ⅱ、Ⅲ、AVF病理性Q波，V_{1-3}导联ST段抬高。胸部正位片：①心肺改变大致同前，符合肺淤血、心功能不全X线表现，不除外合并肺水肿可能；②主动脉硬化；③左膈肌略抬高。心脏超声：EF 32%，左室心尖部室壁瘤形成（膨出范围约45mm×22mm），主动脉瓣，二、三尖瓣反流（轻度），左房增大（左房前后径42mm），左室收缩、舒张功能减低。胸腔超声：双侧胸腔积液（右侧胸腔前后径7.0cm，上下径7.2cm，内可见肺叶漂浮；左侧胸腔前后径7.7cm，上下径7.6cm）。腹部超声：肝囊肿，餐后胆囊、双肾皮质回声增强，双肾积水。

[入院诊断] 中医诊断：真心痛，痰瘀痹阻证。西医诊断：①冠状动脉粥样硬化性心脏病，急性前壁心肌梗死，陈旧性下壁心肌梗死，室壁瘤形成，心功能Ⅱ级（Killip分级）；②心律失常，房性早搏；③高血压3级（极高危）；④肺部感染；⑤2型糖尿病，糖尿病肾病（CKD4期），糖尿病周围神经病变；⑥高脂血症；⑦多发动脉硬化，双侧颈动脉硬化伴斑块形成，双下肢动脉硬化伴多发斑块形成；⑧腔隙性脑梗死；⑨青光眼；⑩白内障；⑪右侧乳腺癌切除术后。

西药给予利尿、扩冠、抗凝、降脂稳定斑块、控制心室率、化痰、平喘、抗感染、降糖、营养支持等治疗。

2017年4月22日：患者精神弱，持续鼻饲瑞高乳剂，昨日灌肠后大便1次。24小时出入量：入量3051mL，出量2030mL，尿量1180mL。HR 78次/分，BP

141/71mmHg。双肺呼吸音粗，下肺可闻及少量湿啰音，双下肢不肿。全血细胞分析 +CRP:WBC 0.69×10^9/L，NEUT% 89.9%，LYMPH% 4.7%，RBC 4.34×10^{12}/L，PLT 189.0×10^9/L，CRP 5.89mg/L。生化 +cTnI:cTnI 0.509μg/L，BUN 24.94mmol/L，HCO_3^- 45.2mmol/L，Na^+ 158mmol/L，K^+ 4.50mmol/L，GLU 30.3mmol/L，Cr 144.3μmol/L。患者晨起血糖偏高，值班大夫予以生物合成人胰岛素注射液皮下注射以及泵胰岛素注射液以降糖。下午 4 点，患者体温 37.9℃，予冰袋物理降温。根据生化结果，计算血浆渗透压为 379.9mmol/L，考虑为高渗性脱水，予胃管注入灭菌注射用水 500mL。

二诊（2017 年 4 月 23 日）：晨起 5：08 心电监护显示为快速心房颤动，心室率波动在 150~180 次 / 分，BP119/71mmHg，予胺碘酮复律，90 分钟后转为窦性心律，HR 108~120 次 / 分。晨起查房，嗜睡，呼之可睁眼，呼吸深大，痛苦呻吟。24 小时出入量：入量 2726mL，尿量 2150mL。查体:T38.1℃，BP 118/45mmHg，皮肤弹性差，右侧瞳孔对光反射差，右侧呼吸音正常，左侧呼吸音弱，未闻及明显的湿啰音，心率88 次 / 分。全血细胞分析:WBC 12.79×10^9/L，NEUT% 88.4%，LYMPH% 4.9%，RBC 4.37×10^{12}/L，HGB 121.0g/L，PLT 196.0×10^9/L。急诊生化 +cTnI:cTnI 0.720μg/L，UA 540μmol/L，BUN 25.62mmol/L，PVA 211.4μmol/L，HCO_3^- 40.8mmol/L，GLU 19.5mmol/L，Cr 163.3μmol/L，K^+ 3.14mmol/L，Na^+ 164mmol/L。血浆渗透压为 379.4mmol/L，值班大夫继续纠正高渗性脱水，补钾，并调整抗生素方案。当天晚上7: 05复查生化:K^+ 4.120mmol/L，Na^+ 159mmol/L，血浆渗透压为 375.56mmol/L。

三诊（2017 年 4 月 24 日）：接班后查看患者，间断嗜睡，呼之可应，脚凉，稀便 3 次、巧克力色、量大不臭。舌淡白，质干，舌右侧有腐苔，脉浮弦滑，重按无力。24 小时出入量：入量 3767mL，出量 1500mL。查体:T 37.4℃，HR 72 次 / 分，BP 97/44mmHg。全血细胞分析 +CRP:WBC 13.00×10^9/L，NEUT% 89.9%，LYMPH% 5.4%，RBC 3.93×10^{12}/L，HGB 109.0g/L，PLT 157.0×10^9/L，CRP 6.21mg/L。10：27 复查生化 +cTnI:cTnI 0.608μg/L，Cr 189.5μmol/L，K^+ 3.64mmol/L，Cl^- 113mmol/L，Ca^{2+} 2.17mmol/L，Na^+ 161mmol/L，UA 520μmol/L，GLU 18.2mmol/L，ALB 25.90g/L，BUN 36.31mmol/L。便常规 + 隐血试验阴性。血浆渗透压为 383.79mmol/L。考虑患者感染、高渗性脱水控制不佳，且存在急性肾损伤，说明周末补液不够，从当下强化补液，从胃管鼻饲瑞高乳剂 500mL（50mL/h），每隔 1 小时以灭菌注射用水 100mL 冲管，升级抗生素方案。先后请示两位老师，

分别建议予小柴胡汤合小陷胸汤,以及麦门冬汤。结合患者昨天、前天院内感染导致体温升高至38.5℃,出现恶心呕吐,吐出胃内容物(可能与鼻饲瑞高有关),根据《伤寒论》"呕而发热者,小柴胡汤主之"及"心下痞,按之则痛,脉浮滑者,小陷胸汤主之",予以小柴胡汤合小陷胸汤。考虑患者高渗性脱水,加芦根60g以清热生津。但患者手脚凉,血压偏低,新增腹泻,且舌淡白,质干,舌右侧有腐苔,脉浮弦滑、重按无力,似乎与前面的指征不符合。暂拟处方如下:柴胡18g,黄芩12g,法半夏9g,党参15g,甘草15g,干姜5g,大枣15g,黄连10g,瓜蒌皮15g,芦根60g。3剂,水煎服,浓煎50mL,每日1剂,分2次服。

13:10复查生化+cTnI:Cr 172.5μmol/L,K^+ 3.87mmol/L,Cl^- 113mmol/L,Ca^{2+} 2.11mmol/L,Na^+ 160mmol/L,UA 452μmol/L,GLU 19.2mmol/L,BUN 36.81mmol/L。血浆渗透压为383.75mmol/L。继续补液,并交代夜班至少补液1000mL。夜班大夫顾虑患者心力衰竭问题,仅补液300mL。

20:35复查生化+cTnI:Cr 169.4μmol/L,K^+ 4.63mmol/L,Cl^- 109mmol/L,Ca^{2+} 2.03mmol/L,Na^+ 152mmol/L,UA 429μmol/L,GLU 23.5mmol/L,BUN 35.13mmol/L。血浆渗透压为371.89mmol/L。

四诊(2017年4月25日):患者神清,精神萎靡,神志较昨天好转,呼之可应,仍烦躁蹬被子;偶有咳嗽,饮水及咳嗽后恶心欲吐;脚凉较昨日略改善;尿管中小便颜色白;昨天一共3次稀便、量多、色褐,今日晨起大便2次,质稀。舌淡白,质干,昨天舌头右侧有腐苔,今日腐苔较昨日有消退;脉浮弦滑,重按无力。24小时出入量:入量3456mL,尿量1850mL。查体:T 37.4℃,P 84次/分,BP 119/58mmHg。左肺遍布吸气相哮鸣音,右下肺湿啰音。听诊心脏第一心音弱。全血细胞分析+CRP:WBC $12.92×10^9$/L,NEUT% 86.5%,LYMPH% 7.1%,PLT $151.0×10^9$/L,HGB 112.0g/L,RBC $4.01×10^{12}$/L。生化:Cr 169μmol/L,ALB 25.30g/L,K^+ 4.32mmol/L,Cl^- 109mmol/L,Ca^{2+} 2.18mmol/L,Na^+ 157mmol/L,Mg^{2+} 1.09mmol/L,UA 421μmol/L,BUN 32.2mmol/L,GLU 8.6mmol/L。PCT:0.34ng/mL。DIC初筛试验:D-Dimer 1.59mg/L,FDP 5.5mg/L,TT 19.4S。便常规+隐血试验阴性。心脏超声:EF 38%,左室舒张末内径40mm,主动脉瓣退变并反流(轻度),二尖瓣后叶钙化,左房增大(左房前后径40mm),左室收缩、舒张功能减低,左室心尖部室壁瘤形成,室壁瘤内血栓形成可能性大。腹部超声:未回报胰腺炎征象,右肾积水。

患者低热,精神萎靡不振,人困无神,偶有烦躁,四逆,手脚发凉,饮水及咳嗽后呕逆，小便色白，腹泻，大便稀溏，舌淡白，脉虽浮弦滑，但重按无力，属于无根脉。患者一派阳虚内寒指征，这与《伤寒论》第 225 条"脉浮而迟，表热里寒，下利清谷者，四逆汤主之"，第 354 条"大汗，若大下利而厥冷者，四逆汤主之"，以及第 389 条"既吐且利，小便复利而大汗出，下利清谷，内寒外热，脉微欲绝者，四逆汤主之"条文相似，其烦躁与第 69 条"发汗，若下之，病仍不解，烦躁者，茯苓四逆汤主之"相似。然而，在笔者犹豫不定之际，再次将患者的尿袋提起反复确认颜色，因为小便来自体内，能够直接反映疾病的寒热属性。颜色是白的，最多只能说是淡淡的黄色，这与之前主管过的"尿色如茶"的尿色黄、褐、深红等寒热立判的类型截然不同。

当所有指征全部集中在阳虚时，笔者突然意识到：第一，经过大量补液（正平衡 1606mL），今日血浆渗透压从 383.79mmol/L 下降至 363.44mmol/L，这说明患者是容量不足的类型。第二，因为昨天交代给夜班需要大量补液至 1000mL，但仅给予 300mL 补液，补液不足，导致血钠从 152mmol/L 又上升至 157mmol/L，提示如果不能及时阻断，高渗性脱水很可能会有加重趋势。"高渗性脱水"虽然是现代医学的诊断，但打个比方，这就像在一块极其干旱的土地上，当泼上一盆水后，很快就会干涸，消耗殆尽。这两点都说明，患者体内大量缺水，需要大量补液。而如果的确为阳虚内寒，则必定不喜水。因患者无法正常交流，故无法得知是否存在"大渴"，但昨天的大量补液与"欲饮水数升""大烦渴不解""口燥渴"极为相似；舌质虽然淡白，但是质地干燥少津，且时有烦躁呻吟，这很可能就是"舌上干燥而烦"。据此，笔者判定，这很可能就是白虎加人参汤证的"大渴，舌上干燥而烦，欲饮水数升"。

想明白了现代医学的病理生理学机制，笔者对患者其他看似阳虚的临床表现也一目了然。"精神萎靡不振，人困无神，四逆，手脚发凉"以及急性肾损伤，肌酐不断上升，是因为容量差，灌注不足所致。而导致灌注差的原因，不是阳虚不能上承津液，而是热盛耗气伤津；"饮水及咳嗽后呕逆"，很可能与鼻饲速度过快有关；"小便色白"，是因为容量相对充盈的缘故；"大便稀溏"，很可能与鼻饲瑞高后患者不耐受有关；"舌淡白""口唇淡白"，不是阳虚内寒，而是患者有糖尿病肾病所导致的贫血，所以即使火热亢盛，黏膜也红不起来；"昨天舌头右侧有腐苔，今日腐苔较前有消退"，提示经过补液后容量较前改善；"脉弦滑"，提示火热内盛，"但重按无力"，不是无根脉，而提示容量不足，脉道不充盈。值得注意的是，在《伤寒论》第 350 条"伤寒脉滑而厥者，里有热，白虎汤主之"中，脉滑和手足厥冷可见于阳明经证白虎汤方证，该患者的"手足厥冷"虽然是灌注的问题，但病机本质还是火热内盛。

因此，考虑目前中医证属火热耗气伤津，中药治以白虎加人参汤。

处方：生石膏300g，知母30g，甘草30g，山药30g，党参30g，北沙参30g。3剂，水煎服，浓煎50mL，每日1剂，分2次服。

五诊（2017年4月26日）：患者神清，查体配合，精神弱，困倦，言语无力，烦躁蹬被消失，手足较前转温，大便1次，未腹泻，小便同前。舌淡嫩，有裂纹，中根部腐苔，腐苔范围较前减少，脉沉弦，沉取有力。24小时出入量：入量3504mL，尿量1750mL。查体：T 36.5℃，P 83次/分，BP 116/64mmHg。生化+cTnI：cTnI 0.207μg/L，UA 376μmol/L，HCO_3^- 35.9mmol/L，BUN 24.26mmol/L，GLU 11.8mmol/L，Cr 136.8μmol/L，K^+ 4.72mmol/L，Na^+ 147mmol/L，Ca^{2+} 2.15mmol/L，P 0.78mmol/L，Cl^- 108mmol/L。患者体温下降，血浆渗透压下降至339.50mmol/L。

六诊（2017年4月27日）：患者体温正常，神志转清，能简单交流。复查全血细胞分析+CRP：WBC $9.12×10^9$/L，NEUT% 88.3%，LYMPH% 6.7%，HGB 110.0g/L，RBC $3.90×10^{12}$/L，PLT $169.0×10^9$/L，CRP 16.28mg/L。生化+cTnI：cTnI 0.150μg/L，BUN 20.64mmol/L，GLU 15.5mmol/L，Cr 127.4μmol/L，ALB 25.90g/L，K^+ 5.01mmol/L，Na^+ 145mmol/L。DIC初筛试验：D-Dimer 0.87mg/L（FEU）。NT-proBNP：28465pg/mL。血浆渗透压为336.16mmol/L。患者虽然九十岁高龄，求生欲望非常强烈，大病初愈后重生的喜悦溢于言表。

七诊（2017年4月28日）：复查生化，血浆渗透压为326.64mmol/L。患者一般情况改善，建议转二级医院康复。考虑患者目前以气津大伤为主，与《伤寒论》第397条"伤寒解后，虚羸少气，气逆欲吐，竹叶石膏汤主之"极为相似，因此，出院带药以竹叶石膏汤善后。

处方：淡竹叶30g，生石膏90g，党参30g，麦冬60g，法半夏10g，生甘草30g，山药30g。3剂，水煎服，浓煎50mL，每日1剂，分2次服。

按：重度高渗性脱水是临床难题，尤其当血钠浓度超过160mmol/L时，死亡率极高。该患者在运用大量补液及白虎加人参汤后，血浆渗透压从383.79mmol/L下降至363.44mmol/L，进而下降至326.64mmol/L，血钠浓度从161mmol/L下降至157mmol/L，进而下降至出院时的141mmol/L。低热、精神状态、倦怠乏力、四逆、腹泻、大便稀溏、舌脉等临床症状改善的同时，患者高渗性脱水、感染、cTnI、NT-proBNP、肌酐等全都得以改善。

回顾这两则病例可知，上一则急性脑梗、急性非 ST 段抬高型心肌梗死、院内感染、高热、高渗性脱水、顽固性低血压病案是典型的白虎加人参汤证，全程可见火热征象极其显著的脸红、舌红、口气重、小便黄等临床表现。而该病例则极具迷惑性，是一例"真热假寒""热深厥深"，且"独处藏奸"的病案。两则医案的共同点，就是患者都不能正常交流，无法清晰表达自己的痛苦，只能通过医生对症状、体征的把握、摸索进行判断，而其最为关键的辨证点均在于两例患者都存在容量不足的问题，均需要大量补液。所不同的是，第一例需要大量补液维持血压，而第二例需要大量补液改善高渗性脱水。

3. 1型糖尿病患者的"渴欲饮水，口干舌燥"案

蒋某，男，41岁。主因"发现血糖升高20余年"于2018年5月13日门诊入院。患者自诉在20余年前因口干、口渴、多饮在当地医院诊断为"1型糖尿病"，曾用甘精胰岛素注射液治疗，血糖控制可。近半年患者自行停用胰岛素，改用口服降糖药拜糖平（阿卡波糖片，50mg，qd）、达美康（格列齐特片，160mg，bid）、格华止（盐酸二甲双胍片，0.5g，qn），血糖控制不佳，空腹血糖在20mmol/L左右。患者为求进一步控制血糖前来门诊就诊。刻下症：心烦意乱，口干，欲冷饮，形体瘦长，近1个月消瘦8斤，乏力明显，头晕，头胀，全身无力，整天提不起精神，口不苦，纳差，不欲食，眠差，早醒，一般睡至凌晨2点即醒，嘴唇深红，手掌颜色深红，小便黄，气味重，大便二三日一行，便秘严重。舌质红，苔黄厚苍老，舌面干燥少津，脉弱。

否认糖尿病家族史。BP 105/80mmHg。急查空腹血糖19.3mmol/L。尿常规未见酮体。

[门诊诊断] 中医诊断：消渴病，火热炽盛证。西医诊断：1型糖尿病。

考虑患者烦渴欲冷饮，是由高血糖导致的，这是典型的白虎加人参汤证的"渴欲饮水，口干舌燥"，且大便干结严重，这是糖尿病导致的胃肠道并发症，暂以大剂量生石膏清热泻火通便，若通便疗效不佳，再合用小承气汤通腑泄热。治以白虎加人参汤。

处方：生石膏120g，知母30g，甘草15g，山药30g，党参30g，北沙参15g。10剂，水煎服，每日1剂，分2次服。

二诊（2018年5月26日）：患者服用白虎加人参汤1剂后，当天大便即行。后因出差改服颗粒剂后，大便又变成二三日一行，其间未监测血糖。目前口干欲冷饮

明显改善，纳可，睡眠好转，能睡至凌晨 4 点，乏力明显改善，头晕、头胀、全身无力减轻，脸红、唇红、手掌暗红转淡，小便不黄，舌暗红，苔白腻，舌面较前有津液，脉较前有力。患者刚吃完早餐，餐后 15 分钟即刻测血糖 14.9mmol/L。转拟白虎加人参汤、白虎加苍术汤清热、益气、生津、化湿。

（五）心得体会

临床运用白虎加人参汤，还有如下几点值得关注。

第一，方中大剂量生石膏不仅可以清热泻火，还可以通便。在本文急性脑梗合并急性心肌梗死病案中，患者大便多日未行，考虑与入量不足，进食过少有关，而不应见其多日大便未行就以"肠中燥屎"急行攻下之举。患者在服用 300g 生石膏后，大便得行，体温下降。类似运用大剂量生石膏泻火通便的经验在古今医案中均有记载，如曹颖甫先生在其《经方实验录》中记载用生石膏治疗"腹部膨胀，不更衣者二月有余"案："民国六七年间，于役吴门，一山东人名杨宜德者，为先兄卫兵，患腹部膨胀，不更衣者二月有余，而健饭特甚，腹大几如五石瓠，甚至行坐不得。营团各军医百治乏效，复数更外医亦然，因就诊于曹先生沧洲。先生闵其情，复怜其贫，即令服生石膏半斤。次日，病依然，于是由半斤加至一斤。至第四日，复加至二斤，便乃大下，悉属黑粪，其硬如石，约二便桶许。体腹顿时瘦削，向之手臂如碗者至此仅有一握，神志疲倦异常，且须倩人扶掖，而后能行。于是先生令止服，改给四君子等大剂，凡调理三月始瘥。姜佐景按：此病为中消，胆胃之火特重，故能健饭；胆汁不自下输，故大便不行。重用石膏以清胃热，胆汁得下，则大便通矣。其用单味石膏者，意犹白虎汤耳。曹氏之胆识固如是，其骇俗乎？前案消渴是为上消，本案消食是为中消。上、中不同，一汤愈之，所谓通仲圣方能治百病者此也。曹颖甫曰：予所遇白虎汤证未有若此之重者，张锡纯用石膏不过二三两，予尝加至双倍有奇，岂料苏州宗人沧洲先生更有用至二斤者。然经方中正有用如鸡子大二十四枚者，是又不止二斤矣。"

第二，生石膏不仅可以清热泻火，还可以治疗崩漏，而"口渴多饮"为临床运用生石膏的关键指征。南京中医药大学黄煌教授曾用白虎汤加阿胶治疗少女长达 3 年的崩漏出血不止。安徽省名中医温兴韬先生也曾治疗年近 5 旬患者，崩漏近半年，查为子宫肌瘤，妇科医生认为必须手术，患者拒绝。观其有口渴多饮等症，按照黄煌老师的经验，用白虎汤加味 10 剂而血止。

第三，大剂量生石膏是本方起效关键。然而，近代名医张锡纯等主张将石膏研为细末，药汁冲服，或生梨片蘸石膏细末进食，不仅疗效提高，也节约药物。他曾用吞服生石膏细末法治疗大热兼呕吐者，或兼大便不通者，认为"生石膏若服其研细之末，其退热之力一钱可抵煎汤者半两。若以之通大便，一钱可抵煎汤者一两"。笔者也曾亲身尝试用梨片蘸石膏细末吞服，口感一般，甚至说较差，不如入药煎汤来得方便。

第四，方中配伍粳米大有深意。一般认为，粳米用以顾护脾胃，然而姜宗瑞先生以为粳米可以促进石膏吸收利用。其在《经方杂谈》中说："20世纪90年代，农村仍饮用浅井水，味苦涩。因水中多含钙镁等矿物质，烧水的铝壶数月便结一层厚厚的'水锈'。一次，烧水的壶漏了，只能用做饭的铝锅烧水，半月的时间，锅内也结了一层'水锈'，后此锅煮稀饭，不料饭熟之后，'水锈'全都混入饭中。因悟谷米（做饭用小米，白虎汤用粳米，同类）可使'水锈'溶解。由此想到了白虎汤中石膏主要成分为硫酸钙，微溶于水，用粳米同煎，石膏能被更好地吸收利用。"然而，现在药房一般不备粳米，笔者在临床上常以山药代粳米。

第五，方中用人参益气生津，然而人参价格较高，笔者常以西洋参、党参、北沙参替代，且疗效满意。

第六，张锡纯主张可用玄参、生地黄、白芍替代知母，认为"或以玄参代知母，产后寒温证用之；或以芍药代知母，寒温兼下痢者用之；或以生地黄代知母，寒温兼阴虚者用之"。根据《伤寒论》用药范例，知母主治烦热，笔者认为还可兼见大便干、小便黄指征，这与玄参、生地黄、白芍养血滋阴润燥的用药思路不一样，因此，临床用药替代知母尤需慎重。

五、麻黄汤－麻杏二三汤－大青龙汤－麻杏甘石汤合调胃承气汤－苓桂术甘汤－小青龙加石膏汤／慢性阻塞性肺疾病，Ⅱ型呼吸衰竭，安定中毒，昏迷45小时，无创呼吸机大量黏痰，"溢饮"，二氧化碳潴留，烦躁，"饮悸"，高血压急症

（一）麻黄汤"还魂通神"治疗慢阻肺、Ⅱ型呼吸衰竭合并安定中毒、昏迷45小时案

饶某，女，82岁。主因"发现昏迷2小时"于2016年7月20日上午9：00由急

救车送入院。家属代诉，患者于7年前出现胸闷、气短、咳嗽、咳痰，于我院呼吸科住院治疗，诊断为"慢性阻塞性肺疾病、Ⅱ型呼吸衰竭"，予对症治疗后，好转出院。出院后间断使用无创呼吸机治疗，其间症状时有发作，反复入院。1天前，患者与老伴生气争吵后，自觉头痛、咳嗽、咳痰加重，自测血压为150/70mmHg，口服止痛药（具体不详）。因多年来夫妻经常吵架，情绪未受影响，当晚胃口好，吃肉饼数块，未见异常。患者晚上独居单间，情况未知。今晨7时左右，家属推门发现患者意识模糊，呼之不应，随即与我联系，并由999急救车送至我科。

患者既往有冠心病史14年；阵发性心房颤动5年；高血压病史30年，血压最高可达210/140mmHg，现口服硝苯地平控释片、氯沙坦钾氢氯噻嗪片控制血压；2型糖尿病10年余，糖尿病周围神经病变4年，现口服盐酸二甲双胍肠溶片（0.25g，2次/日）控制血糖，餐后血糖控制在7~10mmol/L；高脂血症6年余，现每晚口服阿托伐他汀钙片20mg；脑梗死4年余，未留后遗症；动脉硬化症10年余；双膝骨关节炎10余年。

入院症见：神志昏迷，意识不清，呼之不应，呼吸急促，口唇发绀，口吐白沫。

[查体]HR 130次/分，房颤律，BP 140/66mmHg。SPO_2 69%。球结膜水肿，双侧瞳孔缩小，压眶反射、对光反射迟钝。双肺呼吸音粗，可闻及湿啰音，双下肢轻度水肿，四肢肌力0级，病理反射未引出。

[辅助检查急查回报]全血细胞分析+CRP:WBC $11.46×10^9$/L, RBC $3.74×10^{12}$/L, HGB 116.0g/L, PLT $205.0×10^9$/L, NEUT $9.29×10^9$/L, LYMPH% 13.5%, CRP 1.88mg/L。生化一、三、五+全血肌钙蛋白I:Cr 120.7μmol/L, UA 638μmol/L, BUN 9.13mmol/L。DIC初筛试验:D-Dimer 0.69 mg/L, FIB 4.08g/L。快速血气分析:pH 7.148, PO_2 65.1 mmHg, PCO_2 88.3 mmHg。NT-proBNP: 1892pg/mL。

[入院诊断]中医诊断：昏迷，喘证，痰浊闭阻证。西医诊断：①慢性阻塞性肺疾病，Ⅱ型呼吸衰竭，呼吸性酸中毒，肺性脑病，昏迷；②冠状动脉粥样硬化性心脏病，不稳定型心绞痛，心律失常，阵发性心房颤动，心功能Ⅳ级（NYHA分级）；③高血压病3级（极高危）；④2型糖尿病，糖尿病周围神经病变，糖尿病周围血管病变，糖尿病肾病；⑤脑梗死；⑥高脂血症；⑦动脉硬化症；⑧高尿酸血症；⑨双肾囊肿；⑩脂肪肝；⑪退行性骨关节病，双膝重度骨性关节炎，重度骨质疏松，腰椎间盘突出；⑫反流性食管炎。

考虑患者目前存在呼吸衰竭、心力衰竭急性加重，告知家属病重，家属拒绝气管插管等有创操作。立即行无创呼吸机辅助呼吸，S/T 模式，调整参数为 IPAP：16cmH$_2$O；EPAD：6cmH$_2$O；呼吸频率：14 次／分；FiO$_2$：100%。并行锁骨下静脉穿刺置管术；给予硝酸甘油注射液、呋塞米、二羟丙茶碱注射液、注射用亚胺培南西司他丁钠、盐酸氨溴索注射液、多索茶碱注射液、盐酸胺碘酮注射液等利尿、扩血管、化痰、解痉、平喘、抗感染、营养支持等对症治疗。

当晚 6：00，家属电话告知值班大夫，在患者房间的垃圾桶里找到一盒舒乐安定的空盒子。据此推测，患者入院前可能自行服用 20 片舒乐安定。临时予以静脉注射盐酸纳洛酮注射液 2mL 以拮抗安定中毒。

二诊（2016 年 7 月 21 日）：上午 9：00 查房时，患者仍然神志昏迷，呼之不应，低热，无汗，口唇发绀减轻，24 小时总入量 2170mL，总出量 2250mL，尿量 1400mL。查体：T 37.7℃，HR 80 次／分，心律不齐，BP 183/65mmHg，其余查体大致同前。舌未见，脉沉弦。快速血气分析:pH 7.216，PCO$_2$ 68.2 mmHg，PO$_2$ 116.1mmHg。胸片：主动脉硬化，余两肺、心膈未见明显异常。

家属虽然提供了很有价值的信息，但因本院不能行苯二氮草药物浓度测定，尚不能明确患者是否一定为安定中毒。如何处理安定中毒？目前已经错过洗胃催吐时间窗，可采用强化利尿、纳洛酮拮抗，以及血滤等治法，但家属拒绝包括血滤在内的有创操作。那么，在中医学中，该如何处理呼吸衰竭、昏迷？

笔者突然联想到 2016 年 2 月在无锡市召开的"2016 年江苏省中医药学会经方研究专业委员会学术年会暨经方医学论坛年会"上，岭南经方名家黄仕沛教授曾介绍其运用还魂汤（麻黄汤）治疗安眠药自杀导致昏迷三天三夜的病例。服药 20 分钟后患者额头汗出，1 小时后呼之可睁眼。嘱晚上再服 1 剂，至晚上 8 点黄老到医院时，患者已经能坐起对话。后连续 3 天，患者均汗出涔涔，心率偏快。出院后，抗抑郁药、安眠药等均未再服，患者心情开朗，住进养老院善后。

黄老别出心裁，发皇古义，首创用麻黄汤抢救急危重症，令人敬佩，令人感动，让我们深刻领略到当代经方大家不尚空谈、潜心临床、扎根重症的担当与风范。在黄老的学术体系里面，经方不再是调理慢性病，甚至治未病的点缀，而是在病房积极抢救急危重症的利器。经方疗效惊人，效如桴鼓，听之"大快人心"，令我们倍受鼓舞，永久难忘！

受黄老运用麻黄汤催醒的启示，笔者"亦步亦趋"，立刻予以胃管插管，并以麻黄汤原方鼻饲。

处方：生麻黄 12g，桂枝 10g，炒杏仁 10g，甘草 5g。急煎 1 剂，浓煎 50mL，分 2 次服。

三诊（2016 年 7 月 21 日）：因本院煎药室规定，16：00 才能将当天急煎中药发送至病房。在收到中药后，立即给患者通过胃管注入麻黄汤 1 剂。至 18：00，患者呼之可应，能睁眼。询问得知，患者在 7 月 19 日当天与老伴生气后即有轻生念头，因此在睡前口服了 20 片舒乐安定。补充诊断：安定中毒。

至此，笔者再次在临床上重复了麻黄汤可以催醒、可以"还魂"这一古人留给我们的宝贵经验，令人异常兴奋。虽然之前有黄仕沛先生用麻黄汤抢救安定中毒昏迷的先例，并且该患者也已经清醒，但笔者不禁要扪心自问：该患者能够转危为安一定就是麻黄汤的"还魂"功效吗？如果不是，那又是什么改善了患者的呼吸功能？如果是，那么麻黄汤起效的原理是什么？这几个问题都值得我们进一步思考。

经过进一步思考，我们发现，疗效的关键还是中西医结合，具体原因包括如下四个方面，值得我们关注。

第一，无创呼吸机改善了 II 型呼吸衰竭。因该患者入院时 II 型呼吸衰竭明显，给予无创呼吸机辅助通气后，血气得以显著改善，二氧化碳潴留明显减轻，呼吸性酸中毒得以好转，这也为我们运用麻黄汤赢得了时间。如果没有呼吸机及时、有效的配合，很可能患者早就死于呼吸衰竭。因安定中毒导致患者入院时已经昏迷，呼之不应，口唇发绀，口吐白沫，表现出一派阴寒内盛指征。由此可见，患者已经直接步入少阴重证阶段，这在古代，很可能就属于《伤寒论》中"死""不治"等范畴，因为患者与《伤寒论·辨少阴病脉证并治》第 299 条"少阴病六七日，息高者，死"中的描述极为相似，且很可能原文描述的就是患者死于呼吸衰竭、心力衰竭等重症。

第二，舒乐安定的药物代谢问题也不容忽略。一般舒乐安定过量容易引起昏睡，但不至于导致死亡，且一般在 18～36 小时患者能自行苏醒。对于基础心肺功能正常的患者而言，常规剂量的镇静药物不会产生较大的影响。然而，对于有基础肺病、呼吸抑制、呼吸衰竭患者而言，即使小剂量的镇静剂都有可能会抑制患者仅存的呼吸功能。笔者曾亲见极小剂量的咪达唑仑注射液就让急性肺损伤、急性呼吸窘迫综合征患者的病情急剧恶化，不得不引以为戒。因该患者有多年的慢性阻塞性肺疾病病史，大剂量的舒乐安定很容易引起呼吸抑制、二氧化碳潴留，直至呼吸衰竭、循环衰竭。另外，虽然 18～36 小时患者有可能自行苏醒，但也有例外情况，上面提到的黄仕沛先生会诊的呼吸衰竭患者已经昏迷 72 小时，而该患者从服药时间开始计算，已经昏迷长达 45 小时。

第三，麻黄汤"还魂"确有其功。麻黄汤出自《伤寒论·辨太阳病脉证并治中》，原文谓"太阳病，头痛发热，身疼腰痛，骨节疼痛，恶风无汗而喘者，麻黄汤主之。麻黄三两（去节），桂枝二两（去皮），甘草一两（炙），杏仁七十个（去皮尖）。上四味，以水九升，先煮麻黄，减二升，去上沫，内诸药，煮取二升半，去滓，温服八合，覆取微似汗，不须啜粥，余如桂枝法将息"。由此可见，"腠理闭塞，营卫郁滞"是该方证的核心病机。麻黄汤可以解表散寒，是主治太阳伤寒表实证的方剂，其临床运用指征包括头痛、发热、身疼、腰痛、骨节疼痛、恶风、无汗、喘等"麻黄八症"。

因麻黄汤具有起死回生之功，古人又将本方称为还魂汤、追魂汤。"还魂汤"方名首见于《金匮要略·杂疗方》，原文谓"救卒死，客忤死，还魂汤主之方"。但因"杂疗方"中多为生僻、生冷处方，临床大夫对此关注极少。《备急千金要方·卷第二十五·卒死第一》中对还魂汤有详细记载："卒感忤，鬼击，飞尸，诸奄忽气绝无复觉，或已死，绞口，噤不开，去齿下汤，汤入口不下者，分患者发，左右捉，踏肩引之，药下复增，取尽一升，须臾立苏。方：麻黄三两，桂心二两，甘草一两，杏仁七十粒。上四味，㕮咀，以水八升，煮取三升，分三服。"这里的"卒感忤"是指突然感受风寒湿等邪气，气机不畅，甚至上逆不顺。"鬼击"，《圣济总录》解释说："鬼击之病，得之无渐，卒着人如矛戟所伤，令人胸胁腹满急痛，不可按抑，或即吐血，或即下血，轻者获免，重者或致不救，治宜符禁之法，兼辟邪安正之剂。"这是指患者突然出现的疼痛、吐血、昏迷、猝死等急症，且因古人不能正确认识这类病证，故夸大其词为"如鬼所击"。"飞尸"，《肘后方》解释说："飞尸者，游走皮肤，洞穿脏腑，每发刺痛，变作无常也。"这是指突然出现的身体疼痛症状。"诸奄忽气绝无复觉"，则是指突然出现的猝死、意识丧失、昏厥、气息微弱，甚至气厥等症状。"或已死，绞口，噤不开"是指已经神志昏迷，意识丧失，牙关紧闭，口不能张开，常见于中风昏迷患者。在现代医学中，将猝死分为心源性猝死和非心源性猝死。心源性猝死包括急性冠脉综合征、恶性心律失常、心肌病、心力衰竭等；非心源性猝死包括急性脑血管病、主动脉夹层、肺栓塞、支气管哮喘、急性出血性坏死性胰腺炎、电解质紊乱等。由此可见，麻黄汤所主治的病证很可能包括猝死、短暂性脑缺血发作、急性脑出血、急性脑梗死等现代医学疾病。

追魂汤在《太平圣惠方·卷五十六·尸病论》和《普济方·卷二三七尸疰门》中均有记载，其主治病证与《备急千金要方·卷第二十五·卒死第一》相同。值得注意的是，后世很多处方均以麻黄汤为基本方演变而成。宋代陈言的《三因极一病证方论》卷七中追魂汤主治病证与《千金》相同，药物较前方少桂枝一味，即三拗汤。明代董宿原《奇效良方》中的追魂汤也是麻黄汤去桂枝。清代钱氏《治疹全书》中的还魂汤主治"初得痘疹，病起即便手足厥冷，不省人事，痰喘气急，身体无汗"，其组成为麻黄汤去桂枝，加独活、陈皮、厚朴、前胡、苏叶、枳壳。

第四，麻黄汤"还魂"的起效原理是什么？从中西医结合角度分析，如下五个方面值得关注。

1. 清代名医张璐在《千金方衍义》中点评本方的起效机制，"此即《伤寒论》太阳例中麻黄汤，以桂心易桂枝，入肝以招其魂。麻黄入肺，以通其魄。杏仁入络，以降其逆。甘草入腑，以缓其暴，暴逆散，而魂魄安矣"。这种解说方剂病机方式在古代较为常见。然而，《伤寒论》中用桂枝是否为"入肝以招其魂"？用麻黄即能"以通其魄"？用甘草"以缓其暴，暴逆散而魂魄安"？很显然不是，张氏在这里有随文敷衍、胡诌之嫌，至少这也说明张氏尚未掌握《伤寒论》真谛。

2. 以药测证，笔者认为，外感风寒之邪，郁闭肌表是本方所主治病证的核心病机。如果我们能从古人认识疾病的思维方式来分析，则该问题一目了然。针对突然出现的病证，如疼痛、昏迷、仆地、抽搐等，古人多以取类比象思维来认识，认为这是外感风邪或风寒之邪直中所致，这也是在汉唐以前"外风"理论盛行的原因。因此，其治疗原则当以疏风散寒通络为主。麻黄汤可以祛风解表散寒，在理论上是可以治疗这类疾病的。古人不仅仅用麻黄汤治疗外风，在此基础上还衍生演变出一系列祛风处方，如《古今录验》续命汤、《备急千金要方》小续命汤、大续命汤、大青龙汤、桂麻各半汤等。笔者喜用《备急千金要方》小续命汤治疗脑梗死急性期、脑出血后遗症、高血压病、运动神经元病、多发性硬化、重症肌无力、急性面神经炎等众多疑难疾病，经中医辨证排除火热亢盛指征者，屡试不爽，反复验证了古人运用祛风药治疗急危重症的经验。当然，如果运用不当，不能准确把握好方证指征时，的确如张景岳所言"速其危尔"。值得注意的是，针对上述病证，部分运用麻黄汤可能有效，然而有些则可能无效，如心源性猝死、火热亢盛型脑卒中等。

3. 就该患者而言，入院时表现为昏迷、呼之不应、口唇发绀、口吐白沫等一派阴寒内盛指征，这与少阴病提纲证"少阴之为病，脉微细，但欲寐也"相似，但病情比少阴证更为严重。因为患者已经昏迷，而不是"但欲寐"，可以认为，这是安定中毒后人为造成的一个寒邪直中，遏伤阳气的中医模型。此时亟须破阴返阳，而用麻黄汤正好可以祛风散寒、振奋阳气。当然，仅仅根据上述阴寒指征，还不一定能支持麻黄汤的运用。笔者发现，还有一些潜在的蛛丝马迹可以追寻。比如，患者还有皮肤黄黯、身材矮胖、双下肢浮肿、低热、无汗而喘、脉沉弦等诸多症状体征，其中，"皮肤黄黯，身材矮胖，双下肢浮肿"与《金匮要略》中的里水证"一身面目黄肿"特征高度符合，正如《金匮要略·水气病脉证并治》中所言，"里水者，一身面目黄肿，其脉沉，小便不利，故令病水"。而针对该里水证，有越婢加术汤与甘草麻黄汤这两个处方可以主治，即如原文所言，治"里水，越婢加术汤主之，甘草麻黄汤亦主之"。根据《金匮要略》引《千金方》条文可知，越婢加术汤"治肉极热，则身体津脱，腠理开，汗大泄，历节风，下焦脚弱"，因此里水伴汗出为越婢加术汤方证；而以药测证，无汗而肿是为麻黄证，因此里水伴无汗是为甘草麻黄汤方证。由此可见，甘草麻黄汤方证与该患者的黄、肿特征高度契合。另外，患者是否有恶风、头疼、身痛尚不得而知，但的确存在"低热，无汗而喘"等风寒束表、肺气不宣的麻黄汤指征，且方中麻黄、桂枝退热，麻黄、杏仁平喘，患者口吐白沫，这也是运用杏仁化痰平喘的强指征。因此，运用麻黄汤治疗安定中毒的经验值得关注。

4. 既然病机为阴寒内盛，用四逆汤回阳救逆不是更为适合吗？患者服中药当天有低热，是否与《伤寒论·辨少阴病脉证并治》中"少阴病始得之，反发热，脉沉者，麻黄细辛附子汤主之"条文更为接近？因此，在方证的选择上，还需要与四逆汤证、麻黄细辛附子汤证等相鉴别。这就需要达到细腻辨证、精准治疗的程度。笔者认为，四逆汤证的指征在于"下利清谷不止""心中温温欲吐""干呕""手足厥逆""脉微欲绝""身反不恶寒""其人面色赤""内拘急，四肢疼，又下利厥逆而恶寒""大下利而厥冷""脉沉"等。很显然这些症状是"冷休克"的临床表现，该患者临床表现与四逆汤证不符合，尚未达到冷休克的程度。麻黄细辛附子汤证的指征在于"脉微细，但欲寐""发热，脉沉"，笔者在CCU屡屡运用麻黄细辛附子汤治疗心力衰竭、呼吸衰竭合并肺部感染患者的少阴证伴发热者，虽然麻黄细辛附子汤能够部分契合，但因原文中并没有"气喘"这一运用指征，因此有可能有效，但暂不考虑本方。

5. 麻黄是古代的"心三联""呼二联"。如果说在中医的病机原理上能自圆其说，那么现代医学的原理是什么？麻黄汤起效的作用机制又是什么？我们都知道，参加抢救时经常用到"心三联"和"呼二联"，其中"心三联"是指阿托品、多巴胺和盐酸肾上腺素，"呼二联"是指盐酸洛贝林注射液和尼可刹米注射液。多巴胺激动交感神经系统 α 和 β_1 肾上腺素受体和位于肾、肠系膜、冠状动脉、脑动脉的多巴胺受体呈现出剂量依赖性效应。小剂量（0.5~2μg/min/kg）多巴胺主要作用于多巴胺受体，使肾及肠系膜血管扩张，肾血流量及肾小球滤过率增加，尿量及钠排泄量增加；小到中等剂量（2~10μg/min/kg）多巴胺能直接激动 β_1 受体及间接促使去甲肾上腺素自储藏部位释放，对心肌产生正性变力作用，使心肌收缩力及心搏量增加，最终使心排血量增加、收缩压升高、脉压可能增大，舒张压无变化或有轻度升高，外周总阻力常无改变，冠脉血流及耗氧改善；而大剂量（>10μg/min/kg）的多巴胺能激动 α 受体，导致周围血管阻力增加，肾血管收缩，肾血流量及尿量反而减少。盐酸肾上腺素，又被称为副肾素、副肾碱，可以激动心肌、传导系统和窦房结的 β 受体，使心肌收缩力增强，心输出量增加，传导加速和心率增快；激活皮肤黏膜和内脏血管的 β_2 受体，尤其是肾动脉明显收缩，骨骼肌和冠状动脉则扩张；激动支气管 β_2 受体，使支气管扩张；作用于肝和脂肪 β_2 受体，促进肝糖原和脂肪分解，升高血糖。在抢救休克时，经常联合运用多巴胺和盐酸肾上腺素静脉注射给药以兴奋心脏、提升血压。盐酸洛贝林注射液和尼可刹米注射液属于呼吸中枢兴奋剂，两种药物联合应用，具有一定协同作用，可用于呼吸衰竭的抢救。笔者认为，麻黄汤起效关键还在于方中君药麻黄。麻黄为麻黄科、麻黄属草本植物，主要成分包括麻黄碱、伪麻黄碱、挥发油。其中挥发油能够发汗、解热，使人体汗腺分泌增多、增快，达到"发汗解表"目的。麻黄碱和伪麻黄碱均能缓解支气管平滑肌痉挛，可以"宣肺平喘"。伪麻黄碱还具有明显的利尿作用，达到"利水消肿"目的。麻黄碱还能够激动 α 和 β_1 肾上腺素受体，可以兴奋心脏，使外周血管收缩，心收缩力加强，心搏出量增加，血压升高，心率加快，产生拟肾上腺素作用；兴奋中枢神经系统，引起失眠、不安等。此外，麻黄还具有"呼二联"样作用。麻黄碱能够兴奋大脑皮质、皮质下中枢，以及中脑、延脑呼吸中枢及血管运动中枢。实验显示，麻黄碱可以增加小鼠的自发活动，而哌唑嗪可以拮抗其这种作用，从而推断麻黄碱是通过激动中枢受体 α_1 来发挥中枢兴奋作用。另外，麻黄碱还具有平喘作用，能够缓解支气管痉挛，能起到抢救时运用喘定小壶入的作用。因此，笔者认为，麻黄汤除解痉平喘化痰外，还能够起到类似多巴胺和盐酸肾上腺素兴奋心脏、提升血压、心率的兴奋作用，正好可以拮抗安定中毒引起的呼吸衰竭和心力衰竭。古人肯定不清楚这么复杂的作用机制和病理生理变化，但还是隐隐约约摸索到麻黄汤能够抢救部分急危重症，能够起死回生，因此认定本方为还魂汤。

综上所述，麻黄汤是古人抢救猝死、突然昏倒、中风昏迷、剧烈疼痛等急危重症时的急救药。虽然上述病证描述几乎不可思议，但如实记录了古人对疾病的认识过程与感受，且其方书中记载的很多急救方药和治疗措施值得我们关注。古书中有很多类似的描述，我们需要从现代科学的角度重新阐释其病证内涵与方药起效机制。

《素问·灵兰秘典论》中认为"心者，君主之官也，神明出焉"，中医基础理论也提出"心主神明"。至此，笔者坚信，麻黄汤能通神。此后，笔者又用本方治愈多例慢性阻塞性肺疾病伴Ⅱ型呼吸衰竭、昏迷患者。

患者已经苏醒，故事讲到这儿应该结束了吧？答案是否定的！因为，安定中毒、昏迷不醒在临床上并不多见。据笔者所知，可能目前运用麻黄汤催醒的病例不多。但是，慢性阻塞性肺疾病合并急性加重、Ⅱ型呼吸衰竭等呼吸系统的急危重症却极为常见。中药能不能改善呼吸功能？该患者历次住院时PCO_2均在55%以上，已经耐受二氧化碳潴留，中药能不能改善PCO_2这一客观指标？这就成了下一步需要解决的难题。

（二）麻杏二三汤治疗无创呼吸机大量黏痰、"溢饮"

四诊（2016年7月22日）：上午查房时，患者神志转清，意识较前好转，呈嗜睡状态，呼之可应，无创呼吸机辅助呼吸。仍有发热，无汗，纳少，眠差，小便可，大便未行。舌暗胖，苔薄白，脉象沉弦。24小时总入量2232mL，总出量3300mL，尿量2450mL。查体：T 38.4℃，BP 158/55mmHg。全血细胞分析+CRP：WBC $8.77×10^9$/L，CRP 41.19mg/L，RBC $3.27×10^{12}$/L，HGB 101.0g/L。生化一、三、五+cTnI：UA 623μmol/L，BUN 11.38mmol/L，Cr 87.9μmol/L，GLU 7.3mmol/L，ALB 33.00g/L，Mg^{2+} 0.76mmol/L，磷（P）0.77mmol/L，Ca^{2+} 2.12mmol/L，K^+ 4.50mmol/L。快速血气分析：pH 7.302，PO_2 83.7mmHg，PCO_2 56.7mmHg。心脏超声：主动脉瓣退变并反流（轻度），二尖瓣后叶退变，室间隔增厚，左室舒张功能减低。腹部超声：脂肪肝，右肾多发囊肿。

但在下午查房时，患者头面、四肢等部位水肿明显加重，白色黏痰明显增多。患者每次呼气时，痰涎即能通过口咽通气管喷到无创呼吸机上面。大约半小时，吸痰用的口咽通气管即被白色黏稠痰涎全部堵塞。嘱咐护士每20分钟吸痰1次。

住在重症监护病房的患者需要随时监测生命体征变化。患者虽然意识清醒，但是又出现了新的问题。首先，为什么会突然出现头面、四肢等外周部位的水肿？是感染加重心力衰竭，还是肾源性水肿，还是肝源性水肿，还是低蛋白水肿，还是特发性水肿？患者虽然血常规较前改善，但体温升高，伴咳喘痰多，检查心脏超声，肝、肾功能正常，白蛋白下降，据此推测水肿可能与低蛋白等相关。在中医学中，很显然这属于《金匮要略·水气病脉证并治》及《金匮要略·痰饮咳嗽病脉证并治》中的"皮水""正水""溢饮"范畴，与经典原文记载非常接近，如"皮水，其脉亦浮，外证胕肿，按之没指，不恶风，其腹如鼓，不渴，当发其汗"，"正水，其脉沉迟，外证自喘"，"饮水流行，归于四肢，当汗出而不汗出，身体疼痛重，谓之溢饮"。在治疗上，当遵循《金匮要略》中"诸有水者，腰以下肿，当利小便；腰以上肿，当发汗乃愈"及"病溢饮者，当发其汗"等治疗原则。在《金匮要略》中处理这种情况的经验是，选用防己茯苓汤、越婢加术汤、甘草麻黄汤、大青龙汤、小青龙汤等。其次，患者为什么会突然出现大量黏痰？笔者认为，这是由于副交感神经功能亢进，引起支气管平滑肌收缩，导致气道阻力增加，以及腺体分泌增多，杯状细胞增生，支气管黏膜充血水肿，黏液积聚所致。

患者目前主要表现为突然出现全身浮肿，痰多黏稠，伴发热，喘促，无汗，纳少，眠差，小便可，大便未行。舌暗胖，苔薄白，脉象沉弦。笔者随即想到，焦树德老先生有一张化痰平喘的经典名方——麻杏二三汤，即麻杏甘石汤、二陈汤与三子养亲汤三方合方。麻杏石甘汤出自《伤寒论》第63条"发汗后，不可更行桂枝汤。汗出而喘，无大热者，可与麻黄杏仁甘草石膏汤。麻黄（去节）四两，杏仁（去皮尖）五十个，甘草（炙）二两，石膏（碎，绵裹）半斤。上四味，以水七升，煮麻黄，减二升，去上沫，内诸药，煮取二升，去滓，温服一升"；第162条"下后，不可更行桂枝汤；若汗出而喘，无大热者，可与麻黄杏子甘草石膏汤"。麻杏甘石汤由麻黄、生石膏、杏仁、生甘草组成，可以主治"汗出而喘，无大热"的重症肺部感染；二陈汤由半夏、陈皮、茯苓、生甘草组成，是化痰的基本处方，杏苏二陈汤等化痰平喘方剂就是以二陈汤为基础方加减演变而成；三子养亲汤出自《韩氏医通》，由紫苏子、白芥子、莱菔子组成，可以主治"高年咳嗽，气逆痰痞"。以药测证，该方可以主治痰热内蕴导致的痰喘重症，临床多表现为胸闷喘憋，呼吸急促，喉中痰鸣，咳痰量多，纳差，腹胀，便秘，舌苔白腻，脉滑数。该患者全身浮肿、发热、无汗、咳喘，这是典型风寒束肺的麻黄药证；发热，喘促，痰多，这是痰热内蕴的麻杏甘石汤方证，虽然原文强调"汗出而喘，无大热"，而该患者是"无汗而喘"，并不与原文丝丝入扣，但在病机上仍然存在"热"，因此，还是可以考虑本方；痰多黏稠，这是痰热内蕴的二陈汤和三子养亲汤方证；舌暗胖提示痰湿内蕴，脉象沉弦提示内有饮邪。另外，黄仕沛先生善用麻黄治疗急危重症，其经验是，如果患者可耐受，麻黄剂量可以按照每次3g进行递增。

处方：生麻黄15g，炒杏仁10g，生石膏60g，甘草10g，陈皮15g，法半夏15g，茯苓45g，紫苏子20g，炒芥子10g，炒莱菔子15g，生姜10g，大枣15g。今日急煎1剂，浓煎50mL，分2次服，共3剂，每日1剂。

当天正值周五，笔者当时与学生打赌，非常笃定地对学生说："今天给患者重新调整了处方，等下周一上班时，肯定能让患者消肿。"学生将信将疑。

五诊（2016年7月23日）：周六上午查房，患者神志转清，体温下降至正常范围，间断呼吸机维持，黏痰明显减少，口咽管及呼吸机上不再出现喷痰现象，护士吸痰间隔时间较前显著延长。无发热，腹胀，纳少，眠差，小便可，大便未行。24小时总入量2572mL，尿量2950mL。查体：T 36.5℃，BP 117/67mmHg，HR 108次/分，心律不齐。双下肢轻度水肿，四肢肌力2级。

黏痰增多可能与肺部感染，肺功能较差，支气管平滑肌痉挛，腺体分泌大量黏液相关。但是，患者才服一剂麻杏二三汤，黏痰就明显减少，这一定就是经方效如桴鼓吗？一定就是好事吗？如果仅仅是单一的线性思维，甚至不假思索，粗疏大意，认为这是疾病将愈的好现象，那么以后面临急危重症迟早会马失前蹄。这让我想起在重症监护病房中，经常见到高热患者突然心率下降至正常，快速心房颤动患者的心率突然变得规律、整齐，急性ST段抬高型心肌梗死PCI术后患者从高度房室传导阻滞突然变成快速心房颤动，重症肺部感染、呼吸衰竭患者的呼吸频率从急促突然变为正常等。这些表面现象的好转不一定是真正的好转，一定要反复推求、仔细分析，因为突然变化的生命体征的背后一定蕴藏着某些深刻的作用机制。同样，这个患者有没有呼吸机相关肺炎的可能性？有没有因心力衰竭水肿，不能多喝水，且一直在用呋塞米注射液利尿，使得呼吸道分泌物更加黏稠，导致痰液阻塞支气管，咳嗽、咳痰更加不利的可能性？虽然现在患者还有体温下降，喘憋未见明显加重的好转迹象，但仍然不能掉以轻心，仍需密切监测病情变化。

（三）大青龙汤治疗二氧化碳潴留

六诊（2016年7月25日）：周一查房，患者神清，精神可，对答切题，周身水肿消失，黏痰明显较少，咳嗽咳痰明显减轻，无汗，纳、眠可，大便未行，小便调。24小时总入量1902mL，尿量2300mL。舌暗红，苔薄白，脉沉弦。查体：T 36.6℃，BP 102/62mmHg，HR 98次/分，心律不齐，四肢肌力4级。全血细胞分析+CRP：WBC $7.04×10^9$/L，RBC $3.28×10^{12}$/L，HGB 101.0g/L，PLT $119.0×10^9$/L，CRP

51.36mg/L，NEUT $5.10×10^9$/L，LYMPH% 13.6%。生化一、三、五+cTnI:Cr 91μmol/L，BUN 16.2mmol/L，UA 593μmol/L，ALT 1.0U/L，AST 10.2U/L，K^+ 3.20mmol/L，TP 61.80g/L，ALB 33.40g/L。快速血气分析:pH 7.306，PO_2 92.8mmHg，PCO_2 67.8mmHg，O_2Hb 94.7%。治予抗生素降级，营养支持，调整降压、控制心率方案等。

患者虽然目前黏痰减少，但仍然存在二氧化碳潴留、呼吸衰竭等问题，笔者随即用微信向黄仕沛先生汇报治疗经过，并请示下一步治疗方案。黄老建议用大青龙汤外散表寒，内清里热。

大青龙汤也是张仲景经方，出自《伤寒论》第38条:"太阳中风，脉浮紧，发热，恶寒，身疼痛，不汗出而烦躁者，大青龙汤主之;若脉微弱，汗出恶风者，不可服之。服之则厥逆、筋惕肉润，此为逆也。大青龙汤方:麻黄（去节）六两，桂枝（去皮）二两，甘草（炙）二两，杏仁（去皮尖）四十枚，生姜（切）三两，大枣（擘）十枚，石膏如鸡子大，碎。上七味，以水九升，先煮麻黄，减二升，去上沫，内诸药，煮取三升，去滓，温服一升，取微似汗。汗出多者，温粉粉之。一服汗者，停后服;若复服，汗多亡阳，遂虚，恶风，烦躁，不得眠也。"第39条:"伤寒，脉浮缓，身不疼，但重，乍有轻时，无少阴证者，大青龙汤发之。"《金匮要略·痰饮咳嗽病脉证并治》中也有记载:"病溢饮者，当发其汗，大青龙汤主之，小青龙汤亦主之。"由此可见，大青龙汤的指征包括:发热，恶寒，无汗，身疼痛，身重，四肢浮肿，烦躁，脉浮紧，或脉浮缓。大青龙汤是由麻黄汤加生姜、大枣、生石膏而成。以药测证，大青龙汤证应当包括风寒束表的麻黄汤方证，如发热、恶寒、无汗、身疼痛、身重、四肢浮肿、脉浮紧;同时又有风寒入里化热的生石膏证，如烦躁、脉浮缓。患者与大青龙汤主治的溢饮相似，目前虽然周身水肿消失，黏痰明显较少，咳嗽咳痰明显减轻，但仍是典型的麻黄汤证的底子，病机上主要表现为肺气不宣、水饮内停。且患者刚用过还魂汤苏醒，可以继续运用以巩固。同时患者还有黏痰，舌暗红等内热指征。因此，用大青龙汤可以宣肺解表，兼清内热。

处方:生麻黄20g，桂枝15g，炒杏仁20g，甘草15g，生姜20g，大枣30g，生石膏60g。今日急煎1剂，浓煎50mL，日1剂，分2次服。

（四）麻杏甘石汤合调胃承气汤治疗二氧化碳潴留、夜间烦躁、便秘

七诊（2016年7月26日）:患者神清，精神可，昨夜烦躁不安，骂人不休，

自行拔出胃管，拒绝呼吸机及鼻导管吸氧，少气懒言，纳可，眠差，三日大便未行，小便可。舌暗淡，苔薄白，脉沉弦。24 小时总入量 1854mL，尿量 2850mL。查体:T 36.℃，BP 162/68mmHg，HR 60 次 / 分，律齐。生化检查大致同前。快速血气分析 (微电极):pH 7.312，PO_2 82.1mmHg，PCO_2 72.0mmHg，HCO_3^- 35.6mmol/L。因患者不能配合，故停用无创呼吸机辅助呼吸，改为鼻导管间断吸氧。

患者夜间骂人不休，自行拔出胃管，拒绝吸氧，这一系列肺性脑病表现全部指向《伤寒论》中的"烦躁"，与大青龙汤方证条文中的"不汗出而烦躁"高度一致，从侧面证实大青龙汤很可能就是对证之方。但是，也有方证不符合的地方，因为患者连续三日大便未行，虽然无腹胀腹痛，但仍需警惕承气汤方证的可能性。因"肺与大肠相表里"，故暂予麻杏甘石汤宣肺泄热，降二氧化碳潴留，再合调胃承气汤以泄热通腑除烦。

调胃承气汤出自《伤寒论》第 29 条:"若胃气不和谵语者，少与调胃承气汤……调胃承气汤方:大黄（去皮，清酒洗）四两，甘草（炙）二两，芒硝半升。上三味，以水三升，煮取一升，去滓，内芒硝，更上火微煮令沸，少少温服之。"第 70 条:"发汗后，恶寒者，虚故也;不恶寒，但热者，实也，当和胃气，与调胃承气汤。"第 94 条:"太阳病未解，脉阴阳俱停（一作微），必先振栗，汗出而解;但阳脉微者，先汗出而解;但阴脉微（一作尺脉实）者，下之而解。若欲下之，宜调胃承气汤。"第 105 条:"伤寒十三日，过经，谵语者，以有热也，当以汤下之。若小便利者，大便当硬，而反下利，脉调和者，知医以丸药下之，非其治也。若自下利者，脉当微厥，今反和者，此为内实也，调胃承气汤主之。"第 123 条:"太阳病，过经十余日，心下温温欲吐，而胸中痛，大便反溏，腹微满，郁郁微烦。先此时自极吐下者，与调胃承气汤;若不尔者，不可与;但欲呕，胸中痛，微溏者，此非柴胡汤证，以呕故知极吐下也。"第 207 条:"阳明病，不吐，不下，心烦者，可与调胃承气汤。"第 248 条:"太阳病三日，发汗不解，蒸蒸发热者，属胃也，调胃承气汤主之。"第 249 条:"伤寒吐后，腹胀满者，与调胃承气汤。"由上述条文中可以看出，调胃承气汤的指征包括谵语、郁郁微烦、心烦、胸中痛、胃气不和、心下温温欲吐、腹微满、腹胀满、不恶寒、但热、蒸蒸发热等。该患者为典型的第 207 条条文再现，"阳明病，不吐，不下，心烦者，可与调胃承气汤"。问题是，什么是阳明病?《伤寒论》第 180 条、第 181 条作了很好的解释:"阳明之为病，胃家实（一作寒）是也。""问曰:何缘得阳明病。答曰:太阳病，若发汗，若下，若利小便，此亡津液，胃中干燥，因转属阳明。不更衣，内实大便难者，此名阳明也。"由此可见，病在太阳，经过发汗、攻下及利小便后，导致津液丢失，胃中津液亏虚，致使病传阳明，出现不大便，这就是阳明证。该患者经过麻黄汤发汗，呋塞米利尿，导致近期大便三日未行，可以认为病位从太阳转属阳明，出现了阳明经证的石膏证和阳明腑证的大黄证。而大青龙汤中用石膏清阳明内热，就是指阳明经证；患者同时出现阳明病的心烦、大便不通，这是运用大黄的阳明腑证。

根据方证对应中的药证原则，药物之间的配伍以及方证基础上的加减演变都存在严格的契合对应关系，很难想象毫无"血缘关系"的两个药物会能"自由"组合到一张处方里面去。药证原则的背后，其实蕴藏着深刻的疾病病理转归的问题。虽然在病机上能够解释现在的病情变化，但是，还是有一个疑问，笔者平常很少将麻黄、大黄这两味药组合在一起，古人是否有将麻黄和大黄一起配伍运用的经验？笔者检索后发现，麻黄与大黄配伍的方剂不多。在《金匮要略·中风历节病脉证并治》中的《千金》三黄汤（麻黄五分，独活四分，细辛二分，黄芪三分，黄芩三分），加减法中有心热，加大黄二分。后世防风通圣散中也有将麻黄、大黄同用以解表通里泄热。

在病房里面，患者出现夜间烦躁，甚则谵语、谵妄、目不识人，这是值班大夫最不希望看到的情形。如果患者同时合并慢性阻塞性肺疾病、呼吸衰竭等，治疗上就会比较棘手。因为夜班人手少，如果用上吗啡、地西泮注射液、艾司唑仑这一类镇静、催眠、抗焦虑的药物后，很可能会加重呼吸衰竭，引起神志欠清、嗜睡、尿潴留等。曾经见过一例急性心肌梗死 PCI 术后患者，夜间胸痛焦虑烦躁，给予半支吗啡注射液肌注后出现急性尿潴留，心力衰竭急性发作，喘憋躺不平，运用呋塞米后无尿液排出，在耻骨上方可以叩诊出圆形浊音区，共导出 800mL 尿液。但是，如果不处理的话，患者就会一遍一遍地按铃叫大夫、护士，也会很麻烦。想明白患者病情变化的中医原理之后，笔者心中便有了底气，当时就跟护士长打赌，"今天晚上老饶一定不会再叫护士，一定不会拔管，而且会睡得很好。"随即处方：生麻黄 20g，生石膏 60g，炒杏仁 20g，甘草 20g，生大黄 15g（后下），芒硝 10g（冲）。今日急煎，浓煎 50mL，日 1 剂，分 2 次服。

八诊（2016 年 7 月 27 日）：晨起交班前，值班护士告诉我，老饶夜间睡眠很好，没有烦躁骂人，未再拔管。笔者前往患者床前查看，老饶刚吃完早餐，我当时就问她有没有排便，这是我最为惦记的事情。话音未落，隔壁病床的一位急性非 ST 段抬高型心肌梗死中年男性患者眉头一皱，大声嚷道："她拉的可真不少，整个房间都熏臭了。"另外一位以肺部感染加重右心衰竭为主反复入院的老患者也有气无力挣扎道:"她拉的多,她拉的多……"言毕,厌恶之情溢于言表(在重症监护病房里面,重症患者都是在床边大小便)。老饶听后表情复杂,一副非常无奈、抱歉、害羞的表情。护工告诉我,老饶把这几天积攒下来的大便全拉了,量极多,味极臭,足足拉了小半桶,臭气熏天。

至此,足以证明患者为阳明腑实证无疑。笔者立刻想到曹颖甫《经方实验录》中记载有大承气汤或大剂量生石膏治疗腹大便秘的病案,原文描述药后反应为"便乃大下,悉属黑粪,其硬如石,约两便桶许",原来的确可以腹泻盈盆。根据"肺与大肠相表里"理论,患者腑气一通,胸闷喘憋及二氧化碳潴留肯定能得到改善。

再次查看患者,神清,精神可,烦躁减,纳眠可,二便可。舌暗红,苔薄白,脉象沉弦。24小时总入量2382mL,尿量2200mL。查体:T 36.3 ℃,BP 126/50mmHg。双侧肺呼吸音粗,可闻及湿啰音,心率:53次/分,窦律,律齐。生化一:Cr 95μmol/L,BUN 15.5mmol/L,UA 540μmol/L,Na^+ 136mmol/L,Mg^{2+} 0.69mmol/L,K^+ 3.77mmol/L,GLU 10.8mmol/L,Cl^- 97mmol/L。快速血气分析(微电极):pH 7.315,PO_2 62.6mmHg,PCO_2 68.6mmHg,HCO_3^- 34.1mmol/L。床边胸腔超声:双胸腔未见积液。治予麻杏甘石汤合调胃承气汤继续治疗。

九诊(2016年7月28日):患者神清,精神可,烦躁,无胸闷、烦躁,纳少,眠可,尿多,大便未行。24小时总入量2842mL,尿量4100mL。查体:T 36.5℃,BP 153/59mmHg。全血细胞分析+CRP:WBC $5.57×10^9$/L,RBC $3.18×10^{12}$/L,HGB 97.0g/L,CRP 24.02mg/L。生化一:Cr 85μmol/L,BUN 13.8mmol/L,UA 485μmol/L,HCO_3^- 37.6mmol/L,K^+ 3.44mmol/L,Cl^- 98mmol/L。快速血气分析(微电极):pH 7.314,PO_2 93.7mmHg,PCO_2 75.3mmHg,HCO_3^- 37.4mmol/L。考虑病重药轻,予芒硝增量至15g攻下通腑。

处方:生麻黄20g,生石膏60g,炒杏仁20g,甘草20g,生大黄15g(后下),芒硝15g(冲)。今日急煎,浓煎50mL,日1剂,分2次服。

十诊(2016年7月29日):患者病情平稳,查房时诉纳眠可,二便正常。24小时总入量2842mL,尿量4100mL。T 36.5℃,BP 153/59mmHg。快速血气分析(微电极):pH 7.326,PO_2 98.8mmHg,PCO_2 71.2mmHg,HCO_3^- 36.4mmol/L。显然患者症状改善,但是为什么PCO_2未见明显改善?笔者在查房之后无意中打开患者床头柜,发现里面有单包的芒硝。笔者立刻就明白了,肯定是患者没有冲服芒硝。反复询问得知,患者近两日还没有排便。"是不是中药太苦,所以你不愿意放?"

笔者不解问道，终于在笔者的再三追问下，患者道出了缘由。原来上次排完大便之后，老饶自己也感觉臭气熏天，且被同病房的患友嫌弃、抱怨，老饶心中非常惭愧，不愿意再次受人嫌弃，所以虽然心知芒硝攻下力强，也坚决拒绝冲服芒硝。经笔者再三开导后，方同意继续服用原方。

十一诊（2016年8月1日）：周一上班后查房，护工告诉我："老饶这两天拉的屎真多真臭。"患者神清，纳眠可，二便调。舌暗淡，苔薄白，脉沉弦。BP 145/65mmHg。24小时总入量2392mL，尿量3060mL。双侧肺叩诊清音，双侧呼吸音粗，双肺可闻及湿啰音，心音正常，心前区无隆起，心率：68次/分，律齐，各瓣膜听诊区未闻及病理性杂音。快速血气分析（微电极）：pH 7.45，PO_2 47.3mmHg，PCO_2 57.5mmHg。生化一：UA 438μmol/L，BUN14.80mmol/L，HCO_3^- 38.0mmol/L，Cr 86.9μmol/L。患者经过调胃承气汤通腑泄热后，PCO_2较前显著改善，宗黄仕沛先生经验，麻黄小剂量递增。

处方：生麻黄25g，生石膏60g，炒杏仁20g，甘草20g，生大黄15g（后下），芒硝15g（冲）。今日急煎，浓煎50mL，日1剂，分2次服。

（五）苓桂术甘汤治疗"饮悸"

十二诊（2016年8月2日）：患者诉夜间心慌不能自主，偶有头晕恶心，纳眠可，大便日1次，24小时总入量1842mL，尿量2100mL。查体：BP 120/58mmHg，HR 55次/分，窦律。快速血气分析：pH 7.441，PCO_2 55.0mmHg，PO_2 53.5mmHg，O_2Hb 85.7%。生化一、三、五+cTnI：K^+ 4.29mmol/L，Cr 108μmol/L。心电图：窦性心律，心率55次/分。

患者胸闷喘憋、呼吸急促症状改善，PCO_2显著下降，按常理病情已经步入坦途，但是患者又出现了新的问题——心慌。怎么理解该患者突然出现的心慌？该患者突然出现的心慌是否一定就是麻黄的不良反应？如果的确是麻黄的不良反应，那就需要暂停麻黄，或仿麻黄汤意，配伍桂枝甘草汤平冲定悸，治疗"心下悸，欲得按者"。

笔者认为，该患者的心慌与麻黄的关联性不强。理由如下：

首先，患者既往有阵发性心房颤动病史，入院时心室率在100次以上，房颤律，经过盐酸胺碘酮片等复律治疗后已经转为窦律，虽然后来间断出现阵发心房颤动，但都能自行复律，尤其是近日麻黄剂量递增以后，患者心率未见明显增加，反而从68次/分下降至55次/分，且大剂量麻黄并没有诱发心房颤动，始终保持窦性心律，这提示麻黄对心率影响不大。

其次，如果患者的心慌不是麻黄所致，那么怎么理解这个现象？患者一直保持窦性心律，所以暂不考虑心律失常所致心慌，唯一可以解释的原因就是植物神经功能紊乱所致。那如何从中医学的角度来理解这个问题？笔者推测，患者体形硕大肥胖，为痰饮、痰湿体质，脾胃虚弱不能"散精"，运化水液，水液聚而成痰成饮，外溢肌肤，而成肥胖，所以病位在中焦脾胃，涉及肺肾这两个调水之脏。这次出现的心慌属于《伤寒论》"心悸""脐下悸"等范畴，很可能是因为运用了大剂量的麻黄，引动伏饮，水饮之邪上冲心胸，所以出现严重的心慌。饮停中焦，所以偶有恶心；饮邪上冲头目，所以可见头晕目眩。

笔者随即向黄仕沛先生汇报，黄老建议用麻杏甘石汤合苓桂术甘汤平冲化饮、降逆定悸。苓桂术甘汤可以利水化饮定悸，出自《伤寒论》第67条，原文谓："伤寒，若吐、若下后，心下逆满，气上冲胸，起则头眩，脉沉紧，发汗则动经，身为振振摇者，茯苓桂枝白术甘草汤主之。茯苓四两，桂枝（去皮）三两，白术、甘草（炙）各二两。上四味，以水六升，煮取三升，去滓，分温三服。"该患者有胸闷喘憋，可以视为"心下逆满"，心悸可以视为"气上冲胸"，用麻黄剂后出现的心悸可以视为"发汗则动经，身为振振摇者"，因此，可以考虑运用本方。

处方：生麻黄25g，生石膏60g，炒杏仁20g，甘草20g，桂枝20g，茯苓60g，炒白术20g。浓煎50mL，日1剂，分2次服。

十三诊（2016年8月3日）：患者心慌未见明显改善，偶有头晕、恶心，纳眠可，二便可，舌暗淡，苔薄白，脉象沉弦。查体：BP 149/63mmHg，HR 63次/分，律齐。快速血气分析：PCO_2 53.3mmHg，PO_2 53.5mmHg。

再次请教黄老，黄老建议暂停麻杏甘石汤，单用苓桂剂化饮定悸。除了上面提到的苓桂术甘汤之外，化饮定悸的苓桂剂还包括苓桂甘枣汤、桂枝甘草汤、桂甘龙牡汤。

茯苓桂枝甘草大枣汤出自《伤寒论》第65条："发汗后，其人脐下悸者，欲作奔豚，茯苓桂枝甘草大枣汤主之。茯苓半斤，桂枝（去皮）四两，甘草（炙）二两，大枣（擘）十五枚。上四味，以甘澜水一斗，先煮茯苓，减二升，内诸药，煮取三升，去滓，温服一升，日三服。作甘澜水法：取水二斗，置大盆内，以勺扬之，水上有珠子五六千颗相逐，取用之。""脐下悸"，可以理解成腹主动脉的搏动，或者是患者自我感觉到的心悸不适。该条文是指，运用发汗法之后出现的心慌不适，这是茯苓桂枝甘草大枣汤化饮定悸的指征。《金匮要略·奔豚气病脉证治》也提到了本方,主治条文与此相同。

桂枝甘草汤出自《伤寒论》第64条:"发汗过多,其人叉手自冒心,心下悸欲得按者,桂枝甘草汤主之。桂枝(去皮)四两,甘草(炙)二两。上二味,以水三升,煮取一升,去滓,顿服。"该条文是指,运用发汗法之后导致大量出汗、心悸不宁,甚至患者要用手按在心前,这是运用桂枝甘草汤温阳定悸的指征。

桂枝甘草龙骨牡蛎汤出自《伤寒论》第118条:"火逆下之,因烧针烦躁者,桂枝甘草龙骨牡蛎汤主之。桂枝(去皮)一两,甘草(炙)二两,牡蛎(熬)二两,龙骨二两。上四味,以水五升,煮取二升半,去滓,温服八合,日三服。"该条文是指,应用火针或者攻下之后,患者烦躁不安,这是运用桂枝甘草龙骨牡蛎汤镇静安神、定悸除烦的指征。

综上,笔者遂将《伤寒论》中化饮定悸的苓桂术甘汤、苓桂甘枣汤、桂枝甘草汤、桂甘龙牡汤这四张处方合方。

处方:茯苓60g,桂枝15g,白术20g,甘草10g,大枣20,龙骨30g,牡蛎30g。浓煎50mL,日1剂,分2次服。

十四诊(2016年8月4日):查房时,患者神清,精神佳,诉心悸消失,头晕、恶心减轻,纳眠可,大便日1次,舌暗淡,苔薄白,脉象沉弦。24小时总入量2472mL,尿量2700mL。查体:BP 151/75mmHg, HR 60次/分,律齐。快速血气分析:pH 7.361, PO_2 57.5mmHg, PCO_2 51.0mmHg, HCO_3^- 28.2mmol/L。患者心悸消失,再次证明《伤寒论》中化饮定悸的苓桂剂的确有效。继续予麻杏甘石汤原方,麻黄剂量递增至30g。

处方:生麻黄30g,桂枝15g,炒杏仁20g,甘草20g,生姜20g,大枣30g,生石膏60g(查原方)。今日急煎1剂,浓煎50mL,日1剂,分2次服。

十五诊(2016年8月5日):患者神清,精神可,无不适主诉,大便日1次,舌黯淡,苔薄白,脉象沉弦。24小时总入量2522mL,尿量2300mL。查体:BP 150/60mmHg, HR 62次/分,律齐。快速血气分析:pH 7.372, PO_2 66.4 mmHg, PCO_2 46.2 mmHg。患者有多年慢性阻塞性肺疾病病史,已经耐受低氧与二氧化碳潴留,PCO_2基本保持在50mmHg以上,每次入院后在不吸氧的状态下指氧基本维持在80~85。经过本次治疗后,PCO_2明显下降,基本接近正常(正常范围:35~45mmHg)。准予出院,并建议出院后继续服用中药改善肺功能。

十六诊(2016年10月25日):随访得知,出院后患者就住进养老院,间断服用中药,未再发作胸闷喘憋、咳嗽咳痰。

（六）小青龙加石膏汤治疗高血压急症

十七诊（2017年4月11日）：患者女儿再次给我打电话，说老饶近日血压不稳，平常规律服用的硝苯地平控释片、氯沙坦钾氢氯噻嗪片也控制不佳，收缩压最高达200mmHg以上，再次收住入院。症见头晕，体位改变时加重，无视物旋转，无黑矇；偶有胸闷、气短，时有心慌，纳少，眠差，二便可。舌暗红胖，苔白，脉沉。查体:T 36.4℃，P 57次/分，R 18次/分，BP 220/88mmHg。双肺可闻及散在湿啰音，其余查体未见明显异常。血常规检查未见明显异常。生化全项:CHO 2.93mmol/L，LDL-C 1.52mmol/L，UA 623μmol/L，ALB 36.30g/L，Cr 93μmol/L。NT-proBNP:2384pg/mL。快速血气分析（微电极）:HCO_3^- 29.6mmol/L，BEecf 4.0mmol/L，BE 3.1mmol/L，PCO_2 54.1mmHg，PO_2 54.4mmHg。胸部正侧位片:主动脉硬化，余双肺、心膈未见显著异常。

为什么血压会突然升高？临床常见原因有如下方面：①自行停药或减量。仔细询问病史，患者在此期间规律服药，并未停药，也没有减量。②情绪刺激、劳累、高钠饮食等诱发。患者一直住在养老院，饮食、作息非常规律，基本可以排除这种可能性。③外受风寒。这是引起血压波动的一种特殊类型。在读研究生期间跟随史欣德老师门诊时，史老师反复跟我们强调，突然来的疾病大多与感受风寒有关，比如头晕、头痛、肢体疼痛、心慌、胃痛、呕吐、腹泻等。以前笔者对此感受不深。2008年初，笔者父亲突然出现头晕头痛加重，以全头胀痛为主，午休后不能缓解，无恶心呕吐，无视物不清，饮食、睡眠可，大便一直偏稀，小便可。父亲体格壮实，大腹便便，颜面红赤，肌肉坚紧有力，声音洪亮，舌质偏红，苔薄白，脉弦有力。测量血压138/95mmHg。我父亲既往有高血压病史5年，每年冬天血压明显升高，在服卡托普利片，平常血压控制较好。考虑头痛可能与血压升高有关，但是加用降压药后疗效也不明显，头痛依旧，血压并未下降。遂向史老师请教，史老师指示"仔细查找外感病史及指征，很可能是受凉了"。仔细询问病史，父亲告知发病前一天有深夜外出史，但没有鼻塞、流鼻涕等症状。按照史老师指示，立即冲服藿香正气水1支，头痛头晕再也未作，后复测血压正常。这充分说明外感风寒之邪会影响血压，导致血压波动。

在CCU大量收治3级高血压患者后，笔者对外感加重的高血压体会越来越深。当高血压病患者合并外感时，一定要区分新出现的头晕头痛是高血压导致的，还是外感导致的。笔者的经验是，仔细询问头痛、头晕发作时的特征和病史，有助于辨别、判断。第一，高血压导致的头晕头痛，一般呈间断发作特征，多于休息后缓解；而高血压合并外感之后出现的头晕头痛，多呈持续性发作特征，往往休息也不能很好缓解，多于外感消除后症状方能缓解。第二，外感所导致的血压升高者，多有外感病史可以追寻。需要注意的是，高血压患者往往"粗心大意"，常误以为新出现的头晕、头痛就是血压没有控制好所致，影响我们对外感病史的采集与重视。

《中医杂志》在 2017 年曾经发表过《李士懋辨治寒凝证高血压病经验》，李老注重"平脉辨证"，针对高血压病寒凝证，提出主脉为"痉脉"，治疗上喜欢用麻黄附子细辛汤、当归四逆汤散寒通络。仔细体会文中列举的医案，笔者推测这很可能是感受外寒之后引起的血压波动。

至于老饶这次血压为什么会升高？笔者高度怀疑是感受外寒所致，不然无法解释。但是，反复询问老饶，均告知没有受凉，目前仅有头晕，也没有恶寒、鼻塞、流鼻涕、打喷嚏等外感表证。除常规降压硝酸甘油注射液、硝普钠注射液泵入外，在排除表证后，暂予天麻钩藤饮降压。天麻钩藤饮是笔者针对高血压病肝阳上亢证的首选处方。

处方：天麻 20g，钩藤 20g，生石决明 30g，生杜仲 15g，牛膝 30g，川牛膝 30g，桑寄生 30g，栀子 10g，黄芩 10g，益母草 10g，茯苓 30g，首乌藤 10g，葛根 30g，川芎 15g。今日急煎 1 剂，浓煎 50mL，日 1 剂，分 2 次服。

十八诊（2017 年 4 月 13 日）：患者血压仍然偏高，一直在用硝普钠注射液、硝苯地平控释片维持降压。今日血压 180/75mmHg，仍有头晕、头痛。心脏超声：EF 54%，室间隔增厚，主动脉瓣退变并反流（轻度），二尖瓣后叶退变，左室舒张功能减低。腹部超声：轻度脂肪肝，餐后胆囊，右肾多发囊肿。胸腔超声：双胸腔未见积液。

查房时，老饶向我抱怨，这次住院疗效不好，"住院几天了血压都降不下来，反而咳喘了，腿也肿了"。根据之前的管床经验，从老饶的神态、表情中，我立刻意识到这是《伤寒论》中"烦"的表现。笔者查房后在写病历时，突然听到老饶咳嗽连连，其声不扬，呛急而作，从声音可以听出这是典型的风寒束表的咳嗽。反复询问后得知，原来患者入院前一周一直有鼻塞、流清涕、头痛、头晕等症状，但老饶一直没有把它当回事，只是向我们反复强调头晕、血压高，让我们把血压降下去就可以出院了。

再次收集四诊信息，患者目前有鼻塞、流清涕、咳嗽、咳少量白痰、头晕、头痛、无口干口苦、无汗出、胸闷、喘憋明显、烦躁、纳可、眠差、夜尿多（每晚3次）、大便干燥等症。入院至今未解，双下肢水肿，按之有凹陷。舌暗红，苔白，脉沉。查体：T 36.1℃，P 79次/分，R 20次/分，BP 180/75mmHg。双肺可闻及散在湿啰音。其余无明显不适。复查血常规：WBC 7.24×10^9/L，NEUT% 76.2%，LYMPH% 12.6%，HGB 97.0g/L，RBC 3.21×10^{12}/L，HCT 30.3%，CRP 8.36mg/L。晨起测CVP为13mmHg。

至此，笔者立刻想明白了，老饶这次血压波动还是与外感风寒有关。表里同病，当先解其表，后治其里，或表里同治。很显然，先前的治疗违反了这个治疗原则。患者既往有慢性阻塞性肺疾病病史，常年咳喘，本次患者入院时虽然还没有出现胸闷喘憋，但是逐渐出现胸闷喘憋、咳嗽咳痰，显然这属于中医学"肺胀"范畴。正如《金匮要略·肺痿肺痈咳嗽上气病脉证治》中说："上气，喘而躁者，属肺胀，欲作风水，发汗则愈。"有意思的是，老饶的一切不适症状与该篇中的一条条文高度相似："肺胀，咳而上气，烦躁而喘，脉浮者，心下有水，小青龙加石膏汤主之。"如果我们仔细从病机上面进行分析，那方证规律就一目了然。无汗出，鼻塞，流清涕，头晕，头痛，舌暗红，苔白，脉沉，这是风寒束表证；胸闷，喘憋，咳嗽，咳少量白痰，既往有慢性阻塞性肺疾病病史，排除缺血与心力衰竭，这是风寒束肺，肺气不宣证；无口干口苦，纳可，排除邪在少阳证；烦躁，眠差，大便干燥，这是病邪入里化热证。双下肢水肿是心力衰竭吗？患者NT-proBNP及EF尚可，不倾向于心力衰竭加重，更倾向于这是大青龙汤或小青龙汤方证的"溢饮"。在《金匮要略·痰饮咳嗽病脉证并治》中有"病溢饮者，当发其汗，大青龙汤主之，小青龙汤亦主之"。同理，患者双肺可闻及散在湿啰音，这也不一定是左心衰导致的肺淤血、肺水肿，很可能是慢性阻塞性肺病的体征之一。综上，这是风寒束肺，郁而化热的小青龙加石膏汤方证。根据以往的经验，风寒外邪祛除后，血压自然会下降。

处方：生麻黄15g，桂枝15g，白芍20g，甘草15g，干姜10g，细辛10g，法半夏15g，醋五味子10g，生石膏90g。今日急煎1剂，浓煎50mL，日1剂，分2次服。

十九诊（2017年4月16日）：两剂药后，患者诸症改善，胸闷喘憋明显减轻；偶有咳嗽咳痰、次数极少，鼻不塞，清涕止，头晕头痛很少发作，心情开朗，烦躁减轻；仍有眠差，夜尿多，大便每日一行、不干，双下肢不肿。舌暗红，苔白，脉沉。血压：152/57mmHg。守上方，将生石膏改为120g以增强清热之功。

二十诊（2017年4月18日）：患者再服2剂中药后，咳嗽咳痰基本消失，同时逐渐停用硝普钠注射液，调整降压方案，血压平稳下降至146/83mmHg。复查NT-proBNP下降至1199pg/mL，晨起测CVP为10mmHg。建议患者出院。

（七）心得体会

麻黄首见于《神农本草经》，原文记载其"味苦温无毒。主治中风伤寒头痛，温疟，发表出汗，去邪热气，止欬逆上气，除寒热，破癥坚积聚。一名龙沙。生山谷"。由此可见，古人多将麻黄运用于三类病证：①感染类疾病，如寒热、温疟、中风伤寒头痛；②呼吸系统类疾病，如咳逆上气；③肿瘤类疾病，如癥坚积聚。笔者常年在CCU主管重症患者，喜用麻黄退热平喘，发现麻黄在重症感染、慢性阻塞性肺疾病、肺心病、肺间质纤维化、支气管扩张等疾病中运用广泛，疗效显著，且无可替代。但因其发汗力强，作用峻猛，临床医生大多畏之如蛇蝎，甚至常以羌活、防风、葛根等祛风散寒药替代。这是因为在《伤寒论》第38条大青龙汤原文服药方法中就明确指出："汗出多者，温粉粉之。一服汗者，停后服；若复服，汗多亡阳，遂（一作逆）虚，恶风，烦躁，不得眠也。"这里，医圣告诫麻黄过量（六两）有导致大汗亡阳之虞。但是，这也开启了后世畏惧麻黄的"先河"。

回顾患者老饶的整个诊治疗过程，不难发现，麻黄类方始终为其治疗主方。从麻黄汤催醒，到大青龙汤、麻杏甘石汤合调胃承气汤治疗Ⅱ型呼吸衰竭、二氧化碳潴留，苓桂剂治疗心悸，小青龙加石膏汤治疗咳喘、溢饮、高血压亚急症。笔者受益匪浅，感触良多，神交古人，越来越体会到先贤运用麻黄的心法与经验。兹从麻黄体质特征、麻黄升血氧饱和度、拓展麻黄的适应证、麻黄对小便的影响、麻黄剂量、麻黄不良反应，以及麻黄是古代的"呼二联""心三联"等这7个方面进行论述。

1. 麻黄体质特征

老饶上次住院时就是笔者主管，对其体形、神情特征非常熟悉，印象深刻，给我的第一感觉就是，老饶就是《伤寒论》里的"湿家""麻黄人"。"麻黄体质"是指容易出现麻黄证的一种体质类型，这是南京中医药大学黄煌教授首次创新性地提出体质辨证概念，是对《伤寒论》经典条文、病机以及方证特征的高度凝练与概括，对于准确选方用药很有临床指导意义。

黄老师在《中医十大类方》以及《张仲景50味药证》中指出，麻黄体质包括：①外观特征：体格壮实，肌肉发达或肥胖，面色黄暗或有浮肿貌，皮肤较粗糙，干燥；腹肌有弹性，腹壁脂肪较厚；脉象有力，唇暗或紫红，舌体偏大，舌质淡红。②多发症状：易闭汗或汗出不畅，易受寒，易喘，易鼻塞流清涕，肌肉酸重感，全身困倦感，感觉不敏感，反应较迟钝，身体沉重感，有浮肿倾向。

笔者喜欢用"黄""肿""喘""沉""胖"这5个字来概括麻黄体质特征。

（1）黄：主要是指肤色黄暗，没有光泽，不容易出汗，皮肤干燥粗糙。因为《金匮要略·痉湿暍病脉证》中有"湿家之为病，一身尽疼（一云疼烦），发热，身色如熏黄也"；《金匮要略·水气病脉证并治》中有"里水者，一身面目黄肿"。黄老师说："黄胖或黑胖者，多可使用麻黄及麻黄剂。"问题是，白胖多汗类型的患者能不能用麻黄？答案是肯定的。笔者在CCU仔细观察过大量重症感染加重心力衰竭患者，除黄胖、黑胖体形外，白胖体形也极其常见。很多白胖型的慢性阻塞性肺疾病急性加重、呼吸衰竭患者，发热伴剧烈胸闷咳喘，一身一身地出汗，以老年女性尤为多见，这是"汗出而喘"的条文再现，运用麻黄石膏剂后多能热退喘平。因此，笔者认为，麻黄体质以黄胖、黑胖多见，但白胖也不少见。

（2）肿：主要是指容易出现浮肿，包括四肢浮肿（溢饮）、头面眼睑浮肿（风水）、周身浮肿（皮水）；伴无汗或汗少，小便少，口渴或不渴，饮水不多，或喜饮水。《金匮要略·水气病脉证并治》中说："诸有水者，腰以下肿，当利小便；腰以上肿，当发汗乃愈。"据此反推，麻黄体质容易汗少或无汗，小便不利。水饮内停，阴邪内盛，所以口多不渴饮；若津液不能上承，的确可见口渴欲饮，若在感染急性期，火热内蕴，甚至可见到石膏证的口干渴喜冷饮。肿的另外一层含义是指肥胖。国外从1984年开始运用草药麻黄减肥，已经发表了大量麻黄减肥的随机、对照临床研究，直至2004年因麻黄相关不良反应导致美国食品和药品管理局（FDA）开始禁售含有麻黄碱的减肥药（并没有禁止中药麻黄）。这给我们什么启示呢？笔者认为，这恰恰很好的说明了麻黄的适应证，一定是肥胖的人才适合运用麻黄。从中医学角度也可以很好理解这一现象，因麻黄既可以发汗，又可以利小便，所以既能治疗腰以上肿，又能治疗腰以下肿，是治疗全身肥胖的良药。肥胖在中医学中很可能属于水饮、痰湿范畴，这也说明，麻黄可祛风，性燥，很可能是一味很强的脱水燥湿药，因"风能胜湿"之故。所以，一定要求体形肥胖的人才能胜任麻黄。相反，如果是消瘦体形，肌肉坚紧，一定要慎用。笔者在CCU中也常用麻黄剂治疗干枯瘦瘪型老太太的慢性阻塞性肺疾病、肺源性心脏病，但大多麻黄与石膏配伍同用，以石膏监制麻黄（在剂量上至少5：1），且中病即止。

（3）喘：主要是指容易出现喘憋、喘促、咳喘等肺气不宣、不降，甚至上逆症状。其他还包括受凉后容易出现恶寒，发热，无汗，鼻塞，流涕，咳嗽，咳痰，全身酸楚疼重，身疼腰痛，骨节疼痛等风寒束表或风寒束肺证。在现代医学中，多指支气管炎、肺部感染、慢性阻塞性肺疾病、肺源性心脏病等。喘证用麻黄，这是古人直接观察到的可靠经验，在《神农本草经》中称之为"欬逆上气"。因其靶向选择明显，所以其平喘退热之功无可替代。在《中医内科学》中，根据病性，将喘证分为实喘与虚喘。虚喘的特征主要表现为动则喘息加重，不能远行或劳作，休息后可缓解，舌红瘦少苔，或舌淡嫩胖大水滑，苔薄，脉沉或细。在病机上主要见于肺气虚、肺肾阴虚、肾阳虚等，在辨证上需要排除风寒、痰饮、痰热等实邪。笔者经常运用麦门冬汤、炙甘草汤、甘草干姜汤治疗慢性阻塞性肺疾病、肺大疱、肺叶切除术后等虚喘，这时忌用麻黄发散。麻黄证的喘是指实喘，临床多表现为咳喘伴痰鸣，或咳黄白黏痰，或清稀痰，鼻塞流涕，恶寒发热，全身关节、肌肉酸痛等不适。

（4）沉：主要是指体形肥胖导致的身体沉重，活动不灵活，容易倦怠乏力，全身困倦疲乏，尤其双下肢容易酸沉无力，这可能与"湿性下趋，重着黏滞"有关。在性格上，沉往往也表现为反应不灵敏，反应迟钝，甚至五大三粗型性格。笔者临床观察过很多"麻黄人"，平常神态安详，性情沉稳甚至呆滞，喜怒不形于色，"泰山崩于前而色不变，麋鹿兴于左而目不瞬"，一副风轻云淡、波澜不惊貌，但也会出现烦躁不安，不怒自威。黄老师喜欢用《水浒传》里粗壮黧黑的"黑旋风"李逵来形容麻黄体质，非常形象贴切。笔者也推测，古代小说里的将军、莽汉、领导多为这种体质类型。老饶是我们心内科的老患者，她的外周血管很差，每次输液都很令人头疼，因其体形矮胖，每次行中心静脉置管术难度极大，给人印象非常深刻。她个子不高，脖子粗短，体形肥硕，大腹便便，很少出汗，大眼睛，脸色黄暗，没有光泽，言语不多，脸上表情很少，每次住院时都很少与人交流，始终是一副波澜不惊貌。可能是反复住院的缘故，患者已经习惯了重症监护病房的抢救与生离死别，曾经与其在同一监护病房的两个患者在她眼前相继死去，她不似其他患者异常焦虑、紧张，吃饭、睡眠一切如常，丝毫不受影响。因此，笔者推测其心理素质应该很强大。

（5）胖：主要是指舌体偏胖，有齿痕，水滑，舌苔白，或白厚腻，脉沉有力。上文已经交代，麻黄是作用很强的脱水药，典型的麻黄舌应当是水湿较重的胖大舌，伸舌后就能感觉出水水的舌头。在脉象上，浮紧脉不是很多见，反而沉脉常见。

老饶黄胖体形，不汗出，受寒后无汗，咳嗽咳痰，头晕头痛，发病后容易四肢浮肿，容易咳喘，身体沉重，舌暗胖，脉沉，这是典型的麻黄体质。针对这种体质，排除急性心肌梗死、恶性心律失常等，运用麻黄时不必有太多顾虑，剂量适当放大也比较安全。

2. 麻黄提升血氧饱和度（SpO_2）

呼吸衰竭是各种原因引起的肺通气和（或）换气功能严重障碍，导致不能进行有效的气体交换，引起缺氧伴（或不伴）二氧化碳潴留，从而引起一系列生理功能和代谢紊乱的临床综合征。Ⅰ型呼吸衰竭是指动脉血氧分压（PaO_2）<60mmHg，Ⅱ型呼吸衰竭是指 PaO_2<60mmHg，伴二氧化碳分压（$PaCO_2$）>50mmHg。

在诊治老饶的过程中，观察到麻黄剂能改善二氧化碳潴留，纠正Ⅱ型呼吸衰竭。其实，在笔者第一次主管老饶时，就观察到麻黄剂能改善氧合，升高 SpO_2，这也从侧面验证了老饶为麻黄体质的判断。

2016 年 4 月，老饶因慢性阻塞性肺疾病急性发作入院，在不吸氧的状态下 SpO_2 维持在 80% 左右，经过抗感染、化痰、解痉、平喘治疗后，病情缓解，鼻导管吸氧后能维持 SpO_2 在 90% 以上。但在住院 10 天左右时，笔者观察到，老饶在清醒、鼻导管吸氧状态下，SpO_2 持续维持在 84% 左右。仔细查找蛛丝马迹，患者胸闷喘憋、动则气喘、喉中有轻度痰鸣声；偶有咳嗽咳痰，痰不多，口干不欲饮，二便可。舌暗红，苔薄白，脉沉。这不正是《金匮要略·肺痿肺痈咳嗽上气病脉证治》中的"咳而上气，喉中水鸡声，射干麻黄汤主之"条文的再现吗？患者当时炎症不重，虽有口干，但不渴饮，无舌红，无脉滑数等入里化热指征，单予射干麻黄汤原方即可。

处方：射干 10g，生麻黄 6g，制半夏 10g，细辛 10g，五味子 10g，紫菀 15g，款冬花 15g，生姜 10g，大枣 15g。当日急煎 1 剂，浓煎 50mL，日 1 剂，分 2 次服。

服药第 2 天，笔者仔细观察，在鼻导管吸氧状态下的指氧就能升到 92% 以上，胸闷、喘憋、气喘、喉中痰鸣等症状均显著减轻。这种疗效是在西医治疗方案不变的前提下取得的，因此，可以认为 SpO_2 的改善很可能就是射干麻黄汤的疗效。

麻黄升高 SpO_2 的作用机制与其平喘作用有关。麻黄碱是麻黄中平喘的有效成分，其作用机制可能包括：①兴奋 α 肾上腺素受体，使末梢血管收缩，从而缓解支气管黏膜肿胀；②与支气管平滑肌上的 β 肾上腺素受体结合，使支气管平滑肌松弛；

③促进肾上腺素和去甲肾上腺素释放，间接发挥拟肾上腺素的作用；④阻止过敏递质的释放。

笔者还深刻体会到，在病房管理患者的优势就在于，能够仔细观察患者服药后的各种反应，以准确判断经方疗效。而在门诊看病则干扰因素较多，很多时候很难客观判断中药疗效。另外，一般都会认为中医治疗能有效改善症状，而能不能改善客观指标，能不能改善指氧，能不能降压、降糖、降脂，能改善多少，其实这些都是未知数，这也是现代中医说不清、道不明的地方，这就需要我们主管患者的病房主治医师细心观察，详细记录，反复验证。

3. 拓展麻黄适应证

除《神农本草经》中提到的第一类恶寒发热类疾病和第二类咳喘类疾病外，笔者还体会到任何原因引起的呼吸抑制也是麻黄的适应症。

第一，慢性阻塞性肺疾病患者出现的呼吸衰竭，不论是Ⅰ型还是Ⅱ型，都是运用麻黄的适应证。这已经被无数病例证实。

第二，苯二氮䓬类药物过量引起的呼吸抑制和昏迷也是麻黄的适应证。苯二氮䓬类具有抗焦虑、镇静、催眠、抗惊厥、抗癫痫、中枢性肌肉松弛和安定作用，但也可引起中枢神经系统不同部位的抑制。连续用药可出现头昏、嗜睡、乏力等反应，大剂量偶致共济失调。过量急性中毒还可导致昏迷和呼吸抑制。老饶就是一例安定中毒导致Ⅱ型呼吸衰竭、昏迷、肺性脑病的案例，笔者后来在CCU还治疗过一例风湿性心脏病、二尖瓣机械瓣换瓣术后、三尖瓣修补术后、右房120mm大小、右心衰患者，既往否认慢性阻塞性肺疾病病史，给予利尿等治疗后心力衰竭迅速缓解，后因其失眠给予艾司唑仑片，每晚1片，连服4天后出现了嗜睡，急查血气PCO_2高达78.3mmHg，诊断为Ⅱ型呼吸衰竭，给予间断运用无创呼吸机辅助呼吸，配合运用麻黄剂。1天后神清，不再嗜睡；3天后复查PCO_2下降至49mmHg。以药测证，患者很可能有慢性阻塞性肺疾病病史，建议完善肺功能检查。

第三，阿片受体激动剂引起的呼吸中枢抑制也是麻黄的适应证。阿片受体激动剂具有强大的镇痛、镇静、镇咳作用。同时，对呼吸中枢也有抑制作用，使其对二氧化碳张力的反应性降低，过量可导致嗜睡、呼吸抑制、昏迷和死亡。另外，还可以兴奋肠道、胆道、输尿管平滑肌，引起便秘、胆绞痛、排尿困难、针尖样瞳孔等。在CCU经常见到，当急性心肌梗死伴剧烈胸痛，或者急性左心衰伴急性肺水肿引起呼吸急促和窒息时，常采用小剂量吗啡注射液静脉注射以镇痛、镇静、扩张外周血管、降低外周阻力、消除肺水肿。但是，部分患者会出现呼吸抑制，表现为胸闷喘憋、嗜睡、间停呼吸等。笔者认为，这是药物造成的典型的麻黄证模型。

第四，气管插管术后的药物镇静状态也是麻黄的适应证。气管插管术后高热不退是CCU里面经常见到的棘手难题。笔者在没有想通这个问题之前，都会常规运用小柴胡汤为基本方退热，但是百无一效、屡战屡败。曾经治疗一例急性心肌梗死、心力衰竭、肺部感染、气管插管后、脓毒症休克的昏迷患者，高热不退，体温最高达40.2℃，无汗，口鼻之气灼手，笔者以小柴胡汤合小陷胸汤送服安宫牛黄丸毫无寸效，一天后心率、血压急转而下，回天乏力。后来反复思考该病案，笔者突然想到气管插管术后，会常规运用咪达唑仑注射液等三种镇静药以镇静，这是典型的人为造模出来的麻黄证。这时出现的高热不退一定要辨清阴阳寒热，因为患者处于药物镇静状态，不能问诊、舌诊，此时一定要仔细查找蛛丝马迹以指导用药。若患者头面四肢皮肤黄暗，脉沉，小便不黄，或淡黄，这很可能是虚阳浮越的麻黄附子细辛汤方证；若头面肤色潮红，舌质红绛，口中浊气，尿色如茶，大便不通，这很可能是阳明热盛的麻杏甘石汤合大柴胡汤方证。2017年春节放假期间，在CCU里面，值班大夫收了一个肺部感染的老年患者，因就诊途中呕吐后窒息，急行气管插管术，术后高热不退，笔者上班后见其高热，无汗，肤色黄暗，四肢黄肿，小便色淡黄，无口气，舌质不红，脉沉，血压偏低，一直予以多巴胺维持升压，血象提示感染很重，在常规抗感染治疗基础上，急予麻黄附子细辛汤回阳救逆，1剂药后患者体温下降，2剂药后体温正常，未再上升，更未再下降。后进一步检查发现患者肝脏有10cm大小肿瘤，已经广泛转移，后死于ICU。

4．麻黄对血压的双向调节作用

《中药学》教材中明确规定"本品能升高血压，失眠及高血压患者慎用"，麻黄升压的不良反应也是导致其临床慎用的原因之一。麻黄碱和伪麻黄碱均能引起血管收缩，增加心输出量，升高血压。但其升压特点较缓慢、持久、温和。笔者的经验是，如果患者血压偏高，运用麻黄时一定要谨慎，需要让患者监测血压。

但问题是，麻黄究竟能把血压上升到什么程度？是10mmHg还是20mmHg？至少目前尚不清楚。笔者曾经观察过一例脑梗死急性期患者，在未用任何降压药的情况下，患者血压波动在136~159/66~80mmHg，中药处方中给予8g麻黄。连服两周后，患者血压整体平稳，偶尔能高达167/88mmHg，不予任何处理也能自行恢复正常。因此，麻黄升压的具体内涵还有待在临床中进一步观察、总结。

其次，是不是高血压患者一定忌用麻黄？笔者的体会是，不完全是。笔者喜用小续命汤治疗一种特殊类型的高血压，观察到该方不但不升血压，反而有很强的降压作用。笔者在病房中曾经收治一例血压 180~220/90~100mmHg 中年女性患者，小续命汤方中用 8g 麻黄，连服 5 剂，能将血压从 145~150/80~90mmHg 平稳下降至 120/70mmHg，其降压作用与钙离子拮抗剂降压作用类似。还治疗一例常年口服氯沙坦片的高血压患者，平常血压控制在 150/90mmHg 左右，给予小续命汤原方，方中用 3g 麻黄，7 剂药后患者血压平稳下降至 124/76mmHg。

另外，是不是脑梗死、脑出血等脑血管疾病患者一定忌用麻黄？答案同样是否定的。脑梗死急性期、脑出血也不一定必须忌麻黄。笔者喜用小续命汤治疗脑梗死急性期的特殊类型，发现用的得当，对恢复患者的四肢肌力及言语功能疗效显著，且未观察到本方有很强的升压作用。笔者推测，麻黄导致血压轻度上升的不良反应可能恰恰也是其治疗作用，这与脑梗死急性期血压不能过高但更不能过低的理念一致，轻度升压有助于保证脑灌注。麻黄之于脑出血也可参考此理。

5. 麻黄对小便的双向调节作用

麻黄对小便的双向调节作用也值得关注。有服用麻黄剂后小便量多、热退身凉者，也有服用麻黄剂后小便反而减少者，如小儿遗尿运用麻杏甘石汤"提壶揭盖"、缩尿止遗，甚至有服用后出现急性尿潴留者。

首先，麻黄能利小便。麻黄里含有伪麻黄碱，而伪麻黄碱具有明显的利尿作用，可能这是麻黄能够利尿的物质基础所在。日本汉方家大塚敬节先生观察到，有发热症状时，服用麻黄汤和葛根汤，有时会出现发汗热退，也有尿量增加而热退。笔者在 CCU 也观察到，很多重症肺部感染合并Ⅱ型呼吸衰竭患者服用麻黄剂后，并没有出现经典的汗出热退、脉静身凉，而更多的是没有明显汗出增多，但体温下降，喘憋咳嗽减轻，伴尿量明显增多。这很可能是体液没有从体表散失，而是走膀胱排泄。

其次，麻黄能涩小便。笔者在文献中屡屡读到运用麻杏甘石汤治疗小儿遗尿的经验，可以认为这是"提壶揭盖"、下病上取，也可以理解成这是由于小儿除遗尿外还伴见流黄脓鼻涕、咳吐黄稠痰、口干口渴、欲冷饮、尿色黄、舌质红、苔薄黄、脉浮数有力等火热蕴肺证。这里就存在一个逻辑问题，如果换成其他宣肺清热方剂还能一样起效吗？恐怕未必。麻黄治疗遗尿的作用是我们所期待的，但麻黄涩小便甚至引起尿潴留的不良反应则是我们不希望看到的。笔者同样阅读到大量麻黄引起小便不利的临床经验报道。兹摘录张氏《误用麻黄实例引发的思考》一文供参考。

患者牛会清，男，59岁。2009年5月14日初诊。主因全身皮肤大部肥厚、色黯、瘙痒剧烈5年余就诊。就诊前曾数次中西医治疗，曾于北京某三甲医院住院治疗3个月无显效。针对其素饮食不节，多饮白酒（凉饮）的特性，及舌苔白厚腻，舌下瘀黯，"不喜上火"，胸前汗出而胸前皮损和瘙痒最轻，下肢皮损重的特征，判断为寒湿郁阻，制定了温通发散、开腠解郁的大法，冀其"汗出而解"。治疗开始前，进行了充分沟通。经过数年辗转，患者对治疗法则也做过很多思考，认识到中药清热利湿，以及急功近利的激素治疗无法解决根本，对于笔者温散的方法，治病求本的理论，"汗出而解"的治疗目标，及服用中药同时配合吃"发"物、多饮温酒、多晒太阳、多运动、多穿的治疗措施表示认同，这为开展治疗和误治后救误提供了良好的基础。医患达成共识后，治疗开始。初诊治以麻桂各半汤原方各6g，7剂，水煎服。后麻黄用量逐渐由6g加至36g，其余药物参以麻黄加术汤、麻黄附子细辛汤等方的方义加减，病情逐步减轻。2009年6月22日，患者诉阴囊下坠、小便滴沥不通约1周。当时未予足够重视，麻黄保持36g不变，只于方中对症加入茯苓、滑石。处方：麻黄36g，肉桂15g，桂枝24g，细辛6g，干姜15g，甘草30g，三棱12g，莪术12g，桃仁12g，红花10g，茯苓12g，滑石15g，3剂，水煎服。之后阴囊与小便症状时轻时重。2009年7月2日，考虑到麻黄"拔肾根"，及舌苔变薄黄，停用麻黄剂，改用龙胆泻肝汤加减，4剂，水煎服。2009年7月6日，患者诉皮损加重，瘙痒加重明显，遂复用麻黄剂，麻黄用量为24g。服2剂后，以急性尿潴留急诊入院。2009年7月9日，患者诉外科建议行前列腺切除术。经笔者反复解说，患者明白"急性尿潴留"是中药所误，并接受了吃些中药看情况，再决定是否手术的建议。处方：平胃散组成药物各6g，五苓散组成药物各15g，4剂，水煎服。服用2剂后，小便通利而出院。继续用中药治疗皮肤病，但麻黄无法再用，只要方中有麻黄，很快会出现"小便不利"，不知确是药物作用，还是心理原因？无论什么原因，对他来说，麻黄再无用武之地。

此例误治发生已近1年，其前其后均未发生类似情况。对于此例，始终无法释怀，思之再三，所得有四。

第一，治疗须依次第，不可急于求成。经云："急则治其标，缓则治其本。"慢性皮肤病何急之有？当效古圣先贤按部就班。朱丹溪《格致余论》中载其师"治一病僧，黄瘦倦怠……每日以牛肉、猪肚、甘肥等，煮糜烂与之。凡经半月余……

察其形稍苏，与桃仁承气，一日三帖下之……"邪去是为了正安，"邪去"是手段，"正安"才是目的。若斤斤于祛邪，而且祛邪时没有顾及是否有足够的正气做支撑，忽略了对于正气的保护，则迷失了治疗的方向。治疗须有次第，急于求成，只能欲速则不达。许叔微于此有经典论述："丘生有麻黄证，而尺部迟弱，以小建中加减服用五日后，尺部应，才与麻黄汤。"案后评曰："医者……须顾其表里虚实，待其时日。若不循次第，暂时得安，亏损五脏，以促寿限……"可不慎哉？

第二，出现"报警"，要果断停用。如果患者最初出现小便滴沥时，笔者可以果断停用麻黄剂，及时反思，补充正气后，再行发散，则不会出现后面的结果。如果7月6日时针对患者症状加重的情况，首先考虑其正气为"本"，而不以"症状的轻重"为导向，则后果将会改写。本案例带给笔者最大的教训是"不要被胜利冲昏头脑"。当时如果不是"只视其利，无视其弊"，而是稳扎稳打，遵循"攻击宜详审，正气须保护""候其正气来复"，再针对症状治疗的话，后面的治疗会更顺利一些。麻黄为开腠解表、发越郁阳的不二选择，但是，笔者用之过早，让患者对于麻黄留下了很深刻的印象，方中只要有麻黄，就会"小便不利"，使得麻黄再没有机会发挥其斩关夺隘的作用。非麻黄之过，乃我误麻黄也。

第三，中虚、下虚者，不可"发"之。李心机教授在《伤寒论通释》39条"大青龙汤发之"后，选择了一例大青龙汤误治案警示"里虚"不可发汗："患者发热恶寒，身疼痛，烦躁不安已三日……脉沉弱。此为风寒闭遏、郁热于内，当舍脉从证，方选大青龙汤治疗……一服汗出如洗，身痛虽减，然恶寒更甚，手足冰冷，脉较前更弱。此为发散太过、汗多亡阳之征兆……脉沉主里，弱主虚，如此里虚之证……应舍证从脉，先用小建中或黄芪建中汤之类以培补中气，待里虚得复，再相应投之大青龙，可一汗而解也。"关于此点，许叔微为我们做了成功的榜样，前文提到的治疗丘生的案例，即是"虚人伤寒建其中"的典范。刘渡舟教授在其《伤寒论临证指要》中提到："下虚之人误用了小青龙汤，才出现了拔肾根，动冲气的种种后果……对年老体弱，以及心肾虚衰患者，切不可猛浪投用……"《伤寒论》40条小青龙汤后的4个"去麻黄"，如果从下虚来解释，会变得顺理成章。下虚不可用麻黄，仲景在其《金匮要略·痰饮咳嗽病脉证并治》中已有表述："麻黄发其阳故也。"

第四，客观看待麻黄的禁忌证和适应证。《伤寒名案选新注》中，百岁老中医熊寥笙有这样一段话："凡事都要一分为二，有其利，必有其弊，关键问题在于掌握麻黄汤的适应证，药与症对，确能起到起死回生的作用，如果不加辨证，盲目乱投……就成为致人于死的毒剂了。麻黄汤是如此，其他方剂掌握不好也是如此。"

关于"其利"和"其弊"的辩证关系，李心机教授说的很是精辟："离开禁忌证片面强调适应证，临床上施方用药将失去法度；同样，离开适应证片面强调禁忌证，宛若作茧自缚。"我们不能犯"作茧自缚"的毛病，但同样不能"只知其利，不知其弊"地"盲目"滥用。错不在方，而在用方之人。《伤寒杂谈》转引了一段吴鞠通的话，提示了禁忌证和适应证的客观性："医生不得有善用之药，若有善用之药，必有不当用而用者；医生也不得有畏用之药，若有畏用之药，必有当用不敢用而误者。"这对于喜用、自诩善用麻黄剂者是个警示，对于畏用、视麻黄剂为蛇蝎者是个鞭策。错误不同，其原则一，要在不得其法耳！

上文对麻黄引起急性尿潴留的案例从中医学角度进行了深刻解读，对麻黄的禁忌证和适应证进行了深刻警示，笔者也深受启发。如果我们将麻黄治疗小儿遗尿，以及引起急性尿潴留联系起来分析，则能大致看出其中的端倪。其规律可能是，小剂量麻黄涩小便力量较弱，能治疗遗尿，而大剂量麻黄（大于30g）涩小便力量则较强，可能会引起急性尿潴留。这可能在麻黄在涩小便的作用上存在量效关系。笔者认为，这可能与麻黄里面含有的主要成分麻黄碱有关。麻黄碱激动 α_1 受体，使膀胱三角肌和括约肌的张力增加，使排尿次数减少，大剂量时甚至会导致尿潴留，这可能就是麻黄治疗小儿遗尿症起效的原因所在。

6. 麻黄的剂量

首先引起笔者关注麻黄剂量是源于刚在病房主管的一例"阴差阳错"的间质性肺炎医案。一老年女性，主因间质性肺炎加重心力衰竭入院，笔者给予麻黄剂，其中麻黄为4g，因字迹潦草，学生误将黄字最后的一点看成1，直接将麻黄开成14g，直至患者出院时，笔者查阅出院带药处方时，才发现这个问题，原来患者住院期间每剂中药都是14g麻黄。笔者经常会留意患者的心电监护，在住院期间，该患者并没有出现心动过速、心房颤动、房性期前收缩、室性期前收缩等心律失常，也没有出现心肌梗死、胸痛加重等缺血事件，反而喘憋明显缓解。这提示我们，可以将麻黄剂量适当放大。

笔者的经验是：①治疗外感发热类疾病、皮肤病用小剂量麻黄即可，5~10g为宜；②治疗咳喘类疾病可用到10g以上为宜，在把握麻黄指征的情况下，可按小剂量逐步递增；③体形肥胖患者的剂量可适当放大，而体形消瘦患者的剂量则相对减少；④治疗小儿疾病，麻黄剂量宜小不宜大；⑤血压高，心率快，既往有心脏病、前列腺增生病史患者，麻黄酌情减量。

7. 麻黄的不良反应

麻黄相关不良反应，包括大汗出、失眠、心悸、心律失常、高血压、尿潴留等。《新英格兰杂志》(NEJM, IF: 176.079) 在 2000 年曾经发表过一篇题为 Adverse Cardiovascular and Central Nervous System Events Associated with Dietary Supplements Containing Ephedra Alkaloids 的文章，回顾总结了与麻黄相关的心脑血管不良反应。此后，*Mayo Clin Proc*、*American Journal of Hypertension*、*J Clin Psychophar* 等多家国外知名杂志均对麻黄的不良反应进行报道。其中心血管不良反应，包括心悸、升心率、升压、急性心肌梗死、猝死；脑血管不良反应，包括中风等急性脑血管病等。

（1）大汗出：麻黄的峻汗作用出自大青龙汤方证，因为原文一再交代有大汗亡阳之虞。清代顾靖远在《顾松园医镜·卷一·礼集草部》中记载麻黄"非冬月伤寒及腠理不密之人皆禁用。汗多亡阳，能损人寿，戒之戒之"。由此可见，古人运用麻黄之谨慎。其导致的大汗出不良反应主要与麻黄挥发油有关，从而给我们的启示是，麻黄更适用于不容易出汗的人群。针对不容易出汗的患者，运用麻黄更为安全。

（2）失眠：麻黄引起失眠的不良反应主要与麻黄碱有关。麻黄碱具有明显的中枢兴奋作用，较大治疗量就能兴奋大脑皮层和皮层下中枢，导致失眠、不安、震颤等症状。麻黄碱对呼吸中枢和血管运动中枢也有兴奋作用，可缩短巴比妥类催眠时间。黄煌教授的研究生曾经亲自尝试过用单味大剂量（30g 以上）麻黄煮汤，导致彻夜不寐，心悸不安。麻黄导致失眠的不良反应给我们的启示是，麻黄更适用于精神萎靡不振、嗜睡、倦怠、疲乏等疾病，这时就需要借用麻黄的兴奋作用。

（3）心律失常（心悸）：麻黄引起心律失常（心悸）的不良反应也与麻黄碱有关。麻黄碱能够激动心脏 β 肾上腺素受体，具有拟肾上腺素的作用，使心肌收缩力增强，心输出量增加，心率增加而出现心律失常、心悸。桂枝甘草汤原文主治"发汗过多，其人叉手自冒心，心下悸，欲得按者"，这说明，运用麻黄发汗过量后出现的心悸，可以用桂枝甘草汤纠偏。桂枝甘草汤恰好可以消除麻黄引起的心悸、汗出等不良反应。而在《伤寒论》中，麻黄多与桂枝、甘草同用，如麻黄汤、小青龙汤、大青龙汤等，很可能也有预防麻黄导致心悸、汗出的不良反应之意。麻黄引起心律失常（心悸）的不良反应提示我们，如果患者既往有心律失常、频发房早、频发室早、室上速、先天性心脏病、急性左心衰、甲亢等病史，经常出现心慌、心率快现象，运用时一定要谨慎。

（4）高血压：麻黄升压的不良反应，参考上述"麻黄对血压的影响"，高血压患者慎用，不再赘述。

（5）尿潴留：麻黄导致尿潴留的不良反应，参考上述"麻黄对小便的影响"，老年人有前列腺病史患者慎用，不再赘述。

综上，张景岳在《景岳全书·卷四十八》中指出："人参、熟地、附子、大黄，实乃药中之四维。病而至于可畏，势非庸庸所济者，非此四物不可。设若逡巡，必误乃事。"高度评价了"药中四维"的人参、熟地、附子、大黄。然而，在急危重症的抢救中，笔者深刻体会到，因利尿剂、强心药的早期运用，附子的临床地位逐渐下降，而麻黄的地位则逐渐上升，甚至不可或缺，无可替代，值得关注。笔者对麻黄极为推崇，可能与其具有的成分清晰、作用靶点明确有关。教材中认为麻黄具有发汗解表、宣肺平喘、利水消肿作用，这与麻黄的主要成分的药理作用一致。我时常在想，麻黄的中医作用靶点在哪儿？《素问·经脉别论》在描述津液代谢时，记载有："饮入于胃，游溢精气，上属于脾。脾气散精，上归于肺，通调水道，下输膀胱。水精四布，五经并行，合于四时，五脏阴阳，揆度以为常也……"笔者认为，"通调水道，下输膀胱"可能就是麻黄的作用靶向，最终达到"水精四布，五经并行，合于四时，五脏阴阳，揆度以为常"目的。

六、还魂汤／风湿性心脏病，右心衰竭，巨大右心（12cm），艾司唑仑中毒，Ⅱ型呼吸衰竭

王某，女，79岁。主因"间断胸闷、喘憋40余年，加重7天"于2017年5月8日入院。患者于40余年前劳累后出现胸闷、喘憋症状，就诊于我院，诊断为"风湿性心脏病"，具体治疗方案不详，后多次出现胸闷喘憋不适，未予重视。17年前因胸闷、喘憋加重，于北京某心脏专科医院住院治疗，行"二尖瓣人工机械瓣置换术及三尖瓣关闭不全修补术"，术后长期服用华法林（2.5mg，qd）抗凝。2012年因劳累后再次出现胸闷、喘憋、双下肢水肿，就诊于苏州某三甲医院，诊断为"①心瓣膜病，三尖瓣关闭不全（重度），二尖瓣置换术后，心律失常，心房颤动，心功能Ⅱ级（NYHA分级）；②高血压1级（高危）"。给予强心、利尿、抗凝等治疗后好转出院。后于2012—2017年，又多次因劳累后出现胸闷、喘憋、双下肢及面部水肿，反复就诊于北京某三甲医院及我院，予强心、利尿等对症治疗后，疗效一般，时有发作。7天前无明显诱因出现胸闷喘憋加重，伴乏力及双下肢水肿，将口服托拉

塞米片、螺内酯片加量后，亦未见明显改善，现为求进一步诊治收入我科。

刻下症见：胸闷喘憋，劳累及活动后加重，夜间不能平卧，多年来一直保持侧卧习惯，伴乏力，口干渴，不欲冷饮，纳少，不欲饮食，睡眠差，只要闭眼就会有很多黑影相伴，睁眼后黑影消失，该现象已持续数十天，患者及家属均以为是大限将至之兆。大便正常、每日一行，小便量少、不黄。舌红，花剥苔，脉象细弦。

患者既往有高血压 10 余年，最高血压 160/90mmHg，平常规律服用苯磺酸氨氯地平片（5mg，qd），近两日未服降压药物，血压控制在 120/60mmHg 左右。既往有冠状动脉粥样硬化症和胆汁淤积性黄疸各 1 年。否认糖尿病、脑梗死、高脂血症、慢性阻塞性肺疾病等病史，否认药物及食物过敏史。

［查体］T 36.5℃，P 66 次 / 分，R 18 次 / 分，BP 122/63mmHg。体形消瘦，肤色黯黑，颈静脉怒张；左肺中下叶可闻及湿啰音，右肺中叶呼吸性音低；心率：55 次 / 分，节律绝对不齐，二尖瓣听诊区可闻及金属瓣膜音及收缩期杂音，双下肢凹陷性水肿。

［辅助检查］全血细胞分析 +CRP：WBC $4.00×10^9$/L，HGB 114.0g/L，PLT $98.0×10^9$/L。生化一、三、五 +cTnI：UA 627μmol/L，LDH1 154.0U/L，BUN 9.94mmol/L，HCO_3^- 39.3mmol/L，GLU 9.4mmol/L。DIC 初筛试验：PT 23.1 秒，INR 1.94。NT-proBNP：750pg/mL。心脏超声：EF 54%，二尖瓣位人工机械瓣置换术后，主动脉瓣反流（轻度），三尖瓣反流（重度），肺动脉高压（轻度），右心及左房增大（左房内径 59mm×56mm×93mm，右室前后径 30mm，右房内径 85mm×126mm）。腹部超声：淤血肝，餐后胆囊，胆囊多发结石。胸腔超声：双侧胸腔未见积液。心电图：心房颤动，Ⅲ、AVF 导联 T 波低平。胸片：心影显著增大，心脏瓣膜置换术后改变，主动脉硬化。

［入院诊断］中医诊断：胸痹，阳虚水泛证。西医诊断：①风湿性心脏病，二尖瓣人工机械瓣置换术后，三尖瓣关闭不全修补术后，右心室及左心房扩大，心律失常，永久性心房颤动，心功能Ⅳ级（NYHA 分级），肝淤血；②高血压 2 级（很高危）；③多发性动脉硬化，双侧颈动脉硬化伴斑块，双下肢动脉硬化伴斑块；④胆囊结石。

患者为老年女性，体形瘦弱，面色晦暗，一派阴寒内盛之象，笔者曾建议长期服食人参以改善心功能，患者因经济原因未能坚持。患者既往有风心病、心力衰竭病史，双房巨大，右房达 12cm，极为罕见。本次患者之所以发病，主要与感染加重心力衰竭有关，治疗上给予利尿、扩血管、抗感染等。患者目前以胸闷喘憋、双下肢水肿为主，属于中医学"喘证""水饮"等范畴。水气凌心，所以胸闷喘憋，劳累及活动后加重，夜间不能平卧；水饮趋下，所以双下肢水肿；水饮内停，津液不能上承，所以口干渴；因阳虚为本，所以不欲冷饮；心力衰竭导致消化道淤血，脾胃虚弱，所以不欲饮食；心阳不振，心神失藏，可能导致妄见症状；心力衰竭患者的舌红、花薄苔不能视为热象，常年口服利尿剂后就会出现类似改变；细弦脉提示水饮内停。《伤寒论》第118条原文谓："火逆下之，因烧针烦躁者，桂枝甘草龙骨牡蛎汤主之。桂枝（去皮）一两，甘草（炙）二两，牡蛎（熬）二两，龙骨二两。上四味，以水五升，煮取二升半，去滓，温服八合，日三服。"该条文是说，"腰以下必重而痹"的火逆病没有运用汗法，而是采用火针后出现烦躁，惊狂、恐惧不安，这时是运用桂枝甘草龙骨牡蛎汤的指征。该患者描述"睡眠差，自觉只要闭眼、睡眠就会有很多黑影相伴，睁眼后黑影消失，这种现象已经长达数十天，患者及家属均以为是大限将至之兆"，可以看作烦躁的一种表现，所以用本方温壮心阳、重镇收涩。综上，考虑患者为阳虚水饮证，予以真武汤温阳散寒化饮，合桂枝甘草龙骨牡蛎汤温壮心阳。

处方：黑顺片20g，茯苓30g，麸炒白术30g，白芍15g，干姜8g，桂枝15g，甘草15g，生龙骨30g，生牡蛎30g。急煎1剂，浓煎50mL，分2次服。

二诊（2017年5月9日）：服药1剂后，胸闷喘憋、乏力较前好转，偶有头晕，口干渴稍减轻，纳少，眠好转，闭眼时再无周围有黑影出现，大便正常，小便较前增多。舌红，花剥苔，脉象细弦。入量1578mL，尿量1750mL。查体：BP 102/62mmHg，HR 86次/分。左肺可闻及湿啰音，右肺中叶呼吸性音低，房颤律，双下肢凹陷性水肿较前好转。守方继续服用。

三诊（2017年5月11日）：患者胸闷喘憋、乏力较前继续好转，偶有头晕，口干渴稍好转，纳可，眠仍差，二便正常。舌红，苔薄白，脉弦细。心电监护示：心房颤动，心室律波动在60~80次/分，血压100~109/56~72mmHg，血氧98%。入量1378mL，尿量1600mL。查体：双肺呼吸音粗，左肺可闻及少量湿性啰音，右肺中叶呼吸性音低，心音强弱不等，房颤律，可闻及二尖瓣区金属瓣音及收缩期杂音。双下肢不肿。患者因睡眠差，强烈要求服安眠药。排除患者既往有慢性阻塞性肺疾病病史，结合患者1年前住院时一直口服艾司唑仑助眠，给予艾司唑仑片（1mg，qn）口服以助眠。因患者心室率偏慢，停酒石酸美托洛尔片，余治疗不变。

四诊（2017年5月15日）：今日查房，患者明显嗜睡，呼之可应，诉胸闷喘憋偶有发作，持续约20分钟好转，乏力改善，口干，口黏，纳差，眠可，大小便正常。舌红，苔薄白，脉弦细。监护示：心房颤动，心律在 90~120 次 / 分。平卧位不吸氧时，血氧饱和度 88%；吸氧后，血氧饱和度升高到 91%，嘱患者坐起后血氧饱和度升高至 98% 左右。血压 129/61mmHg，入量 1628mL，尿量 1700mL。双肺呼吸音粗，左肺可闻及少量湿性啰音，右肺中叶呼吸性音低，心音强弱不等，房颤律，可闻及二尖瓣区金属瓣音及收缩期杂音。双下肢不肿。患者血氧较前明显下降，考虑有肺部感染加重及心力衰竭加重可能性。全血细胞分析 +CRP：（－）。生化一、三、五 +cTnI：BUN 9.72mmol/L，HCO_3^- 41.4mmol/L，K^+ 4.32mmol/L，GLU 13.1mmol/L，Cl^- 93mmol/L，Cr 62.6μmol/L。BNP：529pg/mL。胸腔超声：（－）。胸部正位片：心影显著增大，请结合临床及其他检查考虑。心脏瓣膜置换术后改变；胸部术后。主动脉硬化（与 2017 年 5 月 10 日床旁胸片所见大致相同），考虑患者嗜睡与肺部感染及心力衰竭加重无关。因患者心率偏快，予酒石酸美托洛尔片（6.25mg，bid）口服以控制心室率，维持静息心室率在 80 次 / 分左右。

五诊（2017 年 5 月 16 日）：患者仍呈嗜睡状态，精神萎靡，间断胸闷喘憋发作，持续约 10 分钟可好转，口干，口黏，纳差，眠可，大小便正常。舌红，苔薄白，脉弦细。监护示：心房颤动，心律在 66~85 次 / 分；呼吸频率 25~35 次 / 分；平卧位不吸氧时血氧饱和度 80%，吸氧后血氧饱和度升高到 91%，坐起后血氧饱和度升高至 94%；血压 105/56mmHg，入量 1328mL，尿量 1600mL。查体：左肺可闻及少量湿性啰音，右肺中叶呼吸性音低，心音强弱不等，房颤律，可闻及二尖瓣区金属瓣音及收缩期杂音。双下肢无水肿。急查快速血气分析（微电极）回报：pH 7.381，PO_2 60.5mmHg，PCO_2 69.7mmHg，$cHCO_3^{st}$ 34.9mmol/L，HCO_3^- 40.4mmol/L，$ctCO_2$（B）36.9mmol/L，碱剩余（BE）12.7mmol/L，BEecf 15.3mmol/L，BB 59.2mmol/L，pHst 7.565，O_2Hb 88.0%。考虑患者服用 4 片艾司唑仑后，抑制呼吸中枢，引起Ⅱ型呼吸衰竭，停艾司唑仑片口服，予氯化钠注射液 100mL+ 尼可刹米注射液 375mg+ 盐酸洛贝林注射液 3mg 静脉滴注以兴奋呼吸中枢，盐酸纳洛酮注射液 1mL 静脉注射以拮抗阿片类药物引起的呼吸抑制；并予无创呼吸机辅助呼吸。鉴于老饶服用 20 片艾司唑仑后引起Ⅱ型呼吸衰竭、昏迷、肺性脑病，服用麻黄汤后很快催醒，决定再予麻黄汤原方以改善二氧化碳潴留。因患者目前口干、口黏明显，夜间及晨起口中起白沫，考虑为郁热，暂予大青龙汤解表清里。因本院没有麻黄，让患者家属自行购买下方：生麻黄 9g，桂枝 15g，杏仁 15g，生甘草 10g，生姜 10g，大枣 15g，生石膏 30g。急煎 1 剂，浓煎 50mL，分 2 次服。

六诊（2017年5月16日14∶00）：心电监护示血压70~80/46~55mmHg，指氧96%~100%，呼吸频率在18~25次/分，停硝酸甘油、酒石酸美托洛尔片，予氯化钠注射液40mL+盐酸多巴胺注射液100mg静脉注射（3mL/h）以升压。15∶00患者血压升至136/88mmHg，HR90~106次/分，呼吸频率为25~28次/分，指氧为97%~100%。复查快速血气分析：pH 7.339，PCO_2 79.8mmHg，HCO_3^- 42.0mmol/L。

七诊（2017年5月17日）：患者神清，精神可，不再嗜睡，查房时患者站立在床旁活动，口干、口黏较前缓解，大便不稀，小便不黄。因患者口干、口黏缓解，且未见生石膏损伤中阳的腹泻、下利，因此将原方生石膏减为20g，再服1剂以观察疗效。

八诊（2017年5月18日）：口干、口黏明显好转，纳眠可，二便可。心电监护示：心房颤动，心律在70~120次/分；呼吸频率为18~25次/分；血氧饱和度为95%~98%；BP：96/50mmHg；入量1450mL，尿量1500mL。复查快速血气分析：pH 7.400，PCO_2 67.7mmHg，HCO_3^- 40.9mmol/L，PO_2 51.7mmHg。患者心室率偏快，予酒石酸美托洛尔片6.25mg（1次/日）口服以控制心室率。因患者口干、口黏明显减轻，原方去生石膏。

九诊（2017年5月19日）：患者无不适主诉，心电监护示：心房颤动，心律在90~120次/分；呼吸频率为20~25次/分；血氧饱和度98%左右；BP：109/65mmHg，入量1598mL，尿量1900mL。复查快速血气分析（微电极）：pH 7.423，PCO_2 53.1mmHg，HCO_3^- 33.9mmol/L，PO_2 63.0mmHg。

十诊（2017年5月22日）：患者无不适主诉，心电监护示：心房颤动，HR 75~96次/分，BP 105/65mmHg，血氧饱和度为96%~99%；入量1531mL，出量1200mL。复查快速血气分析（微电极）：pH 7.403，PCO_2 49.9mmHg，HCO_3^- 30.5mmol/L。患者一般情况可，准予出院。

按：本例与饶某病案相似，均为安眠药过量导致呼吸抑制引起Ⅱ型呼吸衰竭，也是运用麻黄汤为基本方进行治疗。具体辨证不再分析。笔者在本案的治疗过程中有如下体会。

第一，鉴于镇静催眠药能抑制呼吸并引起二氧化碳潴留，笔者一般运用在艾司唑仑时极为谨慎。患者入院时，因否认慢性阻塞性肺疾病病史，没有咳嗽咳痰症状，指氧能达到100%，故未予快速血气分析检查。再询问病史得知，1年前住院时因睡眠差曾服用艾司唑仑片两周未见明显不适，因此笔者放心给予艾司唑仑助眠。但患者服用4片艾司唑仑后就出现二氧化碳潴留，提示患者基础肺功能较差，很可能就有慢性阻塞性肺疾病，建议患者出院后门诊复查肺功能以明确诊断。该病案给了我很深刻的教训。

第二，麻黄剂量值得关注。笔者认为，针对该患者，麻黄剂量宜小不宜大，可以小剂量缓图，不宜急功近利。原因如下：①患者有40年风湿性心脏病病史，虽然曾行二尖瓣人工机械瓣置换术及三尖瓣关闭不全修补术，但患者心脏明显扩大，合并永久性心房颤动、心功能Ⅳ级，多年病史已经导致心脏的结构与功能发生变化，器质性心脏病以及心律失常是麻黄的禁忌症；②患者体形瘦弱，不似老饶那样的"黄胖""黄肿"体形，因此不能耐受大剂量麻黄，一般5~10g为宜；③患者舌红、花剥苔，不似典型的麻黄证的胖大舌、淡舌、水滑苔，一看就给人一种水分很足的舌象，因此从舌象来看，水饮内停不显著，不支持大剂量麻黄脱水；④典型的麻黄证的脉象为沉脉，沉取有力，提示患者心功能尚可，但该患者脉象细弦，以不足为主，大剂量麻黄需要慎用。综上，笔者一直给予9g麻黄以兴奋呼吸中枢，1剂药后患者即不再嗜睡。

第三，麻黄对患者心率的影响也值得关注。患者服用1剂麻黄汤后，心率即明显增快，这可能与麻黄激动肾上腺素受体有关，但患者当时还运用了多巴胺静脉注射升压。多巴胺具有兴奋心脏、增快心率作用，但停用多巴胺后患者心率仍然偏快，静息心率高达120次/分，笔者推测这与9g麻黄有关。因此，在运用麻黄汤的第2天就给予β受体阻滞剂控制心室率，直至出院时，患者静息心率能达到80次/分左右。嘱咐患者出院后监测心率，根据心率调整β受体阻滞剂的剂量。

第四，麻黄汤治疗Ⅱ型呼吸衰竭可以加减。笔者认为，针对单纯寒证的呼吸抑制可以直接运用麻黄汤兴奋呼吸中枢。但是，如果患者同时出现口干、口渴、舌红、便秘、小便黄等郁而化热指征，这时就需要在麻黄汤基础上加生石膏以清热。该患者入院时就有口干、口渴、舌红、花剥苔，此时需要仔细鉴别是否具有热象。笔者认为，虽有口干、口渴，但没有渴欲冷饮，大便正常、每日一行，小便量少但不黄，考虑与常年口服利尿剂伤阴有关，暂不考虑病机属热。给予真武汤合桂枝甘草龙骨牡蛎汤后，口干、口渴开始稍有减轻，后未见明显改善，甚至后来出现了口黏，以夜间及晨起明显，笔者认为这可能与住院期间静脉运用托拉塞米注射液利尿有关。一般心力衰竭患者住院期间，都会严格控制液体摄入量（饮水量及输液量），常规给予利尿剂后，部分进食较差的老年患者很可能就会出现高渗性脱水。笔者的经验是，这是运用白虎加人参汤清热益气生津的强指征。该患者纳差，住院期间逐渐出现口干、口黏，虽然热象不重，但可给予小剂量生石膏以清郁热，加生姜、大枣以调和营卫，中焦和则气津生。因此，给予麻黄汤加生石膏、生姜、大枣，即仿大青龙汤之意。药后根据患者的口干、口黏轻重，调整生石膏剂量，直至出院。

七、越婢加半夏汤 / 慢性阻塞性肺疾病急性加重，重症肺部感染，Ⅱ型呼吸衰竭

越婢加半夏汤出自《金匮要略》，由麻黄、石膏、生姜、大枣、甘草、半夏组成。本方具有宣肺泄热，降逆、止咳、平喘功效，主治痰热壅肺导致的肺胀，表现为咳嗽，咳痰，黄痰，喘促，甚则不能平卧等。现今临床多将本方用于慢性阻塞性肺疾病急性加重、急性支气管炎、肺炎、支气管哮喘、肺心病、百日咳等治疗。笔者多将本方用于慢性阻塞性肺疾病急性加重，或伴Ⅱ型呼吸衰竭，重症肺部感染，肺心病，间质性肺炎、支气管哮喘等急危重症的治疗。

笔者深刻体会到：①"肺胀"，是指肺气胀满不下，包括桶状胸，胸闷气促，咳嗽痰多等症状，多见于慢性阻塞性肺疾病急性加重等；②"其人喘，目如脱状"，提示本方所主治为邪热壅肺重症，"目如脱状"，并非指甲状腺功能亢进症眼睛突出，而是指因咳喘较重导致的双目怒睁，以及Ⅱ型呼吸衰竭会引起球结膜水肿；③越婢加半夏汤指征包括：在疾病方面，本方可用于慢性阻塞性肺疾病急性加重，慢性阻塞性肺疾病合并Ⅱ型呼吸衰竭，重症肺部感染，肺心病合并感染，间质性肺炎、支气管哮喘等；在症状体征方面，其指征包括：胸闷咳喘，咳嗽咳痰，痰黄粘难咳；口干口渴，欲冷饮，烦躁；双目怒睁，球结膜水肿；大便干，小便黄；舌红，苔薄白或薄黄，质干，脉浮大滑数，有力。

（一）方证溯源

越婢加半夏汤出自《金匮要略·肺痿肺痈咳嗽上气病脉证治》，原文谓："咳而上气，此为肺胀，其人喘，目如脱状，脉浮大者，越婢加半夏汤主之。越婢加半夏汤方，麻黄六两，石膏半斤，生姜三两，大枣十五枚，甘草二两，半夏半升。右六味，以水六升，先煮麻黄，去上沫，内诸药，煮取三升，分温三服。"从中，不难发现，其临床运用指征包括咳，上气，喘，目如脱状，脉浮大。

（二）基于病机结合病理的方证条文内涵解读

1. 咳而上气，此为肺胀

肺胀，是针对肺萎、肺痈等病名而言，是指因肺气壅滞，肺叶膨胀，不能敛降，进而导致胸廓充盈。在《金匮要略》中，除本条文之外，还有关于肺胀定义的描述，即"上气，喘而躁者，属肺胀，欲作风水，发汗则愈"，"肺胀，咳而上气，烦躁而喘，脉浮者，心下有水，小青龙加石膏汤主之"。从中不难发现，肺胀的特征包括上气，咳，喘，烦躁，脉浮。该条文形象地描述了肺胀的临床特征包括：咳逆上气，咳嗽气急，呛咳阵作，咳喘不得平卧，桶状胸，烦躁，脉浮。可见于慢性阻塞性肺疾病，或慢性阻塞性肺疾病急性加重，重症肺部感染，肺心病，间质性肺炎、支气管哮喘等呼吸系统疾病。

2. 其人喘，目如脱状，脉浮大者

"其人喘，目如脱状，脉浮大者"，描述的仍然是肺胀的临床表现，包括剧烈咳喘，眼球突出，浮大脉。这里的"喘"，是指肺源性哮喘，包括慢性阻塞性肺疾病、支气管哮喘，不包括心力衰竭导致的心源性哮喘。《方舆轨》中也强调，"哮喘经日失治，痰气益盛，见目胀出，或鼻鼓扇者，然脉浮大，是阳热之候，所谓肺胀证也，越婢加半夏汤二三剂，可以取效"。另外，以药测证可知，原方中麻黄用量为六两，为麻黄类方中剂量之最，根据麻黄定喘原则，可知该方证所主治的喘为重症。

值得注意的是，这里的"目如脱状"，并非指甲亢眼睛突出、脑瘤压迫以及眼睛本身肿瘤压迫导致突出，而是指因咳喘较重导致的双目怒睁，以及Ⅱ型呼吸衰竭会引起球结膜水肿。慢性阻塞性肺疾病急性加重患者在发作时，会表现为剧烈咳喘，伴随两个眼球瞪得大大的，正如条文中所言"目如脱状"。古代医家赵良在注解该条文时认为，"邪入于肺则气壅，气壅则欲不喘不可得，惟喘极，故目如脱，所以肺胀与喘之至也"，也持因喘极导致目如脱状论点。另外，"目如脱状"还可见于Ⅱ型呼吸衰竭引起的球结膜水肿。在慢性阻塞性肺疾病等合并Ⅱ型呼吸衰竭时（$PaCO_2>50mmHg$，$PaO_2<60mmHg$），二氧化碳潴留，会导致组织毛细血管扩张，进而引起球结膜水肿，部分患者还会出现两眼泪汪汪表现。

"脉浮大者"，也是因邪热壅肺，肺气不降所致。

（三）以药测证

根据方证对应中的药证原则，因本方为越婢汤加半夏而成，本方证在剧烈咳喘的同时，还当兼有半夏的容易恶心呕吐药证。这种恶心呕吐可能与剧烈咳嗽刺激咽部，增加腹内压力有关。平林达郎等在《汉方の临床》中介绍运用本方治疗慢性支气管炎伴有呕吐。"田×良×，46岁，保育员，初诊于1975年8月26日。经胸透检查为慢性支气管炎而接受治疗。三年来经常咳嗽不愈，体格结实，乍一看不像患病的妇女，但一旦咳嗽起来，就是在诊室也能听到严重的咳嗽声。捉迷藏游戏时，由于不断地咳嗽，经常很快被幼儿园小孩捉到。咳嗽的主要原因是由吸入冷空气而诱发，打喷嚏，伴鼻涕，清晨多痰，痰为水泡沫状，但很快消失。当不断咳嗽严重时，可遗尿、口干渴，脉、腹部皆有力，左腹直肌上半部紧张。从强烈不断地咳嗽，则想让她服用麦门冬汤以治咳逆上气，从水泡沫状痰很快消失又像小青龙加石膏汤，从咳时遗尿看，乃下焦虚寒，亦即八味丸症等等，使我不知所措。但最后根据主诉之不断地咳嗽喜呕吐为焦点，投予越婢加半夏汤，这样其不断地咳嗽之用一个半月就完全治愈而停药"。由此可见，本方证指征还包括：咳嗽时伴有恶心，甚则呕吐，舌苔滑腻，脉滑。

（四）方证特征

越婢加半夏汤方证特征如下：在疾病方面，本方可用于慢性阻塞性肺疾病急性加重，慢性阻塞性肺疾病合并Ⅱ型呼吸衰竭，重症肺部感染，肺心病合并感染，间质性肺炎、支气管哮喘等。

在症状体征方面，其指征包括：胸闷咳喘，咳嗽咳痰，痰黄黏难咳；桶状胸；口干口渴，欲冷饮，烦躁；双目怒睁，球结膜水肿；容易恶心、呕吐；大便干，小便黄；舌红，苔薄白或薄黄，质干，脉浮大滑数，有力。

（五）临床运用

1. 慢性阻塞性肺疾病急性加重，肺部感染，肺源性心脏病，Ⅱ型呼吸衰竭"目如脱状"

张太某，女，68岁。主因"间断胸闷、喘憋4年，加重1周余"于2019年

2月18日入院。患者于4年前无明显诱因下出现间断性胸闷、喘憋，伴咳嗽、咳痰，于当地医院就诊，诊断为"慢性阻塞性肺疾病"，规律外用噻托溴铵粉吸入剂治疗，病情控制可。2017年8月无明显诱因出现胸闷、喘憋加重，伴颜面浮肿，收入我科住院。结合患者既往有慢性阻塞性肺疾病病史，入院时双下肢轻度凹陷性水肿，NT-proBNP为10221pg/mL，心脏超声示：右心增大，肺动脉轻度高压，诊断为"慢性肺源性心脏病"，予抗感染、解痉、平喘、化痰、利尿等治疗，患者病情平稳后出院。1周前，患者因受凉后，胸闷、喘憋加重，就诊于我院急诊，予解痉、平喘、化痰、抗感染等对症处理，症状时有反复，现患者为求进一步诊治，收入我科。刻下症：间断胸闷、喘憋，可平卧，活动后加重，伴颜面浮肿，心慌，频频咳嗽、咳痰，痰少，无发热，纳眠可，大便可，小便少。舌胖大，质略红，苔薄黄，脉沉弦。

患者既往有双向情感障碍不伴有精神病性症状的躁狂发作病史2年，规律口服德巴金（500mg，qd）、喹硫平（0.3g，qn），病情控制可；2017年于我院诊断为"多发动脉硬化、双下肢动脉硬化伴多发斑块形成、双侧颈动脉硬化伴斑块形成；心律失常、心房颤动；高脂血症；反流性食管炎"；既往还有肝血吸虫病多年。

[查体] T 36.4℃，P 108次/分，R 18次/分，BP 122/67mmHg。发育正常，营养一般，体形偏胖，面色萎黄、略肿，神志欠清，眼球突出，球结膜水肿，巩膜无黄染，双侧瞳孔等大等圆。桶状胸，双侧呼吸运动未见异常。双侧语颤对称未见异常，双侧无胸膜摩擦感。双侧呼吸音粗，双侧可闻及湿啰音。心音正常，心率115次/分，律不齐，第一心音强弱不等，各瓣膜听诊区未闻及病理性杂音，A2>P2。腹膨软，无压痛、反跳痛，双下肢轻度水肿。

[辅助检查] 全血细胞分析+CRP：WBC 7.75×10^9/L，HGB 109.0g/L，PLT 235.0×10^9/L，NEUT% 77.4%。生化+cTnI：cTnI 0.094μg/L，UA 565μmol/L，ALB 37.5g/L。DIC初筛试验：D-Dimer 1.2mg/L（FEU）。尿常规：PRO 200（2+）mg/dL。甲状腺检查四（检验科）：TT3 0.40ng/mL，FT3 1.42pg/mL，TT4 3.91μg/dL。快速血气分析：pH 7.337，PO$_2$ 94.1mmHg，PCO$_2$ 71.8mmHg。NT-proBNP：5276pg/mL。ECG：心房颤动，ST-T段异常。胸片：①两肺慢性支气管疾患，肺气肿，不除外合并感染；②心影增大；③胸腰段多个椎体变扁，建议进一步检查；④双侧肋膈交胸膜粘连或少量胸腔积液可能。心脏超声：EF 57%，右心及左房增大，主动脉瓣退变并反流（轻度），二尖瓣反流（轻度），三尖瓣反流（重度），肺动脉高压（中度），左室舒张功能减低，心包积液（少量）。腹部超声：淤血肝，餐后胆囊，腹腔积液。胸部超声：双胸腔未见积液。

［入院诊断］中医诊断：喘病，痰热壅肺证。西医诊断：①慢性阻塞性肺疾病急性加重，肺部感染，肺源性心脏病，Ⅱ型呼吸衰竭；②心律失常，永久性心房颤动；③高脂血症；④多发动脉硬化，双下肢动脉硬化伴多发斑块形成，双侧颈动脉硬化伴斑块形成；⑤反流性食管炎；⑥轻度贫血；⑦肝血吸虫病；⑧双向情感障碍。

入院后给予解痉、平喘、化痰、抗感染、抗凝、利尿、控制心室率、降脂稳定斑块，无创呼吸机辅助呼吸等治疗。患者入院后心率偏快，给予口服富马酸比索洛尔片（2.5mg，qd）稳定心率。

患者在上午9：48进入病房后，床边心电监护显示SPO$_2$：56%～78%（未吸氧）。嗜睡，呼之可应，喘憋，双下肢略肿，既往有肺心病史，急诊留观查PCO$_2$：73%。考虑患者存在Ⅱ型呼吸衰竭、心力衰竭，立即给予无创呼吸机辅助呼吸，吸气压（IPAP）：14cmH$_2$O，呼气压（EPAP）：6cmH$_2$O，O$_2$%：35%～100%，潮气量：400mL。并予托拉塞米利尿，硝酸甘油扩冠，改善喘憋。10：20患者喘憋明显减轻，SPO$_2$：93%。

在抢救时，笔者见患者喘憋不能平卧，双目怒睁，球结膜水肿，立刻想到这不就是《金匮要略·肺痿肺痈咳嗽上气病脉证治》中典型的"目如脱状"吗？"目如脱状"是指双目怒睁，球结膜水肿，本质其实就是慢性阻塞性肺疾病伴二氧化碳潴留。而该患者其实就是"咳而上气，此为肺胀，其人喘，目如脱状，脉浮大者，越婢加半夏汤主之"条文的经典再现。在古人眼中，这个病其实就是"肺胀"。之所以患者面目浮肿，双下肢略肿，伴面色萎黄，笔者考虑两个原因：首先，在病理生理上，与肺心病、心力衰竭相关；其次，在中医病机上，则与阳气亏虚，不能温煦，水饮内停有关。肺主通调水道，肺胀导致通调水道功能失司，水津不能四布，外溢肌肤，而成"一身面目黄肿"，进而导致"水气病""里水"。该患者"面目浮肿，双下肢略肿，伴面色萎黄"，其实就是《金匮要略·水气病脉证并治》中的"水气病"。原文谓："里水者，一身面目黄肿，其脉沉，小便不利，故令病水。假如小便自利，此亡津液，故令渴也，越婢加术汤主之。""里水，越婢加术汤主之，甘草麻黄汤亦主之。"无论是这里的越婢加术汤，还是甘草麻黄汤，均为麻黄类方。因此，该患者的黄、肿，其实就是运用麻黄的强适应症。基于该患者的临床症状体征，结合化验指标，笔者当时正进行临床带教，跟逄大夫、高大夫等转科学生详细破译经典原文，大家都认为该患者服用越婢加半夏汤必效，一定能圆满收功。毅然书方如下：生麻黄10g，生石膏30g，干姜6g，大枣15g，甘草15g，清半夏12g。3剂,水煎服,日1剂,分2次服。

二诊(2019年2月22日):患者服用上方3剂,间断运用呼吸机后,胸闷、喘憋好转,球结膜水肿明显好转,可平卧,纳眠可,二便调。快速血气分析:pH 7.451,PO$_2$ 61.1mmHg,PCO$_2$ 53.8mmHg。经过中西医结合治疗后,患者二氧化碳分压已经较前明显下降,每天尿量能维持在2500~3100mL,NT-proBNP下降至3375pg/mL。嘱咐继续上述中药方案治疗,守方再服3剂。

三诊(2019年2月25日):上午9:20,患者于座位佩戴呼吸机,血氧维持在90%,HR:78次/分,BP:140/70mmHg。9:26突然意识丧失,呼之不应,急至床边,查看患者,口唇多绀,喉中无痰鸣,无呛咳。心电监护显示:HR 35~44次/分,SPO$_2$ 85%~92%,BP 112/76mmHg。双下肺无湿啰音,心律不齐,心音可,双下肢不肿。立即行胸外按压,频率100次/分,深度5cm,简易呼吸器辅助呼吸,随即患者意识恢复,伴躁动,心率62次/分,心电监护可见室性早搏,改无创呼吸机辅助呼吸。心电监护回放显示:心房颤动伴三度房室传导阻滞,室性加速性自主心率。后患者再次出现恶心呕吐,呕吐少量黄色胃内容物,予以胃复安肌注止吐。考虑患者意识丧失可能与在服的半片富马酸比索洛尔导致三度房室传导阻滞有关。暂停富马酸比索洛尔,并转CCU观察病情变化,后再未出现晕厥现象。复查PCO$_2$降至50.9mmHg,嘱咐患者自备呼吸机,并调整β受体阻滞剂方案出院。

按:该患者为典型的麻黄药证及越婢加半夏汤方证,全部指征高度指向麻黄类方。还有如下问题值得关注。

首先,笔者将适合运用麻黄的指征概括为"黄、肿、喘、沉、胖"这5大特征。该患者面黄,体胖、面浮、形肿,喘憋,脉沉、身体沉重、舌胖大,具备运用麻黄的典型指征。在CCU中,我们还见到大量慢性阻塞性肺疾病伴感染患者突然出现一身面目浮肿,笔者都会毫不犹豫地首选麻黄以宣肺散水,通调水道;另外,慢性阻塞性肺疾病及其他肺病患者,临床多表现为桶状胸,伴见喘憋、形肿,这也是用麻黄的指征之一。

其次,该患者住院期间,一般情况逐步好转,笔者原本以为能够顺利出院,但在住院期间出现了一次晕厥,最低心率35次/分。排查其原因,可能与在服的富马酸比索洛尔相关。但值得注意的是,在此期间,回放心电监护并未发现严重的心动过缓现象,心率始终在80次/分以上。因此,笔者推测,可能与个体对富马酸比索洛尔不耐受有关。是否与麻黄有关,目前来看,药理学证据尚不充分。

2. 慢性阻塞性肺疾病急性加重，肺部感染，Ⅱ型呼吸衰竭"目如脱状"

杜淑某，女，79岁。主因"胸闷10年，加重伴心慌喘憋1周"于2016年1月5日入院。患者于10年前无明显诱因出现胸闷，于我院就诊，诊断为"冠心病，不稳定型心绞痛"，长期服用单硝酸异山梨酯缓释片、心可舒片，病情控制平稳。2个月前，患者无明显诱因出现胸闷心慌加重，活动后明显，于我院门诊就诊，予丹参酮注射液治疗后症状缓解。1个月前再次出现胸闷心慌加重伴有喘憋，行心电图检查示：窦性心动过速，ST-T改变，考虑存在"冠心病，慢性阻塞性肺疾病急性加重，Ⅱ型呼吸衰竭"，收入院治疗。入院后予以扩冠、控制心室率、抗感染、改善微循环等治疗后，好转出院。1周前，胸闷心慌症状再次加重，伴喘憋气短，为求进一步诊治收入院。

刻下症：胸闷心慌，气短，活动后加重，喘憋不能平卧，时有头晕头痛，口干，易出汗，后背怕风冷，鼻塞流清涕，咳嗽咳痰，痰色白质黏，不易咳出，夜间偶有喘憋后抽搐，纳可，嗳气，眠差，甚则彻夜不眠，大便日2次、量少，小便调，舌红，苔焦灰，中有裂纹，舌下瘀络明显，脉弦滑。

既往有2型糖尿病病史、陈旧性脑梗死、高血压病1级（很高危）、双侧颈动脉硬化、双下肢动脉硬化伴斑块形成等病史10余年；2008年于我院呼吸科诊断为"慢性阻塞性肺疾病"，现吸入舒立迭、思力华，长期口服莫西沙星片。

［查体］T 36.5℃，P 98次/分，R 21次/分，BP 115/68mmHg。发育正常，营养一般，体形消瘦，面色黄暗，对答切题，眼球突出。双侧呼吸音粗，双肺可闻及细湿啰音及呼气相哮鸣音。心音正常，各瓣膜听诊区未闻及病理性杂音。腹膨、软，双下肢无水肿。

［辅助检查］全血细胞分析 +CRP：WBC 6.05×10^9/L，HGB 133.0g/L，PLT 96.0×10^9/L，NEUT% 80.6%，LYMPH% 13.1%（入院急查）。

［入院诊断］中医诊断：胸痹、喘证，痰瘀互阻证。西医诊断：①冠状动脉粥样硬化性心脏病，不稳定型心绞痛，窦性心动过速，老年退行性瓣膜病，心功能Ⅳ级（NYHA分级）；②慢性阻塞性肺疾病，肺部感染，Ⅱ型呼吸衰竭；③高血压病Ⅰ级（很高危）；④2型糖尿病，糖尿病周围血管病变，双侧颈动脉硬化，双下肢动脉硬化伴斑块形成，右侧股浅动脉节段性狭窄，右侧腘动脉起始处狭窄（重度）；⑤陈旧性脑梗死；⑥高脂血症；⑦肺间质病变；⑧肾上腺功能减退症（原发性）。

在现代医学方面，考虑患者目前存在冠心病、心力衰竭、慢性阻塞性肺疾病、肺部感染、Ⅱ型呼吸衰竭等问题，患者虽然有基础心脏疾病，但本次发病以慢性阻塞性肺疾病合并肺部感染为主，在未吸氧时，指氧SPO_2波动在79%~87%，肺部症状体征突出，为呼吸科疾病范畴。在治疗方案上，予以扩冠、控制心室率、抗血小板、降脂稳定斑块、改善微循环、利尿、抗感染、平喘、化痰、无创呼吸机辅助呼吸等治疗。其中，在抗感染治疗方面，仅给予等级较低的注射用拉氧头孢钠。值得注意的是，患者1周前刚从心血管科出院，住院期间曾因肺部感染加重，给予注射用亚胺培南西司他丁钠、伏立康唑、盐酸莫西沙星注射液等抗生素治疗。因此，能否及时控制感染，是治疗关键。

在中医学方面，根据《金匮要略》中"夫病痼疾加以卒病，当先治其卒病，后乃治其痼疾也"，遵循先表后里的治疗原则，先治其肺，后治其心。其有慢性阻塞性肺疾病病史，喘憋不能平卧，这属于《金匮要略·肺痿肺痈咳嗽上气病脉证治》中"咳而上气"的"肺胀"。根据其喘憋不能平卧，头晕头痛，口干，易出汗，后背怕风冷，鼻塞流清涕，咳嗽咳痰，痰色白质黏，不易咳出，纳可，嗳气，眠差，大便日2次，量少，小便调，舌红，苔焦灰，中有裂纹，舌下瘀络明显，脉弦滑，其后背怕风冷，鼻塞流清涕，头晕头痛，这属于典型的风寒束表；喘憋不能平卧，咳嗽咳痰，痰色白质黏，不易咳出，嗳气，大便日2次，量少，脉弦滑，这属于寒饮内停；口干，眠差，舌红，这属于郁而化热。因此，在病机上，属于外寒里饮，郁而化热。这与"肺胀，咳而上气，烦躁而喘，脉浮者，心下有水，小青龙加石膏汤主之"条文高度相似。

处方：生麻黄5g，桂枝10g，白芍15g，甘草10g，干姜4g，细辛5g，醋五味子10g，法半夏9g，生石膏45g。3剂，水煎服，日1剂，分2次服。

二诊（2016年1月7日）：2剂药后，患者头痛头晕、鼻塞流清涕、后背怕风冷等症状显著减轻，但其胸闷憋气、咳嗽喘息未见明显缓解，SPO_2维持在82%~90%，仍有纳眠差，舌脉同前。考虑其头痛头晕、鼻塞流清涕、后背怕风冷等症状改善，提示患者表寒证已缓解。然而，笔者见其，SPO_2虽有改善，但仍然不高，喘憋依旧，提示中药处方还没有完全击中疾病的靶点上。百思不解之际，笔者就一直盯着患者，仔细查找其蛛丝马迹。当患者咳喘发作之际，观其面色晦暗，尤其咳喘时两目怒睁，笔者突然想到，这不就是典型的"目如脱状"吗？结合其喘憋，这属于肺胀范畴，与条文"咳而上气，此为肺胀，其人喘，目如脱状，脉浮大者，越婢加半夏汤主之"高度相似。因当时正例行带教查房，笔者跟带教学生打赌，服用重新调整后的处方，患者一定能好转。

处方：生麻黄8g，生石膏45g，甘草10g，生姜10g，大枣15g，法半夏9g。

5剂，水煎服，日1剂，分2次服。

三诊（2016年1月11日）：服药2剂后，患者诉说咳喘明显减轻，黏痰减少，夜间能间断入睡3~4小时，SPO$_2$上升至95%左右。5剂药服完，咳喘较前明显改善，基本不再咳嗽咳痰，夜间能平躺入睡。抽血复查血象正常，停注射用拉氧头孢钠，准予出院。

按：这是一例成功复制经方，及时控制患者肺部感染，改善氧合，避免重蹈"大万能美斯斯"覆辙的病例。患者住院期间虽然运用了西医基础治疗，但中药改善肺部感染与呼吸衰竭的疗效不可轻视。值得注意的是，越婢加半夏汤中并没有后世常用的鱼腥草等清热化痰药，但同样也能收到清化痰热疗效，值得我们深入思考。同时，这次治疗过程也再次印证，中医经典的力量不容小觑，我们不仅要深入研读经典，更应活学活用经典，从病理生理学角度深入挖掘经典条文的现代医学内涵。

（六）心得体会

越婢加半夏汤为笔者主治顽固性咳喘、呼吸衰竭等呼吸系统疾病的常用经方，在运用过程中，我们发现，在病性、疗程、方证鉴别、药理等方面，还有如下要点值得关注。

第一，在病性上，本方证指征以实证为主，很少表现为虚证。其实证可表现为剧烈咳嗽喘息，伴桶状胸，脉浮大有力。大塚敬节也认为，本方可用于患喘息而体格比较好的人，若用小青龙汤其药力较弱者，当用越婢加半夏汤。

第二，在疗程上，本方起效迅速，倘若方证对应，用之得当，我们发现，常在一两剂之间即可取效，显著缓解喘憋咳嗽。李洪全在《辽宁中医杂志》介绍运用本方治疗20余年的哮喘，2剂即愈。"石山乡观驾山作业区刘坡子屯刘洪殿之母，年龄72岁，患哮喘病20余年，经年发作不能动作，于1958年12月10日来诊治疗，此方连服2剂病愈。症状：咳嗽，气短，喘促，心悸，吐黏痰，色时黄时黑，咽喉如烟燎状而痒，一旦生气上火感冒，病势就更加严重，烟呛亦重，每年夏天轻，冬季重。处方：麻黄七钱，石膏五两，生姜一两，大枣一两（去核），甘草七钱，半夏一两。用水5碗，先煮麻黄、石膏，约半小时许，吹去上沫，再入诸药同煎，煎成三茶碗，晚饭后温服一碗，至半夜温服一茶碗，至早饭前再服一碗。该患者连服此方两剂，而喘吼痊愈"。

第三，在方证鉴别上，本方来源于越婢汤，与越婢汤、越婢加术汤仅有一味药之差，需与之相鉴别。根据《金匮要略·水气病脉证并治》中，"风水，恶风，一身悉肿，脉浮不渴，续自汗出，无大热，越婢汤主之"，"里水，越婢加术汤主之，甘草麻黄汤亦主之"，以及《金匮要略·肺痿肺痈咳嗽上气病脉证治》中，"咳而上气，此为肺胀，其人喘，目如脱状，脉浮大者，越婢加半夏汤主之"。从上述经典条文，我们不难发现，与越婢汤证相比，越婢加术汤证的水饮更为严重，表现为"一身面目黄肿，其脉沉，小便不利"的"里水"病；而越婢加半夏汤证主要集中表现在呼吸道症状上，水饮射肺，伴见"咳而上气，此为肺胀，其人喘，目如脱状，脉浮大"。据此，我们还可以梳理出"风水—里水""风水—肺胀""肺胀—里水"的疾病演变脉络，体现了水饮内停，不断加重的过程；在治疗上，对应存在"越婢汤—越婢加术汤""越婢汤—越婢加半夏汤""越婢加半夏汤—越婢加术汤"的方证演变思路。

第四，在药理作用上，本方具有较好的抗炎、抗氧化、减轻支气管壁及周围间质充血水肿等作用。本方能显著降低哮喘小鼠血清中 IgE 水平，减轻气道炎症，减轻支气管壁及周围间质充血水肿，升高小鼠肺组织 SOD 活力与抑制率水平，提高小鼠抗氧化能力，维持氧自由基生成与清除的动态平衡。在 COPD 模型大鼠中，本方能有效缓解临床表现及气道炎症，其作用机制与纠正 IL-8 和 TNF-α 水平失衡有关。

综上，越婢加半夏汤为笔者治疗痰／水热互结，肺气上逆不降，伴有剧烈咳喘，而正气不虚的经典名方，在急慢性支气管炎、慢性阻塞性肺疾病伴感染、间质性肺炎、呼吸衰竭等呼吸系统疾病的急危重症中，具有较高的临床运用价值。

八、四妙勇安汤／糖尿病足感染、脓毒症、动脉硬化性闭塞症

四妙勇安汤出自《验方新编》，由金银花、玄参、当归、甘草组成。本方具有清热解毒，活血止痛功效，主治热毒炽盛之脱疽，临床表现为患肢暗红微肿，皮温灼热，溃烂腐臭，疼痛剧烈，或见发热口渴，舌质红，脉数。现今临床多将本方用于血栓闭塞性脉管炎、下肢动脉硬化闭塞性溃疡、下肢血管支架成形术后支架内再狭窄、深脓疱病、深静脉血栓、糖尿病性下肢动脉硬化闭塞症、糖尿病足溃疡、急性膝关节炎、下肢静脉曲张、冠心病、PCI 术后、脓毒症、痛风、肿瘤、小儿慢性扁桃体炎等疾病的治疗。笔者在临床多将本方用于糖尿病足伴感染、脓毒症、动

脉硬化性闭塞症、血栓闭塞性脉管炎伴有红、肿、热、痛等治疗。

在运用本方治疗急危重症的过程中，笔者深刻体会到：①糖尿病足感染、脓毒症、动脉硬化性闭塞症、血栓闭塞性脉管炎等属中医学中"脱骨疽"范畴，在现代医学的病理生理机制中，主要与炎症、血栓有关；②四妙勇安汤为古代治疗"脱骨疽"的专病专方，在糖尿病足感染、脓毒症、动脉硬化性闭塞症、血栓闭塞性脉管炎中仍能发挥清热解毒、活血通络作用；③四妙勇安汤证指征包括：在疾病方面，本方可用于动脉硬化性闭塞症、血栓闭塞性脉管炎、糖尿病足、深脓疱病等。在症状方面，其指征包括：手指、足趾部位暗红，发黑，微肿，灼热，溃烂腐臭，甚则脚趾脱落，手脚腐烂坍陷，剧烈疼痛，难以忍受；皮肤溃烂蔓延，脓水淋漓，淋巴结肿大增生；伴见口干，口渴，烦躁，小便黄，大便干；舌暗红，苔薄白，脉弦数；④在方证加减规律上，针对上述疾病合并顽固性低血压时，笔者常喜用四妙勇安汤加大剂量黄芪以益气、扶正、托毒，常能达到升压、抗炎作用；⑤在合方规律上，本方常与四妙丸、桂枝茯苓丸合方；⑥大剂量用药是本方取效关键；⑦中西医结合疗法在糖尿病足感染、脓毒症、感染性休克、动脉硬化性闭塞症、血栓闭塞性脉管炎的治疗中具有重要作用。

（一）方证溯源

四妙勇安汤出自《验方新编·手部》，原文谓："脱骨疽，症生手足各指，或生指头，或生指节指缝，初生或白色痛极，或如粟米起一黄疱。其皮或如煮熟红枣，黑色不退，久则溃烂，节节脱落，延至手足背腐烂黑陷，痛不可忍。金银花三两，玄参三两，当归二两，甘草一两，水煎服，一连十剂，永无后患。药味不可减少，减则不效，并忌抓擦为要"。从中，不难发现，其临床运用指征包括手指、足趾部位暗红，发黑，微肿，灼热，溃烂腐臭，甚则脚趾脱落，手脚腐烂坍陷，剧烈疼痛，难以忍受。

（二）基于病机结合病理的方证条文内涵解读

在《验方新编》原文中，四妙勇安汤为治疗脱骨疽的专病专方。疽是指局部皮肤肿胀坚硬而皮色不变的毒疮。"脱骨疽"，是指发生在手指、足趾处的毒疮，因患病日久不愈可使手指、脚趾脱落，又被称为脱痈、脱骨疗、敦痈、甲疽、蛀节疗、蜈蝌蚣。在现代医学中，脱骨疽多见于动脉硬化性闭塞症、血栓闭塞性脉管炎、糖尿病足等因疾病导致局部血液循环不佳引发的组织坏死。

动脉硬化性闭塞症好发生于 50 岁以上人群，可发生于全身各主要动脉，多见于腹主动脉下端和下肢的大中动脉，使血管壁变硬缩小、失去弹性，从而继发血栓形成致使远端血流量进行性减少或中断。主要临床表现为患肢怕冷，皮温降低，皮肤色泽苍白，或发绀，感觉异常，患肢疼痛，间歇性跛行或静息痛，患肢远侧动脉搏动减弱或消失，反复发生的游走性浅静脉炎，患肢末端严重缺血. 产生干性坏疽，脱落后形成经久不愈的溃疡。

血栓闭塞性脉管炎好发于 20~40 岁的青壮年男性，是一种常见的周围血管慢性闭塞性炎症病变。病变主要累及四肢的中、小动脉与静脉，以下肢最常见，偶可累及肠系膜、脑血管及冠状动脉，导致上述部位的动脉搏动减弱或消失。早期患肢皮肤苍白、潮红、紫红或青紫，发凉，怕冷，麻木，疼痛，间歇性跛行，以后静息痛逐渐加重，严重时发生溃疡或坏疽。

糖尿病足多见于糖尿病患者因下肢远端神经异常和不同程度的血管病变导致的足部感染、溃疡和深层组织破坏。在临床表现上，常见患肢皮肤干，无汗，肢端刺痛、灼痛、麻木、感觉减退或缺失，呈袜套样改变，行走时脚踩棉絮感等神经病变表现；患肢皮肤营养不良、肌肉萎缩，皮肤干燥弹性差，皮温下降，色素沉着，肢端动脉搏动减弱或消失，下肢间歇跛行等下肢缺血表现。随着病变进展，可出现静息痛，趾端坏疽，足跟或跖趾关节受压部位出现溃疡，部分患者可出现肢体感染。

（三）基于药性结合药理的方证解读

本方针对脱疽中的热、毒、瘀病机而设，为主治脱疽的专病专方。现代研究发现，本方具有抗炎、抗氧化应激、调节血脂、抑制血栓形成、改善血液流变学等、保护血管内皮、促进创面愈合作用。

金银花可以清热解毒，主治温病初起及痈疽疔毒。金银花被誉为"广谱中药抗生素"，《药性解》言其"味苦甘，性平，微寒，无毒，入肺经，主热毒血痢，消痈散毒，补虚疗风"，《景岳全书》认为金银花"善于化毒"，为治疗痈疽肿毒的要药。现代药理研究发现，金银花中绿原酸类化合物等有效成分具有显著抑制炎性反应、减少炎性介质释放、降低毛细血管通透性等作用。原方以大剂量三两重用为君药，以药测证，其主治症包括以红肿热毒为主要表现的痈疽疮毒。

玄参可以清热凉血、滋阴降火、解毒散结，主治身热，烦渴，舌绛，发斑，骨蒸劳嗽，虚烦不寐，津伤便秘，目涩昏花，咽喉肿痛，瘰疬痰核，痈疽疮毒。《神农本草经》谓其"味苦，微寒，主腹中寒热积聚，女子产乳余疾，补肾气，令人目明"，《药性论》谓其"能治暴结热，主热风头痛，伤寒劳复，散瘤瘿瘰疬"。因其清热化痰，软坚散结之功，玄参多用于脱骨疽合并瘰疬、痰核、瘿瘤等淋巴结肿大类疾病的治疗。现代药理研究表明，玄参提取物可舒张血管，改善局部血液循环，此外还具有降血糖、解热镇痛、抗菌作用。原方以三两玄参为臣药，以药测证，其主治症还包括痈疽疮毒的肿痛，口渴口干，心烦，小便黄；或合并坏死性淋巴结炎、淋巴组织增生。

当归可以补血活血，调经止痛，润肠通便，主治血虚萎黄，眩晕心悸，月经不调，经闭痛经，虚寒腹痛，风湿痹痛，跌仆损伤，痈疽疮疡，肠燥便秘。《神农本草经》谓其可治"诸恶创疡金创"。在《伤寒论》中，当归还是一味止痛要药。《本草纲目》谓其"治痈疽，排脓止痛，和血补血"。现代药理研究表明，当归能显著抑制血小板聚集，降低血液黏滞性，抗氧化，降脂，抗炎，改善血管微循环作用。原方以二两当归为佐药，以药测证，其主治症还包括痈疽疮毒、脉管炎、静脉炎等导致的疼痛、色紫黯。

甘草具有清热解毒、补脾益气的功效，主治脘腹、四肢挛急疼痛，痈肿疮毒。《神农本草经》言其"主五脏六腑寒热邪气，坚筋骨，长肌肉，倍力，金创，解毒"，因此，甘草历代均被广泛用于外科方剂中。现代药理研究表明，甘草中黄酮等主要成分具有显著降低炎性因子水平、降血糖、解热、镇痛、抗菌等作用。原方以一两当归为使药，以药测证，其主治症还包括痈疽疮毒的疼痛、急迫症。

（四）方证特征

根据方证对应以及药证对应原则，四妙勇安汤方证特征如下：在疾病方面，本方可用于动脉硬化性闭塞症、血栓闭塞性脉管炎、糖尿病足、深脓疱病等。

在症状方面，其指征包括：手指、足趾部位暗红，发黑，微肿，灼热，溃烂腐臭，甚则脚趾脱落，手脚腐烂坍陷，剧烈疼痛，难以忍受；皮肤溃烂蔓延，脓水淋漓，淋巴结肿大增生；伴见口干，口渴，烦躁，小便黄，大便干；舌暗红，苔薄白，脉弦数。

（五）临床运用

1."脱骨疽"，脓毒症，糖尿病足，低血压伴急性左心衰案

邓某，女，73 岁。主因"右足疼痛 1 年半，左足疼痛 3 个月，左足远端破溃变黑 1 个月"于 2018 年 3 月 2 日于外科住院治疗。患者 1 年半前无明显诱因出现右足疼痛，夜间加重，影响睡眠，伴双下肢无力、发凉，行走不便，无患肢麻木、明显肿胀及足趾变黑，就诊于北京某医院，血管彩超检查示"双下肢动脉硬化性闭塞"，给予局部理疗无效，为进一步诊治而来我院，以"双下肢动脉硬化性闭塞"收入我科，行双下肢动脉造影 + 腔内动脉成形术，病情明显好转后出院。3 个月前出现左足疼痛，夜间加重，影响睡眠；伴双下肢无力、发凉，行走不便。1 个月前病情加重，出现左足远端破溃变黑，疼痛加重；伴发热，体温波动在 37~38℃，就诊于某医院，给予静脉点滴扩血管及活血药物治疗，无明显疗效，现为进一步诊治，再次以"双下肢动脉硬化性闭塞伴左足坏疽"收入我院外科。刻下：左足远端破溃变黑，疼痛明显，夜间加重，伴双下肢无力、发凉，行走不便，纳可眠差，大便干燥，小便正常。舌质暗红，舌苔薄白，脉沉细。

患者既往有糖尿病病史 21 年，目前应用胰岛素治疗。高血压病史 6 年余，血压最高达 160/100mmHg，目前血压控制较好。冠心病病史 11 年，目前病情平稳。高脂血症病史 1 年余。贫血病史 3 个月。4 年前曾手术治疗双眼白内障，3 年前曾行经阴道子宫切除术。个人史：生长于北京，吸烟史 41 年，约 10 支 / 日，不饮酒。月经及婚育史：12 岁月经初潮，月经周期 24~28 天，经期 5~7 天，约 48 岁绝经。适龄结婚，子女体健。

［查体］T 36.2℃，P 104 次 / 分，R 18 次 / 分，BP 140/70mmHg。体形消瘦，神志清晰，精神萎靡，双肺呼吸音清晰，未闻及干湿啰音；心率 104 次 / 分，律齐，各瓣膜听诊区未闻及病理性杂音。腹软，无压痛与反跳痛，双下肢不肿，生理反射存在，病理反射未引出。

［专科检查］双下肢无明显肿胀，未见明显浅静脉曲张，皮肤感觉减退。双下肢远端皮肤颜色苍白，左足皮肤颜色潮红，皮温明显降低，毛细血管充盈时间明显延长。左足踇趾、第二趾及左足远端内侧组织已变黑坏死，皮肤破溃，有脓性渗出物；第三、第五趾皮肤部分变黑坏死。双侧股动脉搏动可，双侧足背动脉及胫后动脉未触及搏动。双下肢 Buerger 氏征（+）。

[辅助检查]全血细胞分析 +CRP:WBC 19.79×10^9/L, Hb 76g/L, NEUT% 96.4%, LYMPH% 0.9%, MONO% 2.4%, PLT 408×10^9/L, CRP 2.27mg/L, CRP>200mg/L。生化:Glu 16.75mmol/L, Cr 102μmol/L, ALB 26.3g/L, Na$^+$ 127mmol/L, Cl$^-$ 92mmol/L。DIC:PT 15.2秒, APTT 36.9%。尿常规:亚硝酸盐(+), RBC-M(高倍视野)3.17个, WBC-M(高倍视野)10.15个。便常规(-)。胸片:主动脉硬化。心脏超声:左房饱满,主动脉瓣反流(轻度),二尖瓣反流(中度),三尖瓣反流(轻度)。腹部超声:脂肪肝,右肾脏中强回声,错构瘤可能性大,腹腔积液,前后径 4.9cm。

[入院诊断]中医诊断:脱疽,气虚血瘀证。西医诊断:①双下肢动脉粥样硬化闭塞症伴左足坏疽感染;②2 型糖尿病,糖尿病性周围神经病;③高血压病 2 级(极高危);④冠状动脉粥样硬化性心脏病;⑤高脂血症;⑥贫血。

入院后给予前列地尔及马来酸桂派齐特以扩血管,改善患肢血供;头孢唑肟钠 +左奥硝唑以抗感染;阿司匹林肠溶片以抗血小板;单硝酸异山梨酯片扩冠;辛伐他汀分散片降脂稳定斑块;琥珀酸亚铁片纠正贫血;皮下注射胰岛素降糖,腺苷钴胺营养神经等治疗。

患者入院第 2 天(2018 年 3 月 3 日):由外科大夫行左足清创引流术。局麻后于第一趾蹼处切开坏死组织,血管钳探查脓腔向足底近端及足背延伸。在血管钳指引下,向足底近端切开长约 15cm,向足背切开长约 5cm,见坏死范围广泛,深达深筋膜下,气味恶臭。当天 23:00,患者体温 39℃,口服洛索洛芬钠后热退。夜间持续出汗,血压下降,为 70/40mmHg,HR130 次 / 分,四肢厥冷,尿少,神志清楚。考虑存在感染性休克,予多巴胺升压、静脉补液扩容、地塞米松抗休克。改抗生素为亚胺培南 - 西司他丁钠抗炎。后复测 BP:100/60mmHg, HR:90次 / 分。全血细胞分析:WBC 21.80×10^9/L。急诊生化 +cTnI:cTnI 0.8μg/L, Cr 111.9μmol/L, HCO$_3^-$ 19.7mmol/L。血气:大致正常。

患者入院第四天(2018 年 3 月 5 日):患者喘憋不能平卧,左足疼痛加重。查体:BP 85/56mmHg, HR 112 次 / 分。全血细胞分析:WBC 19.40×10^9/L。急诊生化 +cTnI:cTnI 0.6μg/L, Cr 124μmol/L, HCO$_3^-$ 14.4mmol/L, ALT 1251U/L, AST 2338U/L, ALB 25.1g/L, UA 435μmol/L。PCT:17ng/mL。NT-proBNP:10997pg/mL。血气分析示代谢性酸中毒。笔者会诊后,考虑患者存在急性非 ST段抬高型心肌梗死及心力衰竭,予碳酸氢钠纠正代酸,低分子肝素皮下注射以抗凝、保肝等。家属拒绝转 CCU。

患者入院第八天（2018年3月9日）：由外科大夫在介入室行左下肢动脉造影、球囊扩张成形术。左股浅动脉中下段及腘动脉上段支架已闭塞，胫腓干动脉及腓动脉通畅，胫后动脉全程闭塞，胫前动脉近全程闭塞。术中患者喘憋加重，不能平卧，心率增快至152次/分，血压饱和度明显下降，SPO_2：80%。

因介入室与CCU相邻，急至床边会诊，考虑患者目前存在急性左心衰，急予呋塞米20mg静脉注射，二羟丙茶碱解痉，转CCU。转入时患者呼吸急促，喘憋，大汗出，足痛难忍。心电监护示：HR 180次/分，房颤律，BP 165/100mmHg，SPO_2 70%。立即予无创呼吸机ST模式辅助通气：IPAP 14mmHg，EPAP 6mmHg，频率15次/分，氧浓度100%。艾司洛尔控制心率，硝酸甘油、硝普钠减轻前后负荷；呋塞米注射液利尿；二羟丙茶碱注射液解痉。半小时后，喘憋明显减轻，心率100次/分，由房颤律转为窦律，血压120/55mmHg，血氧饱和度100%。全血细胞分析+CRP：WBC $21×10^9$/L。急诊生化+cTnI：cTnI 0.095μg/L，Cr 66μmol/L，HCO_3^- 20.1mmol/L，ALT 302.1U/L，ALB 29.4g/L，LC 3.11 mmol/L。NT-proBNP：1846pg/mL。DIC初筛试验：D-Dimer 2.53mg/L（FEU），PT 16.5秒，APTT 127秒，TT>180秒，FDP11.5mg/L。快速血气分析：PH 7.248，PCO_2 49.2mmHg。在治疗方案上，予以波立维+低分子量肝素钠注射液抗板、抗凝，托拉塞米+螺内酯利尿，美罗培南+莫西沙星抗感染，参附注射液（60mL，iv）升压等；锁穿监测CVP；外科规律换药。

［转入诊断］中医诊断：胸痹，水饮内停证。西医诊断：①急性左心衰，心功能Ⅳ级（NYHA分级）；②脓毒症，系统性炎症反应综合征，双下肢动脉粥样硬化闭塞症伴左足坏疽感染；③2型糖尿病，糖尿病足，糖尿病性周围神经病；④急性冠脉综合征，阵发性心房颤动；⑤高血压2级（极高危）；⑥高脂血症；⑦动脉硬化。

患者转入CCU后，急性左心衰反复发作。在平稳状态下，血压为90~100/50~60mmHg，心率88~95次/分。在发作时，心率高达150次/分，血压达150/90mmHg，指氧饱和度为75%，双肺可闻及哮鸣音及湿啰音。考虑患者低血压伴急性左心衰反复发作，与感染性休克、有效循环血量不足有关。继续抗感染、补液及对症支持治疗。

二诊（2018年3月13日）：笔者接诊该患者，查房发现，患者胸闷喘憋改善，无胸痛，左足疼痛难忍，无发热，纳差，二便调，舌暗红，苔薄黄，脉沉细。24小时总入量1685mL，总出量4400mL，尿量3550mL。查体：HR 76次/分，

BP 83/33mmHg，SPO$_2$ 100%。全血细胞分析 +CRP：WBC 9.50×10^9/L，NEUT% 75.7%，HGB 71.0g/L，PLT 279.0×10^9/L。急诊生化 +cTnI：cTnI 0.041μg/L，Cr 80μmol/L，Na$^+$ 133.6mmol/L，Cl$^-$ 92.7mmol/L。PCT：21.86ng/mL。

中西医结合治疗在控制糖尿病足、双下肢动脉粥样硬化闭塞症伴左足坏疽感染、脓毒症等方面具有一定的优势与经验。根据临床表现，糖尿病足合并感染、双下肢动脉粥样硬化闭塞症等属于中医学"脱骨疽"范畴。在古代医籍中，即有大量关于"脱骨疽"的诊断与治疗经验。其中，尤以《验方新编·手部》最为醒目。原文谓："脱骨疽，症生手足各指，或生指头，或生指节指缝，初生或白色痛极，或如粟米起一黄疱。其皮或如煮熟红枣，黑色不退，久则溃烂，节节脱落，延至手足背腐烂黑陷，痛不可忍。金银花三两，玄参三两，当归二两，甘草一两，水煎服，一连十剂，永无后患。药味不可减少，减则不效，并忌抓擦为要。"这里较为形象地描述了患肢暗红，发黑，微肿，灼热，溃烂腐臭，剧烈疼痛，甚则脚趾脱落的症状。此外，还可伴见发热、口渴、舌红、脉数等指征。在治疗上，金银花清热解毒，主治温病初起及痈疽疔毒，故重用为君药，当归活血化瘀、通络止痛，玄参清热凉血、泻火解毒，生甘草清热解毒。四药合用，既能清热解毒，又能活血散瘀，是主治脱疽的专病专药。现代研究发现，本方具有抗炎、抗氧化应激、调节血脂、抑制血栓形成、改善血液流变学等作用，可用于血栓闭塞性脉管炎、冠状动脉粥样硬化性心脏病、动脉硬化性闭塞症、糖尿病并发症、痛风性关节炎等疾病的治疗。考虑患者目前以糖尿病足伴感染、脓毒症为主，证属中医学中的阳明热毒炽盛范畴，故在常规抗感染、外科换药治疗基础上，予以经典名方四妙勇安汤清热解毒、活血止痛。

处方：金银花90g，玄参60g，当归60g，甘草30g。3剂，水煎服，日1剂，分2次服。

三诊（2018年3月14日）：患者神清，精神弱，左足仍有疼痛，气味恶臭，无发热，无胸闷喘憋胸痛，纳一般，小便可，大便昨日2次、质稀色黄褐。舌淡，苔薄白，边有瘀斑，脉弦细。24小时总入量2216mL，总出量3900mL，尿量3050mL。查体：HR 85次/分，BP 89/35mmHg，SPO$_2$ 100%。CVP：4mmHg。全血细胞分析 +CRP：WBC 5.91×10^9/L，NEUT% 68.0%，HGB 77.0g/L，PLT 299.0×10^9/L，CRP 22.39mg/L。生化 +cTnI：LC 2.72mmol/L。行床旁超声评估容量，较昨日下午容量负荷明显增多，暂不予补液，密切观察尿量、血压情况。

四诊（2018年3月15日）：上午8：00，患者再次出现喘憋。心电监护示：HR 150次/分，BP 150/90mmHg，R 25次/分，SPO$_2$ 75%。双肺可闻及湿啰音。立即予无创呼吸机 ST 模式辅助通气。吗啡、喘定、呋塞米、艾司洛尔、硝普钠、硝酸甘油以减轻前后负荷。8:30 喘憋缓解，HR:80 次 / 分，BP:90/43mmHg，SPO$_2$:100%。24 小时总入量 2254mL，总出量 3000mL，尿量 1900mL。全血细胞分析 + CRP:NEUT% 67.1%，CRP 55.36mg/L。急诊生化 +cTnI:cTnI 0.014μg/L，LC 2.2mmol/L。PCT:7.40ng/mL。心脏超声:EF 53%，左心增大，节段性室壁运动异常，主动脉瓣退变，二尖瓣退变并反流（中 - 重度），三尖瓣反流（轻度）。胸腔超声: 双侧胸腔积液。考虑患者感染较前控制，然而目前存在心力衰竭发作伴低血压问题，其心力衰竭与脓毒症导致心肌损伤及心脏并发症相关，低血压则为脓毒症三大关键病理生理机制之一。在四妙勇安汤基础上，加生黄芪 120g 以益气升压，纠正心力衰竭、低血压。

处方: 金银花 90g，玄参 60g，当归 60g，甘草 30g，生黄芪 120g。3 剂，水煎服，日 1 剂，分 2 次服。

五诊(2018 年 3 月 19 日): 其间患者急性左心衰未发作，左足疼痛减轻，恶臭好转，无发热，纳眠差，二便调。舌淡白，苔薄白，边有瘀斑，脉弦细。查体:T 36.4℃，P 62 次 / 分，BP 104/70mmHg。SPO$_2$:100%。24 小时总入量 2766mL，总出量 3000mL，尿量 2150mL。全血细胞分析 +CRP:WBC 5.47×10^9/L，NEUT% 60.5%，RBC 3.15×10^{12}/L，HGB 83.0g/L，PLT 303.0×10^9/L，CRP 9.63mg/L。生化: Cr 77μmol/L。PCT 0.5ng/mL。考虑患者一般情况可，继续守上方益气清热，并转至外科继续专科治疗。

按: 患者主因糖尿病足、双下肢动脉粥样硬化闭塞症伴左足坏疽感染、脓毒症入院。转入 CCU 后，主要表现为脓毒症、重症感染、低血压、心肌损伤、心力衰竭、肾衰、肝功能不全为主。在诸多合并症中，对于原发病的控制尤为关键。

首先，在重症感染方面，针对该患者，在给予注射用亚胺培南西司他丁钠 + 盐酸莫西沙星注射液抗感染，以及外科规律换药的同时，还予以中药四妙勇安汤清热解毒等综合治疗。经过上述治疗后，感染逐步得以控制，PCT 从 21.86ng/mL 下降至 0.5ng/mL。

其次，在脓毒症合并低血压方面，针对该患者，同时存在低血压、低容量、低 CVP 及反复发生急性左心衰的矛盾问题，在病理生理机制上，笔者考虑这与脓毒症导致的心肌损伤有关。我们在 CCU 积累了大量运用中医药治疗不能脱离血管活性药物的顽固性低血压的有效经验，发现单用四逆汤、生脉散等升压无效，而四逆汤加大剂量 120g 黄芪则能有效升压，在 1~2 天均能使患者脱离血管活性药物。

因此，在治疗上，笔者在四妙勇安汤中，也予以大剂量生黄芪120g以升压、改善心力衰竭。且黄芪亦能托毒消痈，主治外科疮疡溃破，久不收口，有生肌收口之功效，且常配银花、皂刺、地丁等清热解毒药同用。该患者在运用本方后，在其他治疗方案不变的情况下，血压从83/33mmHg逐渐上升至104/70mmHg。

2. 老年女性动脉硬化性闭塞症案

李某，女，87岁。主因"双下肢疼痛1周"于2016年12月17日就诊。1周前，患者无明显诱因出现双下肢疼痛，以左侧为重，疼痛剧烈，呈阵发性，活动后加重，伴有间歇性跛行，双下肢轻度浮肿，以足背、足踝、胫前为主，呈凹陷性水肿，彻夜不眠，无胸闷胸痛，无心悸气促，无发热咳嗽等，就诊于当地三甲医院，行下肢动静脉超声检查，诊断为下肢动脉硬化性闭塞症，建议患者行手术治疗，患者拒绝住院，为求进一步中医药治疗来诊。刻下症见：双下肢剧烈疼痛，在候诊区楼道里大呼小叫，痛苦异常，夜间下肢疼痛加重，伴有肢体麻木，伴有间歇性跛行，休息后可缓解，自觉双下肢有灼热感，必须放在冰水中浸泡方觉舒适，抚摸脚凉；口干，口不苦，纳一般，既往容易胃胀胃痛，不敢饮冷食凉；眠差，每晚因脚疼加重影响睡眠，甚则彻夜不寐；小便黄，大便每日一行；舌暗红，苔薄黄，脉数。查体：T 36.8℃，P 92次/分，BP 138/84mmHg。体形瘦弱，面色黧黑，轮椅推进诊室，双下肢足背动脉波动减弱，皮温不高，皮肤瘀暗，左侧明显，轻微肿胀，感觉异常。既往有高血压、动脉硬化、慢性胃炎病史，血压控制尚可。

中医诊断：脱疽，瘀热互结，经络痹阻证。西医诊断：①下肢动脉硬化性闭塞症；②高血压；③慢性胃炎。

考虑患者本次主因双下肢剧烈疼痛就诊，在中医学中，这属于脱疽范畴。其疼痛、皮肤色暗，为瘀血内阻；下肢灼热异常，彻夜不寐，小便黄，舌暗红，苔薄黄，脉数，为热毒内蕴。综上，虽然患者下肢发凉，但绝不可误认为阴寒内盛，而予以温阳散寒通络。然而，患者年高体弱，既往有慢性胃病病史，经常胃胀胃痛，在治疗上需要顾护其阳气，不可苦寒直折。治以清热解毒，活血通络。予以四妙勇安汤原方。处方：金银花60g，玄参60g，当归90g，甘草30g。3剂，水煎服，日1剂，分2次服。

二诊（2016年12月21日）：患者服药1剂后，下肢疼痛显著好转，3剂喝完，下肢疼痛十去五六，不再如初诊时要求必须将双下肢浸泡在冰水中，已经不再大呼小叫，仍有双下肢麻木，纳一般，未出现胃胀胃痛，睡眠较前好转，每晚能睡3小时，大便正常，小便不黄。舌暗红，苔薄白，脉弦。守方再服7剂以巩固善后。处方如下：银花45g，玄参60g，当归90g，甘草30g。3剂，水煎服，日1剂，分2次服。

三诊：患者服药后，精神好转，双下肢疼痛较前明显好转，伴双下肢麻木，左侧为主，也较前好转，左足部轻度肿胀，纳眠可，二便正常，舌暗红，苔白。脉滑。守方将金银花剂量改为30克，再服一周以巩固。

2年后随访，告知后下肢疼痛再未发作，已经能在家正常行走活动，做简单家务。

按：笔者运用本方治疗动脉硬化性闭塞症医案极多，一般多以90克金银花起步以清热解毒。然而，针对该患者，不仅要关注其瘀热互结，还需关注其年老体弱、阳气不足。因此，在治疗上，予以金银花减量，并以大剂量当归活血通络止痛。先后治疗2周，诸症明显改善，且随访2年，再未发作。

（六）心得体会

四妙勇安汤为笔者主治糖尿病足感染、溃疡，动脉硬化性闭塞症等疾病经中医辨证属于瘀热互结的常用经典名方。在运用过程中，我们发现，在合方、加减、剂量、疗程等方面，还有如下要点值得关注。

第一，在合方规律上，本方常与四妙丸、桂枝茯苓丸合方。因瘀血、热毒为本方证的核心病机，在治疗糖尿病足伴感染、溃疡，动脉硬化性闭塞症、血栓闭塞性脉管炎、深脓疱病等疾病时，还常伴见湿热下注证，临床可见双下肢酸沉，行走乏力，下肢水肿，皮温升高，小便黄赤，舌苔根部黄白厚腻，脉沉数等。笔者常将其与《成方便读》四妙丸合方运用。四妙丸是在《丹溪心法》二妙散的基础上加川牛膝、薏苡仁水泛为丸而成。本方合用四妙丸可显著减少创面脓水、渗液、红肿等。另外，因瘀热互结，经络痹阻，不通则痛，因此，瘀血内阻是该病重要病机，临床可见肢体疼痛，刺痛，肤色紫暗，夜晚及受凉后疼痛加重，舌质暗，或有瘀点、瘀斑，脉细涩。笔者常在该疾病治疗后期，将其与桂枝茯苓丸合方运用，或单独予以桂枝茯苓丸善后以活血通络止痛。

第二，在方剂加减上，笔者常在本方基础上加黄芪，以益气、托毒、敛疮。针对在糖尿病足感染，合并脓毒症、感染性休克的低血压，或糖尿病合并溃疡，或深脓疱病合并坏死、溃疡等疾病导致肢体溃疡，久不收口者，笔者一律于本方中加大剂量黄芪以益气消痈、清热解毒，加强原方清热、解毒、止痛之功，达到升压、抗炎、解毒作用。

第三，在药物剂量上，针对瘀热互结病机，笔者一律予以大剂量为主，重剂出击。针对热毒内盛证，予以大剂量金银花90~120克以清热解毒；针对淋巴结肿大、局部红肿，予以大剂量玄参30~60克以清热解毒、散结消肿；针对疼痛剧烈，予以大剂量当归60~90克以活血通络止痛；针对局部红肿热痛，予以大剂量甘草30克以清热解毒。

第四，在疗程上，尤需重拳出击，除恶务尽，久久收功。在治疗之初，因瘀热互结，热重于瘀，当以大剂量金银花、玄参清热解毒，重剂起沉疴；而在热除之后，瘀血阻络，滞留不去，则当持久运用活血化瘀药，小剂缓图，久久为功。

综上，四妙勇安汤为笔者治疗脱骨疽、肢体溃烂伴热毒炽盛证的经典名方，尤其在糖尿病足、脉管炎等合并脓毒症、感染性休克等急危重症中，具有较高的临床运用价值。

第二节

---●

三阴病篇

一、黄土汤 / 急性上消化道出血，抗血小板抗凝药物过量导致的出血事件，急性冠脉综合征合并急性上消化道出血，血小板减少症，不明原因的便常规隐血持续阳性等

黄土汤出自汉代张仲景的《金匮要略·惊悸吐衄下血胸满瘀血病脉证治》，由灶心土、阿胶、生地黄、白术、附子、黄芩、甘草组成。本方具有温阳健脾，养血止血功效，主治脾阳亏虚，不能统血证，症见大便下血，吐血，衄血，妇人崩漏，血色暗淡，四肢不温，面色萎黄，舌淡苔白，脉沉细无力者。现代临床多将本方用于治疗消化性溃疡、上消化道出血、食管下段静脉曲张破裂出血、消化道肿瘤、溃疡性结肠炎、糖尿病腹泻、肺癌咯血、先兆流产、功能性子宫出血、鼻衄、痔疮便血等疾病。笔者在临床不仅将本方用于急性上消化道出血等传统的"远血"类疾病，还用于消化道肿瘤伴黑便或大便常规隐血试验阳性、不明原因的大便常规隐血试验阳性、抗血小板及抗凝药物导致的出血事件等"远血"类疾病的延伸，更将本方用于急性冠脉综合征合并急性上消化道出血等心血管科、消化科急危重症的治疗。每当面临急性失血而又无法行胃镜下止血之际，应用本方，患者常能在用药 1~2 剂后血止而愈。

在 CCU 工作中，笔者积累了大量运用黄土汤治疗急危重症的临床经验，深刻体会到：①"远血"与"近血"不完全以病位距离肛门远近为划分标准。②远血内涵较为广泛，不但包括传统意义上的消化性溃疡出血、消化道肿瘤、胃黏膜病变、血管发育异常、食管－胃底静脉曲张破裂出血、胰胆道损伤等上消化道出血，而且包括部分结肠及直肠癌肿或息肉、痔疮、肛裂等肛肠科疾病，鼻衄、血小板减少症、功能性子宫出血、先兆流产、不明原因尿血等其他部位的出血，也包括部分虚寒性津液不能内守疾病，如夜尿多、遗尿、清涕如注、自汗、冷泪、白带多等，还

包括抗血小板抗凝药物使用过量导致的消化道出血、不明原因的大便常规隐血试验阳性等现代临床面临的新问题。③黄土汤的使用指征涵盖下血、先便后血、吐血、衄血等传统中医疾病，也包括出血、虚证与郁热这三类临床表现。④急性冠脉综合征合并急性上消化道出血为心血管科较为常见的急危重症，因其在治疗方案上存在矛盾，死亡率极高，在治疗方案上，需视具体病情变化把握现代医学"禁食水"和中医学"有胃气则生，无胃气则死"这两种治疗原则之间的关系。且针对部分患者，笔者遵循"禁食不禁水"原则，运用本方往往1~2剂即能达到快速止血目的，使患者平稳度过急性期，从而大幅度降低病死率。⑤抗血小板及抗凝药物导致出血事件在心血管病房较为常见，涉及药物包括替罗非班、低分子量肝素钠、阿司匹林、硫酸氢氯吡格雷、华法林、达比加群酯、利伐沙班等。然而，临床上常常面临"无证可辨"难题，针对寒证、阴证、虚证，可选黄土汤温阳止血。⑥部分不明原因的大便常规隐血试验阳性很可能为"远血"的"早期病变"，及早运用黄土汤很可能达到"未病先防""既病防变"，阻断疾病进展目的，部分患者可在2~7天达到转阴。⑦黄土汤中灶心土、生地黄与阿胶的药物剂量是本方止血关键。其中，灶心土剂量达到120~360g时，其温阳止血疗效增强；生地黄剂量常从30g起步，最大剂量可达180g；阿胶的常用剂量为15~30g。⑧黄土汤方证善后有规律可循，以归脾汤较为常用。⑨同为治疗血证，黄土汤方证需与炙甘草汤、黄连阿胶汤、三黄泻心汤等方证进行鉴别。

（一）方证溯源

原文记载：下血，先便后血，此远血也，黄土汤主之。亦主吐血、衄血。黄土汤方：甘草、干地黄、白术、附子（炮）、阿胶、黄芩各三两，灶中黄土半斤。上七味，以水八升，煮取三升，分温二服。由上述条文可知，黄土汤的经典指征包括：大便出血，先便后血。

（二）方证解读

1. 下血

"下血"，即下部出血，主要是指便血，是针对《金匮要略·惊悸吐衄下血胸满瘀血病脉证治》中吐血、衄血等上部出血类型而言。医家陆渊雷先生在《金匮要略今释》中指出："下血，有因上半身脏器之出血，血液流入肠内而致者；又有乳儿吮损伤之乳房，误吞母血而致者。此等皆下血不多。下血多者，必为肠出血。"在现代医学中，"下血"属于"黑便"等范畴。因此，在病位上，条文里的"下血"很可能与屈氏韧带（十二指肠悬韧带）以上的上消化道出血有关。另外，在特征上，"下血"很可能伴见血色暗黑，肢冷脉迟。正如清代涂蔚生在《推拿抉微·第四集·治疗法》中指出："血色黑暗，脉迟，手足冷者，属虚寒，黄土汤主之。"对此，秦伯未也赞同此说："黄土汤时温补止血……应用时也不能固执先后。"经方大师胡希恕认为黄土汤的方证为大便溏而下血黑紫，兼见四肢冷痹，反心烦热。浅田宗伯在其《橘窗书影》中记载黄土汤治疗肠伤寒出血："一妇女，患肠伤寒，发热持续数日不退，某日突然下血数次，或如豚肝，或如黑漆，下血块数次，四肢厥冷，冷汗淋漓，喘鸣，呼吸困难，其气欲绝。与黄土汤，下血止，手足变温。其后再次发热，谵语，脉微细，这次与升阳散火汤而痊愈。"

2. 先便后血

"先便后血"是指先排大便，而后出血。大便在先，出血在后。笔者推测，这里的出血颜色以暗红色或黑色为主。一般粪便颜色取决于出血的部位、量及速度。当出血部位位于上、中消化道，出血量达到60mL但不甚多时，血红蛋白与肠内硫化物结合形成硫化亚铁，与粪渣混合从肛门排出时即表现为黑便。但当出血量大而迅速时，由于血液刺激，肠道蠕动增快，可导致粪便颜色呈暗红甚至鲜红色。因此，《医碥·吐血》中也指出："后出者为中下焦远血，其色深红。"另外，虽然条文中提到"先便后血"问题，但倘若上消化道出血量不多，为5mL左右时，大便常规隐血试验可呈阳性，此时也可按照"先便后血"对待。

3. "远血"

"远血"是指出远离肛门部位的出血。"远血"是相对于"下血，先血后便"的"近血"而言。在临床上，多见于上消化道出血，其病位多见于食管、胃、十二指肠及胆道系统。正如张景岳在其《景岳全书·杂症谟》中所说："血在便后者，其来远，远者或在小肠，或在于胃。"赵以德在其《金匮方论衍义·卷中》中也说："肠胃者，阳明二经也。阳明主阖，气本收敛，血上者为逆，下者为顺，以下血者言之，皆属大肠之上。若聚于胃，必先便后血，去肛门远，故曰远血。"其病因很可能与消化性溃疡出血、消化道肿瘤、胃黏膜病变、血管发育异常、食管－胃底静脉曲张破裂出血、胰胆道损伤、抗凝药物的使用等有关。

4．吐血

"吐血"是指血液经呕吐而出，属于现代医学的"呕血"范畴。在消化道大量出血时，胃内或反流入胃内的血液经口腔呕出，称为呕血。其常见病因包括贲门失弛缓症、消化道炭疽、凝血系统疾病、食管癌、食管损伤、食管破裂、食管静脉曲张破裂、胃癌、急性胃炎、胃食管反流病、Mallory-Weiss综合征（贲门黏膜撕裂）、消化性溃疡、急性憩室炎及继发性梅毒、疟疾及黄热病等来自上消化道部位的出血。值得注意的是，呕血与黑便同为上消化道出血的特征性症状。呕血可伴有黑便，但黑便不一定伴呕血。因吐血与远血同为消化道病变，故可以认为吐血也属于"远血"的内涵延伸。

5．衄血

"衄血"主要指鼻腔出血，但亦泛指各种出血，包括鼻衄、皮肤出血（肌衄）、牙龈出血（齿衄）、舌头出血（舌衄）等。《医学入门》中指出："血从鼻出者，谓之鼻衄；从汗孔出者，谓之肌衄；从齿龈出者，谓之齿衄；从舌出者，谓之舌衄。"衄血的中医病机虚实皆有。甘氏曾用黄土汤治疗鼻衄。伍某，女，38岁，岑溪县三堡公社三合大队社员。1968年春，鼻衄三日不止，经大队赤脚医生用中药止血剂和注射仙鹤草素、维生素K、凝血质等无效。诊见面色苍白，腹部冷痛，心痞，肢冷，脉沉弱而芤。证已属虚，用黄土汤治之。一剂鼻衄显减，二剂鼻衄全止。因衄血的病位较远，同样可归属于"远血"的内涵延伸。

（三）方证条文内涵延伸

除上述条文中提到的下血、先便后血、远血、吐血、衄血外，其方证条文内涵并不局限于上述五类，肛肠科疾病、子宫出血，以及夜尿多、遗尿、清涕如注、自汗、冷泪、白带多、久泻不止等津液不能固摄诸症也属于该方主治范畴。正如清代医家陈修园在其《金匮要略浅注·卷七》中所说："黄土汤不独粪后下血方也，凡吐血、衄血、大小便出血、妇人崩漏及血痢久不止，可以统治之，此方暖中宫土脏。"而其核心则在于脾阳亏虚，不能统血固摄。正如《景岳全书·卷十三·血证》中所言："远血……虽血之妄行由火者多，然未必尽由于火也。故于火证之外，则有脾阳虚而不能统血者……大都有火者多因血热，无火者多因虚滑，故治之但当知虚实之要。"

第一，"远血"与"近血"不完全以病位距离肛门远近为划分标准。一般认为，"近血"是指先血后便，正如《景岳全书·卷三十》中所言："血在便前者，其来近，近者，或在广肠，或在肛门。""近血"多见于肠风、脏毒，亦可见结肠及直肠癌肿或息肉、痔疮、肛裂等肛肠科疾病。然而，痔疮等肛肠科疾病也可见先便后血。因此，不可根据大便与出血的先后关系来判断出血部位，而应该结合血色等综合判断。在临床上，倘若颜色鲜红，出血呈喷、滴状，手纸带血，则痔疮、肛裂、直肠息肉可能性大；若颜色暗红，混合于大便中，则考虑肠道炎症、器质性病变、胃十二指肠疾病等。因此，即使是痔疮等肛肠科疾病导致的出血属脾阳亏虚证，也可考虑运用本方。

第二，部分出血类疾病，包括子宫出血等也可归属"远血"黄土汤方证范畴。黄土汤也可用于子宫出血的治疗。如治李某，女，42岁，岑溪县三堡供销社职工。1968年冬，子宫出血持续多日不断，12月20日晚，出血更多、色淡红。诊见面目浮肿，精神萎靡，四肢倦怠，气短懒言，不思饮食，舌质淡，苔白嫩，脉虚弱而扰。证为虚寒型血崩，治用黄土汤送服血余炭。一剂血减，二剂血止，三剂精神好转，再以人参养荣汤调补10余剂而恢复健康。

第三，部分虚寒性津液不能内守症状，包括夜尿多、遗尿、清涕如注、自汗、冷泪、白带多、久泻不止等，也可归属"远血"黄土汤方证范畴。李氏曾用黄土汤治疗小儿长期遗尿。肖某，男，8岁，1982年2月就诊。患儿体质羸弱，行动迟缓，食少纳呆，经常自汗，长期遗尿。诊见舌体淡胖，苔薄白，脉弱。细思此乃先天不足，后天调养亦失摄。若论健脾缩溺，想必前医皆为。前以黄土汤能止血摄溺，患孩虽是汗泄遗溺之症，然其病机仍为脾虚失其统摄，肾虚失其气化。遂取异病同治之理，与黄土汤加龙骨、牡蛎2剂。1周后，其父喜告曰："诸症已瘥。"嘱其加强营养调理，进行体质锻炼。

（四）药证解读

1. 灶心土

灶心土，又名灶心黄土、伏龙肝，是柴草熏烧多年而结成的炉灶中的土块，具有温中止血、止呕、止泻功效。灶心土首载于晋代医家陶弘景的《名医别录·下品》，原文谓灶心土能够治疗妇科出血、吐血、下血等，即"伏龙肝，味辛，微温。主治妇人崩中，吐下血，止咳逆，止血，消痈肿毒气"。《日华子诸家本草》中也记载灶心土能够治疗妇科出血、下血、尿血、遗精、白带，谓其："治鼻洪，肠风，带下血崩，泄精尿血"。《本草便读》则认为灶心土可治疗诸多血证，即"凡诸血病由脾胃阳虚而不能统摄者皆可用之"。《日医应用汉方释义·产论》中指出灶心土可以止呕吐；《腹证奇览》中记载其治心痛、反胃、中恶、产后恶血攻心而痛、崩漏、带下、吐血、咳血，催生，下胞衣，有大效。由此可见，灶心土的功效包括止血、收敛固涩、镇吐。其临床运用指征包括三类：①出血类，如下血、吐血、衄血、崩漏、咳血、尿血等。②不固类，如遗精、白带、泄泻等。③消化类，如反胃、恶心、呕吐等。而在本方中，大剂量灶心土可温阳固摄止血，主治各类出血病证。

2. 生地黄

生地黄具有清热凉血、养阴生津功效，主治热入营血，温毒发斑，吐血，衄血，热病伤阴，舌绛烦渴，津伤便秘，咽喉肿痛。然而，在《伤寒论》及《金匮要略》中，多将生地黄用于血证（出血及瘀血）及虚证的治疗。

第一，生地黄可用于出血类疾病，尤其是子宫出血、便血、吐血等。胶艾汤、三物黄芩汤、内补当归建中汤、黄土汤等经方均将其用于止血。以方测证，其出血病机既包括血虚血瘀，还包括火热内蕴、阴阳两虚、脾虚不固等。日本汉方医家吉益东洞在其《药征》中也指出，"地黄主治血证及水病也"。南京中医药大学黄煌教授认为，其所主治的血证，出血量较多，而且难止，色鲜红，且其人必羸瘦，皮肤枯槁而少光泽，舌质红。

第二，生地黄可用于瘀血类疾病，大黄䗪虫丸可用于"内有干血，肌肤甲错，两目黯黑"的瘀血内阻证。其用于治疗瘀血证的机理可能与养阴生津、增水行舟有关。

第三，生地黄还可用于虚证的治疗，包括心阴不足、肝阴不足、肾阴不足等。防己地黄汤、炙甘草汤、薯蓣丸、肾气丸、百合地黄汤等经方均将生地黄用于虚证的治疗。《神农本草经》谓地黄"味甘，寒。主折跌绝筋，伤中，逐血痹，填骨髓，长肌肉。作汤，除寒热积聚，除痹，生者尤良。久服轻身不老"。其中"主折跌绝筋，伤中，逐血痹"，是言其活血之功；而"填骨髓，长肌肉"，则言其补虚之功。而在黄土汤中，用生地黄则取其止血、活血、补虚之功，既可配合灶心土以止血，又可活血化瘀以治"离经之血"，更能养血补血以治失血后的血虚证。

3. 白术

白术具有燥湿利水，止汗，安胎功效，主治脾虚食少，腹胀泄泻，痰饮眩悸，水肿，自汗，胎动不安等病症。在《伤寒论》中，白术为传统的利水药，主要用于水饮内停证，包括水肿、小便不利、口渴、眩晕、四肢沉重疼痛、心下逆满等症。吉益东洞在其《药征》中也说，白术"主利水也，故能治小便自利、不利，旁治身烦疼、痰饮、失精、眩冒、下利、喜唾"。《医学启源》谓白术"除湿益燥，和中益气，温中，去脾胃中湿，除胃热，强脾胃，进饮食，止渴，安胎"。在本方中，用白术则取其健脾利水之功，恢复脾胃运化机能。

4. 附子

附子具有回阳救逆、补火助阳、散寒止痛功效，主治亡阳虚脱、肢冷脉微，心阳不足、胸痹心痛，虚寒吐泻、脘腹冷痛，肾阳虚衰、阳痿宫冷，阴寒水肿，阳虚外感，寒湿痹痛等病症。在《伤寒论》中，附子为温阳散寒止痛、回阳救逆的要药。吉益东洞《药征》谓其"主逐水也，故能治恶寒，身体、四肢及骨节疼痛，或沉重，或不仁，或厥冷，而旁治腹痛、失精、下利"。黄煌教授谓其主治"脉沉微与痛症"。中医学中的"亡阳虚脱""阳虚厥逆"，与西医学的冷休克（失血性休克、低血容量性休克、心源性休克）等较为接近。在本方中，用附子取其回阳救逆之功，主治便血、吐血、衄血等血证导致的气随血脱，轻者仅为气虚阳虚，重者则可为亡阳虚脱、阳虚厥逆。

5. 阿胶

阿胶具有补血、滋阴、润肺、止血功效，主治血虚诸证，如出血证，肺阴虚燥咳，热病伤阴、心烦失眠，阴虚风动、手足瘛疭等病症。然而，在古代，阿胶为传统的止血要药，并且已经得到共识。《神农本草经》中谓其"主心腹内崩，劳极洒洒如疟状，腰腹痛，四肢酸疼，女子下血，安胎"。在《伤寒论》中，胶艾汤、白头翁加甘草阿胶汤、黄土汤、温经汤等均将阿胶用于血证的治疗，包括便血、吐血、衄血、漏下、崩中去血、月水来过多、产后下利。《本草纲目》中谓其"疗吐血、衄血、血淋、尿血、肠风下痢"。吉益东洞门人邨井杶在其《药征续编》中谓阿胶"主治诸血证，故兼治心烦、不得眠者"。黄煌教授也主张"阿胶主治血证，又以便血、子宫出血、尿血为主"。在本方中，用阿胶也取其止血之功以主治各类出血。

6. 黄芩

黄芩可以清热燥湿，泻火解毒，止血，安胎，主治湿温、暑湿，胸闷呕恶，湿热痞满，泻痢，黄疸，肺热咳嗽，高热烦渴，血热吐衄，痈肿疮毒，胎动不安等症。在本方中，用黄芩取其泄热、止血之功。

第一，黄土汤以阳虚出血为主，离经之血郁而化热，因此原文用黄芩三两以清郁热。现代经方大家叶橘泉先生也认为黄土汤方证除出血、体力衰弱、贫血、营养不良、面色萎黄或苍白、皮肤枯燥、气上逆、畏寒外，还当含有心烦、手足烦热、身有低热等虚热证。因此，在《神农本草经》中记载："黄芩，味苦平，主治诸热黄疸。"

第二，黄芩有止血之功，《本草纲目》谓其主治"火咳肺痿喉腥，诸失血"。黄芩的止血功效在胃溃疡动物模型上也得到了验证。以无水乙醇致小鼠胃黏膜损伤的胃溃疡模型，观察黄土汤和黄土汤去黄芩方对凝血时间、胃溃疡指数、溃疡组织病理的影响。研究发现，黄土汤和黄土汤去黄芩方均能缩短凝血时间，明显降低溃疡面积，但黄土汤的止血疗效显著优于黄土汤去黄芩方，提示黄芩在黄土汤中的配伍意义并非简单的佐制清热，同时兼有止血作用。

第三，在《伤寒论》中，"心下痞"是黄芩的主要运用指征。吉益东洞在《药征》中指出，黄芩"治心下痞也，旁治胸胁满、呕吐、下利也"。黄煌教授在《张仲景50味药证》中也指出："黄芩兼治心下痞，下利，干呕，胸胁苦满。"在消化道出血合并便血时，患者出现胃脘部位的痞满饱胀也是临床运用黄芩的指征之一。

7. 甘草

甘草可以补脾益气，清热解毒，祛痰止咳，缓急止痛，调和诸药。主治脾胃虚弱，倦怠乏力，心悸气短，咳嗽痰多，脘腹、四肢挛急疼痛，痈肿疮毒，缓解药物毒性。然而，在经方中，甘草不全为佐使药而设。在本方中，用甘草取其缓急、补中之功。

首先，消化道出血、便血等伴见的胃痛、腹痛、挛急、急迫症是甘草的运用指征。《药征》中载："甘草主治急迫也。故治里急、急痛、挛急。而旁治厥冷、烦躁、冲逆等诸般迫急之毒也。"黄煌教授认为甘草可以主治躁、急、痛、逆诸症。

其次，甘草有补益脾胃之功。黄土汤方证的便血虽然以阳虚不能固摄血液为其核心病机，然而，脾胃气虚为必然伴见的病机之一。因此，方中用甘草也取其补脾益气之力，加强健脾止血之功。

（五）方证特征

黄土汤方证特征如下：在西医学的疾病方面，①黄土汤可用于下血、先便后血、远血、吐血、衄血等病。②黄土汤可用于以黑便、呕血等为主要临床表现的疾病，包括消化性溃疡出血、消化道肿瘤、胃黏膜病变、血管发育异常、食管胃底静脉曲张破裂出血、胰胆道损伤等上消化道出血。③黄土汤可用于大便常规隐血试验阳性、华法林等抗板、抗凝药物导致大便常规隐血试验阳性、上消化道出血、尿血等出血事件。④黄土汤还可用于结肠及直肠癌肿或息肉，痔疮、肛裂等肛肠科疾病，以及子宫出血等。

在症状方面，黄土汤指征包括出血、虚证与郁热这三种类型。①出血：黑便、血色暗黑或鲜红，吐血、衄血、崩中漏下、尿血。②虚证：可伴见头晕、心悸、精神不振、畏寒、肢冷、舌淡、苔薄白、脉迟；或胃胀、胃痛、腹痛；以及夜尿多、遗尿、清涕如注、自汗、冷泪、白带多、久泻不止等津液不能固摄诸症。③郁热：手足烦热。

（六）临床运用

1. 抗血小板聚集、抗凝血（以下简称"抗板、抗凝"）药物过量导致的出血事件

抗板、抗凝药物导致的急性上消化道出血、便血、黑便、大便常规隐血试验阳性与尿血等出血事件在心血管病房较为常见，包括 PCI 术后持续静脉泵盐酸替罗非班氯化钠注射液，皮下注射低分子量肝素钠注射液，口服阿司匹林肠溶片、硫酸氢氯吡格雷片、华法林，口服新型抗凝药达比加群酯、利伐沙班等。轻者停止用药即可缓解，重者需强化抑酸、止血等治疗。针对此类出血事件，需要仔细诊察患者的蛛丝马迹以辨寒热阴阳。若症见面红目赤，口气灼热，口干欲冷饮，口臭便秘，小溲黄赤，心烦易怒，舌红脉数等，必为热证、阳证、实证；反之，若伴见畏寒肢冷，乏力气短，神疲懒言，不欲与人交流，下肢水肿，夜尿频繁，或大量排尿，大便稀溏，受凉后加重等，多为寒证、阴证、虚证。针对前者，多以大黄黄连泻心汤、黄连解毒汤方证常见；而针对后者，多以黄土汤、胶艾汤、黄连阿胶汤、炙甘草汤方证常见。

病案一　冠状动脉粥样硬化性心脏病、永久性心房颤动、华法林过量致急性上消化道出血、重度贫血案

陈某，男，82岁。主因"胸闷憋气40余年，加重伴黑便1周"于2016年7月28日入院。患者于40余年前无明显诱因出现胸闷、憋气，就诊于当地医院，诊断为"冠心病、阵发性心房颤动"，给予胺碘酮治疗。后心房颤动反复发作，发作时胸闷、憋气症状明显，规律服用胺碘酮片（200mg，qd）控制心率。后上述症状加重，伴大汗出，多次于我科住院治疗，诊断为"冠状动脉粥样硬化性心脏病，不稳定型心绞痛，心律失常，持续性心房颤动，心功能Ⅲ级（NYHA分级）"，予扩冠、降脂、稳定斑块、抗凝、活血化瘀等对症治疗好转后出院。2016年6月，患者开始口服华法林钠片（2.5mg，qd），后未规律监测INR。1周前出现黑便，四肢水肿，为求系统治疗收住我科。刻下症：胸闷，憋气，时有咳嗽，咳白黏痰，乏力，气短，燥热，汗少，不恶心，无口干、口苦，纳可，眠差，多梦，大便二三日一行、色黑，小便可。舌淡嫩，少苔，脉结代。

患者既往有高血压病史10余年，平常口服苯磺酸氨氯地平片（5mg，qd）、富马酸比索洛尔片（5mg，qd），血压控制可；2型糖尿病病史3年余，未规律服药；慢性肾功能不全病史5年；陈旧性脑梗病史2年。既往诊断为"多发动脉硬化伴斑块形成，双侧颈动脉硬化伴斑块形成，双下肢动脉硬化伴斑块形成，慢性阻塞性肺疾病，肺气肿，前列腺增生，高尿酸血症，高脂血症，脑萎缩，双肾囊肿，重度骨质疏松，腰椎间盘突出症"。

［查体］P 87次/分，BP 113/39mmHg。体形中等偏瘦，面色萎黄，皮肤弹性差，双侧呼吸音正常，心率99次/分，律不齐，各瓣膜听诊区未闻及病理性杂音。腹软，腹部无压痛及反跳痛，腹部未触及包块，肝脾肋下未触及，墨菲征阴性，移动性浊音阴性。肠鸣音活跃，双下肢水肿。

［辅助检查］全血细胞分析+CRP：WBC 7.44×10^9/L，RBC 2.07×10^{12}/L，HGB 61.0g/L，PLT 436.0×10^9/L，NEUT% 76.0%，LYMPH% 13.7%，CRP 27.10mg/L。生化+cTnI：Cr 96.8μmol/L，UA 494μmol/L，GLU 7.9mmol/L，ALB 30.40g/L。DIC初筛试验：PT 23.1秒，TT 11.3秒，APTT 36.0秒，PT% 34.9%，D-Dimer 0.16mg/L（FEU），INR 2.06。快速血气分析：PCO_2 35.3mmHg，PO_2 49.7mmHg，pH 7.423，HCO_3^- 22.5mmol/L。大便常规+隐血（+）。胸片：主动脉硬化，左心室增大。心脏超声：主动脉瓣退变并反流（轻度），二尖瓣反流（轻度），三尖瓣反流（轻度），肺动脉高压（轻度），左房增大（44mm），右房饱满。腹部超声：脾内多

发低回声区，脾梗死待查，建议进一步检查；餐后胆囊；双肾皮质回声略增强，双肾多发囊肿。

[入院诊断] 中医诊断：胸痹，血证，便血，阳虚出血证。西医诊断：①冠状动脉粥样硬化性心脏病，不稳定型心绞痛，心律失常，永久性心房颤动，心功能Ⅲ级（NYHA分级）；②急性上消化道出血；③重度贫血；④高血压病2级（高危）；⑤多发动脉硬化伴斑块形成，双侧颈动脉硬化伴斑块形成，双下肢动脉硬化伴斑块形成；⑥2型糖尿病，糖尿病周围神经病变；⑦慢性肾功能不全（CKD3期）；⑧陈旧性脑梗死；⑨脑萎缩；⑩慢性阻塞性肺疾病，肺气肿；⑪前列腺增生；⑫高尿酸血症；⑬高脂血症；⑭重度骨质疏松；⑮腰椎间盘突出；⑯低蛋白血症。

入院后给予营养支持、抑酸、护胃、纠正贫血、补蛋白、利尿、降压、控制心室率等对症治疗。

考虑患者目前因心房颤动口服华法林抗凝导致急性上消化道出血，以黑便为主，且与《金匮要略·惊悸吐血下血胸满瘀血病脉证治》中条文"下血，先便后血，此远血也，黄土汤主之"高度相似。在病机上，其面色萎黄，皮肤弹性差，黑便，二三日一行，舌淡嫩，少苔，脉结代，均为气、血、阴、阳亏虚，脾阳亏虚，不能统血所致。虽然还存在冠心病、慢性阻塞性肺疾病合并感染等宿疾，但根据"急则治其标，缓则治其本"的原则，先予止血。方用黄土汤加减。

处方：伏龙肝90g，黄芩15g，生地黄45g，麸炒白术15g，黑顺片10g，阿胶珠20g。3剂，水煎服，日1剂，浓煎100mL，分2次服。

二诊（2016年8月1日）：患者胸闷、咳嗽好转，咳白黏痰，仍有乏力，汗少，纳可，眠差，多梦，时有烦躁，大便三日一行、不干、色黑，小便可。舌淡嫩少苔，脉结代。全血细胞分析+CRP：WBC 6.11×10^9/L，RBC 2.89×10^{12}/L，HGB 84.0g/L，NEUT% 71.2%，LYMPH% 16.5%，CRP 8.37mg/L。生化：UA 614μmol/L，GLU 8.4mmol/L，Cr 103μmol/L。大便常规+隐血：未见异常。考虑患者出血已经停止，血红蛋白未见明显下降，大便常规转阴，虽然还存在黑便，但再未出血，且可能与黄土汤处方中含有大剂量生地黄有关。患者目前以乏力为主，证属气血两虚，治以益气养血，暂停黄土汤，改用归脾汤益气养血、宁心安神。

处方：生黄芪30g，党参15g，麸炒白术15g，甘草10g，茯苓30g，制远志10g，炒酸枣仁30g，木香6g，龙眼肉15g，当归15g。7剂，水煎服，日1剂，浓煎100mL，分2次服。

三诊（2016年8月9日）：患者服用上方后，胸闷、乏力、气短、烦躁减轻，纳眠可，睡眠改善，大便一二日一行、不干、色黄，小便可。舌暗红，苔薄白，脉结代。复查血红蛋白上升至 112g/L，肌酐下降至 89μmol/L。准予出院。

按：笔者常将黄土汤用于急性上消化道出血、急性冠脉综合征合并急性上消化道出血、华法林过量导致急性上消化道出血、便常规隐血持续阳性、消化道肿瘤伴出血等疾病的治疗。该患者为华法林过量导致急性上消化道出血，所幸服用黄土汤后逐渐止血，血红蛋白逐步上升。笔者还将归脾汤视为黄土汤止血后益气补血的调理方，即在急性活动性出血时，可用黄土汤止血；而在止血后，则需养血益气补血，可以考虑运用归脾汤。

病案二　冠心病，急性非 ST 段抬高型心肌梗死，慢性阻塞性肺疾病合并感染，Ⅱ型呼吸衰竭，昏迷，抗板、抗凝药物致大便常规隐血试验阳性、尿血等出血事件案

李某，女，78 岁。主因"胸闷喘憋反复发作 13 年，加重伴心悸 1 周"于 2018 年 2 月 22 日入院。患者于 2005 年起每因感冒或受凉后开始出现胸闷喘憋，伴咳嗽，迁延难愈，于当地医院就诊，经治疗后好转。2015 年 12 月 25 日无明显诱因出现胸闷喘憋，伴胸痛心悸，意识欠清，就诊于我院急诊，诊断为"肺部感染、Ⅱ型呼吸衰竭、冠心病"，对症治疗后好转，出院后规律口服心元胶囊、麝香保心丸。1 周前无明显诱因再次出现胸闷喘憋，不能平卧，现为求进一步诊治，收入我科。刻下症：胸闷喘憋，不能平卧，心悸，偶有胸痛，口干，乏力，迎风流泪，晨起口中有少量血丝，无头晕头痛，无咳嗽，无恶心呕吐，纳眠可，小便频数，大便调。舌暗红，苔薄白，脉弦滑。

患者既往有高血压病史 8 年，血压最高达 180/100mmHg，现规律口服苯磺酸氨氯地平片（5mg，qd）、厄贝沙坦片（0.15g，qd），血压控制在 130~140/60~70mmHg；2 型糖尿病病史 4 年，间断口服拜糖平，未监测血糖；慢性支气管炎病史 10 年余，未服药；高脂血症病史多年，间断口服阿托伐他汀钙片。

[查体] T 36.1℃，P 88 次 / 分，R 20 次 / 分，BP 129/60mmHg。体型偏胖，神志清晰，精神萎靡，双侧肺叩诊清音，双侧呼吸音低，双侧可闻及散在湿啰音，心率 88 次 / 分，律齐，各瓣膜听诊区未闻及病理性杂音。腹膨隆，无压痛与反跳痛，双下肢轻度水肿，生理反射存在，病理反射未引出。

[辅助检查] 全血细胞分析 +CRP：WBC 13.16×10^9/L，NEUT% 86.2%，RBC 5.25×10^{12}/L，HGB 156.0g/L，PLT 238.0×10^9/L，CRP 7.58mg/L。生化全项 + 风湿常规 +cTnI：cTnI 0.044μg/L，RF 73.3IU/mL，CK-MB 137U/L，H-CRP 28.45mg/L，UA 459μmol/L，

HCO$_3^-$ 30.4mmol/L，K$^+$ 5.55mmol/L，GLU 9.49mmol/L，TSA 78.8mg/dL，Cl$^-$ 91.4mmol/L。甲状腺检查四：TSH 0.3450μU/mL，anti-TPO 14.16U/mL。心电图：未见明显异常。心脏超声：EF 55%，主动脉瓣退变，左室舒张功能减低。

[入院诊断]中医诊断：胸痹，痰瘀互结证。西医诊断：①冠状动脉粥样硬化性心脏病，不稳定型心绞痛，心功能Ⅱ级（NYHA分级）；②慢性阻塞性肺疾病并感染；③高血压病3级（很高危）；④2型糖尿病；⑤高脂血症。

入院后常规给予扩冠、抗板、降脂稳定斑块、降糖、降压、抗感染等治疗。因当晚未佩戴家用无创呼吸机，入院第2天8:30突然出现意识淡漠，呼之可应，压眶反射存在，口唇发绀，双侧瞳孔等大等圆，血压波动在（110~120）/（60~80）mmHg，心率波动在70~80次/分，SPO$_2$波动在40%~60%，双肺呼吸音粗，未闻及明显哮鸣音，左下肺可闻及湿啰音，心律齐，各瓣膜听诊区未闻及病理杂音，双下肢轻度水肿，四肢肌力5级，病理反射未引出。急查血气分析：pH 7.196，PO$_2$ 33.6mmHg，O$_2$Hb 48.5%，PCO$_2$ 92.4mmHg，BEecf 6.8mmol/L，BE 3.1mmol/L。考虑"Ⅱ型呼吸衰竭，呼吸性酸中毒"诊断成立，立即予无创呼吸机ST模式辅助呼吸（IPAP 18mmHg，EPAP 6mmHg，频率18次/分，氧浓度80%），同时予盐酸洛贝林注射液静脉滴注以兴奋呼吸中枢，碳酸氢钠注射液静脉滴注以纠正酸中毒，并转入CCU由笔者主管。

转入后，辅助检查急查回报：全血细胞分析+CRP：WBC 14.94×10^9/L，NEUT% 83.6%，RBC 5.21×10^{12}/L，HGB 153.0g/L，PLT 255.0×10^9/L，CRP 46.85mg/L。生化一、五+cTnI：Cr 136.3μmol/L，cTnI 0.132μg/L，CK-MB 133U/L，BUN 12.61mmol/L，K$^+$ 5.82mmol/L，Na$^+$ 137.8mmol/L，Cl$^-$ 94.4mmol/L。DIC初筛试验：D-Dimer 0.75mg/L（FEU）。

[转入诊断]中医诊断：喘证，肺气郁闭证。西医诊断：①慢性阻塞性肺疾病合并感染，Ⅱ型呼吸衰竭；②冠状动脉粥样硬化性心脏病，急性非ST段抬高型心肌梗死，心功能Ⅱ级（killip分级）；③急性肾损伤；④高钾血症；⑤高血压病3级（很高危）；⑥高脂血症；⑦2型糖尿病；⑧动脉硬化症。

转入后强化抗感染、化痰、解痉、平喘、抗板、抗凝治疗。考虑患者目前以二氧化碳潴留、Ⅱ型呼吸衰竭为主，中药治以宣肺平喘，促进二氧化碳排出，方用麻黄汤原方。

处方：生麻黄20g，桂枝20g，炒杏仁20g，甘草15g。3剂，水煎服，日1剂，浓煎50mL，今日急煎1剂，分2次服。

二诊（2018 年 2 月 24 日）：患者神志转清，时有胸闷喘憋，偶有咳嗽，咳少量白痰，口干，乏力，纳眠可，二便调。查体大致同前。全血细胞分析 +CRP：WBC 17.49×10⁹/L，NEUT% 84.6%，RBC 4.78×10¹²/L，HGB 144.0g/L，PLT 228.0×10⁹/L，CRP 70.13mg/L。生化 +cTnI：cTnI 0.568μg/L，Cr 113μmol/L，BUN 13.5mmol/L，ALT 147.4U/L，AST 83.4U/L，CK 331U/L，CK-MB 145U/L，ALB 31.5g/L。血气分析：pH 7.256，PO₂ 70.0mmHg，PCO₂ 74.9mmHg，HCO₃⁻ 32.6mmol/L。腹部超声：脂肪肝，肝多发囊肿。胸腔超声：双胸腔未见积液。补充诊断：肝功能不全、低蛋白血症，酌情调整治疗方案。

三诊（2018 年 2 月 25 日）：时有胸闷喘憋，偶有咳嗽咳痰，口干，乏力，纳眠可，小便量多，导尿管中血尿，大便正常。舌淡，苔薄白，脉弦。昨日 24 小时总入量 2063mL，总出量 5650mL，尿量 4800mL。大便常规 + 隐血试验：（+）。尿常规：RBC 766.3 个 /μL，WBC 108.0 个 /μL。快速血气分析：pH 7.442，PCO₂ 47.5mmHg，PO₂ 68.6mmHg，BE 6.5mmol/L，HCO₃⁻ 31.7mmol/L。全血细胞分析 +CRP：WBC 12.67×10⁹/L，NEUT% 77.2%，LMYPH% 16.0%，CRP 76.30mg/L。生化一、三 +cTnI：cTnI 0.306μg/L，K⁺ 3.97mmol/L，Na⁺ 136.2mmol/L，Ca²⁺ 2.00mmol/L，AST 56U/L，ALT 108.5U/L，ALB 27.4g/L，HCO₃⁻ 30.2mmol/L，P 0.57mmol/L，Mg²⁺ 0.73mmol/L。考虑患者大便常规隐血试验阳性、尿血很可能与抗板、抗凝治疗有关，调整治疗方案，持续膀胱冲洗。结合双下肢略肿，尿多，舌淡，苔薄白，脉弦，考虑以阳虚不能固摄为主要病机，且其大便常规隐血试验阳性、尿血亦属于"衄血"范畴，急予中药黄土汤温阳健脾止血。

处方：伏龙肝 120g，黄芩 30g，生地黄 120g，麸炒白术 30g，黑顺片 30g，阿胶 30g，甘草 15g。3 剂，水煎服，日 1 剂，浓煎 50mL，今日急煎 1 剂，分 2 次服。

四诊（2018 年 2 月 28 日）：患者服药第 2 天血尿消失。今日查房，喘憋改善，纳眠可，二便调。尿常规、大便常规 + 隐血试验：（－）。全血细胞分析 +CRP：WBC 11.42×10⁹/L，NEUT 8.92×10⁹/L，NEUT% 78.1%，MONO 1.01×10⁹/L，MONO% 8.8%，CRP 58.28mg/L。生化 +cTnI：cTnI 0.050μg/L，Cr 72μmol/L，BUN 5.2mmol/L，K⁺ 4.28mmol/L，AST 34.2U/L，ALT 58.2U/L。建议患者完善冠脉造影检查，患者拒绝，择期出院。

按：该患者在转入 CCU 后，治疗大致分为两个阶段，即呼吸支持阶段与抗板、抗凝药物导致出血事件的治疗阶段。首先，在呼吸支持阶段，除常规运用无创呼吸机辅助呼吸之外，笔者还用麻黄汤辅助改善呼吸功能。麻黄汤，又名还魂汤，是古代抢救晕厥的关键经典名方。笔者常将本方用于二氧化碳潴留等导致昏迷的抢救，促进Ⅱ型呼吸衰竭患者的二氧化碳排出。其次，在出血事件阶段，笔者主要运用黄土汤改善大便常规隐血试验阳性、尿血。黄土汤方证条文中有"亦主吐血、衄血"，其广义"衄血"就包括各种出血。该案为抗血小板聚集、抗凝药导致的大便常规隐血试验阳性、尿血，可以认为，这也属于"衄血"范畴。在三诊时，患者虽然有口干，但这与其长期佩戴无创呼吸机辅助呼吸导致水分大量消耗有关。该患者无面红目赤，无口苦口臭，无欲冷饮，无大便秘结，无小便黄赤，综合舌脉，可知其病机当属阴证出血。因此，首选黄土汤温阳止血。值得注意的是，部分轻症患者可能在停用抗血小板聚集、抗凝药物之后能够自行止血，但部分患者虽然不知其化验结果，但因见其尿管中有大量肉眼可见的血尿，或见其便血、黑便，会焦虑恐惧不安，甚至会引起医疗纠纷。因此，笔者在临床上面对此类出血事件，更倾向于运用中医药主动出击，及时阻断其出血趋势。笔者发现，及时逆转可逆因素，并主动运用中医药，能够迅速止血。

2. 急性冠脉综合征合并急性上消化道出血

急性冠脉综合征为心血管科的急危重症，包括急性 ST 段抬高性心肌梗死（STEMI）和非 ST 段抬高性急性冠状动脉综合征。其中，根据心肌损伤血清生物标志物结果，NSTE-ACS 又包括非 ST 段抬高性心肌梗死（NSTEMI）和不稳定型心绞痛（UA）。急性冠脉综合征合并急性上消化道出血为交叉学科难题，是心血管科与消化科的急危重症，其出血原因可能与急性心肌梗死导致的应激性溃疡，以及抗血小板聚集、抗凝药物导致出血有关。因其在治疗上存在矛盾，临床死亡率极高。笔者在 CCU 治疗过大量急性冠脉综合征合并急性上消化道出血患者，深刻体会到，在治疗方案上，需视病情变化把握现代医学"禁食水"和中医学"有胃气则生，无胃气则死"的治疗原则。针对部分患者，笔者遵循"禁食不禁水"原则，运用本方 1~2 剂即可达到快速止血目的，使患者平稳度过急性期，大幅度降低病死率。

病案三　冠心病（三支病变）、急性非 ST 段抬高型心肌梗死、急性上消化道出血、血小板减少症、中度贫血、肺部感染、慢性肾功能不全（CKD3 期）案

杨某，男，83 岁。主因"反复胸痛 21 年，加重 1 天"于 2017 年 5 月 19 日由门诊收入院。患者于 21 年前无明显诱因出现胸痛，胸闷，气短，休息后未见明显好

转，于北京某三甲医院急诊就诊，急查心电图提示"急性下壁心肌梗死"，住院保守治疗后出院。15年前再次出现活动后心前区疼痛，放射至左肩背，行冠脉造影：冠状动脉粥样硬化性心脏病，三支病变，累及右冠、前降支、回旋支。医院建议行冠状动脉旁路移植术（CABG），患者拒绝，并长期口服冠心病二级预防药物治疗，后胸痛症状反复发作。1年前患者情绪激动后，胸痛胸闷再次加重，放射至左肩背，就诊于上述医院，急查 cTnI 为 1.114ng/mL，诊断为"冠状动脉粥样硬化性心脏病，急性非 ST 段抬高性心肌梗死，陈旧性下壁心肌梗死，心功能 Ⅱ 级（NYHA 分级）；高血压病 3 级；慢性肾功能不全；陈旧性脑梗死；高脂血症；前列腺增生；痛风；高尿酸血症；反流性食管炎"，予以抗血小板聚集、降压、降脂、控制心室率、扩冠等治疗，再次建议行冠脉造影检查，必要时行经皮冠状动脉介入治疗（PCI）或 CABG 术，患者及家属均拒绝。后多次因胸痛胸闷在我院行中医药治疗。1天前，患者进食晚餐后，因与家人吵架情绪激动后再次出现心前区疼痛伴烧灼感，自行服用速效救心丸，未见明显缓解。晨起就诊于我院急诊，急查 cTnI 0.025μg/L，NT-proBNP 707.0pg/mL，全血细胞分析 +CRP、急诊生化、快速血气分析（微电极）均未见异常。考虑患者目前 cTnI 虽然正常，但可能尚未达峰，再发心肌梗死可能性大，笔者将其以"冠状动脉粥样硬化性心脏病"收住入院。

患者既往有高血压病史 21 年，最高血压 200/100mmHg，现口服硝苯地平控释片（30mg，qd），富马酸比索洛尔片（2.5mg，qd）控制血压；前列腺增生病史 11 年，现口服非那雄胺片（5mg，qn）改善前列腺增生；痛风、高尿酸血症病史 5 年；脑梗死病史 4 年；慢性肾功能不全病史 6 年；动脉硬化症 11 年。曾行阑尾切除术、扁桃体切除术、双眼白内障手术。

[入院诊断] 中医诊断：胸痹，痰瘀互结证。西医诊断：①冠状动脉粥样硬化性心脏病，不稳定型心绞痛，陈旧性下壁心肌梗死，心功能 Ⅲ 级（NYHA 分级）；②高血压病 3 级（极高危）；③高脂血症；④慢性肾功能不全（CKD3 期）；⑤陈旧性脑梗死；⑥动脉硬化症；⑦前列腺增生；⑧反流性食管炎；⑨阑尾切除术后；⑩扁桃体切除术后；⑪白内障术后；⑫胆囊结石；⑬痛风。

患者于入院当天下午 3：40 开始出现恶寒，寒战，发热（39.2℃），周身疼痛，无汗，口干，口涩，咽痒，咽干，欲咳嗽。心电监护显示 HR109 次 / 分。笔者考虑冠脉三支病变的高龄患者一旦出现高热不退，很容易导致炎性因子大量释放，促进冠脉血管中的不稳定斑块脱落，引起急性心肌梗死，甚至猝死。根据《金匮要略》中"夫病痼疾加以卒病，当先治其卒病，后乃治其痼疾"的先表后里的治疗原则，此时亟须退热以期邪去正安。笔者分析其发热以上呼吸道感染可能性大，病机以邪在三阳为主，故予以《伤寒六书》柴葛解肌汤，患者仅服药半剂，即热退身凉。第2天晨起复查，WBC上升至$12.09×10^9$/L，NEUT%上升至83.5%，cTnI上升至18.28μg/L，结合心电图表现，考虑"急性非ST段抬高型心肌梗死，心功能Ⅰ级（Killip分级）"诊断成立。然而，考虑患者高龄、慢性肾功能不全（CKD3期）、血小板减少（$80.0×10^9$/L），以及血红蛋白偏低（91.0g/L），继续予以低分子量肝素钠注射液（0.2mL，q12h，皮下注射）+硫酸氢氯吡格雷片（75mg，po，qd）抗凝及抗血小板，暂不予阿司匹林抗凝。入院第3天（2017年5月21日，周日），患者开始出现胸痛加重，频繁发作，值班大夫予以硝酸甘油注射液静脉注射扩冠后疗效不明显，复查大便常规+隐血试验阳性，补充诊断急性上消化道出血，加强抑酸治疗。2017年5月22日，笔者接班后，予以瓜蒌薤白半夏汤、枳实薤白桂枝汤合小陷胸汤，且予以大剂量瓜蒌后，患者胸痛得以显著改善。

二诊（2017年5月24日）：复查全血细胞分析+CRP：WBC $4.13×10^9$/L，NEUT% 76.0%，RBC $3.40×10^{12}$/L，PLT $112.0×10^9$/L，HGB 93.0g/L，CRP 127.11mg/L；生化一+cTnI：Mg^{2+} 0.71mmol/L，Na^+ 136mmol/L，Ca^{2+} 1.99mmol/L，cTnI 1.897μg/L。NT-proBNP：4381pg/mL。大便常规+隐血试验：（－）。考虑患者cTnI持续下降，血红蛋白及血小板较前持续上升，大便隐血试验转阴，继续予以抗血小板聚集、抗凝、降脂、稳定斑块、扩冠、利尿、改善心力衰竭等治疗方案。

三诊（2017年5月30日）：患者排黑色软便3次，大便常规+隐血试验：（+），无其他不适主诉。治疗同前。

四诊（2017年5月31日）：患者无不适主诉。BP 126/65mmHg，HR 68次/分，律齐，双肺呼吸音稍粗，未闻及明显干湿啰音，腹部微凹陷，听诊肠鸣音活跃，双下肢不肿。全血细胞分析+CRP：WBC $6.30×10^9$/L，NEUT% 74.6%，RBC $4.43×10^{12}$/L，HGB 118.0g/L，PLT $184.0×10^9$/L，CRP 35.78mg/L。生化一+cTnI：cTnI 0.028μg/L，BUN 8.94mmol/L，UA 526μmol/L，GLU 8.4mmol/L，Cr 89.3μmol/L。DIC初筛试验：D-Dimer 0.56mg/L（FEU），PT 45.3秒，APTT 85.2秒，FIB 5.67g/L，PT%18.0%。尿常规：RBC-M（高倍视野）68.51个，WBC-M（高倍视野）26.39个。大便常规+隐血试验：（－）。考虑复查大便隐血阴性，暂停硫酸氢氯吡格雷，请肛肠科会诊，明确有无肛周疾病。

五诊（2017年6月1日）：患者昨晚胸骨后疼痛发作1次，舌下含服速效救心丸后缓解，纳差，眠可，排深色软便4次，小便可。舌淡红，苔薄白，脉细。复查大便常规＋隐血试验：（＋）。考虑患者既往存在血小板减少症病史，本次主因急性心肌梗死入院，给予小剂量抗板、抗凝药后出现急性上消化道出血、血红蛋白下降，在治疗方案上存在矛盾。患者反复出现便血、黑便、大便隐血试验（＋），与"远血"内涵高度相似，急予中药黄土汤温阳健脾止血。

处方：伏龙肝30g，黄芩炭10g，生地黄30g，麸炒白术15g，黑顺片10g，阿胶15g，甘草15g，薤白15g。4剂，水煎服，日1剂，浓煎50mL，今日急煎1剂，分2次服。

六诊（2017年6月6日）：患者服药期间，未见明显不适，血压132/67mmHg，心率88次/分。2017年6月5日复查大便常规＋隐血试验：（＋），今日复查大便常规＋隐血试验转阴。血常规：HGB 96.0g/L，PLT 162.0×10⁹/L。后连续2次复查大便常规＋隐血试验均为阴性，提示上消化道出血得以改善。

然而，患者再因受凉后出现体温升高，最高达37.4℃，伴咳嗽咳痰，咳白色清稀痰，量多。复查血常规：WBC 14.90×10⁹/L，NEUT% 89.7%；细菌真菌血清学检查（PCT）：3.64ng/mL；cTnI：1.655μg/L；NT-proBNP：6145pg/mL，提示再发心肌梗死、心力衰竭，伴感染，给予对症治疗后疗效不理想。后相继出现高渗性脱水、抗生素后维生素K缺乏症、呼吸衰竭、休克，最后死于急性心肌梗死。

按：该患者在入院第3天出现大便隐血阳性，后复查转阴。然而，在入院第12天相继出现便血、黑便、大便隐血试验阳性，患者服用黄土汤6天后急性上消化道出血得以控制。既往笔者运用黄土汤治疗急性上消化道出血大都1~2天即能止血。笔者推测，该患者止血疗效不理想的原因，可能包括如下两个方面：首先，患者高龄，既往有慢性肾功能不全（CKD3期）、血小板减少及血红蛋白偏低等多系统病变，一般状况较差，且其在临终前复查DIC初筛试验：PT 149.7秒，APTT 111.8秒，INR 12.76。多种因素表明，患者凝血系统相对脆弱。其次可能与处方中伏龙肝、生地黄、阿胶等药物剂量不足有关。这也提示我们，面对如此重症，一定要大剂量用药方能力挽狂澜，为后续治疗赢得时间。

病案四　冠心病，不稳定型心绞痛，PCI术后，血小板减少症，急性上消化道出血案

郝某，男，83岁。主因"胸闷憋气16年，加重3天"于2019年3月25日入院。患者于16年前无明显诱因出现胸闷憋气，休息后缓解，于北京某三甲医院就诊，诊断为"冠状动脉粥样硬化性心脏病"，并行PCI术，植入支架3枚（具体血管位置不详）。出院后，规律服用冠心病二级预防药物。3天前于行走时胸闷憋气

加重，口服酒石酸美托洛尔缓解不明显，为求进一步诊治，收入我科。刻下症：胸闷憋气，时有咳嗽咳痰，痰白，易咳出；偶有恶心，呕吐，纳差，不思饮食，眠差；小便等待，淋沥不尽，夜尿频（4～5次），大便偏干，需服便通胶囊辅助通便，二三天一行。舌暗红，苔黄腻，脉弦滑。

患者既往有高血压病史2年，最高血压180/90mmHg，目前口服苯磺酸氨氯地平片（2.5mg，qd），血压控制不佳；既往有多发性腔隙性脑梗死、高脂血症、动脉硬化斑块、脑萎缩、枕部皮下占位性病变、反流性食管炎、胆囊多发结石、前列腺增生、左肾囊肿；入院前1周在急诊查血常规，PLT 88.0×10⁹/L，诊断为血小板减少症。

[查体] T 36.7℃，P 66次/分，R 18次/分，BP 133/66mmHg。神志清楚，体形中等，精神萎靡，右颌下可触及单个肿大淋巴结，枕部有一大小约6cm×6cm的包块，左侧乳头处可见黑色样小肿物，局部肿胀，双肺呼吸音清晰，未闻及干湿啰音，心腹（-），双下肢无水肿。

[辅助检查] 全血细胞分析+CRP：RBC 3.49 ×10¹²/L，LYMPH% 18.5%，MONO 0.68×10⁹/L，HGB 123.0 g/L，PLT 162.0×10⁹/L。生化+cTnI：AST/ALT 1.53，IDBIL 33.90μmol/L，DBIL 7.6μmol/L，GLB 22.6g/L，ALB 36.7g/L，TBIL 41.5μmol/L，TP 59.3g/L。DIC初筛试验、甲状腺超声（-）。动态血压监测：收缩压最高149mmHg，最低101mmHg；舒张压最高97mmHg，最低59mmHg。平均血压123/75mmHg。动态心电图：窦性心律，频发房早，房早成对，房性联律，短暂房速，偶发室早，不完全右束支传导阻滞，窦房传导阻滞，最长RR间期1.7秒。头颅CT：对比2018年5月21日头颅平扫，双侧基底节区腔隙塞大致同前；脑白质变性、脑萎缩；右顶部头皮下血肿，请结合临床，必要时进一步检查。腹部超声：胆囊增大，壁增厚，胆囊内胆汁淤积，胆囊多发结石，左肾囊肿。下肢动脉超声：双下肢动脉硬化伴多发斑块形成，双下肢股隐静脉瓣功能不全。

[入院诊断] 中医诊断：胸痹，痰瘀互结证。西医诊断：①冠状动脉粥样硬化性心脏病，不稳定型心绞痛，PCI术后，心功能Ⅱ级（NYHA分级）；②多发性腔隙性脑梗死；③高血压3级（很高危）；④高脂血症；⑤动脉硬化症；⑥脑萎缩；⑦反流性食管炎；⑧胆囊结石；⑨左肾囊肿；⑩前列腺增生；⑪枕部皮下占位性病变。

入院后常规给予扩冠、抗板、降脂、稳定斑块、降压、营养心肌、抑酸等治疗，还给予口服利可君片（20mg，tid）预防血小板减少。因患者目前血小板不低，他医予以阿司匹林肠溶片、硫酸氢氯吡格雷片双抗治疗。在入院第8天，笔者考虑患者年龄偏大，为避免出血风险，改双抗为单抗，停用阿司匹林肠溶片。

二诊（2019年4月3日）：胸闷憋气明显减轻，无恶心呕吐，纳眠可，夜尿3次，大便未行，舌暗红，苔黄腻，脉弦滑。BP 157/88mmHg。全血细胞分析 + CRP：HGB 106.0g/L，PLT 239.0×10⁹/L。考虑患者既往有血小板减少症病史，入院后口服双抗治疗8天，且血红蛋白较入院时显著下降，考虑急性上消化道出血可能性大，暂停硫酸氢氯吡格雷片，强化抑酸止血治疗。虽然患者大便常规 + 隐血试验结果尚未出，急予黄土汤温阳健脾止血。

处方：伏龙肝180g，黄芩20g，生地黄60g，炒白术30g，黑顺片30g，阿胶30g。3剂，水煎服，日1剂，浓煎50mL，今日急煎，分2次服。

三诊（2019年4月8日）：未诉明显不适。2019年4月7日大便常规 + 隐血试验：（+）。大便常规 + 隐血试验转阴，血小板正常。

按：活动性出血可从血红蛋白、血压、心率、尿素氮、大便常规 + 隐血试验等方面进行判断。该患者二诊时HGB从123g/L下降至106g/L，但因检测误差，HGB可以允许在10g/L范围内波动，且当时并无大便常规 + 隐血试验证据，笔者仍按照急性上消化道出血进行治疗，这从后期的大便常规 + 隐血试验中可以得到验证。

3. 不明原因的大便常规隐血持续阳性

大便常规隐血试验阳性为临床常见病变，很多患者并无其他典型消化道症状，其中医病机部分和疗程可能也有规律可循。对于其中医病机的认识，笔者的经验是无热便是寒，可参考上述抗板抗凝药物过量导致的出血事件中的寒热辨证法。笔者认为部分大便常规隐血试验阳性很可能为"远血"的"早期病变"，及早运用黄土汤很可能能达到"未病先防""既病防变"，阻断疾病进展的目的。笔者曾用大剂量黄土汤治疗多例不明原因的大便常规隐血阳性患者，大部分能在2~7天达到转阴预期。

病案五　不明原因大便常规隐血试验阳性、腹泻案

丁某，男，93岁。主因"间断胸闷35年，加重1周"于2018年1月30日入院。患者于35年前劳累后出现压榨性胸痛，就诊于北京某三甲医院，具体检查结果不详，诊断为"冠状动脉粥样硬化性心脏病"，未予重视。后偶有发作，未系统治疗。2017年4月6日，患者因双下肢水肿于我科住院治疗，诊断为"冠状动

脉粥样硬化性心脏病，不稳定型心绞痛，心功能Ⅲ级（NYHA分级）"，予抗血小板、降压、利尿、降脂等对症治疗后好转出院。后多次因胸闷发作住院治疗。1周前无明显诱因出现胸闷加重，伴心慌、憋气，为求进一步诊治，收入我科。刻下症：心前区时有闷痛，心慌，憋气，口干口苦，不喜言语，言语迟钝，纳眠可，大便4次/天、质稀、色深，小便调。舌暗红，苔中根部黄厚，舌尖光剥苔，脉象弦细。

患者有高血压病史11年，血压最高170/100mmHg，控制可；脑梗死病史10余年，2017年3月30日因反应迟钝，话少，就诊于我院门诊，头颅CT示两侧脑实质多发腔隙性脑梗死灶较前增多；既往还有高脂血症、肠道菌群失调、慢性胰腺炎、胆囊炎、肝囊肿、左肾囊肿、前列腺增生症、缺铁性贫血、双眼视神经萎缩、骨质疏松、颈椎病、腰椎骨关节病、腰椎压缩性骨折、肱骨骨折术后、右肋骨损伤等病史。

［查体］T 36.3℃，P 77次/分，R 18次/分，BP 117/73mmHg。神志清楚，反应迟钝，体形消瘦，面色白。双侧肺叩诊过清音，右下肺呼吸音低，双侧未闻及干湿性啰音。心腹（-）。双下肢无水肿。

［辅助检查］全血细胞分析+CRP：WBC $6.45×10^9$/L，NEUT $5.31×10^9$/L，NEUT% 82.3%，RBC $3.83×10^{12}$/L，PLT $326.0×10^9$/L，CRP 18.59mg/L，HGB 118.0g/L。生化全项+cTnI：cTnI 0.101μg/L，CK 1489U/L，CK-MB 47U/L，BUN 17.0mmol/L，Cr 147μmol/L，TP 60.3g/L，ALB 31.5g/L，GLB 28.8g/L，A/G 1.09。快速血气分析：pH 7.460，pHst 7.452，PCO_2 39.0mmHg，PO_2 86.6mmHg，HCO_3^- 27.1mmol/L。

［入院诊断］中医诊断：胸痹，湿热内蕴证。西医诊断：①冠状动脉粥样硬化性心脏病，不稳定型心绞痛，心功能Ⅲ级（NYHA分级）；②高血压3级（极高危）；③脑梗死；④高脂血症；⑤动脉硬化症；⑥肠道菌群失调；⑦前列腺增生症；⑧颈椎病；⑨双眼视神经萎缩；⑩重度骨质疏松；⑪胆囊炎；⑫肝囊肿；⑬左肾囊肿；⑭慢性胰腺炎；⑮腰椎骨关节病，T_{12} 压缩性骨折，S_1 脊柱裂。

入院后常规给予扩冠、抗板、抗凝、降脂、稳定斑块、降压、改善循环、活血化瘀等治疗。因常规冠心病二级预防方案足以改善患者胸闷、胸痛、心慌、憋气等不适，考虑予以中药改善其腹泻。其伴见口干口苦，纳眠可，大便3~4次/天、质稀，舌暗红，苔中根部黄厚等症状，与《伤寒论》中"呕而肠鸣，心下痞者，半夏泻心汤主之"条文高度相似；且口干口苦，舌暗红，属于"上热"；腹泻，便溏，属于"下寒"；黄厚舌苔也属湿热内蕴之象。因此，予以半夏泻心汤清热利湿。

处方：姜半夏15g，黄连6g，黄芩10g，干姜10g，甘草15g，党参15g，大枣15g。3剂，水煎服，日1剂，浓煎50mL，今日急煎，分2次服。

二诊（2018年1月31日）：胸闷胸痛较前缓解，腹泻4次、质稀、色深，舌脉同前。P 80次/分，BP 133/67mmHg。大便常规+隐血试验：（+）。难辨梭菌及毒素测定（2项）结果：（-）。分析病情如下：在病因上，不明原因的腹泻、大便常规隐血试验阳性，需要进一步排除消化道肿瘤及其他相关疾病，建议患者行腹部CT检查以明确诊断，监测血压、心率、肠鸣音、血红蛋白、尿素氮等消化道出血指标。在治疗上，暂停抗板、抗凝，关注心率、血压，强化抑酸、止血。在中医病机上，考虑其长期腹泻可能并非湿热内蕴的半夏泻心汤方证，而与脾阳虚弱、不能摄血有关。素体脾阳虚弱，故见长期腹泻；口干口苦，黄厚舌苔，可能与郁热有关；舌尖光剥苔，脉象弦细，则可能与长期慢性失血导致营血不足，不能荣养有关。因此，调整中药予以黄土汤。

处方：伏龙肝120g，生地黄60g，黑顺片15g，黄芩炭15g，麸炒白术15g，阿胶15g，甘草15g。7剂，水煎服，日1剂，浓煎50mL，今日急煎，分2次服。

三诊（2018年2月4日）：患者服药第1天大便增至5次，色褐，质稀。舌暗红，苔黄厚，尖光剥，脉象弦细。BP108/54mmHg。全血细胞分析+CRP：WBC 4.54×10^9/L，NEUT 3.31×10^9/L，NEUT% 72.9%，RBC 3.71×10^12/L，HGB 113.0g/L，PLT 305.0×10^9/L。生化一+cTnI:K^+ 4.66mmol/L，Na^+ 132.1mmol/L，Cl^- 95.9mmol/L，Cr 101.6μmol/L，BUN 9.90mmol/L，cTnI 0.038μg/L。大便常规+隐血试验：（+）。服药第2天大便减至每天3次，大便常规+隐血试验仍为阳性。服药至第3、第4天，大便仍为每天2次，大便常规+隐血试验仍为阳性。考虑患者虽然大便隐血仍为阳性，但大便次数从4次/天减为2次/天，提示温阳健脾有效，仍拟原方以强化温阳止血之功。

处方：伏龙肝240g，生地黄90g，黑顺片15g，黄芩炭15g，麸炒白术15g，阿胶15g，甘草15g。7剂，水煎服，日1剂，浓煎50mL，今日急煎，分2次服。

四诊（2018年2月6日）：胸闷痛、心慌，憋气较前明显减轻，纳眠尚可，仍有口干口苦，不喜言语，语迟，大便1次、黄褐色、质地较前成形，小便调。舌暗红，苔黄厚，舌尖光剥，脉细。BP 120/68mmHg。全血细胞分析+CRP：WBC 4.61×10^9/L，NEUT 3.48×10^9/L，NEUT% 75.5%，RBC 3.59×10^12/L，HGB 110.0g/L，PLT 281.0×10^9/L，CRP 46.54mg/L。生化一+cTnI:cTnI 0.029μg/L，Cr 92.5μmol/L，K^+ 4.69mmol/L，Na^+ 132.4mmol/L，Cl^- 96.4mmol/L。大便常规+隐血

试验（－）。后大便保持每天1次，色深，成形；持续复查2次大便常规＋隐血试验，均为阴性。再次建议患者行腹部CT检查以明确诊断，家属考虑患者年龄偏大，拒绝进一步检查，准予出院回家调养。

按：该患者为典型的不明原因的大便隐血阳性，有如下4点值得关注。第一，在病机的认识方面，经历了从开始的寒热互结到阳虚不能摄血的转变。患者近一年来持续腹泻，每天3~4次，质地偏稀，因并无胃痛、腹痛、腹胀、里急后重等不适，患者及家属均未予重视。入院之初，其大便常规尚未送检，从其伴随症状分析，笔者考虑其可能为寒热互结、湿热内蕴的半夏泻心汤证。及至第2天大便常规回报提示隐血阳性，笔者考虑可能辨证有误。结合其常年腹泻，以阳虚不能统血为主要病机，其舌苔黄厚可能为郁热内里所致。第二，该患者服用黄土汤5天，虽然较前大便次数减少，但仍有隐血阳性，在调整伏龙肝至240g，生地黄至90g后，便常规隐血得以迅速转阴。第三，患者的Cr也从入院之初的147μmol/L下降至出院前的92.5μmol/L。笔者推测，这可能与服用中药后腹泻次数减少，肾灌注较前改善有关。因此，其肌酐升高以肾前性因素可能性大。第四，关于该患者的病因问题，仍然有待进一步检查。该患者形体消瘦，持续腹泻，且大便隐血阳性，笔者高度怀疑其存在消化道肿瘤。虽然笔者也建议患者行腹部增强CT检查，但考虑eGFR约为26mL/min/1.73m²，即使做检查仍有一定风险存在。家属选择保守治疗，不失为可行策略。

（七）心得体会

在临床运用黄土汤过程中，还有如下问题值得关注。

第一，除远血、吐血、衄血等传统指征外，急性上消化道出血、急性冠脉综合征合并急性上消化道出血、抗板抗凝药物过量导致的出血事件、不明原因的大便常规隐血持续阳性、消化道肿瘤伴出血、血小板减少症等本方的现代临床运用指征值得关注。其中，急性上消化道出血、消化道肿瘤伴出血、血小板减少症等可参考"吐血""便血""远血"等进行辨证，不再赘述。

第二，黄土汤中灶心土、生地黄与阿胶的药物剂量是本方止血关键。①灶心土为温阳止血要药。一般认为，灶心土以炉灶之烧土陈旧者为宜。《汉方诊疗医典》和《汉方概论》均认为本方证多伴见四肢寒冷。《日医应用汉方释义》中指出，本方主治包括"吐血、下血，久久不止，心下痞，身热恶寒，面青体瘦，脉弱，舌色刷白；或腹痛下利，或微肿者。治脏毒、痔疾、脓血不止、腹痛、濡泻、小便不利、面色萎黄，日渐羸瘠，或微肿者。余曰：可治痔核脱肛而漏血，身体衰弱有脑贫血之症者"。其中，脾胃虚寒的心下痞、腹痛、下利即为灶心土的主治症。在黄土汤原文中，灶心土用量为半斤。按照一两等于15.625g计算，灶心土用量多达125g。在急性非ST段抬高型心肌梗死合并急性上消化道出血的杨某医案中，笔者也发现，小剂量30g灶心土止血效果偏弱，疗程相对较长。而当灶心土剂量达到120~360g时，其温阳止血疗效增强，能够显著缩短疗程。另外，倘若临床无灶心土，可仿《伤寒论》桃花汤例，以"主泄利，肠澼脓血，下血赤白"的赤石脂替代。②生地黄为凉血止血要药。《日本汉方医学精华》中指出"本方证以诸出血证并见体力衰弱，贫血，皮肤枯燥，气上逆，手掌烦热，脉微细迟或脉紧，腹部软弱作为其应用目标"，其中的出血伴贫血、皮肤枯燥、手掌烦热即为生地黄的运用指征。笔者发现，在治疗血证时，生地黄剂量常从30g起步，最大剂量可达180g，且发现出血越多，病情越重，则生地黄的剂量越大。③阿胶为养血止血要药。在治疗血证时，笔者的经验是，阿胶的常用剂量为15~30g。因阿胶价钱较贵，临床运用时可酌情以阿胶珠替代，或增大生地黄剂量以替代阿胶。

第三，黄土汤的方证加减与合方也有规律可循。以血证为主而郁热证不明显时，可改黄芩为黄芩炭；以鼻衄为主时，可加侧柏叶（侧柏叶炭）、藕节炭；以呕血为主时，可加炮姜炭、藕节炭；以便血为主时，可加槐花（槐花炭）；以血尿为主时，可加血余炭；兼见瘀血证时，可加三七粉；兼见腹泻不止时，可合赤石脂禹余粮汤、理中汤。另外，清代名医陈修园在运用本方时，常去附子，加干姜或炮姜，或以赤石脂代替灶心土，即《医学实在易·卷七》载："灶心黄土八钱，怀生地黄、黄芩、白术、阿胶、炙草、附子（炮）各一钱五分，水煎服。余每用去附子，加炮姜八分。"在《金匮要略浅注》中也说："余每用此方以干姜易附子，以赤石脂一斤代黄土，取效更捷。甚者加干侧柏叶四两，鲜竹茹六斤。"

第四，黄土汤方证的善后治疗也有一定规律。笔者发现，黄土汤仅为治疗远血的对症治疗方，而血止之后的下一步治疗方案，仍和原发病密切相关，但其善后治疗也有据可循。笔者常选《正体类要》归脾汤善后以益气补血，健脾养心。

第五，同为治疗血证，黄土汤证需与炙甘草汤、黄连阿胶汤、三黄泻心汤等方证进行鉴别。炙甘草汤证以阴阳两虚证的血证伴脉结代、心动悸、心律失常为主要临床表现；黄连阿胶汤证以虚热证的血证伴心中烦，不得卧，心悸，虽有失眠但精力不减为主要临床表现；三黄泻心汤证以实热证的血证伴心气不定，心悸不安，躁扰不宁，失眠焦虑，口干口苦，舌红脉数为主要临床表现；而黄土汤则以阳虚不能固摄统血的便血、吐血、衄血、尿血、崩漏伴心悸，畏寒，肢冷为主要临床表现。

综上，《金匮要略》的"远血"理论内涵极为丰富，涵盖广泛，基于中西医结合与现代病理生理机制解读黄土汤方证条文有助于阐明其条文实质，更加精准地指导临床治疗，值得深入研究。

二、炙甘草汤 / 急性上消化道出血，持续性心房颤动，特发性血小板减少性紫癜，不明原因的重度贫血，血小板减少症，白细胞减少症，肺癌等

炙甘草汤，又名复脉汤，是张仲景治疗"脉结代，心动悸""虚劳""肺痿"的经典名方。该方实为桂枝去芍药汤的加味方。因方中用大剂量生地黄、阿胶、人参、麦冬、麻仁，是为"七分补阴"，而又用桂枝、甘草、生姜、大枣，是为"三分补阳"。一般认为，炙甘草汤是调补阴阳，治疗内伤疾病的处方。因此，在《千金翼方》及《外台秘要》中，用其治疗虚劳不足。但问题是，"脉结代，心动悸"相当于现代医学的什么疾病？是否只要具备心悸、脉结代就能运用炙甘草汤？为什么这个内伤疾病的处方会出现在外感病篇？为什么炙甘草汤原文前冠之以"伤寒"？无独有偶，为什么在《温病条辨》中也会出现以炙甘草汤为基础的加减方"一甲复脉汤""二甲复脉汤""三甲复脉汤""大定风珠"？历代医家运用炙甘草汤"学验俱丰"，但由于历史条件限制及基础医疗知识匮乏，古今运用炙甘草汤的医案存在一定缺陷，包括诊断不明确，疗效不具体，预后不清晰等关键科学问题，给我们现今学习和运用炙甘草汤带来了极大困惑。若仅以"脉结代，心动悸"为其临床运用指征，则过于笼统、宽泛、模糊，毫无临床指导价值可言。因此，炙甘草汤的临床适应证亟须细化、明确、拓展、丰富、延伸。

笔者常年在 CCU 工作，面对现代医学束手无策的持续性心房颤动、永久性心房颤动、急性冠脉综合征合并急性消化道出血、不明原因的血小板减少症、三系细胞减少，以及肺部肿瘤伴顽固性胸闷、喘憋、咳嗽等急危重症时，运用炙甘草汤屡建奇功，常常出乎意料。研究发现：①炙甘草汤治疗持续性心房颤动，可达到复律、转窦而不出现血栓事件；②炙甘草汤治疗急性上消化道出血、大便常规隐血试验阳性，可起到短期内迅速止血、隐血试验转阴作用；③炙甘草汤治疗特发性血小板减少性紫癜（血小板数量为 $1×10^9/L$），可促进血小板新生；④炙甘草汤治疗不

明原因的重度贫血、血小板减少症、白细胞减少症，可起到促进三系细胞上升作用；⑤炙甘草汤治疗肺癌、肺癌切除术后咳喘胸闷等虚弱状态，可达到滋补、强壮作用；⑥肺癌、肺癌切除术后、血液病、急性失血等导致的慢性虚弱消耗状态均属于"虚劳"范畴；⑦炙甘草汤不仅是补虚良药，还是"古人的白介素"，能升血小板；⑧炙甘草汤既能抗凝以预防血栓事件，又能止血以治疗消化道出血，具有双向调节作用，是为"东方的低分子肝素""东方的质子泵抑制剂"；⑨大剂量的生地黄是本方起效关键，笔者多从 90g 起步。因此，炙甘草汤在治疗心律失常、上消化道出血、肿瘤及血液病方面疗效显著，上述研究有望丰富现代医学诊疗指南。

（一）方证溯源

炙甘草汤出自《伤寒论·辨太阳病脉证并治》第 177 条："伤寒，脉结代，心动悸，炙甘草汤主之。方三十九。甘草（炙）四两，生姜（切）三两，人参二两，生地黄一斤，桂枝（去皮）三两，阿胶二两，麦门冬（去心）半升，麻仁半升，大枣（擘）三十枚。上九味，以清酒七升，水八升，先煮八味，取三升，去滓，内胶烊消尽，温服一升，日三服。一名复脉汤。"另外，在《金匮要略·血痹虚劳病脉证并治》中引《千金翼》方："治虚劳不足，汗出而闷，脉结悸，行动如常，不出百日，危急者十一日死。"《金匮要略·肺痿肺痈咳嗽上气病脉证治》中引《外台》方："治肺痿涎唾多，心中温温液液者（方见虚劳中）。"

由上述条文可知，炙甘草汤的经典指征包括：①伤寒，脉结代，心动悸；②虚劳不足，汗出而闷，脉结悸，行动如常，不出百日，危急者十一日死；③肺痿涎唾多，心中温温液液，即心慌，心悸，脉结代，虚劳，乏力，胸闷，出汗，频繁咳嗽、咳痰等。

（二）方证解读

1. 脉结代，心动悸

"心动悸"是指心慌、心悸，然而"脉结代"则比较复杂。《伤寒论》第 178 条中对"脉结代"进行了注解："脉按之来缓，时一止复来者，名曰结。又脉来动而中止，更来小数，中有还者反动，名曰结，阴也；脉来动而中止，不能自还，因而复动者，名曰代，阴也，得此脉者必难治。"曹颖甫在其《经方实验录》中也说："阳气结涩不舒，故谓之结。阴气缺乏不续，故谓之代，代之为言贷也。恒产告罄，而称贷以为生，其能久乎？固知《伤寒·太阳篇》所谓难治者，乃专指代脉言，非并指结脉言也。"现代教科书也认为，缓而时止，止无定数为结脉，多由邪气阻滞脉络所致，多见于阴盛气结，寒痰血瘀，气血虚衰；脉来一止，止有定数，良久方来为代脉，多见于脏气虚衰，亦主疼痛、惊恐、跌打。历代医家对该条文"脉结代"的注解大同小异。然而，该条文尚存在诸多问题亟待明确、深化。

一般认为，只要具备"脉结代，心动悸"就可以运用炙甘草汤。经方大家曹颖甫先生在其《经方实验录》中的医案辨证过程就能体现该思路："律师姚建，现住小西门外大兴街，尝来请诊。眠食无恙，按其脉结代，约十余至一停，或二三十至一停不等。又以事繁，心常跳跃不宁，此仲师所谓'心动悸，脉结代，炙甘草汤主之'之证是也，因书经方与之，服十余剂而瘥。炙甘草四钱，生姜三钱，桂枝三钱，潞党参二钱，生地黄一两，真阿胶二钱（烊冲），麦冬四钱，麻仁四钱，大枣四枚。佐景按：大论原文煎法，用清酒七升，水八升，合煎，吾师生之用本汤，每不用酒，亦效。惟阿胶当另烊冲入，或后纳烊消尽，以免胶质为他药粘去。余用阿胶至少六钱，分二次冲，因其质重故也。"在其他经方医家运用炙甘草汤的经典医案中，也常以"脉结代，心动悸"作为其临床运用指征。但问题是，该医案中的"其脉结代，约十余至一停，或二三十至一停不等"描述的是房性早搏、室性早搏，还是心房颤动？现代医学的诊断对于明确疾病的治疗方案与预后至关重要。

"脉结代"相当于现代医学的什么疾病？大部分医案记载本方用于室性早搏、房性早搏的治疗，且报道均能取效。难道"脉结代"就是房早和室早吗？在临床上，大部分房早和部分室早是不需要进行干预治疗的，在这里进行治疗的意义是什么？除了房早和室早，有没有可能是其他类型的心律失常？结脉和代脉的病机果真如教材所言是邪阻脉络和脏气虚衰？

首先，结脉是炙甘草汤证的指征之一。《伤寒论》原文对结脉特征的描述是"脉按之来缓，时一止复来者，名曰结。又脉来动而中止，更来小数，中有还者反动，名曰结，阴也"。从条文可知，结脉具有如下特征：①缓慢型心律失常，节律未知，伴有早搏、停搏或者长间歇，后再次变成缓慢型心律失常；②快速型心律失常，节律不齐，伴有早搏、停搏或者长间歇，后再次转为快速型心律失常。因此，笔者认为，第一种情形以窦房阻滞、窦性停搏、病态窦房结综合征、窦性心动过缓伴房性或室性早搏、慢快综合征等为主；而第二种情形则以心房颤动、室上性心动过速伴窦性心动过缓、窦房阻滞、窦性停搏、慢快综合征等为主。

其次，代脉也是炙甘草汤证的指征之一。《伤寒论》原文对代脉的描述是"脉来动而中止，不能自还，因而复动者，名曰代，阴也"。从条文可知，代脉具有如下特征：快速型心律失常，节律未知，伴有早搏、停搏或者长间歇，后再次出现快速型心律失常。因此，笔者认为，该条文的代脉有可能见于快心房颤动或室上速伴有早搏或者长间歇。

甲状腺功能亢进引起的心动过速、心悸、消瘦也属于"脉结代，心动悸"范畴。大塚敬节在其《汉方治疗实际》中记载炙甘草汤治疗伴有甲状腺功能亢进的巴塞杜氏病（笔者注：又称 Graves disease）："38 岁妇女，主诉 2~3 年前动悸，被诊为脚气。最近甲状腺肿大明显，医院诊断为巴塞杜氏病，劝其手术。现主诉动悸，头痛，汗多，便秘。患者体瘦，眼球突出而明亮，脉搏每分钟 106 次，时有结代，皮如涂油，润而发光，脐部动悸亢进，口渴。用炙甘草汤 10 日，动悸减轻，每日大便均行，一般状态好转，甲状腺亦见减少。"

此外，根据《伤寒论》中的用药范例，因炙甘草汤方中有生地黄、阿胶，故该方也常用于血证的治疗。笔者推测，炙甘草汤方证的"脉结代，心动悸"还见于急性消化道出血（上、下）导致的急性失血过程中所出现的心慌、乏力、气短等症状。因为血容量急剧下降，导致血压降低，代偿性地出现心率增快，可以是窦性心动过速，也可以是心房颤动、室上性心动过速、心房扑动等心律失常。

笔者在 CCU 曾经主管过一例退休人员叶某，女，87 岁。主因"间断胸闷气短 8 年余，加重 1 个月"，由门诊以冠心病收入院。患者 8 年前无明显诱因出现胸闷气短，于外院查动态心电图示心律不齐（具体不详），未予治疗。3 年前，患者因肺部感染出现心率增快，心率最高达 140 次 / 分；肺部感染控制后，心率维持在 70~80 次 / 分。2 年前，无明显诱因突然出现心悸、胸闷、气短，心率 130 次 / 分，未诉其他明显不适，就诊于我院急诊。查心电图示室上性心动过速，轻微 ST-T 段异常。转至 CCU 后，诊断为"冠状动脉硬化性心脏病、心房扑动"，经治疗后好转出院。出院后规律口服冠心病二级预防药物，以及富马酸比索洛尔控制心率，心率维持至 70~90 次 / 分。1 个月前，患者无明显诱因出现心悸、气短、憋气、自汗、视物模糊，活动后症状加重，休息后症状稍有缓解，且近 1 个月上述症状反复发作。入院症见：胸闷，憋气，动则心悸、气短，乏力，口干，视物模糊；偶有咳嗽，咳白色黏痰，易咯出；反酸，烧心，纳少，不欲食，无腹胀腹痛，眠尚可，二便可。舌黯有瘀斑，苔薄微腻，脉弦滑。心电监护显示心率为 115 次 / 分，血压 156/64mmHg。心电图提示房扑（2∶1）。急查全血细胞分析 +CRP:WBC $7.16×10^9$/L, RBC $2.67×10^{12}$/L,

HGB 54.0g/L，PLT 330.0×10^9/L，NEUT% 76.1%，CRP 17.46mg/L。生化:UA 637μmol/L，BUN 13.08mmol/L，Cr 109.8μmol/L，GLU 8.5 mmol/L，K$^+$ 4.94mmol/L，ALB 36.50g/L。DIC 初筛试验:D-Dimer 4.94mg/L（FEU），FDP 12.9mg/L。入院前没有贫血病史，本次急查血红蛋白不足60g/L，BUN 明显偏高，再三询问得知，已经黑便约1个月，与本次病情加重大致平行。其黑便的原因可能与长期口服阿司匹林有关。因此，这是一例典型的急性上消化道出血导致的"脉结代，心动悸"条文再现。

2. 虚劳不足，汗出而闷，脉结悸，行动如常，不出百日，危急者十一日死

这里的"虚劳"高度概括了炙甘草汤方证的特性，即针对脏腑功能衰退，气血阴阳亏损的体质状态而设。《橘窗书影》也记载了本方治疗"虚劳"的经验:"御金改役后藤吉次郎母（后适津轻臣某），年四十余，伤寒后心中动悸甚，时时迫咽喉，少气，咽喉之外肉臃肿如肉瘤，脉虚数，身体羸瘦如枯柴，腹内虚软贴背，饮食不进。经众治无效，其父龟山医员上月元琇延余议方。余曰:舍炙甘草汤加桔梗别无适方。元琇大服，使连服其方数旬，动悸渐安，肌肉大生，咽喉臃肿渐减，气息宽快，得以闲步。后乘舆去奥州弘前，其身体无恙云。"（笔者按:"时时迫咽喉而少气"很可能是室上速的典型表现）。该医案中的"脉虚数，身体羸瘦如枯柴，腹内虚软，如欲贴背，饮食不进"即为炙甘草汤方证"虚劳"的最形象、生动描述。笔者认为，现今临床多见于肿瘤放化疗后、肿瘤恶病质状态、血液病、终末期心力衰竭、大手术后、急性失血、重症感染炎症控制后，以及其他重大疾病导致的营养不良、耗竭等虚弱状态。另外，"虚劳"也有形体羸瘦含义，包括肿瘤恶病质、终末期心力衰竭恶病质状态等。黄煌教授认为，"炙甘草汤体质"多见于大病、大出血后，或营养不良，或极度疲劳者，或肿瘤患者手术、放化疗后。

"不足"，指气血阴阳亏虚。

"汗出而闷"，指胸闷、汗出。

"脉结悸，行动如常，不出百日，危急者十一日死"，是指虽然脉律不规则，患者还能够进行正常活动，但是在数日后就会猝死，病情严重的很快就死了。这里描述的究竟是什么疾病？笔者在肿瘤科病房会诊过程中，发现肿瘤住院患者心电监护中常能见到快速型心律失常，可以是耗竭状态的窦性心动过速，也可以是快速心房颤动、室上速等。因此，笔者推测，这里的"不出百日，危急者十一日死"很可

能是在上述耗竭状态下合并出现的一种恶性心律失常，有可能是心房颤动导致的血栓脱落，引起大面积脑梗致死，表现为脉搏短绌；还有可能是频发室早、R-on-T综合征、短阵室速等，表现为脉搏紊乱；还可能是心肌病、风心病等导致的终末期心力衰竭，存在心脏扩大、心律失常、心力衰竭，其射血分数<30%，随时会出现猝死。值得注意的是，如果是肿瘤患者，该疾病本身也会导致患者猝死。笔者在肿瘤科病房会诊时，见到患者前一秒在大夫查房时还能"谈笑风生"，而在大夫刚查完房走出病房门的一刹那死亡，令人猝不及防。其发病机制可能与肿瘤引起的高凝状态，能够随时导致心肌梗死、肺栓塞、脑梗等血栓事件有关。

3. 肺痿涎唾多，心中温温液液

"肺痿"，是指肺脏枯萎不荣，首见于《金匮要略·肺痿肺痈咳嗽上气病脉证治》。原文谓："问曰：热在上焦者，因咳为肺痿。肺痿之病何从得之？师曰：或从汗出，或从呕吐，或从消渴，小便利数，或从便难，又被快药下利，重亡津液，故得之。曰：寸口脉数，其人咳，口中反有浊唾涎沫者何？师曰：为肺痿之病……脉数虚者为肺痿。"从条文中可知，汗吐下后，津液大伤，久咳而成肺痿，主要表现为"口中反有浊唾涎沫"，即咳嗽、咳痰、痰液浑浊或清稀。因此，笔者认为肺痿在现今临床多见于慢性阻塞性肺疾病、肺间质纤维化、肺癌、肺癌切除术后等基础肺部疾病。

"热在上焦"是指肺部有热，即存在肺部感染。这也符合当前临床实际，慢性阻塞性肺疾病急性加重，肺间质纤维化合并肺部感染，肺癌合并肺部感染，或者肺癌切除术后合并肺部感染等，均可见到咳、痰、喘加重。在这里，痰液的清稀或者黏稠，痰液的颜色，取决于是否存在肺部感染。肺部感染往往是肺痿加重的诱因。

"肺痿涎唾多"，清稀者为涎，是指肺痿的咳嗽痰多，痰液清稀。另外，以药测证，炙甘草汤以补虚为主，方中没有消炎成分，据此推测其感染并不重或者不存在感染，而是以慢性肺病稳定期可能性比较大。

"心中温温液液"，则是指心慌、心悸。

（三）炙甘草汤方证为何冠以"伤寒"

现今临床多将"脉结代，心动悸"视为炙甘草汤的运用指征，即将经典原文断句为"脉结代，心动悸，炙甘草汤主之"。但在原文中，为何会在"脉结代，心动悸"前冠以"伤寒"？炙甘草汤是调补阴阳的经典名方，这个内伤疾病的调理处方为什么会出现在外感疾病中？历代医家对该问题往往视而不见，避而不谈。

现代也有医家认为，炙甘草汤是治疗病毒性心肌炎合并心律失常的有效处方。病毒性心肌炎是指急性病毒感染、发热引起的心肌局限性或弥漫性的急性或慢性炎症病变，其心率与心律的变化特点是与发热不平行的心动过速、心率异常缓慢和各种心律失常，其中以室性期前收缩最常见。矢数道明在其《临床应用汉方处方解说》中记载了运用炙甘草汤治疗病毒性心肌炎的病案：74 岁男子，每日晨骑自行车，大约疾驰 2 小时，虽已养成习惯，但因此而患感冒。自感冒后，引起脉结代已近一月，并日趋严重。脉结代必心动悸、胸闷。饮食与大便无异常改变。体瘦似贫血，脉有力，但结代频发，血压 170/90mmHg，腹部心下动悸。据此予炙甘草汤，服药 10 日，脉基本恢复正常。再服用 1 个月后，全身状态良好，血压降至 130/90mmHg，则停药。

笔者认为，在"脉结代，心动悸"之前冠以"伤寒"二字恰恰能够反映炙甘草汤方证的来源与病理生理，不应忽视。笔者在本书第一部分已经阐释过，"伤寒"是一种死亡率极高的急性、热性传染性疾病，其本质是急危重症。笔者在 CCU 常年主管重症感染、脓毒症、高热不退的患者，发现脓毒症合并室上性心动过速、心房纤颤等心律失常屡见不鲜，心房颤动多提示患者预后不良，常见患者体温高达 39℃，心电监护显示其心率高达 140 次 / 分，符合体温每升高 1℃，心率增加 10 次的规律。很多患者在高热过程中，心律会从基础的窦律转变为室上速、快速心房颤动，或者心房颤动合并室性早搏，或者心房颤动合并长间歇、传导阻滞，同时患者会诉说心慌、胸闷等不适。临床见此情形，笔者恍然大悟，该条文描述的很可能就是患者在急性外感疾病的高热过程中或者之后，出现了快速型和缓慢型等各种类型的心律失常，可以出现心率和心律的改变，表现为"脉结代，心动悸"症状。

这是患者基础就有的心律失常，还是高热后出现的心律失常？笔者更倾向于后者。问题是，为什么会在高热过程中出现心律失常的"脉结代"？很显然，古人"知其然，而不知其所以然"，根据朴素的辩证法，当看到脉搏紊乱，认为这是热邪耗伤心阴，累及心阳，久病及肾，累及肾阴肾阳，导致阴阳两虚状态。此时，医圣张仲景会采用炙甘草汤七分补阴，三分补阳。而现代医学认为，在重症感染、高热过程中，会累及心血管系统，表现为心肌缺血、心力衰竭、心律失常、传导阻滞等。因此，笔者认为，在该条文中，很可能描述的是在急性热性传染性疾病的高热过程中，患者出现的快速型心律失常合并长间歇或者传导阻滞的类型，或以缓慢型心律失常为主的病变。值得注意的是，在高热过程中，一旦出现心率由快减慢，大多提示循环衰竭，往往离临床死亡已经不远了。

（四）《伤寒论》炙甘草汤与《温病条辨》复脉辈比较

《伤寒论》炙甘草汤因其主治"脉结代，心动悸"，又称为复脉汤。在《温病条辨》中也有以炙甘草汤加减变化而成的"复脉辈"，包括加减复脉汤、一甲复脉汤、二甲复脉汤、三甲复脉汤、大定风珠。同为复脉之名，两者是否具有内在联系？《温病条辨》"复脉辈"果真能够复脉吗？

在《温病条辨·下焦篇》的风温、温热、温疫、温毒、冬温中记载有复脉辈方证："风温、温热、温疫、温毒、冬温，邪在阳明久羁，或已下，或未下，身热面赤，口干舌燥，甚则齿黑唇裂。脉沉实者，仍可下之。脉虚大，手足心热甚于手足背者，加减复脉汤主之。""下后大便溏甚，周十二时，三四行，脉仍数者，未可与复脉汤，一甲煎主之。服一二日，大便不溏者，可与一甲复脉汤。""下焦温病，但大便溏者，即与一甲复脉汤。""热邪深入下焦，脉沉数，舌干齿黑，手指但觉蠕动，急防痉厥，二甲复脉汤主之。""下焦温病，热深厥甚，脉细促，心中憺憺大动，甚则心中痛者，三甲复脉汤主之。""热邪久羁，吸烁真阴，或因误表，或因妄攻，神倦瘛疭，脉气虚弱，舌绛苔少，时时欲脱者，大定风珠主之。"

从条文可知：①上述"复脉辈"中仅有三甲复脉汤方证中的"脉细促，心中憺憺大动"描述的是心悸、心律失常，而其他"复脉辈"方证与"心悸"无关，更不能"复脉"；②《温病条辨》中"复脉辈"是以炙甘草汤去桂枝、生姜、大枣、人参，加白芍、生牡蛎、龟板、鳖甲等而成，以达到"复其津液""复其精""存阴"等滋阴填精目的，而非"复脉"；③温病过程中出现的"脉细促，心中憺憺大动"与"伤寒，脉结代，心动悸"的发病过程高度相似，均为急性热病过程中出现的心律失常。因此，这本应是炙甘草汤方证指征，但吴氏在此用三甲复脉汤，是取其"七分补阴"，弃其"三分补阳"而不用之意。然而，"定悸"用桂枝，这是《伤寒论》中的用药范例，炙甘草汤去桂枝则不能"复脉"。

因此，笔者认为，《温病条辨》中"复脉辈"是"徒有其名而无其实"。虽然吴鞠通也用经方炙甘草汤，但其"师心自用""随意加减"，据"病机用药"倾向十分明显，而非遵循《伤寒论》经典方证指征用方，其临床疗效还有待更多证据支持。

（五）方证特征

根据经典条文可知，在症状上，除了心慌、心悸外，炙甘草汤方证还可见胸闷、汗出、倦怠乏力、晕厥、猝死、咳嗽、咳痰、痰液量多清稀。但仅有这些症状还不足以支持其临床运用。

根据方证对应中的药证原则，笔者师从史欣德、黄煌教授，喜用以药测证法来完善方证的隐性指征：①方中用生地黄一斤，大剂量滋阴填补，凉血止血，直达血分、下焦，故该方证很可能包括阴液津血大伤的形体消瘦貌、皮肤干枯憔悴、急性出血失血、舌红无苔、脉细数；②方中生地黄、麻仁同用可以润肠通便，故该方证还应包括容易便秘、大便干结如栗、数日一行，在《餐英馆治疗杂话》中炙甘草汤诀也强调便秘是其适应证"治痫症，此方主之，老人虚人，津液枯，大便秘者，此汤主之"；③方中生地黄、阿胶同用，而在《伤寒论》中生地黄与阿胶均是止血药，故该方证可能还包括血证，如便血、子宫出血等，因出血导致容量不足，所以会出现代偿性的心率加快；④方中用人参、麦冬，是为半张生脉散处方，故该方证还应包括心慌、汗出、乏力；⑤桂枝、甘草、生姜、大枣、人参同用，实为桂枝去芍药汤加人参，故该方证可能还包括心慌、心悸、乏力、气短；⑥方中有大剂量炙甘草、生地黄、大枣等，根据方证对应中的五味偏嗜原则，笔者推测，喜甜食也是其隐形方证之一。

综上所述，炙甘草汤证特征如下：

1. 在现代医学的疾病方面，①炙甘草汤不仅仅用于房性早搏和室性早搏，还可用于病毒性心肌炎并发的频发早搏；②炙甘草汤还可用于重症感染、高热过程中或者之后，出现的快速型心律失常（室上速、心房颤动）合并长间歇或者传导阻滞；③炙甘草汤可用于肿瘤放化疗后、肿瘤恶病质状态、血液病、终末期心力衰竭、大手术后、急性失血、重症感染炎症控制后，以及其他重大疾病导致的营养不良、耗竭等虚弱状态，可以同时合并恶性心律失常、肿瘤高凝状态等；④炙甘草汤可用于慢性阻塞性肺疾病、肺间质纤维化、肺癌、肺叶切除术后等基础肺部疾病导致的咳、痰、喘；⑤炙甘草汤还可用于急性出血、失血，以及急性失血后血容量不足导致的心率增快、血压下降。

2. 在症状方面，炙甘草汤还可用于：①心慌、心悸；②胸闷，汗出，倦怠，乏力，气短；③晕厥，猝死；④咳嗽，咳痰，痰液量多、清稀；⑤形体消瘦貌，皮肤干枯憔悴；⑥容易便秘，大便干结如栗，数日一行；⑦便血、子宫出血等血证；⑧喜甜食；⑨舌红无苔，脉结代，脉细数，双手脉均弱。

（六）临床运用

1. 持续性心房颤动、慢快综合征、心脏停搏、阿－斯综合征案

李某，男，84岁。主因"心慌气短反复发作半月，伴意识丧失发作3次"于2018年1月15日入院。患者2017年12月29日在我院肛肠科行结肠恶性肿瘤切除术。术前心电图为窦性心律，心率60次/分；术后因心慌气短加重，于2017年12月29日转入ICU进一步治疗。住院期间出现阵发性心房纤颤，在心房颤动转窦性心律时出现长间歇，最长RR间期为3.4秒。心脏超声提示房室内径正常，轻度肺动脉高压，舒张功能减轻。NT-proBNP>35000pg/mL。考虑诊断为"心律失常，阵发性心房颤动，慢快综合征，心脏停搏"。心内科会诊建议：①以控制心房颤动发作为首要目标；②植入临时起搏器，控制心房颤动，可静脉使用胺碘酮；③寻找心房颤动可逆性原因，控制出入平衡，并给予临时起搏器植入术。术后患者心电监护显示持续房颤心律，心室率波动在110~140次/分。给予口服盐酸胺碘酮片（200mg，bid），1周后剂量减半；口服酒石酸美托洛尔片（6.25mg，q12h）控制心室率。其间反复发作阿－斯综合征3次，每次均能自行缓解。现患者为临时起搏器植入术后第13天，为求置入永久性起搏器收入我科。刻下症：心慌，气短，无意识丧失发作，无胸痛，偶有咳嗽咳痰，纳眠可，下腹疼痛，矢气频繁，排气后痛减，大便二三日一行、色黑、质稀，小便调。舌暗红，少苔，脉结代。

患者既往有冠状动脉粥样硬化症病史20余年，2017年12月行冠脉CTA检查：RCA 30%狭窄，LCX 20%狭窄，LAD中段浅肌桥。现口服富马酸比索洛尔片（2.5mg，qd）。脑梗死病史3年。慢性肾小球肾炎50余年，曾诊断为"慢性肾小球肾炎，慢性肾功能不全（CKD4期），肾性骨病"，现口服百令胶囊。2017年8月诊断为结肠恶性肿瘤，并于2017年12月29日行右半结肠切除术。既往有高脂血症、动脉粥样硬化症、反流性食管炎、贫血病史。

［查体］T 36.5℃，P 99次/分，R 20次/分，BP 135/61mmHg。神志清楚，精神萎靡，体形消瘦，面色黄暗，肿瘤恶病质状态。双肺叩诊清音，听诊双肺呼吸音粗，双肺可闻及散在湿啰音。心界不大，心率121次/分，律不齐。腹软，腹中线右侧可见10cm手术伤口，未完全愈合，可见少量血性分泌物；肝脾肋下未触及，

墨菲征（–），麦氏点无压痛。

［辅助检查］全血细胞分析 +CRP:RBC 2.99×10^{12}/L，WBC 5.18×10^9/L，NEUT 3.58×10^9/L，HGB 95.0 g/L，PLT 168.0×10^9/L，CRP 90.73mg/L。生化:Cr 166.3μmol/L，BUN 26.81mmol/L，K$^+$ 4.85mmol/L。快速血气分析（微电极）:pH 7.351，PO$_2$ 98.9mmHg，PCO$_2$ 33.0mmHg。DIC 初筛试验:D-Dimer 4.32 mg/L（FEU），PT 14.2秒，APTT 36.9秒，FIB 4.77g/L，FDP 14.1mg/L。甲状腺检查四（检验科）:TSH 5.4225μU/mL，anti-TG 6.99U/mL，anti-TPO 16.11U/mL。NT-proBNP:6264pg/mL。尿常规（–）。ECG:心房纤颤，T 波改变。胸片:肺部感染复查，较前有所好转。心脏超声:EF: 57%，左房前后径 31mm，右房前后径 37mm，主动脉瓣退变，三尖瓣反流（轻度），左室舒张功能减低。腹部超声:双肾体积小，双肾皮质回声增强。胸腔超声:双胸腔积液，右侧胸腔前后径 5.9cm，上下径 5.8cm，内可见肺叶漂浮，左侧胸腔前后径 6.4cm，上下径 6.2cm，内可见肺叶漂浮。

［入院诊断］中医诊断:心悸，阴阳两虚证。西医诊断:①心律失常，持续性心房纤颤，慢快综合征，临时起搏器植入术后;②阿–斯综合征;③冠状动脉粥样硬化症;④慢性肾小球肾炎，慢性肾功能不全（CKD4 期），肾性骨病，肾性贫血;⑤结肠恶性肿瘤，右半结肠切除术后，肿瘤恶病质;⑥肺部感染;⑦低蛋白血症;⑧动脉粥样硬化症;⑨高脂血症;⑩反流性食管炎。

入院后卒中风险积分 6 分，出血风险积分 2 分。患者在 ICU 植入临时起搏器后，常规口服盐酸胺碘酮片，但心率还会反复出现长间歇，反复发作阿·斯综合征，其原因可能与临时起搏器的电极脱落有关。因此，笔者未予任何控制心室率及复律药物，包括酒石酸美托洛尔片、盐酸胺碘酮片等。西药仅给予低分子量肝素钠注射液 0.2mL（12 小时 1 次）皮下抗凝及抗感染、解痉、化痰、抑酸、纠正贫血等治疗。中药治以炙甘草汤益气滋阴，通阳复脉。

处方:炙甘草 30g，党参 15g，干姜 10g，桂枝 10g，麦冬 30g，生地黄 90g，火麻仁 15g，大枣 15g，阿胶珠 15g。3 剂，水煎服，浓煎 50mL，每日 1 剂，分 2 次服。

二诊（2018 年 1 月 18 日）:心电监护显示，患者服药前心率波动在 112~134 次/分。至服药第 2 天（2018 年 1 月 16 日），心率逐渐下降至 95~110 次/分。服药第 2 天（2018 年 1 月 17 日），心率逐渐下降至 90~108 次/分，并且在首次出现窦性心律，心率 92 次/分，其窦性心律维持的时间在 10~15 分钟，在窦性心律之后又自行转为房颤律，在此过程中，未出现房颤复律导致的血栓脱落事件。服药第4天（2018年1月18日），仍然呈现窦律与心房颤动交替，心率下降至73次／分，窦性心律，且窦律维持时间较前延长，大约30分钟会自行转为房颤律。患者晨起恶寒发热，体温37.2℃，头晕，咳嗽咳痰、质白黏；无明显心慌气短，无胸痛，纳少，眠可；下腹疼痛改善，偶有腹部胀痛，排气后痛减，大便昨日未行。舌暗红，少苔，脉浮。血常规：WBC 3.52×10^9/L，NEUT% 64.2%，MONO% 11.6%，RBC 2.86×10^{12}/L，HGB 89.0g/L，PLT 166.0×10^9/L，CRP 63.32mg/L。因患者单核细胞比值及CRP较前略升高，考虑存在感染加重可能，今日暂缓永久起搏器植入术。调整抗生素方案，中药治以柴葛解肌汤和解少阳、解表清里。

处方：柴胡18g，葛根30g，甘草10g，黄芩10g，白芍10g，羌活10g，白芷10g，生石膏30g，桔梗15g。3剂，水煎服，浓煎50mL，每日1剂，分2次服。

三诊（2018年1月19日）：患者服药第1天，晨起体温37.4℃，上午复测体温，下降至36.3℃，恶寒、发热消失。服药第2天（2018年1月20日）体温为36.4℃，咳嗽减轻，纳差，眠可，舌淡，少苔，脉结代。心率80次／分，仍间断转为房颤律。患者感染已经控制，暂停柴葛解肌汤，拟炙甘草汤原方，处方同前，再进3剂。

四诊（2018年1月21日）：患者心慌、气短消失，纳眠可。复查心电图：窦性心律，完全性左束支传导阻滞，心率为76次／分，QT为490毫秒。治疗同前。

五诊（2018年1月22日）：患者仍为窦性心律，78次／分。复查胸片：主动脉硬化，左下肺感染较前吸收。于今日下午2时行永久性心脏起搏器植入术，术后仍为窦性心律，未诉明显不适。仍守炙甘草汤原方3剂以维持窦律。

六诊（2018年1月25日）：患者诉右侧起搏器植入创口处疼痛剧烈，拆开纱布发现囊袋血肿，对其手术创口行换药术。换药后，患者手术创口处疼痛好转。查体：T 36.3℃，P 73次／分，R 16次／分，BP 126/63mmHg，24小时总入量1904mL，总出量2000mL，尿量1150mL。DIC初筛试验：D-Dimer 2.51mg/L（FEU），FDP 9.8mg/L，PT 14.3秒，TT 24.7秒，APTT 58.6秒。尿常规：RBC 63.8/μL，RBC-M（高倍视野）11.48个。生化一：Cr 187.6μmol/L，BUN 14.51mmol/L，K$^+$ 4.12mmol/L，Ca^{2+} 1.91mmol/L。给予口服盐酸曲马多缓释片（100mg，2次／日）止痛。中药治以身痛逐瘀汤，以活血化瘀止痛为主。

处方：秦艽10g，川芎20g，桃仁15g，红花15g，甘草15g，羌活6g，醋没药 10g，当归 15g，醋五灵脂 15g，醋香附 15g，牛膝 30g，地龙 15g。3 剂，水煎服，浓煎 50mL，每日 1 剂，分 2 次服。

七诊（2018 年 1 月 28 日）：患者手术切口疼痛明显减轻，血肿范围明显缩小。3 剂身痛逐瘀汤服完，疼痛消失。因其长期卧床，对病情恢复不利，遂鼓励患者多在床边坐，或下地站立，但患者头晕加重，体位改变后明显，不能耐受坐位及站立体位，改拟泽泻汤原方：泽泻 50g，炒白术 20g。服药 1 剂，头晕消失。出院后，继续守炙甘草汤原方维持窦律。随访至今，心房颤动与长间歇再未发作。

按：该患者入院前有没有阵发性心房颤动病史尚不清楚。本次主因为持续性心房颤动、慢快综合征、心脏停搏、阿－斯综合征入院，其发生原因可能与其住院前长期服用富马酸比索洛尔有关。入院后查心脏超声，提示心房不大。虽然安装临时起搏器，但仍然间断发作阿－斯综合征，可能与临时起搏器的电极脱落有关。转入 CCU 后，虽然心律波动在 110～140 次／分，但笔者未予盐酸胺碘酮片、酒石酸美托洛尔等任何控制心律药物。笔者考虑其肿瘤术后羸瘦虚弱，心悸，气短，大便干，舌红少苔，脉结代，这是典型阴阳两虚的炙甘草汤方证。患者服用中药 2 剂即转为窦性心律。虽然心房颤动与窦律交替发作，但我们观察到，窦律维持时间明显延长，直至服中药 5 天后彻底复律、转窦。笔者分析，在整个治疗过程中，除半量的低分子量肝素钠注射液具有抗凝作用外，没有任何西药能对心律产生影响。因此，其复律转窦与中药可能存在因果关系。在转窦过程中，未见血栓脱落事件发生。笔者推测未发生脑梗死等事件的原因，可能有两个方面：第一，可能与一直持续运用低分子量肝素钠注射液抗凝有关；第二，可能与大剂量生地黄滋阴、养血、活血有关。

后因患者出现院内感染加重，体温上升，符合"恶寒渐轻，身热增盛，无汗头痛，目疼鼻干，心烦不眠，咽干耳聋，眼眶痛，舌苔薄黄，脉浮微洪"，改柴葛解肌汤控制院内感染的三阳合病，1 剂退热。感染控制后，再用炙甘草汤原方，患者彻底转为窦性心律。后因安装永久起搏器后，出现皮下血肿、疼痛，符合"瘀血夹风湿，经络痹阻，肩痛、臂痛、腰腿痛，或周身疼痛，经久不愈者"，改用王清任《医林改错》身痛逐瘀汤，覆杯而安。因其体位改变后头晕加重，符合"心下有支饮，其人苦冒眩"，改用《金匮要略》泽泻汤，霍然而愈。然后再改用炙甘草汤原方，维持窦律。

综上，这是一例病史达 19 天的持续性心房颤动患者，运用纯中药后达到了较好的转窦、复律疗效。

2. 持续性心房颤动、心力衰竭、慢性阻塞性肺疾病、肺癌案

佟某，男，85岁。主因"间断胸闷心慌5年，加重伴双下肢水肿2个月"于2018年1月26日入院。患者于5年前无明显诱因出现胸闷心慌，就诊于北京某医院，诊断为"心房纤颤"，心室率偏快，给予静脉盐酸胺碘酮片复律后出院。后患者间断复查心电图，未见明显异常，末次正常心电图为2016年8月26日，以后胸闷心慌间断发作。2个月前，患者出现胸闷、心慌加重，伴双下肢水肿；自己测量血压过程中，发现水银柱搏动不规律；咳嗽咳痰，痰中偶见血丝，一直未予重视。1天前就诊于我院急诊，查心电图示快速心房颤动，诊断"心房纤颤、慢性阻塞性肺疾病、高血压病1级（很高危）、反流性食管炎"，予5%GS100mL+盐酸胺碘酮注射液300mg，静点控制心室率等对症处理。现为求进一步诊治，收入我科。刻下症：胸闷心慌，喘憋气短，不能平卧；咳嗽咳痰，痰中带血丝；纳可，梦多，大便偏干，小便量不多、偏黄。舌暗红有裂纹，苔黄厚，脉结代。既往有慢性阻塞性肺疾病病史20年。

［查体］T 36.2℃，P 106次/分，R 18次/分，BP 122/60mmHg。神清，左肺呼吸音低，双肺可闻及干湿啰音，心率125次/分，律不齐。双下肢轻度指凹性水肿。

［辅助检查］生化：Cr 69.6μmol/L，K^+ 3.89 mmol/L，Ca^{2+} 2.10 mmol/L。血常规、DIC初筛试验、cTnI（－）。肿瘤标志物：CEA 18.18ng/mL，PSA-Ratio 0.28，CYFRA21-1 5.37ng/mL。NT-proBNP：1998pg/mL。ECG：心房纤颤。心脏超声：左房增大，左房前后径42mm，三尖瓣反流（轻度），肺动脉高压（中度）。胸片：①左肺门旁团片影，肿瘤待除外，建议进一步CT增强检查；②右上肺少许片状影，炎症待查，建议复查；③主动脉硬化；④双侧胸膜肥厚。

［入院诊断］中医诊断：心悸（阴阳两虚证）。西医诊断：①心律失常，心房纤颤，心功能Ⅲ级（NYHA分级）；②高血压1级（很高危）；③慢性阻塞性肺疾病伴感染；④肺癌；⑤反流性食管炎；⑥前列腺增生。

目前患者主要存在心房颤动、心力衰竭，以及COPD这三个问题。入院后卒中风险积分3分，出血风险积分2分。因患者在急诊所查心电图即为心房颤动，入院前具体心房颤动病史不得而知，且患者高龄，左房偏大，暂不考虑用西药复律。在治疗方案上，给予低分子量肝素钠注射液（0.2mL，12小时1次）皮下抗凝，口服富马酸比索洛尔片（5mg，1次/日）控制心率。另外给予利尿剂，改善心力衰竭；解痉、化痰、平喘剂，改善慢阻肺。中药治以炙甘草汤益气滋阴，通阳复脉。

处方：炙甘草30g，党参15g，干姜10g，桂枝10g，麦冬30g，生地黄90g，

火麻仁15g，大枣15g，阿胶珠15g。3剂，水煎服，浓煎50mL，每日1剂，分2次服。

二诊（2018年1月29日）：服药第1天，双下肢水肿减轻，心室率波动在106次／分，房颤律。服药第2天，心室率波动在88次／分，仍为房颤律。服药第3天，患者胸闷心慌明显减轻，咳嗽咳痰减少；偶有喘憋气短，纳可，眠差，梦多，大便转通畅，小便黄。舌暗红，有裂纹，苔黄厚，脉弦。心电监护显示HR为63次／分，窦律，律齐。生化全项：K$^+$ 4.41mmol/L，ALB 29.6g/L。大便常规＋隐血试验：（＋）。甲状腺检查四、尿常规未见明显异常。胸部CT：①左肺实变影，首先考虑炎性病变，不除外肺门区肿瘤合并阻塞性炎症，建议治疗后复查或进一步检查；②双肺慢性支气管炎待查，肺气肿；③右肺小结节，建议随诊；④双肺陈旧病变；⑤双侧胸膜肥厚。肿瘤科会诊，建议患者消炎治疗后行支气管镜＋穿刺明确诊断。在治疗方案上，停低分子量肝素钠注射液，中药继续给予炙甘草汤维持窦律。

2018年1月31日大便常规＋隐血转为阴性。连续观察3天，仍为窦性心律。后建议患者于专科医院继续检查以明确肺部疾病。

按：该患者入院前的心房颤动病史不清楚，可能为2个月，因此在诊断上更倾向于"持续性心房颤动"。虽然在服用中药炙甘草汤3天后就转为窦性心律，但一定是中药的复律疗效吗？笔者认为，对于中药的疗效，我们既不能无限放大，把个体经验当作普遍真理，也不能妄自菲薄，需要慎重对待，客观分析。在治疗方案上，半量的低分子量肝素钠注射液可以抗凝，但对心律没有影响。此外，患者同时还口服富马酸比索洛尔片控制心室率，静点呋塞米利尿减轻心脏负荷。笔者曾经观察到针对阵发性心房颤动、心力衰竭患者，部分患者单用盐酸胺碘酮片复律疗效较差，但在静点利尿剂后，很快转为窦性心律，逆转了其核心病理生理过程。但之前笔者仅观察到此针对阵发性心房颤动患者有效，对持续性心房颤动一般无效。该患者能够转窦，有可能也与β受体阻滞剂及利尿有关，也有可能与之无关。

此外，该患者舌苔黄腻，需要化痰清热吗？笔者在刚管该患者时，的确有所犹豫，是否需要用温胆汤、黄连温胆汤等化痰清热？笔者犹豫再三，仍然选择炙甘草汤。考虑如下：第一，该患者符合《伤寒论》中"脉结代，心动悸"条文，且与高热过程中出现的心房颤动相似；第二，气短、乏力，这是气虚、阳虚指征；第三，从胸片、痰中带血及病史分析，笔者倾向于肺癌可能性大，符合炙甘草汤指征中的"肺痿"；第四，痰中带血，属于血证，方中生地黄、阿胶能够止血；第五，大便偏干，这是阴虚指征，符合生地黄药证。

另外，史欣德教授经常对笔者说，对老年人的厚腻舌苔需要慎重，即使大量运用化痰燥湿药物也不会有所改善。笔者认为，这可能与舌苔形成的生物学机制有关。因此，在该病案中，笔者并没有选择化痰清热的套路，而是倾向于选择补虚策略。

综上，这是一例病史可能在 2 个月左右的持续性心房颤动患者，运用中西药后，达到了较好的转窦、复律疗效。

3. 持续性心房颤动、冠心病、便常规隐血阳性案

耿某，女，82 岁。主因"心慌气短反复发作 7 年，加重 10 天"于 2017 年 11 月 24 日入院。2010 年 10 月，患者因进食油腻后出现心慌、气短，伴汗出、乏力，无胸闷、憋气，于北京某三甲医院就诊。查冠状动脉 CTA 示右冠散在多发斑块，管腔狭窄 20%~90%；左主干及左前降支多发斑块，最窄处达 90%；左回旋支关闭不规则，多发混合斑块，狭窄 40%~90%。诊断为"冠心病、高血压、心房颤动"，给予对症治疗后，症状好转，具体过程不详。自 2014 年 3 月起，患者心慌、气短反复发作，心率最高达 200 次 / 分，多次于该三甲医院住院治疗，给予稳定心律、降压、降脂、抗凝等治疗后，症状缓解。2014 年 8 月查动态心电图示房性早搏，室性早搏，窦性停搏，最长 R-R 间期 6.7 秒。于外院行心脏起搏器（单腔）植入术，术后规律服用抗血小板药物，但仍然出现阵发性心房颤动，经对症处理后好转。2015 年 3 月 20 日，患者无明显诱因出现胸闷、心慌、左肩背部酸痛，伴气短、乏力，无胸口压榨样疼痛，心率 110 次 / 分。于该三甲医院急诊查心电图：Ⅱ、Ⅲ、aVF、V_{4-6} 导联 ST 段压低，cTnI 0.550ng/mL，诊断为"急性非 ST 段抬高型心肌梗死"，给予抗板、抗凝、控制心率、调脂稳定斑块、抗心肌重构、降压等治疗后，好转出院。10 天前，患者再次出现心慌、气短，发作频繁，无胸闷憋气，无胸痛，于该三甲医院治疗。查心电图示心房纤颤，给予富马酸比索洛尔及达比加群酯控制心室率及抗凝。因心率控制不佳，遂于我科住院治疗。刻下症：心慌，气短，乏力，出汗，胸闷，叹息则舒，非常焦虑，喋喋不休，口干，口苦，纳可，眠差，梦多，噩梦，容易惊悸，小便可，大便干，难解。舌暗，边有瘀点，薄黄腻，脉结代。

患者既往有高血压病史 47 年，最高 200/120mmHg，现口服雷米普利（5mg，qd），拜新同（30mg，qd），血压控制可。2 型糖尿病病史 15 年，现口服二甲双胍（0.5g，bid），血糖控制可。高脂血症病史 10 余年，目前服立普妥（20mg，qn），

血脂控制情况不详。50 年前行甲状腺手术治疗，术后出现甲减，现规律服用优甲乐（50μg，qd）。双肾功能受损 6 年，肾核素发现 GFR：左 33.3mL/min/1.73m^2，右 28.8mL/min/1.73m^2。脑动脉、双颈动脉硬化 9 年，多发腔隙性脑梗死 7 年。胆囊结石 9 年。肾错构瘤 10 年。腰椎间盘突出、椎管狭窄 10 余年。肺间质病变 4 年。

[查体] T 36.0℃，P 102 次 / 分，R 19 次 / 分，BP 125/82mmHg。神志清楚，皮肤萎黄，肺（-）；HR133 次 / 分，心律不齐，第一心音强弱不等，双下肢无水肿。

[辅助检查] 全血细胞分析 +CRP：WBC 8.50×10^9/L，RBC 4.11×10^{12}/L，HGB 120.0g/L，PLT 223.0×10^9/L，CRP 1.02mg/L。生化：BUN 10.06 mmol/L，Cr 100.4μmol/L，UA 505μmol/L。DIC 初筛试验：PT 16.4 秒，PT% 57.8%，APTT 55.1 秒，FIB 4.03g/L，TT >180.0 秒。快速血气分析：pH 7.399，PO$_2$ 98.6mmHg，PCO$_2$ 38.5mmHg。甲状腺检查四（检验科）：（-）。ECG：心房颤动。胸片：右肺陈旧性病变，主动脉硬化。心脏超声：EF 59%，左房增大，左房前后径 42mm×42mm×52mm，主动脉瓣钙化，三尖瓣反流（轻度）。胸腔超声：双胸腔未见积液。腹部超声：肝内钙化灶，肝外胆管上段增宽，餐后胆囊，胆囊多发结石。

[入院诊断] 中医诊断：心悸（肝郁气滞证）。西医诊断：①冠状动脉粥样硬化性心脏病，不稳定型心绞痛，陈旧性心肌梗死，心律失常，持续性心房颤动，心功能Ⅱ级（NYHA 分级）；②高血压病 3 级（很高危）；③2 型糖尿病；④甲状腺切除术后，继发性甲状腺功能减退；⑤高脂血症；⑥腔隙性脑梗死；⑦胆囊结石；⑧多发动脉硬化症，颈动脉硬化，脑动脉硬化；⑨肾错构瘤；⑩腰椎间盘突出；⑪椎管狭窄；⑫肺间质病变；⑬慢性肾衰竭（CKD2 期）；⑭贫血；⑮反流性食管炎。

入院后卒中风险积分 9 分，出血风险积分 3 分。因患者本次发作心房颤动病史已经至少 10 天，错过复律的时间窗，目前仅给予口服达比加群酯胶囊（110mg，bid）抗凝，口服富马酸比索洛尔片（5mg，1 次 / 日）控制心率，其他，常规给予降糖、降脂稳定斑块、抑酸等治疗。中药治以疏肝理气，和解少阳；汤药以柴胡加龙骨牡蛎汤加减。

处方：柴胡 15g，黄芩 10g，法半夏 10g，党参 15g，甘草 10g，干姜 3g，大枣 15g，桂枝 10g，茯苓 30g，生龙骨 30g，生牡蛎 30g，酒大黄 3g，麸炒枳壳 10g，陈皮 10g。3 剂，水煎服，浓煎 50mL，每日 1 剂，分 2 次服。

二诊（2017 年 11 月 28 日）：患者服药期间心率仍然控制不理想，心室率波动在 110~140 次 / 分，调整富马酸比索洛尔片剂量为 1 片半，增地高辛半片控制心室率。调整上述方案后，患者心慌、气短较前略好转，心率110次／分；仍有乏力，盗汗，口干，口苦，无胸闷憋气，无恶心呕吐，无头晕头痛，饮食可，眠差，小便可，大便呈褐色。舌黯，边有瘀点，苔薄腻，脉结代。辅助检查回报：全血细胞分析＋CRP:HGB 114.0g/L。生化:BUN 9.4mmol/L, Cr 103μmol/L。DIC:TT>180.0秒，APTT 36.9秒。大便常规＋隐血试验（＋）。考虑到新增大便常规隐血试验阳性，TT及APTT延长，可能与达比加群酯胶囊有关。改达比加群酯胶囊每日剂量（110mg，qd），调整抑酸药剂量。考虑到患者服用柴胡加龙骨牡蛎汤后，疗效不明显，且目前以大便隐血为主，急则治其标，中药予以炙甘草汤止血。

处方：炙甘草30g，党参15g，干姜10g，桂枝10g，麦冬30g，生地黄90g，火麻仁15g，大枣15g，阿胶珠15g。3剂，水煎服，浓煎50mL，每日1剂，分2次服。

三诊（2017年12月2日）：患者在服炙甘草汤第2天（2017年11月30日），心率下降至55~70次／分，改富马酸比索洛尔片为5mg，1次／日。至当天上午7：30，患者诉心悸不适，坐起后明显。心电监护示：房颤律，HR120~150次／分。予口含酒石酸美托洛尔25mg减慢心率。患者当天血钾3.65mmol/L，予氯化钠250mL＋氯化钾1g＋门冬氨酸钾镁片20mL静脉滴注补钾。至8：30心率下降至90~110次／分。当天复查大便常规＋隐血试验：（－）。服药第3天（2017年12月1日），HR 58次／分，房颤律，BP 140/53mmHg。至服药第4天（2017年12月2日），患者心悸、气短较前明显好转，乏力，时有汗出，饮食可，眠差，大便色黄，干结好转，小便可。HR 65次／分，BP 145/54mmHg。全血细胞分析＋CRP:RBC 3.05×10^{12}/L, HGB 93.0g/L。大便常规隐血试验（－）。心电图提示窦性心律。考虑患者已经转窦，没有必要再根据先前制定的"前三后四"策略等待抗凝至21天再转复。建议患者出院后继续维持富马酸比索洛尔片控制心率，继续以炙甘草汤维持窦律。随访至今，得知患者在半年后又发作一次心房颤动。

按：患者入院时发作心房颤动至少有10天，合并左房增大，暂不考虑立刻用盐酸胺碘酮片复律。即使需要复律，也需要在充分抗凝3周基础上才可以。因此，重点调整中药治疗方案。

柴胡加龙骨牡蛎汤、柴胡加龙骨牡蛎汤加黄连、柴胡加龙骨牡蛎汤合温胆汤等是笔者治疗心律失常的常用经方组合。该患者入院时表现为典型的柴胡加龙骨牡蛎汤方证，即"胸满烦惊，小便不利，谵语，一身尽重，不可转侧"。值得注意的是，笔者喜将生甘草配入本方，因有甘草，则成小柴胡汤、桂甘龙牡汤、苓桂枣甘汤合方。情绪焦虑、喋喋不休、胸闷、叹息则舒是典型的柴胡证；口干、口苦是少阳火热内扰的黄芩证；气短、乏力是中焦脾胃气虚的党参、生甘草、生姜、大枣证；苔薄腻，是半夏证；心慌、出汗、舌暗、边有瘀点、薄腻苔、脉结代是桂甘龙牡汤、苓桂枣甘汤方证；眠差、梦多、噩梦是龙骨、牡蛎证；容易惊悸、薄腻苔是痰浊内扰的温胆汤方证；大便干、难解，因此用少量大黄通便。

本以为该患者药后必效，但服药 3 剂后，疗效不明显，心率控制并不理想，且又新增大便常规隐血试验阳性、TT 及 APTT 延长，此时需要高度警惕达比加群酯引起的消化道出血。笔者当时考虑，炙甘草汤也是止血良方，该患者也有心房颤动、心动悸、面色萎黄、大便干、脉结代等指征，不妨一试。服炙甘草汤 4 剂后，复查大便常规隐血试验已经转阴。令人喜出望外的是，心电监护中也已经能看到窦性心律的 p 波。

综上，这是一例病史至少在 19 天的持续性心房颤动合并大便常规隐血阳性患者，运用中药后达到转窦、复律、止血疗效。

4. 急性冠脉综合征合并急性上消化道出血案

丁某，男，63 岁。主因"间断胸闷心慌 20 年，加重伴黑便 1 个月"于 2016 年 6 月 27 日入院。患者 20 年前因情绪激动后出现胸闷、心慌，无胸痛，无大汗及黑矇，未规律诊治，自行含服速效救心丸后缓解。此后每因情绪激动后发作，多次于北京某三甲医院就诊，查心电图示窦性心动过速、室性早搏，未予特殊诊治。10 个月前，患者胸闷心慌症状加重，就诊于另一三甲医院，行冠脉造影检查示 LAD 近端 90% 狭窄，RCA 近端 80% 狭窄，行 PCI 手术，置入两枚支架。术后规律服用阿司匹林、硫酸氢氯吡格雷、匹伐他汀钙片等药物，病情控制良好。1 个月前，患者无明显诱因出现胸闷心慌症状加重，伴黑便，现为求进一步系统诊疗，收入我科。刻下症：胸闷，胸痛，心悸，气短，乏力，汗出，情绪激动及活动后加重；偶有咳嗽、咳痰，口苦，咽干，反酸烧心，纳差，眠可，小便频，大便稀、柏油样便。舌淡红，苔薄白，脉弦细。

患者既往有高血压病史 20 年，最高血压 180/90mmHg，口服苯磺酸氨氯地平、酒石酸美托洛尔，血压控制在 130/80mmHg。高脂血症、动脉硬化症病史 20 年，口服他汀类药物控制。20 年前因精神刺激后，在某三甲医院诊为焦虑、抑郁症，经服舒乐安定 1 个月后好转。1998 年住院时，诊断为胆囊炎、胆囊息肉、颈椎病。1 年前诊断为戊型肝炎。

[查体] T 36.4℃，P 68 次／分，R 17 次／分，BP 122/67mmHg。神志清楚，面色苍白，双侧肺叩诊清音，双侧呼吸音轻，双侧闻及散在湿啰音，心前区无隆起，心率 68 次／分，律齐，可闻及早搏，二尖瓣收缩期杂音。腹软，无压痛及反跳痛，腹部未触及包块，肝脾肋下未触及，墨菲征阴性。肠鸣音未见异常。双下肢无水肿。

[辅助检查] 全血细胞分析 +CRP：WBC 13.82×10^9/L，NEUT% 85.8%，LYMPH% 10.3%，RBC 3.12×10^{12}/L，HCT 28.1%，HGB 96.0g/L。生化全项：cTnI 0.047μg/L，HDL-C 0.98mmol/L，AST 13.6U/L，Ca^{2+} 2.10 mmol/L，BUN 14.4mmol/L，HCO$_3^-$ 21.3mmol/L，GLB 19.2g/L，GLU 6.3mmol/L，ALB 35.40g/L，TP 54.60g/L。DIC 初筛试验：TT 12.4 秒。尿常规：RBC-M（高倍视野）3.19 个。甲状腺检查四（检验科）：未见明显异常。胃液隐血试验：阳性。ECG：窦性心律，正常心电图。胸片：未见明显异常。心脏超声：EF 60%，二尖瓣后叶退变，左室舒张功能降低。胸腔超声：双胸腔未见积液。腹部超声：餐后胆囊，右肾囊肿。

[入院诊断] 中医诊断：胸痹、心悸、血证（阴阳两虚证）。西医诊断：①冠状动脉粥样硬化性心脏病，不稳定型心绞痛，PCI 术后，心律失常，窦性心动过速，室性早搏，心功能Ⅲ级（NYHA 分级）；②急性上消化道出血；③肺部感染（结合胸片，是否上呼吸道感染）；④高血压病 3 级（很高危）；⑤高脂血症；⑥动脉硬化症；⑦戊型肝炎。

治疗上给予Ⅰ级护理，禁食，下胃管，负压吸引。在药物上，停阿司匹林及硫酸氢氯吡格雷，予 PPI 抑酸保护胃黏膜，云南白药活血止血，以及其他降脂稳定斑块、抗感染、营养支持等治疗。中药给予炙甘草汤益气、温阳、养阴、止血。

处方：炙甘草 30g，党参 15g，干姜 10g，桂枝 10g，麦冬 30g，生地黄 90g，火麻仁 15g，大枣 15g，阿胶珠 30g。3 剂，水煎服，浓煎 50mL，每日 1 剂，分 2 次服。

二诊（2016 年 6 月 29 日）：近两日大便未行。查体：HR：65 次／分，BP：106/66mmHg。辅助检查回报：全血细胞分析 +CRP：HGB 84.0g/L，RBC 2.77×10^{12}/L，HCT 24.6%。生化：cTnI 0.029μg/L，BUN 9.7mmol/L，Ca^{2+} 2.06mmol/L。继续守方治疗。

三诊（2016 年 7 月 2 日）：患者诉心悸好转，胸闷胸痛缓解，仍有气短，乏力，活动后加重，小便频，入院 5 天第一次解大便，质干，色褐。舌淡红，苔薄白，脉弦。查体：BP 102/70mmHg，HR 68 次／分。全血细胞分析 +CRP：WBC 5.96×10^9/L，

RBC $2.87×10^{12}$/L，HGB 89.0g/L，PLT $161.0×10^{9}$/L，CRP 6.04mg/L。大便常规＋隐血试验：（－）。炙甘草汤有效，继续守方治疗。

四诊（2016年7月6日）：无胸闷胸痛，无心悸、气短，纳眠可，二便可。查体：BP 133/83mmHg，HR 74次/分。复查血常规 HGB 为 94.0g/L。连续复查3次大便常规隐血试验，均为阴性。因患者目前为 PCI 术后10个月，目前血红蛋白稳定，大便隐血（－），考虑目前急性上消化道出血已经停止，予以口服硫酸氢氯吡格雷片（75mg，1次/日）以抗血小板聚集，预防心脏事件。继续守方炙甘草汤，巩固疗效。

按：急性冠脉综合征合并急性上消化道出血是当前心血管领域的临床难题。急性冠脉综合征或者急性心肌梗死 PCI 术后，一般会常规给予阿司匹林＋硫酸氢氯吡格雷片双抗一年以抑制血栓形成，一年后可以改为单抗。但当合并急性上消化道出血时，这是抗板、抗凝的绝对禁忌证。根据笔者的经验，针对急性冠脉综合征合并急性上消化道出血患者，很多不会立刻死于冠心病，但一定会死于急性消化道大出血。

笔者在 CCU 曾见过一例高龄消瘦的急性心肌梗死的女性患者，给予双抗＋低分子量肝素钠后，出现急性消化道大出血，每次均能排出一大滩暗红色血液，前后共排出7滩血。因病情凶险，又逢"五一"假期，值班大夫来不及申请输血，患者就因失血过多而亡。笔者在急诊门外见过一例猝死患者，死亡原因不明。询问家属，得知支架术后半年，其间规律双抗治疗，近期有心慌、汗出、血压偏低……

笔者在 CCU 主管过大量急性冠脉综合征合并急性上消化道出血病例，积累了一定的经验。第一，锁穿，开放深静脉，必要时从锁骨下静脉大量补液、输血以紧急抢救。第二，停抗板、抗凝药物，予以 PPI 抑酸，必要时予冰盐水加甲肾上腺素止血。第三，在现代医学中，一般都会要求禁食、禁水，但笔者一律禁食不禁水，下胃管，负压吸引，并灌中药炙甘草汤、黄土汤止血。经过上述处理，一般均能在2天内止血，稳定病情，为下一步治疗赢得时间。

该患者规律服用双抗10个月，1个月前开始出现急性上消化道出血，入院时胸闷胸痛，TNI 升高，因此，考虑患者符合急性冠脉综合征合并急性上消化道出血诊断。在治疗方案上，首先止血。该患者急性失血，面色苍白，胸闷，胸痛，心悸，气短，乏力，汗出，情绪激动及活动后加重，大便稀，柏油样便，这是典型的炙甘草汤阴阳两虚指征。服用中药后，虽然 HGB 从 96.0g/L 下降至 84.0g/L，但 BUN 平稳下降。笔者考虑，HGB 的变化不一定是活动性出血的标志，有可能也有住院后输液导致的血液稀释有关。另外，也可能存在 1g 左右的检测误差导致血红蛋白的波动。

综上，这是一例双抗导致的急性上消化道出血患者运用中西药后，能达到快速止血疗效。

5. 特发性血小板减少性紫癜（血小板数量为 $1×10^9/L$）、冠心病、PCI 术后、持续性心房颤动案

邵某，男，80 岁。主因"喘憋气短 14 年余，加重伴咳血 3 天"于 2017 年 12 月 14 日入院。患者于 2003 年活动后出现喘憋气短伴咳嗽，于北京某三甲医院行运动平板试验阳性，诊断为冠状动脉粥样硬化性心脏病；行冠脉造影检查，并植入支架 1 枚（具体结果及位置不详），术后症状明显缓解。2007 年，患者再次因喘憋、气短就诊于该医院，行冠脉造影检查，考虑"微小血管病变"，予球囊扩张。2015 年无诱因再次出现喘憋、气短，于我院行冠脉造影检查，结果显示"冠状动脉供血右优势型，左主干未见明显狭窄；前降支近段可见两相邻斑块，均致管腔 90% 局限性狭窄，前向血流 TIMI3 级；回旋支近段内膜不光滑，中段 20%~30% 局限性狭窄，前向血流 TIMI3 级；中间支近段可见斑块致管腔 20%~30% 狭窄，前向血流 TIMI3 级；右冠状动脉全程弥漫性病变，最重处达 70%，前向血流 TIMI3 级"，并于前降支近段及远端分别植入 1 枚支架。术后症状缓解，口服阿司匹林肠溶片（100mg，qd）+ 硫酸氢氯吡格雷（75mg，qd）抗板，阿托伐他汀钙片（20mg，qd）降脂稳定斑块，维持上述方案至今。患者 3 天前无诱因再次出现喘憋、气短，活动后加重，伴有咳血，现为求进一步治疗收入我科。刻下症：喘憋，气短，偶有胸闷，活动后加重，后背凉；咳嗽，咳白黏痰，痰中带血，色暗红，鼻出血；口干，不苦，纳可，眠差，大便三日一行、成形、颜色不黑，夜尿频、每晚 4~6 次，双下肢发凉，并轻度水肿。舌暗红，略胖大，苔中间黄厚腻，脉沉弦。

患者既往有高血压病史 17 年，最高血压 160/90mmHg，口服氯沙坦钾片（0.1g，qd），血压控制在 130/80mmHg 左右。高脂血症、动脉硬化症病史 10 年余，脑梗死病史 10 年余，慢性肾衰竭病史 30 年余，白癜风病史 10 年余，反流性食管炎 2 年，下肢深静脉回流障碍 30 年余。既往有膀胱癌病史 18 年，1999 年于本院行膀胱 2/3 切除术，2010 年因怀疑膀胱癌复发，行激光术治疗后好转。脐疝气术后 8 年余。

[查体] T 36.4℃，P 74 次 / 分，R 18 次 / 分，BP 146/60mmHg。神志清楚，体形偏胖，双手可见斑片状色素缺失，手指皮肤颜色紫青，前胸、后背、四肢散在瘀点、瘀斑，舌左侧瘀点。双肺听诊呼吸音粗，双肺干啰音。心率：74 次 / 分，律齐，心音有力，肝、脾肋下未触及，肠鸣音正常，4~5 次 / 分，双下肢静脉曲张，轻度水肿，右侧为甚。

[辅助检查] 全血细胞分析：WBC 5.94×10⁹/L，RBC 3.90×10¹²/L，HGB 119.0g/L，PLT 5.0×10⁹/L。考虑是否存在抽血检测误差，当天再次用蓝管复查血常规，PLT 下降至 4.0×10⁹/L。生化：GLU 6.99mmol/L，Cr 131μmol/L，ALB 38.9g/L，BUN 6.1mmol/L H-CRP 6.89mg/L。DIC 初筛试验：D- Dimer 0.65 mg/L（FEU）。cTnI：0.003ng/mL。NT-proBNP：251pg/mL。甲状腺功能检查、尿常规、便常规＋隐血试验：（－）。心电图示：P-R 间期延长，I° 房室传导阻滞。胸片：左下肺炎症可能性大。心脏超声：节段性室壁运动异常，左房增大，左房前后径 41mm，左室舒张功能减低。腹部超声：轻度脂肪肝，餐后胆囊。胸腔超声：（－）。

[入院诊断] 中医诊断：胸痹，血证（火热内扰证）。西医诊断：①冠状动脉粥样硬化性心脏病，不稳定型心绞痛，PCI 术后，心律失常，I° 房室传导阻滞，心功能Ⅲ级（NYHA 分级）；②血小板减少症；③高血压 2 级（极高危）；④肺部感染；⑤高脂血症；⑥高尿酸血症；⑦慢性肾功能不全（CKD3 期）；⑧反流性食管炎；⑨脑梗死；⑩膀胱癌术后；⑪脐疝气术后；⑫下肢深静脉回流障碍；⑬动脉粥样硬化症。

患者虽然既往有冠心病病史，曾行 PCI 术，但本次入院后查血常规中血小板仅为 5.0×10⁹/L，诊断为血小板减少症。我们医院没有血液科病房，只有血液科门诊，无法转科。考虑到血小板偏低可能与长期口服抗板药物有关，且血小板偏低容易导致脑出血及全身其他部位的出血事件，遂向家属充分交代病情及治疗方案。家属同意先申请输血小板对症治疗，待血小板上升后转至北京某三甲医院血液科行骨髓穿刺进一步明确病因。在护理方面，予以生理盐水封管，避免肝素钠对凝血功能的影响。在治疗方面，予以扩冠、降脂稳定斑块、PPI 抑酸、保护胃黏膜、降压、抗感染、解痉、平喘、云南白药活血止血等治疗。患者目前以全身皮下瘀点瘀斑，咳血，鼻出血，口干，便秘，舌暗红为主，证属火热内蕴，暂不考虑冠心病与肺部感染。急则治其标，中药给予三黄泻心汤清心降火。

处方：酒大黄 15g，黄连 15g，黄芩 15g。3 剂，不煎取回，开水泡冲 15 分钟，分 2 次服。

二诊（2017年12月15日）：患者口干、便秘、全身瘀点、瘀斑未见明显改善；仍有咳嗽咳痰，痰中带血，未再出现鼻衄，双下肢静脉迂曲，舌脉同前。全血细胞分析+CRP：WBC 5.42×10⁹/L，HGB 111.0g/L，PLT 1.0×10⁹/L，CRP 2.80mg/L。患者血小板持续下降，排除抗板药物对血小板的影响，更倾向于自身血液病所致。予以注射用重组人白介素-11、利可君片、注射用甲泼尼龙琥珀酸钠（40mg/d，连输3天）升血小板。在中医治疗方案上：第一，考虑患者目前以四肢、全身皮下出血，以及咳血、鼻衄为主，证属火热内蕴，与《金匮要略·惊悸吐血下血胸满瘀血病脉证治》中条文"心气不足，吐血，衄血，泻心汤主之"相似，继续守方用三黄泻心汤清心降火止血；第二，患者舌体胖大，苔中间黄厚腻，脉沉弦，为水饮内停，同时合并出血、口干、舌苔黄、舌质暗红，考虑水饮内停兼有阴虚内热，与《伤寒论》中的"若脉浮发热，渴欲饮水，小便不利者，猪苓汤主之"条文相似；第三，患者睡眠差，舌红，考虑与《伤寒论》中的"少阴病，得之二三日以上，心中烦，不得卧，黄连阿胶汤主之"条文相似；第四，双下肢静脉曲张，合并双下肢瘀斑，轻度水肿，是为瘀阻脉络，瘀水互结，属桂枝茯苓丸方证；第五，目前合并肺部感染，咳嗽咳痰，白痰，与桔梗甘草汤化痰。因此，采用三黄泻心汤、猪苓汤、黄连阿胶汤、桂枝茯苓丸及桔梗甘草汤合方而治。

处方：黄连20g，黄芩20g，酒大黄15g，猪苓20g，茯苓30g，泽泻30g，滑石粉20g，阿胶珠20g，桂枝15g，桃仁10g，茯苓20g，牡丹皮15g，山药30g，桔梗15g，甘草15g。3剂，水煎服，浓煎50mL，每日1剂，分2次服。

三诊（2017年12月16日）：痰中带血明显减轻，未再鼻衄，全身瘀点、瘀斑较前减轻。全血细胞分析+CRP：WBC 13.53×10⁹/L，RBC 3.49×10¹²/L，HGB 108.0g/L，PLT 7.0×10⁹/L，CRP 26.31mg/L，NEUT% 86.1%，LYMPH% 8.2%。大便常规+隐血试验：（+）。并于14：24输B型血小板1个单位，过程顺利。中药继服。

四诊（2017年12月17日）：复查全血细胞分析+CRP：WBC 14.45×10⁹/L，RBC 3.34×10¹²/L，HGB 101.0g/L，PLT 25.0×10⁹/L，NEUT% 89.8%，CRP 61.37mg/L。大便常规+隐血试验：（－）。考虑血小板数量持续上升，可能与注射用重组人白介素-11、利可君片、注射用甲泼尼龙琥珀酸钠、输血及口服中药有关。患者血象较前上升，可能与激素有关，但右肺可闻及干啰音，咳嗽咳痰，停用拉氧头孢钠，改氯化钠注射液100mL+注射用头孢唑肟钠3g（12小时1次）静脉滴注以强化抗感染。中药继服。

五诊（2017年12月18日）：患者夜间受凉后出现咽痛，喘憋、气短较前减轻，稍有胸闷，仍有咳嗽，咳黄黏痰，口干，新增口苦，舌暗红，苔黄厚腻，脉沉弦。上午10：00心电监护显示房颤律，心室率120次/分左右，考虑新发心房颤动，病程在48小时以内，立即给予负荷量的盐酸胺碘酮片复律治疗，经过负荷量及维持量的盐酸胺碘酮片后，患者心率降至60~70次/分，仍为房颤律。复查全血细胞分析+CRP：WBC 11.35×10⁹/L，HGB 107.0g/L，PLT 52.0×10⁹/L，CRP 63.64 mg。生化：K^+ 3.77mmol/L，GLU 12.31mmol/L，ALB 30.1g/L，Cr 105.3μmol/L，BUN 9.19mmol/L。细菌真菌血清学检查：PCT0.11ng/mL。大便常规+隐血试验：（－）。考虑患者目前血小板上升与西药、输血作用关系较大，且目前血小板在安全范围之内，为排除西药及输血的影响，暂停注射用重组人白介素-11、生血丸、利可君片。目前患者以新出现的外感症状为主，根据《金匮要略·脏腑经络先后病脉证》"夫病痼疾加以卒病，当先治其卒病，后乃治其痼疾也"的标本缓急原则，考虑属三阳合病，予以柴胡加龙骨牡蛎汤、麻杏甘石汤、桔梗甘草汤、三黄泻心汤、黄连阿胶汤、温胆汤、桂枝茯苓丸合方而治。

处方：柴胡24g，黄芩20g，法半夏12g，党参20g，甘草15g，干姜3g，大枣10g，桂枝10g，茯苓30g，生龙骨30g，生牡蛎30g，酒大黄15g，黄连30g，陈皮10g，麸炒枳壳10g，竹茹10g，阿胶珠30g，白芍20g，桃仁15g，牡丹皮15g，桔梗15g，生麻黄6g，炒杏仁15g，生石膏45g。3剂，水煎服，浓煎50mL，每日1剂，分2次服。

六诊（2017年12月19日）：口干口苦减轻，仍有咳嗽，咳黄黏痰，舌体、双下肢瘀斑较前减轻。查体：P 68次/分，BP 95/50mmHg。全血细胞分析+CRP：WBC 10.29×10⁹/L，HGB 112.0g/L，PLT 72.0×10⁹/L，CRP 81.72mg/L。生化：BUN 10.9mmol/L，Cr 139μmol/L，K^+ 4.82mmol/L。细菌真菌血清学检查：PCT 0.11ng/mL，H-test 0.038EU/mL，G-test<10pg/mL。患者血压偏低，停服富马酸比索洛尔片。

七诊（2017年12月20日）：心电监护显示，心率波动在52~67次/分，仍为房颤律。复查全血细胞分析+CRP：WBC 8.47×10⁹/L，RBC 3.43×10¹²/L，HGB 104.0g/L，PLT 47.0×10⁹/L，LYMPH% 15.6%，MONO% 9.8%，CRP 77.73mg/L。生化：BUN 11.03mmol/L，Cr 122.8μmol/L，K^+ 4.77mmol/L，cTnI 0.022μg/L。患者目前以持续性心房颤动为主，经盐酸胺碘酮片复律后患者不能转为窦性心律。补充诊断：持续性心房颤动。因患者有出血倾向，暂不予抗凝治疗。患者血小板持续降低，可能与抗生素头孢唑肟，以及停用激素、白介素、生血宝、利可君片有关，也可能柴胡剂有降低血小板作用，停服中药。继续申请输血小板。

八诊（2017年12月21日）：复查全血细胞分析+CRP:WBC 7.53×10^9/L，RBC 3.64×10^{12}/L，HGB 110.0g/L，PLT 39.0×10^9/L，CRP 54.13mg/L。治疗同前。

九诊（2017年12月22日）：间断鼻腔出血，舌暗红，苔黄厚腻，脉结代。复查全血细胞分析+CRP:WBC 6.08×10^9/L，RBC 3.43×10^{12}/L，HGB 104.0 g/L，PLT 14.0×10^9/L，CRP 36.06mg/L。考虑患者虽然苔黄厚腻是痰热内蕴征象，但笔者见过太多老年人的厚腻舌苔，用化痰清热药无效。因此，舍舌从症，目前为持续性心房颤动，用盐酸胺碘酮片后疗效不佳，血小板持续下降，合并出血，炙甘草汤不仅能治疗"脉结代，心动悸"的持续性心房颤动，还能止血，一举两得，故予以中药益气滋阴、通阳复脉以止血、复律。

处方：炙甘草30g，党参15g，干姜10g，桂枝10g，麦冬30g，生地黄90g，火麻仁15g，大枣15g，阿胶珠30g。3剂，水煎服，浓煎50mL，每日1剂，分2次服。

十诊（2017年12月23日）：间断鼻腔出血，喘憋气短减轻，偶有胸闷，双侧臀部大片淤血。BP 120/45mmHg。复查全血细胞分析+CRP:HGB 101.0g/L，PLT 13.0×10^9/L。今日血库仍然没有血小板，暂停使用活血化瘀药物及肌肉注射药物。

十一诊（2017年12月24日）：今日复查PLT为18.0×10^9/L，并于下午1：30输注血小板2单位，过程顺利。

十二诊（2017年12月25日）：患者无鼻腔出血，双臀部瘀血同前。复查全血细胞分析+CRP:WBC 15.34×10^9/L，RBC 3.30×10^{12}/L，HGB 100.0g/L，PLT 44.0×10^9/L，CRP 123.32mg/L。大便常规+隐血试验阴性。予盐酸莫西沙星氯化钠注射液（250mL，1次/日）静脉滴注抗炎治疗。笔者专门邀请本院检验科刘贵建主任会诊，刘主任考虑特发性血小板减少性紫癜（ITP）可能性大，并再次复查血样，告知在显微镜下可看到大量新生血小板。

十三诊（2017年12月26日）：复查PLT为83.0×10^9/L，继续给予炙甘草汤口服，并建议患者于北京某三甲医院血液科行骨髓穿刺，明确病因，继续治疗。

十四诊（2017年12月27日）：患者于北京某三甲医院复查PLT为112.0×10^9/L。

十五诊（2017年12月29日）：行骨髓穿刺检查，结论：骨髓制片光滑，骨髓小粒少见。粒系中，杆状核粒细胞比例减低，分叶核粒细胞比例明显增高，细胞形态未见明显异常。红系中，中幼红细胞比例增高，偶见畸形核幼红细胞。成熟淋巴细胞占 8.5%，细胞形态未见明显异常。单核细胞形态未见明显异常。全片共有巨核细胞 9 个，均为颗粒型巨核细胞，零星血小板偶见。诊断：骨髓稀释，请结合临床。

患者于 2017 年 12 月 30 日至 2018 年 1 月 9 日在北京某三甲医院急诊留观住院，考虑特发性血小板减少性紫癜。给予抗感染、化痰、平喘、止血、抗炎、丙种球蛋白冲击治疗，住院期间转为窦性心律（具体转窦时间患者已经记不清），出院后给予强的松（45mg，qd）、钙尔奇（600mg，qd）、泮托拉唑（40mg，qd）维持治疗 3 个月，停激素。其间一直口服炙甘草汤治疗。2018 年 5 月 8 日于外院复查全血细胞分析：WBC $7.43×10^9$/L，RBC $4.07×10^{12}$/L，HGB 116.0g/L，PLT $188.0×10^9$/L。

按：笔者处理血小板减少症经验不多，在 CCU 里面最常见的类型包括抗板药导致血小板减少症、肝素相关性血小板减少症，以及特发性血小板减少性紫癜。

患者入院后复查血小板仅 5000，为再次确认，笔者用蓝管抽血再次复查为 4000。为什么需要重新复查？因为我们在这方面曾经有过教训与经验。在 CCU 里，曾有一例患者入院时血小板几乎测不出，但全身没有任何出血征象，后转院至北京某三甲医院血液科。该院用蓝管重新抽血复查，虽然血小板数量仍少，但较我院检查结果明显升高，这说明普通血常规所用红管中的肝素对部分患者血小板的检测也具有一定的影响。因此，笔者为排除抽血复查误差，让护士同时用蓝管重新抽血对比。

笔者在主管该患者时还想到，曾经主管过一例以"急性尿潴留"收住泌尿科的 65 岁男性患者，当天出现胸闷喘憋、不能平卧，心电监护显示 ST 段压低，急查 cTnI 为 59.128μg/L，以"急性非 ST 段抬高型心肌梗死"转入 CCU。行冠脉造影术，提示左主干 + 三支病变，建议择期行 CABG。术后常规给予双抗 + 半量低分子量肝素钠注射液以抗板、抗凝。在转入后第 7 天，血小板从 $159.0×10^9$/L 下降至 $104.0×10^9$/L，尿袋中血尿增多，停用阿司匹林及低分子量肝素钠注射液。转入后第 10 天，复查血小板为 $30.0×10^9$/L；第 11 天，复查血小板为 $24.0×10^9$/L，考虑"Ⅱ型肝素相关血小板减少症"可能性较大。考虑其血小板减少的原因，与冠脉造影、封管肝素相关性较大，而与皮下肌注低分子量肝素钠关系不大。后笔者见其脸红，口气重，舌红，舌苔黄厚腻，脉滑，予以三黄泻心汤沸水泡服，将血小板上升至 $35.0×10^9$/L 出院，转至血液病专科医院进一步诊治。因此，笔者反复叮嘱护士，在护理方面，封管时一定要运用生理盐水封管。

该患者虽然不是 CCU 适应证，但考虑到可能存在潜在出血风险，和家属反复沟通并交代病情后，暂且在 CCU 住院治疗。虽然部分血小板减少症采用输血治疗无效，但权衡利弊，在病情未明确之前，还是需要积极申请输血小板，保证血小板在安全范围内，再转至专科医院。

该病例病情复杂，虽然中西药叠用能让患者血小板有所上升，但我们更应该严谨、客观判断中药对血小板的影响。回顾整个治疗过程可知，血小板的变化趋势分为三个阶段：第一阶段是从最低的 $1.0×10^9$/L 逐渐上升至 $72.0×10^9$/L（2017 年 12 月 15~19 日），第二阶段是再次下降至 $13.0×10^9$/L（2017 年 12 月 19~23 日），第三阶段是再度上升至 $188.0×10^9$/L（2017 年 12 月 23 至 2018 年 5 月 8 日）。

在第一阶段，根据《伤寒论》及《金匮要略》中的运用经验，其黄连类方及生地黄、阿胶类方均能用于血证的治疗。治疗"心气不足，吐血，衄血"的泻心汤，治疗"心中烦，不得卧"的黄连阿胶汤，以及炙甘草汤均有一定的提升血小板作用。笔者喜用三黄泻心汤治疗火热类型的血证，该患者先后服用三黄泻心汤及三黄泻心汤与黄连阿胶汤等复方后，血小板数量有所上升（其间合并运用了西药）。输入 1 个单位的血小板究竟能提升人体血小板多少？对于这个问题众说纷纭。笔者曾专门请教中国中西医结合学会检验分会主任委员刘贵建教授，按照成人标准体重 60kg 计算，输入 1 个单位的血小板，能升高血小板 0.50 万~1.50 万，即 $(5.0~15.0)×10^9$/L［正常值为（100~300）$×10^9$/L］。笔者推测，血小板能增加 7 万，除输了 1 个单位的血小板及运用 4 天的激素、白介素、生血丸、利可君外，中药可能也具有一定的升血小板作用。

在第二阶段，笔者考虑血小板下降的原因可能有三个方面。第一，抗生素头孢唑肟有可能会导致急性血小板减少；第二，停激素、白介素、生血宝、利可君片可能会对血小板产生影响；第三，考虑患者受凉后新出现咽痛、口苦，给予小柴胡汤合麻杏甘石汤等，虽然方中也有黄连、阿胶，但笔者推测可能麻杏甘石汤对血小板具有一定的降低作用。

在第三阶段，血小板的上升固然与输血小板有关，但刘主任复查血样后，发现在显微镜下可看到大量新生血小板，提示在某种因素的刺激之下，具有新生血小板形成。很显然，这不可能是输入外源性的血小板刺激所致。笔者推测，很可能与一直在服的炙甘草汤有关。如果上述推断成立，那么炙甘草汤不失为治疗血小板减少的有效经典名方。上面转至北京某三甲医院的血小板患者在出院后，一直服用某老中医的中药处方 1 年，血小板上升至正常范围。这也提示，部分中药可以有效提升血小板。

患者至北京某三甲医院诊治，虽然骨髓穿刺结果的临床意义有限，但经过丙种球蛋白及激素治疗后，血小板能够恢复正常，这也说明特发性血小板减少性紫癜的诊断能够成立。

6. 不明原因的重度贫血、血小板减少症、风湿性心脏病、心力衰竭、永久性心房颤动、肺间质纤维化、肺栓塞、肺动脉高压（重度）案

宋某，女，68岁。主因"反复胸闷气短17年，加重两周"于2017年12月22日入院。患者于2000年无明显诱因出现阵发性胸闷、气短，于我科住院治疗，诊断为"阵发性心房颤动"，对症治疗后，好转出院。2001年患者因胸闷气短加重就诊于北京某三甲医院，行冠状动脉造影术，诊断冠心病（具体检查结果不详），予以抗板、扩冠、控制心率等治疗，出院后，患者症状减轻。2010年患者再次就诊于某三甲医院，诊断为"永久性心房颤动"。2011年因胸闷憋气症状加重，于我院呼吸科住院，诊断为"肺栓塞"，开始服用华法林至今。目前华法林服用方法为1周服用5天，周一、周四停服，每次服0.625mg（1/4片）。2014年，患者再次因胸闷于我科住院，查心脏超声示：二尖瓣开放闭合受限，瓣口面积2.0cm²。心肌核素检查，未见心肌缺血。入院诊断为"风湿性心脏病、二尖瓣狭窄"，予抗凝、控制心率、改善心力衰竭等治疗，症状改善出院，后于门诊规律服药治疗，偶有活动后出现胸闷症状。2周前，患者胸闷气短症状加重，动则喘憋，不能下地，为求进一步诊疗，收入我科。刻下症：胸闷、气短，轻度活动后喘憋加重，不能下地；偶干咳，无咳痰，无发热，无头晕、头痛，手脚发凉，四肢小关节无疼痛及晨僵现象；纳差，喜甜食，眠差，大便四日一行、量少、质干，小便尚可。舌淡，苔白质薄，脉象细弱、结代。

患者既往有肺间质纤维化、慢性肺血栓栓塞性疾病6年，曾经在门诊服用西地那非，疗效不明显，目前在服华法林治疗；1个月前，在我院呼吸科住院期间出现重度贫血，经输血治疗后，患者血红蛋白上升，查抗人球蛋白试验（coombs试验）阳性，不能除外自身免疫性溶血性贫血（AIHA），其网织红细胞减少，提示骨髓抑制，建议行骨髓穿刺以明确诊断，患者拒绝；2014年诊断为类风湿关节炎，现服来氟米特（20mg，qd）；2003年诊断高脂血症，现服阿托伐他汀钙片（10mg，qn）；重度骨质疏松6年，现服碳酸钙D₃片（600mg，qn），骨化三醇软胶囊（0.25μg，qn）；双侧股骨头坏死6年；腰椎压缩性骨折6年；动脉粥样硬化4年；反流性食管炎3年；腰椎骨关节病3年。

[查体]T 36.3℃，P 86次/分，R 20次/分，BP 86/66mmHg。神志清，精神弱，面色苍白，体形偏瘦，慢性病面容，双侧睑结膜苍白，口唇苍白，无颈静脉怒张及颈动脉异常搏动，肝颈静脉回流征（-）。双肺可闻及散在爆裂音、哮鸣音，双肺可闻及少许哮鸣音。心界叩诊无增大，听诊心音强弱不等，听诊心率115次/分，律不齐，心尖部可闻及舒张期隆隆样杂音，三尖瓣收缩期可闻及4/6级吹风样杂音。双手指关节可见肿胀、畸形，双下肢轻度凹陷性水肿，四肢皮肤温度偏低，双足背动脉未见异常。

[辅助检查]全血细胞分析+CRP:WBC $3.86×10^9$/L，RBC $2.22×10^{12}$/L，HGB 59.0g/L，PLT $140.0×10^9$/L，NEUT% 74.4%，CRP 29.01mg/L。生化:Cr 45.8μmol/L，BUN 7.43mmol/L，K^+ 4.25mmol/L，Na^+ 130.3mmol/L，Cl^- 101.8mmol/L，ALB 31.9g/L，ALP 137U/L，TBIL 30.1μmol/L。DIC初筛试验:D-Dimer 1.43mg/L（FEU），INR 4.04，APTT 58.7秒，PT 47.7S。快速血气分析:pH 7.460，PO_2 138.2mmHg，PCO_2 25.0mmHg，HCO_3^- 17.4mmol/L。cTnI（-）。NT-proBNP: 16700pg/mL。ECG: 房颤律，80次/分，QTC 0.487。胸片:两肺间质性病变，主动脉硬化，心影大。心脏超声:EF 58%；双房增大，左房前后径47mm，右房左右径40mm；主肺动脉及其分支增宽，主肺动脉内径30mm，SPAP 84mmHg；二尖瓣反流（中度），三尖瓣反流（重度），肺动脉高压（重度）。腹部超声:胆囊多发结石。胸腔超声:右侧胸腔积液，前后径1.2cm，上下径0.6cm。

[入院诊断]中医诊断:胸痹（气血亏虚，瘀血阻络证）。西医诊断：①风湿性心脏病，二尖瓣狭窄，心律失常，永久性心房颤动，心功能Ⅳ级（NYHA分级）；②重度贫血，再生障碍性贫血？自身免疫性溶血性贫血？③慢性肺血栓栓塞性疾病，肺动脉高压（重度）；④肺间质纤维化；⑤类风湿关节炎；⑥低蛋白血症；⑦白细胞减少症；⑧重度骨质疏松；⑨高脂血症；⑩反流性食管炎；⑪腰椎陈旧性骨折；⑫双侧股骨头坏死；⑬腰椎骨关节病。

患者目前主要存在重度贫血、心力衰竭、肺栓塞等问题。在治疗上，当天即申请输红细胞悬液2个单位，并给予利尿、控制心率、纠正贫血、补蛋白、补钙等治疗，暂停华法林，监测INR。患者纳差，行动不便，反复做工作后，家属同意行尿管留置，但坚决拒绝胃管留置。考虑患者面色苍白，活动后胸闷气短，纳眠差，大便干，舌淡，脉弱，这是气血亏虚指征，予以归脾汤益气养血、宁心安神；患者有肺栓塞病史6年，其胸闷、气短即与肺栓塞有关，故合方桂枝茯苓丸化血栓。

处方：生黄芪30g，麸炒白术15g，党参30g，当归20g，甘草10g，茯苓

30g，制远志10g，炒酸枣仁15g，木香6g，龙眼肉15g，桂枝10g，桃仁10g，赤芍10g，牡丹皮10g。3剂，水煎服，浓煎50mL，每日1剂，分2次服。

二诊（2017年12月23日）：神清，精神萎靡，胸闷、气短较前略减轻，纳差，二便可。复查全血细胞分析：WBC 4.53×10⁹/L，RBC 2.85×10¹²/L，HGB 82.0g/L，PLT 137.0×10⁹/L。并行骨髓穿刺术，但骨髓涂片诊断为：骨髓稀释，临床意义有限。用药同前。

三诊（2017年12月25日）：神清，精神较前萎靡，面色苍白，颜面略肿，乏力，气短，周身关节散在疼痛，以膝盖、双足疼痛剧烈，头晕，纳差，眠可，四肢略肿，手脚凉，喜凉，不喜盖被，二便可。舌淡，脉沉无力。24小时总入量3074mL，尿量1950mL。查体：HR 50~87次/分，房颤律，BP 70~82/38~46mmHg，四肢发凉。全血细胞分析+CRP：WBC 5.56×10⁹/L，RBC 2.25×10¹²/L，HGB 63.0g/L，PLT 94.0×10⁹/L，NEUT% 83.4%，CRP 78.68mg/L。生化：Cr 61μmol/L，BUN 10.4mmol/L，K⁺ 3.46mmol/L，Cl⁻ 107.4mmol/L，AST 58.3U/L，ALT 31.6U/L。DIC初筛试验：INR 4.38，PT% 15.8%，APTT 47.7秒，AT-Ⅲ 46.4%。该患者基础存在二尖瓣中度反流，三尖瓣重度反流，导致体循环淤血与有效循环血容量不足并存，这是该患者当前的核心病理生理机制。因此，其对容量负荷非常敏感，需要慎重补液。患者整体状态明显变差，血压较前下降，可能与前一天周末值班的入量太多，导致泵功能及末梢循环恶化有关。其血压下降的本质，可能与血容量不足关系不大。在治疗上，除停托拉塞米外，给予升压药维持血压、停β受体阻滞剂外，强化米力农增强心肌收缩力以改善反流。中药给予四逆加黄芪汤回阳、益气、升压。

处方：黑顺片45g，干姜15g，生甘草30g，生黄芪120g。3剂，水煎服，浓煎50mL，每日1剂，分2次服。

四诊（2017年12月26日）：神清，精神弱，面色苍白，面部及双手浮肿，乏力气短，双下肢疼痛，手足凉稍有改善，大便未行。查体：HR:74次/分，房颤律，BP:117/68mmHg。复查全血细胞分析+CRP：WBC 6.99×10⁹/L，RBC 2.55×10¹²/L，HGB 74.0g/L，PLT 127.0×10⁹/L，NEUT% 82.4%，CRP 65.39mg/L。DIC初筛试验：INR 4.24。治疗同前。

五诊（2017年12月27日）：手脚转温。查体：HR:92次/分，房颤律，BP:122/51mmHg。双下肢疼痛明显减轻，大便未行。复查全血细胞分析+CRP：WBC 5.59×10⁹/L，RBC 2.37×10¹²/L，HGB 67.0g/L，PLT 107.0×10⁹/L，NEUT%

83.7%，CRP 100.30mg/L。DIC 初筛试验:INR 3.51。尿常规:WBC-M（高倍视野）155.07 个。

六诊（2017 年 12 月 28 日）：双下肢已经不疼，大便未行。查体:HR：110 次 / 分，房颤律，BP：120/63mmHg。复查全血细胞分析 +CRP:WBC 4.53×10^9/L，RBC 2.12×10^{12}/L，HGB 61.0g/L，PLT 98.0×10^9/L，NEUT% 77.0%，CRP 109.64mg/L。DIC 初筛试验:INR 3.57；生化:ALB 26.5g/L，cTnI 0.042μg/L。尿常规:RBC-M（高倍视野）3.55 个，WBC-M（高倍视野）30.06 个。患者当天精神萎靡，嗜睡状态，呼之不应，考虑与患者近期不能进食，导致入量不足，全身灌注差有关，给予氨基酸、脂肪乳、人血白蛋白营养支持，后患者神志好转。

七诊（2017 年 12 月 29 日）：今晨查房，仍然嗜睡，但呼之可睁眼，面色苍白，双足较昨日明显水肿，黑便 2 次。舌淡，苔薄白，脉结代。24 小时总入量 2446mL，尿量 2050mL。查体:HR 75 次 / 分，房颤律，BP 103/61mmHg，双侧球结膜轻度水肿，双侧胫前及双足轻度水肿。全血细胞分析 +CRP:WBC 3.83×10^9/L，RBC 1.81×10^{12}/L，HGB 51.0g/L，PLT 69.0×10^9/L，NEUT% 81.1%，CRP 87.70mg/L。DIC 初筛试验：INR 3.19。大便常规 + 隐血试验阳性。为防止患者静脉输液导致容量负荷过重，再次做患者家属工作，予以胃管插管，予肠内营养混悬液（TPF）营养支持。患者今日复查血红蛋白持续下降，今日输红细胞悬液 2 单位。血小板急剧下降，向家属交代潜在病情变化。考虑患者三系细胞减少，属于典型的"虚劳"范畴，中药予以炙甘草汤益气滋阴通阳复脉以止血，升血红蛋白、血小板。

处方：炙甘草 30g，党参 30g，干姜 10g，桂枝 15g，肉桂 6g，麦冬 30g，生地黄 90g，火麻仁 20g，大枣 30g，阿胶珠 30g。3 剂，水煎服，浓煎 50mL，每日 1 剂，分 2 次服。

八诊（2017 年 12 月 30 日）：精神状态较前好转，可短暂交流，黑便 1 次。复查全血细胞分析 +CRP:WBC 4.00×10^9/L，RBC 2.55×10^{12}/L，HGB 73.0g/L，PLT 95.0×10^9/L，NEUT% 81.4%，LYMPH% 15.8%，CRP 61.36mg/L。DIC 初筛试验：D-Dimer 0.98mg/L（FEU），PT 25.5 秒，APTT 43.6 秒，INR 2.17。治疗同前。

九诊（2018 年 1 月 1 日）：精神可，面色苍白略浮，胸闷憋气好转，双下肢不肿。复查全血细胞分析:HGB 76.0g/L，PLT 83×10^9/L；INR：1.33；大便常规 + 隐血试验：(+)。不能除外消化道出血，继续守方炙甘草汤。

十诊（2018 年 1 月 3 日）：症状同前。复查全血细胞分析 +CRP:WBC 4.80×

10^9/L，RBC $2.87×10^{12}$/L，HGB 81.0g/L，PLT $118.0×10^9$/L，NEUT% 79.2%，CRP 115.37mg/L。DIC 初筛试验：INR 1.16。大便常规＋隐血试验：（－）。给予口服华法林（0.625mg，qd）抗凝。

十一诊（2018 年 1 月 4 日）：神清，精神可，胸闷、乏力、气短症状改善，纳眠可，四肢关节疼痛好转，大便稀，小便可。复查全血细胞分析 +CRP：WBC $5.55×10^9$/L，RBC $2.86×10^{12}$/L，HGB 82.0g/L，PLT $97.0×10^9$/L，CRP 107.66mg/L。NT-proBNP：2074pg/mL。心脏超声：EF 57%，双房增大，左房前后径 44mm，右房左右径 42mm；左室壁稍增厚，主肺动脉稍增宽，主动脉瓣退变并反流（轻度），二尖瓣反流（中度），三尖瓣反流（中－重度），SPAP：71mmHg，肺动脉高压（重度）。患者 NT-proBNP 明显下降，复查心脏超声较前好转。治疗同前。

十二诊（2018 年 1 月 5 日）：症状同前。复查全血细胞分析 +CRP：WBC $5.86×10^9$/L，RBC $2.67×10^{12}$/L，HGB 75.0g/L，PLT $110.0×10^9$/L，NEUT% 78.8%，CRP 118.18mg/L。DIC 初筛试验：INR 1.20。调整华法林剂量，分别隔日予 1.25mg 及 0.625mg。

十三诊（2018 年 1 月 8 日）：患者无不适主诉。复查全血细胞分析 +CRP：WBC $3.86×10^9$/L，RBC $2.64×10^{12}$/L，HGB 75.0 g/L，PLT $152×10^9$/L，CRP 79.56 mg/L。DIC 初筛试验：INR 1.80。家属要求拔尿管。

十四诊（2018 年 1 月 9 日）：拔尿管后出现小便不畅，舌淡，苔薄白，脉细、弱、结、代。请泌尿科会诊，建议重新留置导尿，家属拒绝，给予口服盐酸特拉唑嗪片（1mg，qn）。考虑目前患者小便不畅，可能与长期卧床导致膀胱逼尿肌无力有关，中药予以肾气丸补肾温阳利水以促进排尿。

处方：桂枝 15g，黑顺片 15g，熟地黄 30g，山萸肉 15g，山药 30g，丹皮 10g，泽泻 30g，茯苓 30g。3 剂，水煎服，浓煎 50mL，每日 1 剂，分 2 次服。

十五诊（2018 年 1 月 10 日）：小便通畅。全血细胞分析 +CRP：WBC 5.50×10^9/L，RBC $2.27×10^{12}$/L，HGB 65.0g/L，PLT $186.0×10^9$/L，NEUT% 59.8%，CRP 62.82mg/L。生化：Cr 52μmol/L，BUN 5.6mmol/L，K^+ 4.20mmol/L，Na^+ 134.5mmol/L，Mg^{2+} 0.89mmol/L，AST 28.3U/L，ALT 18.5U/L。DIC 初筛试验：INR 2.27。治疗同前。

十六诊（2018 年 1 月 11 日）：病情平稳，无不适主诉。BP：104/62mmHg。复查全血细胞分析 +CRP：WBC $5.02×10^9$/L，RBC $2.03×10^{12}$/L，HGB 57.0g/L，PLT $177.0×10^9$/L，CRP>160mg/L。今日输红细胞悬液 2 单位，输血过程顺利。患者

小便较前通畅，今日改炙甘草汤原方，继续服用。

十七诊（2018 年 1 月 14 日）：无胸闷、气短，无乏力，二便可。血压 112/68mmHg。复查全血细胞分析 +CRP：WBC $5.35×10^9$/L，RBC $2.34×10^{12}$/L，HGB 69.0g/L，PLT $112×10^9$/L，CRP 84.03mg/L；DIC 初筛试验：INR 2.53。目前患者病情较平稳，准予明日出院，出院后转北京某三甲医院进一步检查。

4 个月后患者电话告知，出院后未见胸闷、憋气、气短、乏力，简单生活能够自理，复查 HGB 86.0g/L，PLT $144×10^9$/L。

按：该患者虽然基础有心血管疾病病史，但本次以重度贫血入院，且贫血原因不明，有可能是自身免疫性溶血性贫血，也可能是再生障碍性贫血，也可能是慢性心力衰竭及慢性疾病导致的消耗状态，最终还需根据骨髓穿刺结果进行诊断。我们虽然在住院期间也给患者行骨穿并涂片，但临床参考价值有限。

该患者的治疗经过可以分为两个阶段。从 2017 年 12 月 22 日刚入院到 12 月 29 日为第一阶段，从 2017 年 12 月 30 日到 2018 年 1 月 11 日为第二阶段。

在第一阶段，患者刚入院时即表现为气血亏虚证，给予归脾汤合桂枝茯苓丸，以及输血后，患者胸闷、气短症状改善，可能与输血后纠正贫血有关。但自从患者出现颜面、四肢水肿，四末不温，膝关节疼痛加重，心率、血压下降后，笔者改用四逆加黄芪汤益气、温阳、升压。服用中药后，在血管活性药物保持不变的情况下，患者血压较前有所上升，收缩压从 100mmHg 以下升至 100mmHg 以上。四逆加黄芪汤是笔者在 CCU 治疗阳气厥脱、休克、顽固性低血压的常用回阳救逆经方。笔者发现，此时单用四逆汤升压，疗效有限，一旦在四逆汤中加入大剂量黄芪，往往能起到快速升压作用。然而，笔者也发现，患者在服用四逆加黄芪汤期间，血红蛋白进行性下降，从输血后的 82.0g/L 下降至 51.0g/L。血小板也呈现进行性下降趋势，从 $140.0×10^9$/L 下降至 $69.0×10^9$/L。然而，INR 呈现好转趋势，从 4.38 下降至 3.19。回顾第一阶段，不难发现，在运用归脾汤、四逆加黄芪汤后，输 2 个单位的悬浮红细胞能维持血红蛋白 7 天。

在第二阶段，笔者考虑四逆加黄芪汤属虎狼之药，虽能救急，血压较前有所改善，下肢疼痛减轻，但并不能用于慢性虚弱状态的调理，且血红蛋白和血小板均呈进行性下降趋势，这说明四逆加黄芪汤未能逆转三系细胞减少的核心病理生理机制。

之所以改用炙甘草汤，主要考虑如下方面：第一，患者血红蛋白呈进行性下降，血小板进行性下降，白细胞也呈现下降趋势，三系细胞减少，不论其原因是自身免疫性溶血性贫血，还是再生障碍性贫血，都属于典型的中医学"虚劳"范畴；第二，患者精神萎靡不振，嗜睡，面色苍白，双下肢水肿，喜凉不喜热，舌淡，苔薄白，脉结代，这是典型的阴阳两虚、气血亏虚证；第三，患者虽然没有"心动悸"，但是存在永久性心房颤动，且"脉结代"，可以认为这是炙甘草汤方证的"脉结代，心动悸"；第四，患者大便常规隐血阳性，这与血小板减少可能有关，笔者认为，大便常规隐血试验阳性也是炙甘草汤方证的用药指征的延伸。笔者发现，患者在服用炙甘草汤期间，血红蛋白从输血前最低的 51.0g/L 上升至 82.0g/L，再下降至 57.0g/L；血小板从 69.0×10^9/L 逐渐上升至 177.0×10^9/L，后血小板再未下降；白细胞从 3.83×10^9/L 上升至 5.02×10^9/L；INR 从 3.19 下降 1.16，再升至 2.53。另外，在此期间，患者 NT-proBNP 明显下降，复查心脏超声，三尖瓣反流减轻，肺动脉高压从入院之初的 84mmHg 下降至 71mmHg。回顾第二阶段，不难发现在运用炙甘草汤后，输的 2 个单位悬浮红细胞能维持血红蛋白达 13 天，其稳定血红蛋白作用较四逆加黄芪汤明显延长。另外，患者在服炙甘草汤后，血小板逐步上升，可能提示炙甘草汤对血小板的影响可能更为特异。

值得注意的是，患者在 2018 年 1 月 9 日拔导尿管后出现小便不畅、小便无力症状，笔者考虑"肾主二便"，因肾气推动无力所致，因此给予肾气丸合盐酸特拉唑嗪片，药后 1 剂，尿无力、小便不畅即能缓解，避免了再次导尿。

7. 冠心病、肺叶切除术后、上呼吸道感染案

黄某，男，63 岁。主因"心前区疼痛伴胸闷憋气 1 年余，加重伴咳喘 2 个月"于 2016 年 2 月 15 日入院。患者 1 年前在我院肿瘤科住院期间出现心前区疼痛，性质为绞痛，伴后背痛，持续不缓解，心慌，胸闷，憋气，考虑为癌性疼痛所致，使用吗啡注射液、奥施康定等药物后，疼痛可缓解，但心前区疼痛不适反复发作，吗啡注射液、奥施康定逐渐不能控制疼痛，胸闷憋气进行性加重。再次复查肿瘤指标及评估肿瘤病情稳定。查心电图示 ST-T 改变，疼痛发作时含服硝酸甘油、速效救心丸后即能缓解，考虑"冠心病，不稳定型心绞痛"，予硫酸氢氯吡格雷片、单硝酸异山梨酯片、酒石酸美托洛尔片强化二级预防治疗。2015 年 3 月曾因胸痛憋气加重于我科住院治疗，行冠状动脉造影术，示右冠状动脉中段第二转折处局限性病变 70%～80% 狭窄，术中予右冠脉病变处植入支架 1 枚，症状好转后出院。2 个月前，患者无明显诱因再次出现心前区疼痛加重，放射至肩背，伴胸闷憋气，夜间可憋醒，咳喘不宁，现为求进一步诊治，收入我科。刻下症：偶有心前区

疼痛，放射至后背，胸闷憋气，不能耐受爬楼梯等日常活动，气短，乏力，心悸，活动及咳喘后加重；恶风寒，无汗，鼻涕量多，清稀；咳嗽，气喘，痰多，白黏痰，近期每天咳唾大量痰涎；口干，纳少，喜甜食；眠差，需药物助眠；小便可，大便日1次，需开塞露辅助。舌暗红，有瘀斑，苔白厚，脉沉细弱。

患者既往有肺鳞癌病史7年，2009年在某三甲医院行左肺全切术，术后在另一三甲医院及我院多次行放、化疗，目前病情平稳。2015年于我科住院时，诊断为抑郁状态、睡眠障碍。既往有腔隙性脑梗死病史2年余；高脂血症病史1年，胃溃疡伴出血病史多年。

[查体] T 36.3℃，P 116次/分，R 21次/分，BP 134/90mmHg。神志清楚，体形消瘦，营养不良，左侧胸廓略塌陷，左侧呼吸运动减弱。左侧胸壁可见一面积约2cm×3cm手术瘢痕。右侧无胸膜摩擦感。右侧肺叩诊清音，右侧呼吸音低，未闻及明显干湿性啰音。心率：116次/分，律齐，双下肢不肿。

[辅助检查] 全血细胞分析+CRP：WBC $7.70×10^9$/L，RBC $5.23×10^{12}$/L，PLT $358.0×10^9$/L，HGB 144.0g/L，CRP 38.38mg/L。生化全项：ALB 33.90g/L，Cr 51μmol/L，TP 63.40 g/L。DIC初筛试验：D-Dimer 0.87mg/L（FEU），APTT 37.2秒，FIB 6.45g/L。甲状腺检查四：anti-TG 34.48IU/mL。快速血气分析：PCO_2 46.5mmHg，PO_2 49.5mmHg。大便常规+隐血试验：（-）。痰培养：中等量阳性球菌。心电图：窦性心动过速，P-R间期缩短。胸片：①左肺术后改变；②右肺小结节较前未见明显变化。胸部高分辨CT：右肺上叶、下叶新见炎症。心脏超声：三尖瓣反流（轻度），左室舒张功能降低。腹部超声：肝胆胰脾双肾未见异常。胸腔超声：双胸腔未见积液。

[入院诊断] 中医诊断：胸痹、喘证（外寒内饮证）。西医诊断：①冠状动脉粥样硬化性心脏病，PCI术后，不稳定型心绞痛，心功能Ⅳ级（NYHA分级）；②肺癌切除术后，左肺鳞癌，Ⅱ型呼吸衰竭；③肺部感染；④腔隙性脑梗死；⑤高脂血症；⑥胃溃疡伴出血；⑦抑郁状态；⑧睡眠障碍。

在治疗方面，常规给予冠心病二级预防、抗感染、解痉、平喘、化痰、止痛等治疗。考虑患者目前以胸闷、咳喘为主，证属外寒内饮、郁而化热，予以小青龙加石膏汤解表散寒、化饮清热。

处方：生麻黄4g，桂枝10g，白芍10g，甘草10g，干姜6g，细辛5g，醋五味子6g，法半夏9g，生石膏20g。3剂，水煎服，浓煎50mL，每日1剂，分2次服。

二诊（2016年2月19日）：患者胸痛、后背痛均好转，偶有胸闷憋气，气短、乏力、心悸、气喘、咳吐痰涎减少，恶寒、鼻涕消失，喜甜食，纳少，眠差，小便可，便秘改善。舌暗，苔薄白，脉沉。患者病情缓解，要求出院。考虑患者为肺癌术后，症见消瘦、喘憋、乏力、咳嗽、咳痰，属于"肺痿"范畴。因其仍有咳吐痰涎，活动后心悸，喜甜，大便干，与"肺痿涎唾多，心中温温液液"相似，改拟炙甘草汤滋阴、益气、温阳、补虚。出院带药如下：炙甘草30g，党参30g，干姜10g，桂枝15g，肉桂6g，麦冬30g，生地黄60g，火麻仁10g，大枣30g，阿胶珠15g。7剂，水煎服，浓煎50mL，每日1剂，分2次服。

1年后，患者再次因喘憋加重住院治疗，询问患者，告知当时出院后坚持服用炙甘草汤1个月，胸闷、憋气、气短、咳喘、痰涎多等明显改善，体力好转。

按：该病案病情相对简单，不似前面几则病案复杂、凶险，是为冠心病合并肺癌术后、肺部感染。初诊时见其恶风寒，无汗，鼻涕量多，清稀，是为风寒束表证；胸闷憋气，咳嗽，气喘，痰多，白黏痰，近期每天咳唾大量痰涎，是为水饮停肺证；心悸，气短，活动后加重，是为水气凌心证；口干、便秘，是为水饮内停，郁而化热证。因此，用小剂量小青龙加石膏汤表里同治。病情好转后，见其仍有消瘦，咳吐痰涎，喜甜，心悸，炙甘草汤方证的条文迅速闪现在笔者脑海之中，这不就是"肺痿涎唾多，心中温温液液"吗？肺癌术后，左肺全切，不就相当于肺叶不张，枯萎不荣吗？这是典型的阴阳两虚的炙甘草汤方证。

8. 肺癌广泛转移，放化疗后胸闷喘憋、呼吸困难、剧烈咳嗽案

张某，女，62岁。主因"咳嗽咯血反复发作7年余，加重伴胸闷喘憋1周"于2017年7月11日电话就诊。患者7年前因咳嗽咯血反复发作，就诊于当地医院，行肺部CT及病理学穿刺检查，诊断为"右肺鳞癌，肺内、纵隔淋巴结转移"，先后行6次放疗，16次化疗，间断服用厄洛替尼治疗。放化疗后仍有咳嗽、咳痰反复发作，伴胸闷、喘憋、呼吸困难、纳差、倦怠乏力，先后多次住院行抗感染、化痰、解痉、平喘、营养支持治疗。笔者屡屡治以麻黄剂、柴胡剂、半夏剂、葶苈大枣泻肺汤、消瘰丸、麦门冬汤、百合固金汤等，疗效均不甚理想。1周前出现胸闷喘憋，剧烈咳嗽，咳痰，痰不多，气短，呼吸急促，咳甚则自觉心悸，面色暗黑，形体消瘦，倦怠乏力，体力明显下降，不能下地行走，纳差，不欲食，不恶心，眠差，夜间因咳嗽而睡眠不佳，大便干，量少，5天一行，舌质暗红，苔薄白，脉未见。

[辅助检查]肿瘤标志物：甲胎蛋白1.32ng/mL，癌胚抗原88.39ng/mL，糖类抗原CA199 31.005U/mL，糖类抗原CA125 52.404U/mL，神经元特异性烯醇化酶17.604ng/mL，鳞状细胞癌抗原0.7ng/mL，细胞角蛋白19片段6.463ng/mL（2017年7月10日）。PET-CT：①左乳癌术后改变；②右上肺占位，考虑周围型肺癌可能大，不完全除外转移；③气管前腔静脉后间隙及主动脉窗淋巴结肿大，FDG代谢增高，考虑转移可能；④肝右叶小囊肿；⑤脊柱退行改变（2011年6月1日）。肺部病理检查：鳞状细胞癌（2011年6月1日）。胸部高分辨CT：①右肺癌伴肺内及纵隔淋巴结转移放化疗后改变，腹腔淋巴结转移；②右侧胸腔少量积液；③左乳术后缺如（2017年7月10日）。

[入院诊断]中医诊断：肺痿（阴阳两虚证）。西医诊断：①右肺鳞癌放化疗后Ⅳ期（肺内、纵隔淋巴结转移，PS3分）；②左乳癌术后。

中药予以炙甘草汤益气滋阴，通阳复脉。

处方：炙甘草30g，党参30g，干姜15g，桂枝30g，麦冬30g，生地黄60g，火麻仁30g，大枣30g，阿胶珠15g。3剂，水煎服，加白酒30mL同煎，浓煎50mL，每日1剂，分2次服。

二诊（2017年7月14日）：患者服药3剂后，咳嗽、咳痰、喘憋、呼吸急促、乏力明显改善，自己描述十去三四，心慌、乏力、纳差及睡眠较前明显好转，大便每日一行，患者自觉本次处方治疗咳喘的疗效较以前历次处方有效。拟原方再进14剂，喘憋咳嗽、呼吸困难、乏力等均有改善。

按：患者自发病以来一直在笔者这儿坚持中西医结合治疗，放化疗的同时配合中医中药治疗。患者每每以发热、咳嗽、咳痰、咯血、喘憋、呼吸困难、纳差、便秘、倦怠乏力为主诉来门诊就诊。放化疗之后均会出现不同程度的乏力、口苦、恶心呕吐、纳差、不欲食、失眠、大便干、量少，多取小柴胡汤、四君子汤、人参汤、半夏厚朴汤、小半夏加茯苓汤、山药等疏肝、健脾、消食、化痰、导滞，均能改善食欲；见其发热、咳嗽时（低热常见）多取小柴胡汤配麻杏甘石汤，应手取效，推测可能与急性感染、癌性发热等有关；以咳血为主诉时，多取大黄黄连黄芩泻心汤，沸水泡15分钟后服用，止血如有神效，止血后再以补益方药善后；以咳嗽、咳痰、喘憋、呼吸困难加重为主诉来诊时，先后用过小青龙汤、小青龙加石膏汤、射干麻黄汤、小柴胡加石膏桔梗薏苡仁汤、六味小柴胡汤、柴朴汤、葶苈大枣泻肺汤、消瘰丸、麦门冬汤等，虽然缓解2分左右，但大多疗效平平，似效非效，可能还是与肿瘤较前进展迅速有关，有形之邪不能速去，一旦住院行放化疗治疗后，往往咳嗽多能明显减轻。在病情稳定时,见其咳嗽、咳痰,舌质红,脉细,曾用百合固金汤滋养肺肾之阴,间断服用1年,患者自觉有效,体力、体重未见明显下降,咳嗽咳痰未见明显加重,但笔者对该方缓解咳嗽、咳痰的疗效并不满意。

患者本次主因咳喘加重就诊,考虑患者目前为"肺癌广泛转移,放化疗后",因其常年咳嗽、咳痰、喘憋、呼吸困难,现代医学确诊为肺癌,属于中医学"肺痿""虚劳"等范畴。其"咳嗽气短,呼吸急促,喘憋,痰不多"与"肺痿涎唾多"相似,"咳甚则自觉心悸"与"心中温温液液"相似,"倦怠乏力,体力明显下降,不能下地行走,纳差,不欲食,不恶心,眠差,夜间因咳嗽而睡眠不佳,大便干、量少,面色黯黑,形体消瘦与"虚劳不足"相似。上述指征与炙甘草汤方证高度相似,因此选用本方"留人治病",不治其肿瘤压迫引起的咳喘,而治其肿瘤导致的虚弱状态。在运用炙甘草汤时,加酒同煎,仅服3剂,诸症就明显改善,这大大出乎笔者预料。

(七)心得体会

在运用炙甘草汤的过程中,还有如下几点值得关注。

第一,在运用本方过程中,笔者体会到大剂量生地黄是本方起效关键,笔者多从90g起步。在原文中,生地黄剂量为一斤,既能滋阴、补虚,又能活血、止血、凉血,是为本方君药。《神农本草经》中记载:"干地黄,味甘寒。主治折跌绝筋伤中,逐血痹,填骨髓,长肌肉。做汤,除寒热积聚,除痹。"《名医别录》也谓其"补五脏内伤不足,通血脉,益气力"。在曹颖甫《经方实验录》中赞同大剂量用药观点。

"唐左,史惠甫介绍。初诊十月二十日:脉结代,心动悸,炙甘草汤主之,此仲景先师之法,不可更变者也。炙甘草四钱,川桂枝三钱,潞党参三钱,阿胶珠二钱,大麻仁一两,大麦冬八钱,大生地黄一两,生姜五片,红枣十枚。佐景按:唐君居春中,素有心脏病,每年买舟到香港,就诊于名医陈伯坛先生。先生用经方,药量特重,如桂枝、生姜之属动以两计。大锅煎熬,药味奇辣,而唐君服之,疾辄良已。今冬,心悸、脉结代又发,师与炙甘草汤,服至三五剂,心悸愈,而脉结代渐稀,尚未能悉如健体。盖宿疾尚赖久剂也。君又素便秘,服药则易行,停药则难行,甚须半小时之久,故师方用麻仁一两之外,更加大黄三钱。二诊十月二十三日:二进炙甘草汤,胃纳较增,惟口中燥而气短,左脉结代渐减,右脉尚未尽和,仍宜前法加减。加制军者，因大便少也。炙甘草五钱，川桂枝四钱，潞党参五钱，阿胶珠二钱，大熟地一两，大麻仁一两，麦冬四钱，紫苏叶五钱，天花粉一两，生姜三片，红枣七枚，制军三钱"。

第二，原方在煎服法中谓"以清酒七升，水八升，先煮八味，取三升"，明确指出用酒同煎。笔者在门诊用过中药加酒同煎治疗肺癌放化疗后胸闷喘憋、呼吸困难、剧烈咳嗽患者，取效迅速。然而，遗憾的是，受病房条件限制，笔者所用炙甘草汤均未用酒入药，未能观察到含酒的炙甘草汤的临床疗效。

第三，炙甘草汤不仅是补虚良药，还是"古人的白介素"，能升血小板，改善贫血。不明原因的三系细胞减少、特发性血小板减少性紫癜等血液病也是古人眼中的"虚劳"，炙甘草汤不仅阴阳双补治疗"虚劳"，而且还能稳定血红蛋白和血小板。黄煌教授认为，炙甘草汤在古代是止血强壮营养方，有止血、改善贫血状态、纠正营养不良、增强体质等效果，常作为调理体质方。

第四，炙甘草汤既能抗凝以预防血栓事件，又能止血以治疗消化道出血，是为"东方的低分子肝素""东方的质子泵抑制剂"，具有双向调节作用。在心房颤动、肿瘤及慢性阻塞性肺疾病的治疗中，现代医学均注重抗凝治疗。笔者发现，炙甘草汤在治疗持续性心房颤动、肺癌过程中，可能还具有一定的抗凝、预防血栓形成作用，相当于"东方的低分子肝素"，其作用可能与大剂量生地黄有关。另外，在消化道出血以及大便常规隐血试验阳性的治疗过程中，笔者发现，炙甘草汤能起到迅速止血作用，相当于"东方的质子泵抑制剂"，其作用可能与大剂量生地黄、阿胶有关。

综上，炙甘草汤是阴阳双补的经典名方，其方证指征不仅包括房性早搏和室性早搏，也不单指病毒性心肌炎，可能还包括心房颤动等其他类型的心律失常、肿瘤、血液病、急性失血等。炙甘草汤具有一定的复律、转窦、止血、升血小板、补虚作用。基于现代病理生理及CCU重症病例可能是还原、诠释炙甘草汤方证的捷径。然而，上述研究依然存在临床证据等级不强，相关基因及靶向网络研究亟待深化等关键问题，我们期待，在未来的研究中能通过大量样本的临床、随机、双盲、安慰剂、对照研究，总结、凝练炙甘草汤的临床证据。值得注意的是，持续性心房颤动、急性冠脉综合征合并消化道出血、急性上消化道出血、血小板减少、三系细胞减少、肿瘤术后等均为现代医学临床难题，单用西药并不能有效缓解病情，而该研究恰恰为我们治疗上述疑难疾病提供了新思路与新借鉴。

三、麻黄附子细辛汤 /"少阴发热"，气管插管术后高热不退，脓毒症，多器官功能衰竭，急性心肌梗死合并糖尿病末梢神经病变剧烈疼痛等

麻黄附子细辛汤出自《伤寒论》少阴病篇，由麻黄、附子、细辛这三味药组成，主治少阴证，可以温经解表，主治素体阳虚，感受风寒，表现为恶寒，不发热，或有发热，舌苔白，脉沉。笔者屡用本方合人参汤治疗拒绝安置起搏器的病态窦房结综合征等缓慢性心律失常，取得较好疗效。现今临床多将本方用于窦性心动过缓、病态窦房结综合征、老人外感、虚人感冒、鼻炎、支气管哮喘、视神经炎、暴盲、暴喑、喉痹、偏头痛、关节痛、腰腿痛、失眠等疾病，中医辨证属于虚寒证的治疗。

值得注意的是，《伤寒论》原文主治"发热"，张仲景难道也是用其治疗虚人外感或阳虚外感吗？在现代医学中，发热包括感染性发热和非感染性发热，此处的发热到底是指哪一种？如果是感染性发热，麻黄附子细辛汤有抗感染的药理作用吗？麻黄附子细辛汤为少阴证而设，然而，很多医家主张少阴证是慢性疲劳综合征，或者老人经常出现的一种精神萎靡、脉微细的虚弱状态，少阴证实质果真也是如此？

笔者在 CCU 中屡屡运用本方治疗急危重症，研究发现：①本方为治疗少阴病合并发热、痛证的特效药。②气管插管术是人为造成的麻黄证；气管插管术后高热不退需要区分阴证与阳证，但基本以阴证为主；阴证以麻黄附子细辛汤为主；针对气管插管术后高热不退，运用扶阳法多能取效，而运用清热药后，病情很快急转直下，步入厥阴重症；即使合并重症感染等邪热蕴肺的阳证指征，可以附子配生石膏以寒热并用，但绝不可肆意用苦寒清热之法，直折阳气。③麻黄附子细辛汤治疗病态窦房结综合征、Ⅱ°二型房室传导阻滞、Ⅲ°房室传导阻滞等缓慢性心律失常有效，能显著改善症状，短期之内提升心率，改善心律。但停药 1 年后，往往病情还会反复，提示可能并不能改善缓慢型心律失常的远期预后。④笔者常将本方运用于急危重症患者临终前出现的发热或院内感染，且大多以中等度热（38.0~38.9℃）、高热（39.0~40.9℃）以及超高热（41.0℃以上）为主。⑤在危重症昏迷伴高热不退患者的治疗过程中，笔者喜用麻黄附子细辛汤浓煎鼻饲，从胃管中持续泵入以回阳退热，放手一搏。

（一）方证溯源

《伤寒论·辨少阴病脉证并治》第301条原文记载："少阴病，始得之，反发热，脉沉者，麻黄附子细辛汤主之。麻黄（去节）二两，细辛二两，附子（炮，去皮，破八片）一枚。上三味，以水一斗，先煮麻黄，减二升，去上沫，内诸药，煮取三升，去滓，温服一升，日三服。"由上述条文可知，麻黄附子细辛汤的经典指征包括少阴病，发热，脉沉。

（二）方证解读

麻黄附子细辛汤方证条文简明扼要，包括少阴病，发热，脉沉。笔者认为，解读该方证内涵的关键就在于对少阴证内涵的理解上。《伤寒论·辨少阴病脉证并治》第281条指出："少阴之为病，脉微细，但欲寐也。"一般认为"少阴之为病，脉微细，但欲寐"的临床表现就是周身恶寒，困倦欲眠，但卧床又难以入睡，脉沉细。然而，张仲景笔下的"脉微细，但欲寐"果真如此吗？非也！笔者曾在《〈伤寒论〉与急危重症——基于CCU重症病例及中西医结合诠释经典条文内涵、经方剂量与六经实质》一文中详细分析了少阴证的实质。笔者认为，这里描述的是一种休克状态，低血压、灌注不足为其核心病理生理机制。休克的原因有很多种，笔者结合临床重症病例对经典原文进行考证发现，该条文描述的很可能是以感染性休克、心源性休克为主，可以同时合并心力衰竭、肾衰。而麻黄附子细辛汤方证则是在休克基础上出现了发热、脉沉症状。发热，意即休克、心力衰竭、肾衰等急危重症合并感染而导致体温升高。"沉者主水""沉为在里"，此处的脉沉并非少阴证的典型指征脉微细，多提示病位在里，意即由于存在感染，或因心源性休克、心力衰竭、肾衰而合并水肿，所以表现为脉沉。

（三）方证特征

在方证指征上，根据以药测证原则，方中用生麻黄，"主治咳喘、水气也，旁治恶风、恶寒、无汗、身疼、骨节疼、一身黄肿"（吉益东洞《药征》，下同），当见有咳嗽、喘促、水肿、恶风寒、无汗、浑身酸痛、皮肤黄暗、微肿等指征存在；

方中用附子，"主逐水也，故能治恶寒，身体、四肢及骨节疼痛，或沉重，或不仁，或厥冷，而旁治腹痛、失精、下利"（同上），还当见有水肿、恶寒、全身酸痛、沉重、四肢厥冷、腹泻等指征存在；方中细辛，"主治宿饮、停水也，故治水气在心下而咳满，或上逆，或胁痛"（同上），还当见有咳嗽、喘满等指征存在。

综上，麻黄附子细辛汤方证指征包括：在现代医学的疾病方面，除常见的缓慢型心律失常、窦性心动过缓、病态窦房结综合征、老人外感、虚人感冒、鼻炎、支气管哮喘、视神经炎、视神经萎缩、暴盲、暴暗、喉痹、偏头痛、关节痛、腰腿痛、失眠之外，还可见于休克、心力衰竭、肾衰等急危重症合并发热，或者院内感染，气管插管术后高热不退等。

在症状和体征方面，可以概括为虚寒证、痛证，以及发热。即：面色晦暗或黄肿，恶寒，肢冷，精神萎靡，倦怠乏力，人困无神，欲寐而不能寐，口淡不渴，喜热饮，四肢或周身微肿，舌淡胖，苔白润或白腻，脉沉或微细；头身疼痛，关节痛，腰腿痛，以冷痛为主，得温则缓；伴或不伴发热。

（四）临床运用

1. 脓毒症、多器官功能衰竭、肺部感染、气管插管术后、休克、DIC、急性上消化道出血、肝癌患者高热不退，体温40.2℃案

黄某，男，78岁。主因"发热、呕吐半天，呼吸困难2小时"于2017年1月29日入院。患者半天前无明显诱因出现发热，咳嗽，咳痰，伴呕吐，呕吐物为胃内容物，活动不利，由120送至我院急诊。途中患者反复呕吐，2小时前于本院急诊就诊过程中突然出现面色青紫、呼吸困难，考虑窒息可能性大，予以气管插管，简易呼吸器辅助呼吸，并行负压吸引，因当天ICU没床转至CCU继续治疗。刻下症见：神志欠清，气管插管术后药物镇静状态，时有呻吟，有创呼吸机辅助呼吸（SIMV模式，潮气量380mL，PEEP4cmH$_2$O，氧浓度60%），小便失禁，保留导尿，大便未行，舌未见，脉促。

既往酒精性肝硬化病史1年，曾在我院住院，后未服药治疗；腔隙性脑梗、脑萎缩病史1年，近1个月病情加重；吸烟史50年；饮酒史60年，每天1斤，近1个月戒酒，戒酒后出现戒断反应，神识昏昧，幻听幻视，行动不利，小便失禁。

[查体] T 38.0℃，P 140次/分，R 34次/分，BP 94/44mmHg。体形瘦弱，营养偏差，神志欠清，双侧瞳孔等大等圆，直径2.5mm，对光反射存在。双侧肺

叩诊清音，呼吸音低，双肺散在痰鸣音，未闻及湿啰音，心界不大，心率140次/分，律齐，各瓣膜听诊区未闻及病理性杂音。腹平坦，腹壁未见静脉曲张，腹软，肝脏肋下平脐，剑突下脐上2指，质地坚硬，脾未触及，腹水征阳性。双下肢不肿，右下肢外展外翻，皮肤无破溃，右下肢皮温低，其他肢体皮温正常，右侧足背动脉搏动弱。生理反射存在，病理反射未引出。

[辅助检查]全血细胞分析+CRP:WBC 11.90×10⁹/L，RBC 3.41×10¹²/L，NEUT% 92.7%，HGB 97.0g/L，CRP 116.66mg/L。生化:cTnI 0.615μg/L，UA 698μmol/L，Cr 69.7μmol/L，BUN 5.54mmol/L，ALB 25.30g/L，AST 95U/L，TBIL 101.1μmol/L，DBIL 65.4μmol/L，IDBIL 35.7μmol/L，LC 3.03mmol/L，Na⁺ 134mmol/L，Cl⁻ 96mmol/L，TP 54.40g/L。DIC初筛试验:D-Dimer 2.68mg/L（FEU），INR 1.17，FDP 11.5mg/L，APTT 39.4秒，FIB 4.43g/L，PT 13.5S。快速血气分析（微电极）:pH 7.389，PO₂ 82.2mmHg，PCO₂ 46.8mmHg。NT-proBNP:1258pg/mL。ECG：窦性心动过速。胸片：双肺尖片状密度增高影。心脏超声：二尖瓣反流（轻度），三尖瓣反流（轻度），左室舒张功能减低。腹部超声：肝内实性占位（10.9cm×8.3cm），脾大，右肾结晶。

[入院诊断]中医诊断：厥证（痰热蕴肺证）。西医诊断：①肺部感染，Ⅱ型呼吸衰竭，气管插管术后；②酒精性肝硬化；③肝功能不全；④肝内占位（性质待查）；⑤低蛋白血症；⑥轻度贫血；⑦脑梗死。

入院后给予抗感染、化痰、平喘、利尿、营养支持、抑酸、控制心率、补液扩容、升压等治疗。

二诊（2017年2月4日）：笔者于春节假期结束后接班查房，患者目前为气管插管术后，有创呼吸机辅助呼吸,P-CMV模式，呼吸频率:14b/min，控制压力:15cmH₂O，PEEP/CPAP:6cmH₂O，氧浓度:45%，血氧饱和度维持在94%~97%；静脉运用重酒石酸去甲肾上腺素注射液、盐酸多巴胺注射液维持血压,BP:92/40mmHg。持续发热，体温波动在38~40.2℃，无汗；药物持续镇静状态，呼之不应，无法交流；面色晦暗青黄，全身微肿，手足凉，右手及手臂因量血压约束带束缚及输液后水肿尤为明显，护士在其手背面外敷土豆片以消肿；双眼可见少量白色浑浊分泌物；尿袋中引流出淡黄色尿液；舌未见，脉沉数。24小时总入量3112mL，尿量2450mL，总出量3220mL。心电监护显示:HR 125次/分。球结膜水肿，双侧瞳孔不等大，左侧直径2mm，光反射存在，右侧直径0.5mm，光反射弱；双肺呼吸音粗，可闻及干湿啰音。心腹查体同前。全

血细胞分析 +CRP:WBC 7.71×10^9/L, NEUT% 82.3%, RBC 2.81×10^{12}/L, HGB 80.0g/L, PLT 89.0×10^9/L, CRP 103.67mg/L。复查全血细胞分析 +CRP:WBC 7.01×10^9/L, NEUT% 75.6%, RBC 2.88×10^{12}/L, HGB 81.0g/L, PLT 62.0×10^9/L, CRP 62.09mg/L。生化全项 +cTnI:Cr 102μmol/L, BUN 14.6mmol/L, UA 595μmol/L, ALB 27.20g/L, Na$^+$ 149mmol/L, Cl$^-$ 114mmol/L, K$^+$ 3.86mmol/L, cTnI 0.615μg/L。DIC 初 筛 试 验:D-Dimer 2.53mg/L（FEU）, FDP 8.9mg/L, PT 16.7 秒, TT 18.8 秒, APTT 56.8 秒, FIB 4.63g/L。快速血气分析（微电极）:pH 7.366, PO$_2$ 151.3mmHg, PCO$_2$ 43.9mmHg。甲状腺检查四（检验科）:TSH 0.0189μIU/mL, TT3<0.25ng/mL, FT3<1.00pg/mL, TT4 4.75μg/dL。细菌真菌血清学检查:H-test 0.059EU/mL, G-test 125.3pg/mL, PCT 14.49ng/mL。肿瘤标志物:CEA 20.69ng/mL, t-PSA 8.78ng/mL, PSA-Ratio 0.09, CYFRA21-1 17.38ng/mL, NSE 27.49ng/mL, SCC 7.7ng/dL, CA19-9 58.08U/mL。胸片: 左肺上叶陈旧病变, 双肺感染, 主动脉硬化。补充诊断: 脓毒症, 低 T3 不除外。

考虑患者病情如下：患者本次主因肺部感染、窒息致呼吸衰竭收住入院，目前药物镇静，处于昏迷状态，呼之不应，高热不退，肺部感染未见好转，血小板进行性下降，存在 DIC 倾向，向家属交代病情。征得家属同意，改胃管鼻饲饮食以营养支持。西药予以物理降温、补液、保肝、停利尿剂、抗凝、监测出血及血常规及 DIC 等。患者一直在用咪达唑仑注射液（力月西）镇静，笔者今日暂停力月西，观察患者反应。在感染方面，虽然从入院之初，一直运用注射用亚胺培南西司他丁钠 + 盐酸莫西沙星注射液抗炎治疗，并监测敏感菌，但一直未能控制发热。中医如何治疗气管插管术后的高热不退？笔者立刻请示中国中医科学院研究生院史欣德教授，史老师考虑患者面色晦暗青黄、水肿，一派阴寒征象，虽有发热，但这属少阴证发热，建议予以麻黄附子细辛汤。

处方：生麻黄 15g，黑顺片 50g，细辛 15g。3 剂，水煎服，浓煎 50mL，今日急煎 1 剂，分 2 次服。

三诊（2017 年 2 月 5 日）：患者停力月西后，仍然呈现昏迷状态。呼吸机辅助呼吸，SIMV 模式，氧浓度 60%，PEEP: 6cmH$_2$O。发热较前减轻。查体:T: 39.4℃，BP: 100/50mmHg, HR: 110 次 / 分。24 小时总入量 3516mL，尿量 1150mL。复查全血细胞分析:PLT 77.0×10^9/L, HGB 83.0g/L, RBC 2.90×10^{12}/L, NEUT% 76.3%。DIC 初 筛 试 验:D-Dimer 2.92mg/L, FDP 9.3mg/L, PT 15.2 秒, TT 20.8 秒, APTT 64.9 秒, INR 1.31。胃液隐血试验: (+)。胸部正位片: 与 2017 年 2 月 3 日

胸片比较，双肺纹理增重，右肺及左肺下叶见多发斑片状模糊影较前略增多。患者呼吸机参数较前增加，呼吸功能较前变差；胃液隐血试验阳性，考虑急性上消化道出血，予禁食，停抗凝及鼻饲，强化抑酸治疗，予静脉营养支持。

四诊（2017年2月6日）：患者意识较前好转，嗜睡，呼之可应，对声、光刺激有反应，双侧瞳孔不等大，压眶反射存在，体温较前下降，气管插管呼吸机辅助呼吸，SIMV模式，PEEP：$6cmH_2O$，氧浓度：45%。静脉运用多巴胺+去甲肾上腺素维持血压。24小时总入量3643mL，尿量1550mL，总出量2900mL。查体：T 37.4℃，R 19次/分，BP 100/49mmHg，SPO_2 100%，HR 110次/分，律齐。鼻饲引流管内引流出墨绿色液体。双肺呼吸音低，未闻及干湿啰音，皮肤黏膜干燥，双上肢水肿，腰背部轻度水肿，双下肢不肿。全血细胞分析+CRP：WBC $9.53×10^9$/L，NEUT% 88.7%，RBC $2.77×10^{12}$/L，HGB 78.0g/L，PLT $83.0×10^9$/L，CRP 38.22mg/L。生化：Cr 109.9μmol/L，BUN 23.74mmol/L，UA 573μmol/L，ALT 19.9U/L，AST 40U/L，γ-GT 148.44U/L，LDH 513U/L，TP 48.30g/L，ALB 24.50g/L，K^+ 4.40mmol/L，Na^+ 147mmol/L，Cl^- 112mmol/L。DIC初筛试验：D-Dimer 2.16mg/L（FEU），FDP 7.3mg/L，PT 17.0秒，TT 19.2秒，APTT 54.8秒，FIB 3.72g/L，INR 1.47。快速血气分析（微电极）：pH 7.415，PO_2 70.6mmHg，PCO_2 34.8mmHg，SO_2 96.4%，HCO_3^- 21.8mmol/L。糖化血红蛋白（快速法）：HbA1c 6.2。尿常规1：RBC 42.40/μL，RBC-M（高倍视野）7.63个，ERY 10（±）/μL，PRO 20mg/dL（±），KET阴性。胃液隐血试验（金标法）：（-）。

五诊（2017年2月7日）：昨天夜班给予镇静，晨起8：00停咪达唑仑注射液，8：30患者呼之可应，嗜睡。体温正常，气管插管呼吸机辅助呼吸，SIMV模式，频率：20b/min，控制压力：$14cmH_2O$，PEEP/CPAP：$4cmH_2O$，氧浓度：45%。24小时总入量3383mL，尿量3450mL，总出量4650mL。查体：T 36.6℃，R 19次/分，BP 100/46mmHg，HR 106次/分，律齐，SPO_2 97%。双肺呼吸音低，其余查体同前。

六诊（2017年2月8日）：氧浓度改为40%，静脉运用多巴胺+去甲肾上腺素维持血压。24小时总入量3135mL，尿量3300mL，总出量4150mL。查体：T 37.6℃，BP 100/50mmHg，HR 103次/分，律齐，SPO_2 94%。全血细胞分析+CRP：WBC $11.05×10^9$/L，NEUT% 78.6%，RBC $2.67×10^{12}$/L，HGB 75.0g/L，PLT $104.0×10^9$/L，CRP 84.31mg/L。生化+cTnI：Cr 75.4μmol/L，BUN 20.35mmol/L，UA 567μmol/L，TP 46.20g/L，ALB 22.60g/L，Na^+ 149mmol/L，Cl^- 115mmol/L， γ-GT 102.01U/L，K⁺ 3.68mmol/L，GLU 8.4mmol/L，cTnI 0.045μg/L。快速血气分析（微电极）:pH 7.401，PO₂ 100.1mmHg，PCO₂ 39.6mmHg，SO₂ 97.8%，HCO₃⁻ 24.1mmol/L。肿瘤标志物常规（男性）:SCC 7.7ng/dL，NSE 27.49ng/mL，CYFRA21-1 17.38ng/mL，CA19-9 58.08U/mL，t-PSA 8.78ng/mL，CEA 20.69ng/mL。胃液隐血试验（金标法）：（−）。心脏超声：二尖瓣反流（轻度），三尖瓣反流（轻度），左室舒张功能减低。腹部超声：肝内多发实性占位，腹腔积液。床边胸腔积液：双胸腔未见积液。患者血浆渗透压 334.1mmol/L，予以对症处理。结合肿瘤指标和腹部超声，考虑恶性肿瘤不除外。补充诊断：肝癌；腹腔积液。

患者目前体温得到控制，肺部感染较前好转，说明麻黄附子细辛汤结合西药治疗取得一定疗效。但目前血压偏低，仍以血管活性药物维持血压，其病理生理可能与容量不足、多器官功能衰竭有关，其中医病机当以少阴证阳虚为主。在治疗上，虽然一直补液扩容及血管活性药物维持，但疗效不甚理想。笔者考虑这属于少阴证中的"厥证"，当以"通脉四逆汤"回阳救逆，强心升压，并将升压药逐渐减量及停药。

处方：黑顺片 60g（先煎），干姜 30g，细辛 10g，生麻黄 10g，生甘草 10g。3 剂，水煎服，浓煎 50mL，今日急煎 1 剂，分 2 次服。

七诊（2017 年 2 月 9 日）：氧浓度：35%，SPO₂：96%。24 小时总入量 3734mL，尿量 2900mL，总出量 3750mL，胃肠减压 400mL。查体:T 36.8℃，BP 130/60mmHg，HR 100 次 / 分。患者血压较前改善，停用重酒石酸去甲肾上腺素注射液，仅给予小剂量多巴胺维持血压（NS30mL+ 盐酸多巴胺注射液 200mg，iv，2mL/h）。患者目前嗜睡，精神萎靡，已不发热，心率、血压较前明显改善，肺部感染较前控制，消化道出血停止，继续维持呼吸机支持治疗。因 CCU 无菌环境不达标，向家属交代病情，家属同意转 ICU 进一步诊治。后患者出现全身黄染。复查全血细胞分析 +CRP:WBC 24.40×10⁹/L，NEUT% 88.1%，RBC 2.68×10¹²/L，HGB 77.0g/L，PLT 125.0×10⁹/L，CRP>160mg/L；生化 +cTnI:TBIL 407.4μmol/L，IDBIL 183.6μmol/L，DBIL 223.8μmol/L，LDH484U/L，ALT96.9u/L，AST170u/L，cTnI 0.154μg/L。家属放弃治疗，最终死于肝癌、多器官功能衰竭。

按：一般呼吸衰竭需要气管插管并行呼吸支持，是 ICU 的适应证。气管插管术后的高热不退，即气管插管合并肺部感染，是临床常见难题。虽然我们及时根据痰、尿、便等标本的细菌培养 + 药敏 + 鉴定的结果选择敏感抗生素，但仍有大量患者的发热难以控制。

中医学如何认识气管插管术这一现代医学的操作？如何运用中医药的办法处理气管插管术后高热不退？笔者在CCU中主管过气管插管术后高热不退患者，有运用温阳解表、回阳救逆法者，也有用和解少阳、清热解毒法者，有成功的经验，更有失败的教训。笔者推测其原因可能与主管此类患者数量不多有关，也可能与这类患者及时转ICU不能全面评估中药疗效有关。总结其经验和教训，大致有如下几点。

第一，气管插管术是人为造成的麻黄证。

（1）气管插管术的适应证包括自主呼吸突然停止；不能满足机体的通气和氧气供应需要而需机械通气；不能自主清除上呼吸道分泌物、胃内容物反流或出血，随时有误吸；存在上呼吸道损伤、狭窄、阻塞等影响正常通气；以及中枢性或周围性呼吸衰竭等。在CCU，常见的适应证则包括重症肺部感染，呼吸衰竭，血氧不能维持等。笔者在此前的麻黄汤（还魂汤）治疗Ⅱ型呼吸衰竭、昏迷医案中提到呼吸衰竭用麻黄有"专病专药"靶向治疗功效。因此，笔者认为，呼吸衰竭是形成麻黄证的前期病理基础。

（2）气管插管术后，一般常规给予咪达唑仑注射液、罗库溴铵注射液，以及丙泊酚注射液等药物镇静、肌松，其不良反应就与呼吸肌麻痹、剂量依赖性呼吸抑制等有关。也就是说，上述药物也有导致呼吸衰竭的不良反应。笔者见过大量肺部感染、COPD、急性肺损伤、肺部肿瘤合并Ⅱ型呼吸衰竭的老年患者，出现烦躁不安症状后，值班大夫给予"小剂量"药物镇静后导致呼吸衰竭迅速加重直至死亡的病例。因此，笔者认为，气管插管术后给予的常规镇静药物是形成麻黄证的药物基础。

（3）气管插管术后并发的肺部感染、呼吸衰竭等大部分问题可能都是在麻黄证基础上衍变而成，其治疗可能均与麻黄证相关。

（4）麻黄中含有的麻黄碱等有效成分具有兴奋呼吸中枢作用，麻黄的有效成分与药理作用反映呼吸衰竭与麻黄之间的相关性。一般在停用镇静药物，药物在体内代谢后，患者很快就会恢复意识。笔者仔细观察到一个很有意思的现象，即气管插管术后药物镇静患者在运用麻黄剂后容易恢复意识状态，最常见的就是从昏迷变成嗜睡，部分患者会出现挣扎、呻吟、人机对抗等反应，此时往往需要增加镇静药物剂量。而在该病例治疗过程中，笔者观察到一个细节，那就是笔者休假结束接班后，停用力月西镇静，并加麻黄剂胃管鼻饲，以观察患者意识状态的变化。在停镇静药及服用中药两天后，患者意识状态较前改善。当然，笔者也曾主管过Ⅱ型呼吸衰竭患者经夜班大夫给予力月西镇静后昏迷，即使停用镇静药，并给予大剂量麻黄汤鼻饲也未见意识恢复，最终死于呼吸衰竭者。笔者发现，呼吸衰竭及气管插管术后对麻黄剂有反应的预后明显优于无反应者，笔者称之为"麻黄激发试验阳性"。

第二，阴阳辨证在气管插管术后中具有极端重要性。气管插管术后高热不退，需要区分阴证与阳证，但基本以阴证为主；即使合并重症感染等邪热蕴肺的阳证指征（呼吸喘促，黄黏痰，小便黄，舌红，唇红），可以附子配生石膏以寒热并用，但绝不可肆意用苦寒清热之法，直折阳气。阴证以麻黄附子细辛汤为主，而阳证则以麻杏甘石汤为主。

（1）呼吸衰竭的本质就是肺功能丧失，而气管插管后运用镇静药物导致患者昏迷，呼之不应，在中医学中，这就是典型的阴证指征，而绝非阳证表现，在《伤寒论》六经辨证中属于"脉微细，但欲寐"的"少阴证"范畴。

（2）气管插管术后的高热不退，虽然属于高热范畴，但不可见其高热就视为阳明经证或火热证，不可见其有肺部感染的胸片、血常规等证据就视为邪热蕴肺，还需要充分考虑虚阳外越、火不归原、真寒假热等传统病机的可能性。近代火神派医家郑钦安认为，阳虚可以表现为身大热，但"身必不痛不渴，无外感可凭"，且阳虚辨证要点在于"其人必面色唇口青白无神，目瞑倦卧，声低息短，少气懒言，身重畏寒，口吐清水，饮食无味，舌青滑，或黑润青白色，淡黄润滑色，满口津液，不思水饮，即饮亦喜热汤，二便自利，脉浮空，细微无力，自汗肢冷，爪甲青，腹痛囊缩，种种病形，皆是阳虚的真面目"。

上海名医徐小圃先生善用附子顾护阳气，主治阴证。其附子运用指征为：神疲，色㿠，肢清，脉软，舌润，小便清长，大便溏泄不化，但见一二症，便放手应用。他主张"宁曲突徙薪，勿焦头烂额""阳虚症端倪既露，变幻最速，若疑惧附子辛热而举棋不定，必待少阴证悉具而后用，往往贻噬脐莫及之悔"。笔者也经常见到气管插管术后高热不退，体温在39℃以上，昏迷，身热，无汗，手足灼热，口气灼人，大便不通，小便色深，心电监护显示心率140次/分左右，一派火热征象，但当给予大剂量清热解毒中药后，心率出现进行性下降，从140次/分下降至100次/分，再降至60次/分，再至30次/分，最后变成0。之所以会出现"阳证"迅速转阴的巨变，笔者认为，这与呼吸衰竭、重症感染、感染性休克，甚至多器官功能衰竭的核心病理生理机制有关。因此，即使是高热之"实证"初起，我们也要考虑运用麻、桂、附等温阳药预先顾护阳气，切莫贻误战机。

该患者除昏迷、呼之不应之外，面色晦暗青黄，全身微肿，手足凉，小便不黄，皆为阳虚指征，因此，其高热不退，虽然在现代医学中属于肺部感染所致，但其中医病机则为虚阳浮越，且运用麻黄附子细辛汤后，不仅高热在 2 天之内降为正常，而且血象等得以改善，血小板未再下降，阻断了 DIC 进程。笔者推测其作用机制可能与麻黄附子细辛汤虽然没有抗炎、升血小板作用，但可能与其调动了患者自身的免疫功能及改善凝血系统功能有关。

（3）笔者发现，针对气管插管术后高热不退，运用扶阳法多能取效，而运用清热药后，病情很快急转直下，直至步入厥阴重证；且扶阳也并非大剂量附子回阳救逆以对抗，而需运用"将药"麻黄以温经散寒，两者之间的差别就在附子与麻黄不同的药理作用与治疗靶向上。此时为什么需要慎用或禁用苦寒类中药？其背后都有大量失败案例的经验教训。

笔者曾主管一例急性心肌梗死、脓毒血症、肺部感染、多器官功能衰竭的老年男性，主因"反复胸闷 4 年，加重 2 天"，并行气管插管术，于 2016 年 10 月 19 日由外院转至我院 CCU。患者于 4 年前反复出现心前区憋闷，范围约巴掌大，静息及活动后均可发作，遂就诊北京某三甲医院住院治疗，诊断为"冠心病，不稳定型心绞痛"，规则服用阿司匹林肠溶片、硝酸异山梨酯片、美托洛尔片及他汀治疗。2 天前夜间，患者休息时胸闷症状再发，以心前区为主，伴汗出、气促，无放射痛，含服硝酸甘油后不缓解，家属随即送至某医院急诊科，考虑为急性心肌梗死，家属为进一步诊治转诊至某三甲医院，查心电图提示："窦性心律，偶发室早，完全性左束支传导阻滞"，辅助检查提示：WBC 2.96×10⁹/L，cTnI 6.82ng/mL，NT-proBNP 2630pg/mL。胸部高分辨 CT：心脏扩大，双肺间质水肿，可见分隔，右下肺部肿物。具体治疗方案不详。患者胸闷、气喘症状无明显改善。1 天前患者突发意识障碍（具体过程不详），急诊给予气管插管术及有创呼吸机辅助呼吸等治疗，今晨查 WBC：3.329×10⁹/L，cTnI：10.0ng/mL，NT-proBNP：29285pg/mL，PCT：83.07ng/mL，给予左西孟旦强心及亚胺培南 - 西司他丁抗感染等治疗，因就诊医院无住院床位，为进一步诊治转至我院 CCU。刻下症见：药物镇静、胃肠减压状态，尿量少，大便未行。查体：T 38.4℃，P 108 次 / 分，R 15 次 / 分（呼吸机辅助呼吸），BP 143/67mmHg。气管插管术后，呼吸机辅助呼吸，留置胃管，鼻饲饮食，右肺呼吸音清，左肺呼吸音低，未闻及干湿啰音，心律齐，双下肢不肿。辅助检查：全血细胞分析 +CRP：WBC 4.80×10⁹/L，NEUT% 90.4%，LYMPH% 6.7%，RBC 3.15×10¹²/L，HGB 112.0g/L，PLT 80.0×10⁹/L，CRP 113.51mg/L。生化 +cTnI：Cr 259.4μmol/L，BUN 24.34mmol/L，UA 536μmol/L，AST 4U/L，ALB 33.30g/L，a-AMY 130U/L，K⁺ 4.28mmol/L，GLU 8.9mmol/L，cTnI 19.770μg/L。DIC 初筛试验：

D-Dimer 8.92mg/L FEU，FDP 23.2mg/L，PT 16.2秒，APTT 42.3秒，FIB 4.13g/L。PCT: 88.5ng/mL。快速血气分析（微电极）:pH 7.372，PO_2 116.6mmHg，PCO_2 47.5mmHg。大便常规＋隐血：阴性。床边心脏超声：节段性室壁运动异常（左室前壁、前间隔室壁变薄，运动幅度减低，下后壁心尖段运动幅度减低），左心增大（左室舒末内径68mm），主动脉瓣反流（轻度），左室收缩功能减低（EF 25%）。床边腹部、胸腔超声：未见异常。

[入院诊断]中医诊断：真心痛（瘀血内阻证）。西医诊断：①冠状动脉粥样硬化性心脏病，急性心肌梗死（前壁），心功能Ⅰ级（Killip 分级），心律失常，完全性左束支传导阻滞；②脓毒症；③多器官功能衰竭；④肺部感染；⑤慢性肾功能不全（CKD4 期）；⑥高血压1级（极高危）；⑦高脂血症；⑧白细胞减少症；⑨右肺肿物（性质待查）；⑩低蛋白血症。

入院后给予抗板、抗凝、降脂、稳定斑块、抗感染、化痰、平喘等对症处理，行锁骨下静脉穿刺置管术，监测 CVP 并大量补液。入院第2天，患者体温逐渐上升至39.6℃，身热无汗，口鼻之气灼手，脸红，手足温热，小便黄，大便未行，舌暗红，苔薄白，脉弦数有力。因患者为本院职工亲属，家属自知病情极重，已有思想准备，但对笔者高度信任，让笔者大胆处方。笔者见其高热、神昏、全身一派热象，且西医明确诊断有脓毒血症，考虑与《温病条辨》中"神昏谵语者，清宫汤主之"条文相似，拟与清宫汤原方（玄参心、莲子心、竹叶卷心、连翘心、犀角尖、连心麦冬），但笔者又犹豫该方是否恰当。再请教外院经方专家，建议予以小柴胡加石膏芒硝汤和解少阳、阳明，合小陷胸汤化痰泄浊，加桂枝温通心阳。

处方：柴胡45g，酒黄芩20g，法半夏25g，党参15g，甘草20g，生姜15g，大枣30g，生石膏60g，芒硝15g（冲服），蜜瓜蒌子30g，黄连10g，桂枝15g。3剂，水煎服，浓煎50mL，分2次服。

入院第3天，体温41.0℃，心率113次/分，血压105/45mmHg，较前有下降趋势。晨起中心静脉压7cmH_2O。仍然身热无汗，药物镇静状态。24小时入量：总入量4149mL，总出量2910mL，尿量2100mL。复查全血细胞分析+CRP:WBC 2.70×10^9/L，NEUT% 86.3%，LYMPH% 12.2%，RBC 2.93×10^{12}/L，HGB 105.0g/L，PLT 81.0×10^9/L，CRP 76.62mg/L。生化+cTnI:Cr 189μmol/L，BUN 30.3mmol/L，UA 514μmol/L，a-AMY 400U/L，K^+ 4.08mmol/L，Na^+ 153mmol/L，Cl^- 118mmol/L，GLU 12.0mmol/L，cTnI 37.983μg/L。

入院第4天，体温40.5℃，心率、血压逐渐下降，直至不能维持，临终前复查 cTnI：70.357μg/L。

笔者对此病例一直耿耿于怀，反复思考个中得失。后笔者重读文献，并在临床反复摸索标本缓急，逐渐体会到，此时虽然高热不退，病情危重，但是标而不是本，不宜单纯运用苦寒中药戕伐阳气、舍本逐末，否则病情则会江河日下，迅速步入多器官功能衰竭的厥阴死证。后再遇此类型则以麻黄附子细辛汤为主，发现温阳疗效较清热明显为优。

（4）针对气管插管术后合并高热不退，其本属虚属寒属阴证，而其标则属实属热属阳证。针对感染较重的类型，如脓毒症，可以考虑附子与生石膏同用。附子配生石膏为古今医家针对寒热错杂证的一种智慧之举，也是无奈之举。近代名医祝味菊先生常以附子配石膏治疗高热，认为二药同用，一以制炎而解热，一以扶阳而固本。附子之温，固可减低石膏之寒凉，然不能消除其制止分泌之功；石膏之寒，已是抵消附子之温，然附子虽失其热，而不减其强心之作用。体质虚弱而炎热不过盛，可重附而轻膏；体质略亏而炎热颇盛，又可重膏而轻附。上海名医徐小圃先生治疗小儿暑热症有以附子、石膏同用者，主症为发热、头额干灼、烦躁、口渴多饮，但又两足不温、小便频多且清。笔者也常以麻黄配附子、细辛而成麻黄附子细辛汤温阳退热治其本，麻黄配生石膏、杏仁、生甘草而成麻杏甘石汤宣肺泄热治其标。

第三，如何用中医药方法缩短脱机时间，则是整个治疗过程中的画龙点睛之笔。北京中医医院刘清泉教授主张呼吸机相当于中医学里面的参附汤，而运用大剂量生黄芪益气扶正有助于脱机，值得关注。

2. 急性非 ST 段抬高型心肌梗死、糖尿病、糖尿病周围神经病变、双下肢剧烈疼痛案

徐某，女，84 岁。主因"间断口干乏力 10 年，加重伴右下肢肿痛 20 日"于 2016 年 9 月 1 日入我院内分泌科。患者 10 年前无明显诱因出现口干、乏力，间断发作，单位体检发现血糖升高（具体不详），未系统治疗。2 年前于某医院诊断为 2 型糖尿病，予二甲双胍口服，血糖控制不详。20 天前无明显诱因出现口干、乏力加重，伴右下肢肿痛，于该医院就诊，查血糖 15.04mmol/L，下肢血管超声示：下肢动脉粥样硬化伴斑块形成，考虑"2 型糖尿病，糖尿病周围神经病变，下肢软组织蜂窝织炎"，给予对症处理后，改善不明显，现为求进一步诊疗收入内分泌科。患者既往有冠状动脉粥样硬化性心脏病病史 6 年。

患者于住院期间出现双下肢肿痛进行性加重，伴胸闷胸痛反复发作。查 ECG

示：胸前导联 ST 压低，cTnI：0.230μg/L，补充诊断：冠状动脉粥样硬化性心脏病，急性非 ST 段抬高型心肌梗死，心功能Ⅰ级（Killip 分级），并于 2016 年 9 月 14 日转入 CCU。

治疗上给予抗板、抗凝、降脂、稳定斑块、降糖等治疗，胸闷胸痛明显改善，但双下肢酸痛麻木未见缓解，夜间加重，每晚因下肢剧烈疼痛而呻吟不绝，不能下地行走、站立，服洛索洛芬钠片后疼痛依旧，双下肢轻度水肿，颜色如常，足背动脉搏动减弱，触摸双下肢发凉，喜厚被厚衣，兼见形体消瘦，面色萎黄，口干，不欲饮，乏力，纳可，眠差，二便调。舌质暗红，苔薄白，脉沉细。

考虑患者双下肢剧烈疼痛、麻木、发凉、水肿，夜间加重，服止痛药不能缓解，这是典型的少阴阳虚、寒凝经络证。予以麻黄附子细辛汤温阳散寒，通络止痛；芍药甘草汤养阴柔筋，加怀牛膝活血通络。

处方：麻黄 5g，黑顺片 30g，细辛 15g，赤芍 30g，白芍 30g，甘草 20g，牛膝 30g。3 剂，水煎服，浓煎 50mL，分 2 次服。

二诊（2016 年 9 月 18 日）：1 剂药后，下肢酸痛缓解，可以下地行走；3 剂药服完，下肢酸、痛、麻、凉、肿明显改善。继续守方温阳散寒通络，再服 7 剂，诸症若失。

按：麻黄附子细辛汤可以主治痛症，可以表现为关节痛、头痛、身痛、腰腿痛等全身任何部位的疼痛，且以冷痛为主，得温可缓解。日本汉方名家矢数道明先生治疗头部冷痛剧烈，喜用本方加防风、川芎。四川余国俊先生认为，本方对治疗腰腿痛有特效。余氏曾治疗 1 例女性右膝关节外伤后疼痛 10 余年，经 X 光摄片，诊断为"右副韧带损伤伴胫骨上端轻度骨质增生"，先用桂枝芍药知母汤加活血通络药物。服药 6 帖乏效，患者双下肢酸重，局部肿胀，压痛明显，右膝肌肉轻度萎缩，近 2 天因参加田间劳动，顿觉行走不便。中医四诊：面色少华，舌淡红，根部有少量白苔，脉濡缓，痛处喜温怕冷。改用重剂麻黄附子细辛汤加味：生麻黄 30g，熟附片 50g（先煎 1 小时），北细辛 20g，熟地黄 60g。患者服药 6 剂，右膝疼痛全部消失。

（五）心得体会

在临床运用麻黄附子细辛汤过程中，还有如下问题值得关注。

第一，在病因方面，笔者认为本方证的形成，其内与阳气不足有关，其外则与感受寒邪，形成直中少阴之势有关。中国中医科学院研究生院史欣德教授的经验是，突然来的疾病，比如头身疼痛，胃痛，腹痛，恶心，呕吐，腹泻，发热等，可能都与外感寒邪有关。因"寒性收引""寒性凝滞而主痛"，外感寒邪很容易导致风寒束表，或风寒外袭，形成表证。史老师的经验是，可以先用一支藿香正气水试探，分2次用温水冲服，若能够缓解，也能反证寒邪的病因。

第二，舌象也是运用本方的关键。因方中用风药麻黄，多以舌体偏大、舌苔偏腻为主。倘若舌红少苔，舌体瘦小，则运用本方可能并不太安全。因方中用附子、细辛温阳，多以舌淡红，或舌淡白为主，若舌质红绛，则并非所宜。余国俊先生在成都读书时，该校刘教授颇善医道，唯自身常年失眠一症，遍用诸方，疗效平平，深以为苦。因闻城里一老医一年四季治病，无论男女老幼，亦无论所患何病，开手便是麻黄附子细辛汤，竟尔门庭若市，门诊人次逾百，且经年不衰，于是"火神菩萨"声名鹊起，便往一试之。既至，老医令其伸舌，随口吟曰："麻黄附子细辛汤。"助手立即抄方与之。刘教授悻悻然，又转思不姑妄从之，遂抓药2帖。不意服完1帖，当夜竟然安睡。笔者因讶其异，曾访问过一些病者。据说此老医经年累月如此开方，偾事者偶尔有之，但有效率仍然很高。至于其观舌之"诀窍"则是：凡舌质不现明显热象者，便一律使用麻黄附子细辛汤。

第三，本方的服用方法也有其特殊性。在治疗急危重症，或濒死昏迷垂危患者，在合并发热或院内感染时，当出现中等度热（38.0～38.9℃）、高热（39.0～40.9℃）及超高热（41.0℃以上）时，此时死亡率极高，并且就是麻黄附子细辛汤条文"少阴病，始得之，反发热，脉沉"的经典再现和强适应证。此时，笔者喜给患者放置胃管，并从鼻饲管中持续泵入麻黄附子细辛汤以回阳退热，放手一搏。

四、人参汤／冠心病、急性下壁心肌梗死、心力衰竭、低血压、心源性休克、肺动脉高压

人参汤出自《金匮要略》，由人参、甘草、干姜、白术组成。在《伤寒论》中，本方改汤为丸，是为理中丸。本方具有温中祛寒，补气健脾功效，主治脾胃虚寒证，自利不渴，呕吐腹痛，腹满不食；中寒霍乱；阳虚失血，如吐血、便血或崩漏；胸痹虚证，胸痛彻背，倦怠少气，四肢不温等。在后世方书中，本方又名治中汤（《备急千金要方》卷二十）、理中煎（《鸡峰普济方》卷十二）、人参理中汤

（《校注妇人良方》卷二十）、干姜理中汤（《中国医学大辞典》）。现今临床运用理中丸、理中汤较多，而运用人参汤较少。在人参汤的临床运用中，多将本方用于胃溃疡、婴幼儿轮状病毒性腹泻、慢性肾炎、自身免疫性糖尿病、变态反应性鼻炎等治疗，而治疗冠心病心绞痛的报道不多。然而，即使在运用本方治疗冠心病时，也多在本方基础上，加大剂量瓜蒌、薤白、丹参等宣痹通阳、活血化瘀止痛中药以网络原野。

除常规用于急性、慢性肠炎、腹泻、消化道溃疡等消化系统疾病外，在CCU工作中，我们发现，本方还可用于冠心病、心力衰竭、心源性休克、肺动脉高压等急危重症的治疗。笔者深刻体会到：①胸痹不仅包括冠心病，还包括冠脉微循环障碍、X综合征、冠脉肌桥、心肌病、心脏瓣膜疾病、心力衰竭、慢性阻塞性肺疾病、肺心病、肺动脉高压、低血压、心律失常等以胸闷为主要临床表现的疾病；②人参汤以人参为名，而未提及"理中"，意即其靶向并非以中焦为主，而是以为元气亏虚、心脉虚脱为主；③"胁下逆抢心"包括急性下壁心肌梗死合并胃肠道刺激，以及以胸闷为主要临床表现的疾病合并缓慢性心律失常出现迷走神经兴奋、恶心呕吐这两个方面；④人参汤为胸痹虚证而设，相当于现代临床上的冠心病的并发症阶段，包括急性心肌梗死合并低血压、心源性休克、心力衰竭、缓慢性心律失常，这与同一条文中的枳实薤白桂枝汤所针对的胸痹实证不同；⑤人参汤所主治的胸痹，既包括心血管疾病急性期的急危重症阶段，也包括重大疾病的恢复期阶段；⑥在病理生理机制上，人参汤证可能与缺血、心力衰竭、低血压、休克、心率慢等密切相关；⑦在方证鉴别上，人参汤需与枳实薤白桂枝汤、柴胡加龙骨牡蛎汤相鉴别；⑧人参汤是古代的"心三联""东方的多巴胺"。

（一）方证溯源

人参汤出自《金匮要略·胸痹心痛短气病脉证治》，原文谓："胸痹心中痞，留气结在胸，胸满，胁下逆抢心，枳实薤白桂枝汤主之；人参汤亦主之。枳实薤白桂枝汤方：枳实四枚，厚朴四两，薤白半斤，桂枝一两，栝蒌实一枚（捣）。右五味，以水五升，先煮枳实、厚朴，取二升，去滓，内诸药，煮数沸，分温三服。人参汤方：人参、甘草、干姜、白术各三两。右四味，以水八升，煮取三升，温服一升，日三服。"从中，不难发现，其临床运用指征包括胸闷，脘痞，气从胁下上冲心胸。

另外，在《伤寒论》中记载有人参汤的丸药方——理中丸的方证主治，即《伤寒论·辨霍乱病脉证并治》，"霍乱，头痛、发热、身疼痛、热多欲饮水者，五苓散主之；寒多不用水者，理中丸主之……理中丸方（下有作汤加减法）：人参、干姜、甘草（炙）、白术各三两。上四味，捣筛，蜜和为丸，如鸡子黄许大。以沸汤数合，和一丸，研碎，温服之，日三四、夜二服；腹中未热，益至三四丸，然不及汤。汤法：以四物根据两数切，用水八升，煮取三升，去滓，温服一升，日三服。若脐上筑者，肾气动也，去术加桂四两；吐多者，去术加生姜三两；下多者还用术；悸者，加茯苓二两；渴欲得水者，加术，足前成四两半；腹中痛者，加人参，足前成四两半；寒者，加干姜，足前成四两半；腹满者，去术，加附子一枚。服汤后，如食顷，饮热粥一升许，微自温，勿发揭衣被"，"大病瘥后，喜唾，久不了了，胸上有寒，当以丸药温之，宜理中丸。人参、白术、甘草（炙）、干姜各三两。上四味，捣筛，蜜和为丸，如鸡子黄许大，以沸汤数合，和一丸，研碎，温服之，日三服"。从中，不难发现，其临床运用指征包括霍乱，头痛，发热，身体疼痛，不欲饮水，喜唾唾沫，病久持续不愈。

（二）方名解读

本方又名理中汤、理中丸，因此，一般认为，本方以治疗中焦疾病为主，很少有注家提及本方治疗心脏疾病的功效。诚如《伤寒寻源》所言，"盖理中者，理中焦之寒也。寒在胃上，取丸药之缓，逗留于上，以温胃而散寒；若寒胜热之霍乱，利在急温，则不宜丸而宜汤。缓宜丸，急宜汤，此先圣之成法，不可紊也"。在该条文中，未提及"理中"，意即其靶向并非以中焦为主。

值得注意的是，人参可以大补元气，复脉固脱，主治元气虚脱证。在本方中，以人参为君药，且取人参汤为方名，揭示本方的作用靶向，意即其所主治的胸痹为元气亏虚、心脉虚脱所致，这与阳微阴弦的胸痹病机截然不同。

（三）基于病机结合病理的胸痹虚证内涵解读

胸痹是指以胸部闷痛、甚则胸痛彻背，喘息不得卧为主要表现的一种疾病，轻者表现为胸闷，呼吸不畅，重者可有胸痛，严重者心痛彻背，背痛彻心。一般认为，胸痹是指冠心病心绞痛。然而，我们发现，胸痹还应包括冠脉微循环障碍、X综合征、冠脉肌桥、心肌病、心脏瓣膜疾病、心力衰竭、慢性阻塞性肺疾病、肺源性心脏病、肺动脉高压、低血压、心律失常等以胸闷为主要临床表现的疾病。

在该"胸痹心中痞,留气结在胸,胸满,胁下逆抢心"条文中,既有针对胸痹实证的枳实薤白桂枝汤,也有针对虚证的人参汤。实证,是指痰浊内阻、胸阳不振所致,即条文中所言,"夫脉当取太过不及,阳微阴弦,即胸痹而痛"。在临床上,经常见到冠心病患者临床表现为心前区闷痛、压榨样疼痛,以胸闷为主,且劳累、生气、情绪激动后加重,休息、含服硝酸甘油后缓解,伴心慌,胃胀,腹胀,大便不通,舌苔白腻,或白厚腻,脉弦,或脉沉,这是典型的枳实薤白桂枝汤证。

虚证,主要是指心气不足、元气亏虚所致。胸痹实证是古今医家皆认可的中医核心病机。胸痹为何会出现虚证?这是胸痹心痛篇中的千古疑难问题。历代医家在注解该条文时,大多无解强解、不求甚解,抑或一笔带过。清代医家魏荔彤强调,"再或虚寒已甚,无敢恣为开破者,故人参汤亦主之,以温补其阳,使正气旺而邪气自消也";黄元御在《金匮悬解》中简略注解,"人参汤,参、术,燥土而益气,姜、甘,温中而缓急,亦主治之";曹颖甫在《金匮发微》中认为人参汤是调理方,并非胸痹的正治之法,认为"至于人参汤一方,乃服汤后调摄之方,而非胸痹正治,明者辨之";胡希恕也认为,"如果中虚多寒,中虚就是胃虚,胃虚有寒、停饮,而且加上上焦虚,那么因为胃虚导致的停饮往上冲也能造成这种情况,所以人参汤也主之"。从上述诸多注解中,不难发现,人参汤证相当于现代医学的什么病?其核心病理生理是什么?与枳实薤白桂枝汤方证有哪些不同?其临床鉴别点在哪儿?如何鉴别运用而不是基于病机进行马后炮式的推演、演绎?因此,胸痹虚证的内涵以及人参汤的临床运用价值始终含糊不清。

在CCU中,通过主管大量急性心肌梗死患者,我们发现,胸痹虚证多见于冠心病的并发症阶段,包括急性心肌梗死合并低血压、心源性休克、心力衰竭、缓慢性心律失常等。针对冠心病的常规治疗,包括硝酸酯类药物扩冠,改善心脏供血,以及二级预防等。而在此并发症阶段,患者多合并低血压、低心率、心源性休克等,而硝酸酯类药物有导致低血压之弊,因此,患者多不能耐受。此时,在治疗上,往往予以小剂量多巴胺升压、升心率。

曾收治一例急性非ST段抬高型心肌梗死高龄胸痹虚证患者。杜某,男,89岁,主因"胸闷、心慌间断发作1年,加重伴咳嗽1天"于2016年10月28日由门诊收住入院。患者于1年前出现胸闷、心慌,就诊于北京某三甲医院,行动态心电图等检查,诊断为"冠心病、心律失常、完全性左束支传导阻滞",予药物治疗,出院后未规律服药,胸闷心慌反复发作。1天前无明显诱因再次出现胸闷、心慌加重，伴咳嗽，自服速效救心丸，症状缓解不明显，遂就诊于我院急诊，查血压：124/76mmHg（在用硝酸酯类静脉注射），心电图示"急性前壁心肌梗死、完全性左束支传导阻滞、心房颤动"，cTnI 为 0.19ug/L，诊断"急性心肌梗死"，予硝酸异山梨酯注射液等药物治疗，现为求专科治疗收入我科。刻下症：胸闷，心慌，可平卧，无胸痛，咳嗽，无咯痰，无恶寒发热，纳差，睡眠可，大便稀，便黏液脓血，时有里急后重，小便调。

患者既往高血压病史 40 余年，最高血压 180/100mmHg，口服硝苯地平控释片控制血压，未规律用药，血压控制不详。既往有直肠恶性肿瘤病史 1 年，口服替吉奥（40mg，po，bid）、消癌平及中药治疗。既往有高脂血症、动脉硬化症（脑动脉硬化、颈动脉硬化）、低钾血症、贫血、低蛋白血症。

［查体］T 37.7℃，P 68 次 / 分，R 22 次 / 分，BP 88/56mmHg。发育正常，营养良好，神志清楚，表情自如，自主体位，回答清楚，查体合作。舌暗，苔薄白，脉涩。心率 68 次 / 分，律不齐，各瓣膜听诊区未闻及病理性杂音。

［辅助检查］血常规：NE% 78.4%，RBC $3.49×10^{12}$，L% 17.1%，CRP 53.88mg/L。生化：K^+ 2.73mmol/L，ALB 30.90g/L。cTnI：0.19ug/L。心电图：急性前壁心肌梗死、完全性左束支传导阻滞、心房颤动。心脏超声示：EF 46%，左室壁运动普遍减低，左房增大，主动脉瓣反流（轻度），二尖瓣反流（轻度），三尖瓣反流（轻度），肺动脉高压（中度），左室收缩功能减低（2016 年 10 月 28 日我院急诊）。

［入院诊断］中医诊断：胸痹心痛，瘀血内阻证。西医诊断：①冠状动脉粥样硬化性心脏病，急性非 ST 段抬高型心肌梗死，心功能Ⅱ级（Killip 分级），心律失常，完全性左束支传导阻滞；②肺部感染；③高血压 3 级（很高危）；④直肠恶性肿瘤；⑤高脂血症；⑥动脉硬化症，脑动脉硬化，颈动脉硬化；⑦低钾血症；⑧低蛋白血症；⑨贫血。

患者入院前，其病情已经出现了动态变化。上午 9：00 急诊邀请笔者前往会诊评估病情，患者为急性心肌梗死，心功能略低，双肺无湿啰音，在用硝酸异山梨酯注射液扩冠治疗，血压维持在 124/76mmHg。及至下午腾出病床后，15：00 再次前往评估病情，其双下肺有散在湿啰音，血压 96/66mmHg，已经停用硝酸异山梨酯注射液。及至入院后，血压下降至 88/56mmHg。提示，患者心功能分级已经从 Killip Ⅰ级变为 Killip Ⅱ级。其病情的动态变化，提示心力衰竭逐渐加重。在治疗上，除常规抗板、抗凝、纠正心力衰竭治疗外，予以小剂量多巴胺升压。

患者入院 1 小时后，突发意识丧失，呼之不应，大动脉搏动消失，双侧瞳孔散大，直径4mm，血压测不出，血氧：75%，心率：50次/分，房颤律，呼吸频率10次/分，立即行心肺复苏，治疗无效，后宣布临床死亡，死亡原因：心源性休克，急性心肌梗死。

笔者反思治疗过程，重读经典，突然意识到，该患者从实到虚的病情变化，不就是典型的"胸痹心中痞，留气结在胸，胸满，胁下逆抢心，枳实薤白桂枝汤主之；人参汤亦主之"中的人参汤条文再现吗？后在CCU收治了大量急性心肌梗死合并心源性休克患者，尤其在冬季，每月均有2~3例心源性休克死亡患者，在其临终前，根据临床表现，立刻能对应到本方证条文，即可断人生死。在古代，虽然没有多巴胺、去甲肾上腺素、阿托品、盐酸肾上腺素等升压药，但古人一定会予以人参汤或者独参汤急救。因此，人参汤就是古代的"心三联""东方的多巴胺"。

（四）基于病机结合病理的条文内涵解读

1. "胸痹心中痞，留气结在胸，胸满"内涵

"胸痹心中痞，留气结在胸，胸满"，是指胸闷、胸胀、胸痛。导致胸闷的原因包括缺血与心力衰竭这两个方面，缺血可见于急性心肌梗死、低血压、休克，心力衰竭可见于冠心病（含急性心肌梗死）的并发症、心肌病等。

2. "胁下逆抢心"内涵

"胁下逆抢心"，是指患者自觉有气从胁下上冲心胸。因为存在"胁下逆抢心"，所以才会导致"胸痹心中痞，留气结在胸，胸满"。然而，"胁下逆抢心"的内涵是什么？历代医家对该条文，无不讳莫如深、避而不谈。

清代医家尤怡在《金匮要略心典》中指出，"胁下逆抢心，气逆不降，将为中之害也"；吴谦在《医宗金鉴》中指出，"若不在心下而气结在胸，胸满连胁下，气逆撞心者实也"；魏荔彤也认为，"再连胁下之气，俱逆而抢心，则痰饮水气，俱乘阴寒之邪，动而上逆，胸胃之阳气全难支拒矣"；黄元御在《金匮悬解》中指出，"胸痹，心中痞塞，浊气留结在胸，胸膈壅闷，胁下气逆，上抢于心，是皆胆胃逆升，浊阴不降之故也"；沈明宗在《张仲景金匮要略》更是引出风寒湿三气理论，认为"经云，风寒湿三气合而为痹。原非一邪所致，此上焦阳虚，而中气亦虚，风乘于胃，反挟浊湿，上逆胸中，以致心中痞满，为留气结在胸，肝气挟风逆上，故胸满而胁下逆抢心"；陈修园在《金匮要略浅注》中指出这是阴邪横行无忌，"更有病

势之最急者，胸痹病更加心中痞，为羁留不去之客气结聚在胸，胸痹之外，又见胸满，胁下之气又逆而抢心，是胸既痹而且满，而又及于心中，牵及胁下，为留为结，为逆为抢，可谓阴邪之横行无忌矣"；《曹氏伤寒金匮发微合刊》中更是从气化理论角度阐释，"胸中为上焦，发水行气之道路，下焦水道，由肾下接膀胱，肾膀并在胁下，胸中阻塞，胁下水气为阴霾所吸，乃从胁下逆行，冲迫心下。尝见土润溽暑之时，云阴昼晦，地中水气，为在上蒸气吸引，暴奔于上，俗名挂龙。自非雷以动之，风以散之，雨以降之，安在于顷刻之间，俾天光下济"。

类似解说比比皆是。然而，为什么会出现"胁下逆抢心"？相当于现代医学的什么病？其核心病理机制是什么？为什么在胸痹过程中会出现"胁下逆抢心"？是不是所有的胸痹都会出现"胁下逆抢心"？与普通胸痹相比，在治疗上，是否存在特殊之处？

我们发现，在病理生理机制上，"胁下逆抢心"实质包括两个方面，即急性下壁心肌梗死合并胃肠道刺激，以及以胸闷为主要临床表现的疾病合并缓慢性心律失常出现迷走神经兴奋、恶心呕吐。

首先，笔者在 CCU 中，收治了大量急性心肌梗死患者，我们发现，"胁下逆抢心"特指急性下壁心肌梗死。因下壁与胃肠道距离较近，当下壁发生急性心肌梗死，会影响胃肠功能，引发胃肠反应，出现恶心呕吐症状。

曾收治一例急性前壁心肌梗死伴室壁瘤形成、短阵室性心动过速、心源性休克、CTNI 高达 44.029μg/L 的老年男性患者，入院时伴随剧烈恶心呕吐的"胁下逆抢心"。姜某，男，66 岁。主因"胸闷胸痛反复发作 4 天，加重半天"于 2017 年 1 月 3 日由门诊收住入院。4 天前患者无明显诱因出现胸闷胸痛，夜间疼痛加重，自服去痛片 2 片对症止痛，症状减轻。此后 2 日患者胸闷胸痛反复发作，每于夜间症状加重，自服去痛片后症状减轻。1 天前出现恶心呕吐，胸闷胸痛加重，自服芬必得后症状不能缓解，遂就诊于我院急诊，急查心电图示：窦性心动过速，Ⅱ、Ⅲ、aVF、V_1-V_4 导联 ST 段抬高。查全血细胞分析 +CRP：WBC $10.75×10^9$/L，NEUT% 72.4%，CRP 39.00mg/L。急诊生化 + 全血肌钙蛋白Ⅰ测定：UA 456μmol/l，CK 1362U/L，CK-MB 123U/L，CTNI 44.029μg/L。快速血气分析：pH 7.433，PO_2 76.9mmHg，PCO_2 29.8mmHg，HCO_3^- 19.5mmol/L。胸部 X 线：双肺慢性支气管炎、肺气肿、巨大肺大疱。予以口服阿司匹林抗血小板聚集、单硝酸异山梨酯扩冠、氨溴索促排痰、喘定解痉平喘、莫西沙星抗感染。现为求进一步系统诊治收入我科。刻下症：胸痛剧烈，胸闷，活动后喘息、气促加重，喘憋，恶心，呕吐，呕吐物为胃内容物，偶有反酸烧心，间断咳嗽咳痰，无发热，无头晕头痛，纳差，食欲不佳，夜眠可，大便干，日1行，夜尿2~3次。舌质暗红，苔白，有裂纹，脉沉弦。

既往史：高血压病史5年，血压最高160/100mmHg，未规律服药，血压控制尚可；患者于2012年10月在我院住院期间诊断为心律失常、偶发房性早搏、频发室性早搏（成对、联律）、短阵室性心动过速；既往有高脂血症、动脉硬化、胆囊多发息肉、反流性食管炎病史5年余；既往有慢性阻塞性肺疾病、肺气肿、肺大疱病史6年余，患者于2012年12月27日在北京某三甲医院行全麻下左肺减容术；40年前患者行混合痔切除术。对青霉素（过敏性休克）、花粉（恶心）、敌敌畏（喘憋）过敏。否认食物及其他药物过敏史。

查体：T 36.6℃，P 80次/分，R 20次/分，BP 90/59mmHg（多巴胺维持）。神志清楚，精神弱。发育正常，营养尚可，体形中等。半卧位，急性面容，查体合作，对答切题。胸廓对称，桶状胸，双肺叩诊呈过清音，右肺呼吸音低，右下肺可闻及干啰音。心音遥远，心率80次/分，律齐，各瓣膜听诊区未闻及明显病理性杂音。双下肢无水肿。

［辅助检查］NT-proBNP：6204pg/mL。心脏彩超：EF35%，节段性室壁运动异常，左室饱满，左室后壁增厚（12mm），升主动脉窦部增宽，二尖瓣前叶退变，三尖瓣反流（轻度），左室收缩功能减低。

［入院诊断］中医诊断：真心痛，气滞血瘀证。西医诊断：①冠状动脉硬化性心脏病，陈旧下壁心肌梗死，急性前壁心肌梗死，心功能Ⅳ级（Killip分级）；②慢性阻塞性肺疾病合并肺部感染，肺减容术后，Ⅰ型呼吸衰竭；③高血压病2级（高危）；④高脂血症；⑤胆囊多发息肉；⑥脂肪肝；⑦痔疮术后；⑧反流性食管炎；⑨动脉硬化；⑩低白蛋白血症。

患者入院后，胸闷憋气，伴持续低血压，92/54mmHg（多巴胺维持），2017年1月5日复查心脏彩超，提示左室心尖部室壁瘤可能（范围约1.5cm×0.6cm），伴剧烈呕吐，呕吐声高有力，呕吐频频，患者自诉"有一股气从两胁下上冲心胸，至咽喉而止"，笔者立刻意识到，这不就是典型的"胸满，胁下逆抢心"吗？很可能同时合并下壁心肌梗死。患者住院期间，我们尝试给患者行冠脉造影以明确罪犯血管，但终因患者剧烈咳嗽，不能保持平卧位而放弃。

还曾收治一例急性非ST段抬高型心肌梗死、PCI术后、持续性心房纤颤、心功能Ⅳ级（NYHA分级）患者，胸闷憋气伴随剧烈嗳气、呃逆的"胁下逆抢心"。袁某，男，73岁。主因"胸闷、憋气反复发作10年，加重1周"于2016年9月18日入院。患者2006年无明显诱因出现胸闷、胸痛不缓解，予北京某三甲医院诊为"冠心病、急性前壁心肌梗死"，植入支架3枚。出院后胸闷、胸痛反复出现，2010年7月，患者无明显诱因出现胸痛伴背痛，于我院行冠状动脉造影，诊断为"三支病变"，于右冠脉及前降支各植入1枚支架，出院后口服阿司匹林肠溶片，波立维，欣康，辛伐他汀片等药物治疗。后2010年、2015年、2016年2月多次因胸闷憋气于我科住院治疗，予强心、利尿、扩血管等治疗缓解出院，2016年2月诊断为"阵发性心房颤动"。出院后胸闷、憋气时有发作，经休息或者含服硝酸甘油片可以缓解。1周前，因劳累后胸闷、憋气加重，伴夜间阵发呼吸困难，一夜发作10余次，含服硝酸甘油片可暂时缓解，但仍反复发作，现为求进一步诊治，收入我科。刻下症：胸闷、憋气，劳累后加重，夜间可憋醒10余次，休息后缓解不明显，无胸痛及肩部放射疼痛，时有咳嗽咳痰，咳少量白黏痰，乏力，少气，懒言，时有嗳气，纳少，眠差，尿少，大便尚可。舌质红，苔薄少，脉沉细弱。既往史：腔隙性脑梗塞、高脂血症、高血压、肝多发囊肿、左肾囊肿、双侧颈动脉硬化伴斑块形成、左侧颈内颈外动脉起始处狭窄、双下肢动脉硬化伴多发斑块形成病史。

[查体] P 92次／分，BP 86/66mmHg。二尖瓣、肺动脉瓣听诊区可闻及收缩期3/6级吹风样杂音。腹平软，肝脏肋下4横指可触及，双下肢轻度凹陷性水肿。心电监护可见大量频发、多源室性早搏及短阵室速。cTnI：0.137μg/L，脑利钠肽（NT-proBNP）为8000pg/mL。彩色超声心动图（床边）：EF 30%，左室壁运动普遍减低，左心及右房增大（左室舒末76mm，左房50mm，右房44mm），主动脉瓣退变并反流（轻度），二尖瓣反流（重度），三尖瓣反流（重度），肺动脉高压（63mmHg中度），左室收缩功能减低。胸腔彩色多普勒超声（床边）：右胸腔积液。腹部彩色多普勒超声（床边）：淤血肝，肝多发囊肿，餐后胆囊，双肾囊肿，左肾多发。

[入院诊断] 中医诊断：胸痹，气滞血瘀证。西医诊断：①冠状动脉粥样硬化性心脏病，非ST段抬高型心肌梗死，陈旧性前壁心肌梗死，PCI术后，心律失常，持续性心房纤颤，室性早搏，室性心动过速，心功能Ⅳ级（NYHA分级）；②慢性心力衰竭急性发作，淤血肝；③肺部感染；④高血压3级（极高危）；⑤腔隙性脑梗死；⑥高脂血症；⑦高尿酸血症；⑧动脉粥样硬化症；⑨反流性食管炎；⑩肾功能不全（CKD2期）。

患者入院后，精神萎靡，喘憋不能平卧，时有咳嗽，呃逆频繁，嗳气，声高有力，双下肢重度水肿，cTnI迅速升至10.293ug/L，肌注盐酸甲氧氯普胺注射液无效。笔者立刻意识到，这不也是"胸满，胁下逆抢心"吗？住院第5天，患者间断出现意识模糊，有躁狂倾向，拒绝继续治疗，经与家属协商后，要求自行出院，反复交代存在急性心肌梗死、心力衰竭、恶性心律失常、心源性休克，随时存在猝死风险。

其次，"胁下逆抢心"还可见于冠心病、心力衰竭、肺动脉高压、低血压、心律失常等以胸闷为主要临床症状的疾病，合并心率慢、恶心、呕吐等迷走神经兴奋症状。迷走神经兴奋时可表现为心律不齐，以心动过缓为主，伴头晕、头痛、血压降低、全身肢体发凉发冷、恶心、呕吐。在中医学中，这属于典型的气虚、阳虚指征。笔者曾治疗一例冠心病、心律失常、房性早搏、室性早搏的老年男性患者，主诉胸闷喘憋，活动后加重，初诊见其汗出，舌苔白厚腻，辨证为痰浊痹阻胸阳的胸痹，予以枳实薤白桂枝汤、瓜蒌薤白半夏汤、桂枝汤合方。药后胸闷未见改善，反而新增胃胀胃痛。后见其胸闷，烦躁，汗出溱溱，时有心率慢（36次/分），立刻想到这可能是"枳实薤白桂枝汤主之，人参汤亦主之"的条文再现，改予人参汤加黑顺片，一剂而安。

（五）基于药性结合药理的人参汤药证解读

根据方证对应中的药证原则，本方以人参为君药，因此，人参药证是本方证关键。人参可以大补元气、复脉固脱、补脾益肺、生津安神，主治气虚欲脱、脉微欲绝、脾气不足、中气下陷、肺虚喘咳、气短乏力、津伤口渴、虚热消渴、失眠健忘、心悸怔忡等病症。我们发现，在本方中，人参之用主要包括益气补心纠正低血压、休克，以及健脾益胃生津治疗心下痞硬这两个方面。首先，虽然在《伤寒论》中很少提及大补元气、益气补心，但补气是人参的关键功效。现代药理学研究证实，人参的主要成分为人参皂苷和人参多糖，具有强心、扩张血管、调节血压，抗休克、抗心肌缺血、增强机体免疫功能等作用。尤其适用于急性心肌梗死合并心源性休克、低血压合并精神萎靡、神疲倦怠乏力、心悸气短、心率慢等状态。曾记得在20世纪80年代，淮安中医院原西学中院长对张锡纯《医学衷中参西录》推崇备至，其在急诊科值班时，每当遇到心源性休克患者，即生炉子熬独参汤给患者急救。其次，在《伤寒论》中，吐利后的心下痞硬是用人参的范例。日本汉方家吉益东洞在《药证》中也指出，"人参主治心下痞，坚硬，支结也。旁治不食，呕吐，喜唾，心痛，腹满，烦悸"。南京中医药大学黄煌教授也指出，人参主治气液不足状态。在该条文中，急性心肌梗死患者在合并下壁心肌梗死时，在剧烈恶心呕吐后，合并出现的口燥咽干，烦渴，舟状腹，上腹部扁平而按之硬，腹壁薄，腹主动脉搏动轻触即得，舌面干燥少津，脉弱，这都属于气液耗伤的虚证状态。

白术可以健脾益气，燥湿利水，止汗，安胎。在本方中，白术主要用于冠心病、急性心肌梗死患者合并出现的恶心、呕吐、腹泻等消化道症状，经中医辨证属于脾虚夹湿指征者。具体包括：口渴，腹肌柔软，下肢易水肿，四肢沉重疼痛，便溏，大便不成形，小便不利。

干姜可以温中散寒，回阳通脉，温肺化饮。在本方中，干姜主要用于冠心病、急性心肌梗死患者合并出现的腹泻，清稀如水，不臭，腹胀，腹部怕凉，受凉易肠鸣、腹泻加重，小便清白，舌体胖大，边有齿痕，舌面水滑，脉沉弱，右关脉尤甚。

（六）方证特征

人参汤方证特征如下：在疾病方面，本方可用于以胸闷气短为特征的疾病，如冠心病心绞痛、急性心肌梗死合并低血压、休克、心力衰竭，肺动脉高压，肺心病，心肌病，瓣膜病，风心病，心力衰竭，缓慢型心律失常，低血压，休克等；本方尤其适用于心力衰竭合并低血压、低心率，湿冷型心力衰竭；以腹痛、腹泻为特征的消化系统疾病，包括急慢性胃肠炎、胃及十二指肠溃疡、慢性结肠炎、小儿慢性肠炎、婴幼儿秋季腹泻等。

在症状体征方面，其指征包括：精神萎靡，面色苍白少华，或颜面浮肿，神疲倦怠乏力，气短，怕冷，手足不温，容易汗出，口燥咽干；胸闷，胸痛，心悸气短，心率慢，不能平卧，劳累后加重；脘腹冷痛或绞痛，得温则减，食冷加重；呕吐清水，或泛酸水，食欲差，不欲饮食；大便稀溏，日数次，小便色清；舌淡胖，水滑苔，脉沉细少力，或沉细迟，或缓。

（七）临床运用

1. 2个月幼儿重度肺动脉高压、先天性心脏病、卵圆孔未闭、三尖瓣反流（大量）案

高某，男，2个月22天。2023年7月30日初诊。

主因"发现口周青紫，确诊肺动脉高压2月余，加重11天"就诊。患者系36

周早产，入院前2月余（即生后）发现口周青紫，哭闹后加重，就诊于当地三甲医院，确诊为新生儿呼吸窘迫综合征、新生儿肺炎、新生儿呼吸衰竭（Ⅱ型）、糖尿病母儿、早产儿、卵圆孔未闭（2.0mm）、动脉导管未闭（1.0mm）新生儿低蛋白血症、新生儿低磷血症、新生儿肺动脉高压，住院治疗20天（机械通气10天，具体不详）。出院返家后继续吸氧治疗，平素安静时血氧饱和度可达98%以上，哭闹时有一过性口周青紫，血氧饱和度可降至70%左右，情绪安抚后血氧饱和度可上升至98%以上。2023年7月11日在当地复查心脏超声：重度肺动脉高压（85mmHg），三尖瓣反流（中－大量），右室轻大（前后径约14mm），卵圆孔未闭。2023-7-12胸部CT：双肺多发片状絮状高密度，考虑炎症，心影大。患儿肺动脉高压重，当地医院建议转至上级医院治疗。2023年7月13日00：22就诊于北京市三甲专科医院急诊，反应弱，呼吸快，口唇发绀，双肺呼吸音粗，可闻及啰音，心音尚有力，律齐，腹部触软，末梢暖。行血常规、凝血常规、血生化、血气分析，吸氧后，以"青紫、肺动脉高压"面罩吸氧下由急诊平车推入PICU。住院期间查微量生化：K^+ 5.9mmol/l，Na^+ 138mmol/L，Ca^{2+} 1.41mmol/L。血气分析（NCPAP辅助通气下，参数：FiO_2 40%，FLOW 5L/min，压力5cmH$_2$O）：PCO_2 64.2mmHg（>50mmHg），PO_2 133.0mmHg，乳酸7.2mmol/L。NT-proBNP：2064pg/mL。D-Dimer：0.24mg/L。PCT<0.05ng/mL。入院后给予镇静、利尿、降低肺动脉高压等对症、支持治疗。入院第7天停NCPAP，予改良鼻导管吸氧经皮氧饱和度维持在95%以上。复查血气提示二氧化碳分压降至正常，氧分压高。复查心脏超声：肺动脉高压（轻度），三尖瓣反流（少量），卵圆孔未闭，左心功能未见明显异常。胸部CT增强＋大血管重建：肺透光度减低，双肺背侧局限性灶样气肿，双肺磨玻璃影，下肺为著，气管T4水平背侧可见额外短管状支气管伸出，远侧显示不清，肺动脉主干饱满（6.9mm），左右肺动脉不宽。头部CT：左枕叶局限背侧局限脑实质体积略小并局部周围脑外间隙增著，左侧侧脑室体后部及后角稍著，双侧大脑外侧裂池略宽。2023年7月26日出院诊断为：重度肺动脉高压；肺炎；Ⅱ型呼吸衰竭；先天性心脏病，卵圆孔未闭，三尖瓣反流（大量）；高乳酸血症；高钾血症；慢性肺疾病；先天性遗传代谢病？先天性脑发育不全？患者出院后，口服枸橼酸西地那非片（5mg，q8h）、氢氯噻嗪片（5mg，q12h）、螺内酯片（5mg，q12h），患者为求进一步中医药治疗来诊。刻下症见：偶有活动及哭闹后口唇发绀，偶有烦躁，进食可，睡眠一般。舌淡嫩，苔薄，脉数。

[查体] 神志清，精神反应尚可，心律齐，胸骨左缘第3/4肋间收缩期可闻及吹

风样杂音，腹软，肝脾肋下未触及，肠鸣音 3~4 次 / 分，四肢末梢暖，CRT 1s。

[门诊诊断] 中医诊断：胸痹，心气不足证。西医诊断：①肺动脉高压（重度）；②Ⅱ型呼吸衰竭；③先天性心脏病，卵圆孔未闭，三尖瓣反流（大量）。

考虑患者偶有活动后口唇发绀加重，偶有烦躁，这是典型的心气不足表现；既往有先天性心脏病，卵圆孔未闭，三尖瓣反流（大量）病史，合并口唇发绀，NT-proBNP 升高，提示同样也提示心气不足。在治疗上予以人参汤益气养心。处方：西洋参 3g，党参 10g，白术 10g，甘草 10g，干姜 3g。7 剂。日一剂，水煎服，浓煎。

二诊（2023 年 11 月 13 日）：患者一直服用人参汤加减方，共服药 4 月，告知口唇发绀现象显著减少，精神状态可，纳眠可，二便正常。2023 年 9 月 13 日血气分析：PCO_2 47.1mmHg（参考值：35~47mmHg），PO_2 50.2mmHg，$cHCO_3^{st}$ 25.4mmol/L，AG 11.4mmol/L，O_2Hb 82.4%，HHb 16.7%，LACT2 2.92mmol/L，$SatO_2$ 83.1%，CtO_2 13.1Vol%，Na^+ 133.1mmol/L。血常规、电解质：未见异常。2023 年 8 月 7 日心脏超声：右房轻大（20×19mm），肺动脉高压（轻度），三尖瓣反流（少 - 中等量），卵圆孔未闭。2023-9-13 心脏超声：轻度肺动脉高压（48mmHg），三尖瓣反流（少量），卵圆孔未闭。守方间断服药以巩固。

按：小儿属稚阴稚阳之体，该 2 个月患儿主因肺动脉高压、先天性心脏病、卵圆孔未闭、三尖瓣反流就诊，在就诊之初，刚从 PICU 出院，笔者考虑其活动后口唇发绀加重，偶有烦躁，属于胸痹虚证范畴。予以人参汤治疗 4 月后，病情一直稳定，肺动脉高压基本正常，三尖瓣反流仅可见少量反流。

2. 冠心病、心律失常、窦性心动过缓案

谢世某，女，74 岁。主因"胸闷反复发作 3 年，加重伴 1 周"于 2023 年 1 月 13 日就诊。患者于 3 年前无明显诱因出现胸闷胸痛，于当地医院就诊，诊断为"冠心病，不稳定型心绞痛"，未规律服药。2020 年 8 月 26 日患者胸痛加重，伴头晕咳嗽，再次就诊于当地医院，住院期间查心电图提示：窦性心律，偶发室上性早搏，中度 ST 压低，T 波异常；Holter 示：窦性心动过缓（平均心率 46 次 / 分），频发房性早搏（单个 780 次），房性心动过速，偶发室性早搏，T 波改变。心脏超声示：左心大，二尖瓣少量反流，左室舒张功能减退，心率慢。冠脉造影示：冠脉供血呈右优势型，左主干开口局限性 30% 狭窄，前降支近中远段弥漫性 30%~70% 狭窄，对角支近段弥漫性 70% 狭窄，远端血流 TIMI3 级；左回旋支中

远段节段性 30%~50% 狭窄，高位钝缘支近段弥漫性 50%~80% 狭窄，前向血流 TIMI-3 级；右冠开口局限性 40% 狭窄，近段节段性 40% 狭窄，中段完全闭塞。远端血流 TIMI-0 级。因开通右管存在困难，中止手术。出院后患者规律服用二级预防治疗，时有心率慢，最慢达 35 次 / 分。1 年前患者儿子去世，胸闷加重，当地医院考虑存在心脏神经官能症，予以氟哌噻吨美利曲辛片、解郁丸、雷贝拉唑、盐酸伊托必利分散片等治疗后，症状缓解。刻下：胸闷憋气，胸痛，时有发作，行走 200 米左右后胸痛加重，服用硝酸甘油后缓解，焦虑，思虑多，脾气急，爱生闷气，乏力，体力差，口苦，头蒙，纳可，眠差，早醒，每晚服用佐匹克隆助眠，膝关节痛，大便干结，服用黄连上清片后能缓解，小便正常，舌淡红，苔薄白腻，脉沉。既往有高血压病史，血压控制可。

［门诊诊断］中医诊断：胸痹，肝郁气滞证。西医诊断：①冠心病，不稳定型心绞痛，心律失常，窦性心动过缓，房性早搏，室性早搏，心功能Ⅱ级（NYHA 分级）；②高血压 2 级；③焦虑状态。

予以柴胡加龙牡蛎汤合瓜蒌薤白半夏汤加减。处方如下：柴胡 15g，黄芩 10g，半夏 9g，党参 10g，甘草 10g，生姜 10g，大枣 10g，桂枝 10g，茯苓 15g，龙骨 30g，牡蛎 30g，瓜蒌 24g，薤白 10g，丹参 20g，车前草 15g，泽泻 15g。14 剂。水煎服，日一剂，分两次服。

二诊（2023 年 1 月 28 日）：患者服药后胸闷胸痛稍有缓解，仍需服用硝酸甘油，在服用佐匹克隆的情况下，睡眠较前好转，舌暗红，苔薄白腻，脉沉。

三诊（2023 年 4 月 28 日）：患者间断服用上方至今，患者诉胸闷胸痛改善不大，仍有乏力，口苦，焦虑，纳差，眠差，二便正常。舌暗红，苔薄腻，脉沉。笔者反复诊察，发现患者面色黄暗，轻度浮肿，脉弱缓，重按无力，血压：92/56mmHg。突然意识到，这不就是典型的胸痹虚证的人参汤方证吗？改方如下：党参 45g，白术 24g，干姜 6g，甘草 10g。14 剂。

四诊（2023 年 5 月 13 日）：患者服药 3 剂后，胸闷胸痛显著好转，自觉疗效优于既往所服用的任何一次中药，焦虑、睡眠也得以改善。守方继续巩固 1 个月后停药。

按：该患者在辨证过程中，尤其需要与柴胡加龙骨牡蛎汤方证相鉴别。虽然其有胸闷憋气，胸痛，焦虑，思虑多，脾气急，爱生闷气，乏力，体力差，口苦，头蒙，纳可，眠差，早醒，膝关节痛，大便干结。舌淡红，苔薄白腻，脉沉，看似典型的柴胡加龙骨牡蛎汤方证。然而，患者服药后疗效不佳，似效非效。后见其面色黄暗，轻度浮肿，乏力，血压低，心率慢，脉弱缓，重按无力，均为一派虚证表现，考虑其为胸痹虚证。予以人参汤后，诸症显著改善。

（八）心得体会

人参汤为笔者治疗冠心病、心力衰竭等循环系统疾病，腹痛、腹泻等消化系统疾病的常用经方，在运用过程中，我们发现，在病程阶段、病理生理机制、方证鉴别、药理作用、用法用量、不良反应等方面，还有如下要点值得关注。

第一，在病程阶段上，人参汤所主治的胸痹，既包括急性期的急危重症阶段，也包括重大疾病的恢复期阶段。值得注意的是，在急危重症阶段，因其存在低血压、休克、缓慢性心律失常等，可能会表现为吐、利、躁烦、四逆、恶寒而身蜷、脉不至，提示病情较重，可能会直接步入少阴、厥阴，预后不良，多为死症。

第二，在病理生理机制上，本方以心气不足的胸痹虚证为主，可能与缺血、心力衰竭、低血压、休克、心率慢等环节密切相关。本方不仅可用于冠心病心肌缺血合并低血压、休克、心力衰竭，而且可用于各种原因导致的心力衰竭伴双下肢不肿或轻度水肿，还可用于病态窦房结综合征、窦性心动过缓、缓慢型心房颤动等缓慢型心律失常，以及低血压、休克等。这与胸痹实证表现的单纯心肌缺血而不合并心力衰竭、心率慢、低血压等治疗截然不同。

第三，在方证鉴别上，本方需与枳实薤白桂枝汤、柴胡加龙骨牡蛎汤相鉴别。枳实薤白桂枝汤为胸痹实证而设，其指征也是"胸痹心中痞，留气结在胸，胸满，胁下逆抢心"。在辨证上，枳实薤白桂枝汤证与人参汤证均可见有胸闷胸痛，喘憋，活动后加重，然而，人参汤证还可见乏力，舌淡嫩，脉弱不任重按，脉缓，低血压，休克，心率慢等一派虚性表现。在病理生理上，我们发现，枳实薤白桂枝汤主治痰浊闭阻胸阳病机，而其实质仍与下壁心肌梗死密切相关。且在药理作用上，枳实薤白桂枝汤与现代临床治疗冠心病、急性心肌梗死高度一致。针对急性下壁心肌梗死，临床常规予以抗板、抗凝、扩冠改善心脏供血、降脂稳定斑块、镇吐，方中瓜蒌、薤白、桂枝具有较好的扩冠功效，瓜蒌、薤白在宣痹通阳的同时还兼具有抗血小板聚集、降脂稳定斑块作用，枳实、厚朴宽中理气具有"胃复安"样的镇吐功效。另外，饱餐是急性心肌梗死的重要诱因，而方中的枳实、厚朴具有较好的消食导滞功效，有助于消除诱因。同样，我们发现，除条文中的"枳实薤白桂枝汤主之，人参汤亦主之"，柴胡加龙骨牡蛎汤证也需与人参汤证相鉴别，即"柴胡加龙骨牡蛎汤主之，人参汤亦主之"。在临床表现上，两者极为相似，均可见有胸胁苦满，胸闷胸痛，憋气，气短，口苦，咽干，目眩，默默不欲饮食，往来寒热，心烦喜呕，汗出，惊悸，失眠，噩梦等表现，然而，人参汤证多伴见低血压，休克，心率慢等特殊指征。研究发现，"枳实薤白桂枝汤主之，人参汤亦主之"更多见于急性期的鉴别诊断，而"柴胡加龙骨牡蛎汤主之，人参汤亦主之"更多见于稳定期的鉴别诊断。

第四，在药理作用上，人参汤具有保护血管内皮细胞免受损伤，调节 NO/ET 平衡，抗氧化，抑制脂质过氧化反应等作用。方中人参是滋补强壮药，具有抗休克，显著增加心搏、心率，兴奋垂体 - 肾上腺皮质系统，提高应激反应能力，增强神经活动，抗疲劳，促进造血，调节脂质代谢，增强机体免疫功能，降糖，抗炎，抗过敏，抗利尿，抗肿瘤作用，尤其适用于器官功能衰退的老年患者。在心血管系统方面，人参汤可能具有正性肌力、正性频率、正性变传导作用。

第五，在用法用量上，方中人参可以用野山参、西洋参、红参、白参、党参等替代。针对病情稳定者，常规剂量 10~15 克益气扶正即可，如血压越低、心率越慢、脉搏越弱，其剂量越大。

第六，在不良反应上，本方较为安全。然而，也有报道显示，大量服用人参也有一定的不良反应。长期服用人参 1 月至 2 年，可发生人参滥用综合征（10%），即：血压升高，咽喉刺激，欣快感，烦躁，体温升高，皮疹，出血，晨泻，水肿，少数患者表现为性情抑郁。李绂在《穆堂别稿》卷九《人参考》中也记载人参有不良反应之弊，"今世好服人参，京师尤甚，价倍兼金，愚者破家买服，然有疾者服之致不起者十常八九，而无疾者服之尝因以致疾"。

综上，人参汤为临床治疗胸痹虚证的经典处方，且方中人参尤为心血管重症监护病房中改善心功能的极为常用之品，其在急危重症中，具有较高的临床运用价值。

五、真武汤 / 重症心力衰竭，缺血性心肌病伴低血压，糖尿病肾病，慢性肾功能不全，心肾综合征，利尿剂抵抗等"少阴寒化"

真武汤出自《伤寒论》，由茯苓、白术、白芍、附子、生姜组成，具有温阳、化气、利水功效，主治阳虚水泛证，症见畏寒肢冷，心下悸动不宁，头目眩晕，身体筋肉瞤动，站立不稳，四肢沉重疼痛，浮肿，腰以下为甚，小便不利，或腹痛泄泻，或咳喘呕逆，舌质淡胖，边有齿痕，舌苔白滑，脉沉细。现今临床多将本方用于治疗心源性水肿、慢性肾小球肾炎伴下肢水肿、甲状腺功能减退、慢性肠炎等疾病属脾肾阳虚、水饮内停者。笔者在临床多将本方用于急性心力衰竭，尤其是急性左心衰、扩张型心肌病、利尿剂抵抗等急性期的治疗。一般心力衰竭急性期患者，多常规给予利尿、扩血管、强心等治疗方案，然而，我们发现，加用真武汤可显著利尿，改善心功能与临床症状，缩短住院时间。

笔者在CCU工作中，积累了大量运用经方治疗重症心力衰竭的经验，深刻体会到：①真武汤条文描述的是心力衰竭急性期的症状和治疗方案。②在《伤寒论》中，真武汤方证的成因，很可能与临床误诊、误治有关，尤其因心源性呼吸困难与肺源性呼吸困难鉴别困难而误用大剂量麻黄发汗误治，导致心力衰竭急性加重，合并水电解质紊乱，伴肺部感染的病理生理状态。③真武汤方证的形成，其本质反映出当时医家处理心力衰竭的临证经验不足。④真武汤证的"振振欲擗地"，其本质是心力衰竭的临床表现，是苓桂术甘汤证中"身为振振摇者"的升级版。⑤真武汤的应用指征包括：在疾病方面，适用于急慢性心力衰竭、心肾综合征、利尿剂抵抗的治疗，真武汤可用于上述各种类型心力衰竭的治疗，尤其适用于全心衰、急性心力衰竭、射血分数降低性心力衰竭及《中国心力衰竭诊断和治疗指南2018》中的"湿冷"型心力衰竭；还可用于Ⅱ型和Ⅳ型心肾综合征的治疗。在症状方面，包括胸闷喘憋，心悸，下肢浮肿，小便不利，小便清长，肢冷怕凉，舌淡，苔薄白，脉沉迟无力。⑥在药理机制上，真武汤与现代医学治疗心力衰竭的"利尿、扩血管、强心"治疗原则保持高度一致。⑦附子为方中君药，其剂量以30~60g为宜，大剂量附子尤需慎重，有导致恶性心律失常之弊。⑧真武汤方证常以肾气丸、人参汤（理中汤）、五苓散、防己黄芪汤等健脾益气、温阳利水方药善后，有规律可循。⑨在历史上，扶阳治法仅限于在医疗条件欠缺，临床诊断不清，心力衰竭、肾衰等病情危重之时的不得已而为之的"背水一战"，需客观看待。

（一）方证溯源

真武汤在《伤寒论》中共有两处记载。《辨太阳病脉证并治中》第82条："太阳病发汗，汗出不解，其人仍发热，心下悸，头眩，身𤸷动，振振欲擗（一作僻）地者，真武汤主之。茯苓、芍药、生姜（切）各三两，白术二两，附子（炮，去皮，破八片）一枚。上五味，以水八升，煮取三升，去滓，温服七合。日三服。"

《辨少阴病脉证并治》第 316 条："少阴病，二三日不已，至四五日，腹痛，小便不利，四肢沉重疼痛，自下利者，此为有水气。其人或咳，或小便利，或下利，或呕者，真武汤主之。茯苓三两，芍药三两，白术二两，生姜（切）三两，附子（炮，去皮，破八片）一枚。上五味，以水八升，煮取三升，去滓。温服七合，日三服。若咳者，加五味子半升，细辛一两，干姜一两；若小便利者，去茯苓；若下利者，去芍药，加干姜二两；若呕者，去附子，加生姜，足前为半斤。"

由上述条文可知，真武汤证的经典指征包括心下悸，头眩，身𤸷动，振振欲擗地，腹痛，咳，呕，自下利，小便不利或小便利，四肢沉重疼痛。

（二）基于病机结合病理的条文内涵解读

1. 太阳病，发汗，汗出不解，其人仍发热，心下悸，头眩，身𤸷动，振振欲擗地

第 82 条谓"太阳病，发汗，汗出不解，其人仍发热，心下悸，头眩，身𤸷动，振振欲擗（一作僻）地者，真武汤主之"。该条文是说，太阳表证，经过发汗法治疗后，患者虽有汗出，但病情未能缓解，仍有发热、心慌（心下悸）、头晕（头眩）、全身肌肉𤸷动（身𤸷动）、身体震颤不能站立而跌倒（振振欲擗地）等不适症状。因为水气凌心所以心悸，水气上泛清窍则头眩，水饮泛溢则身𤸷动，振振欲擗地。这是目前对该条文普遍认可的解释。问题是，患者在发病之初是什么状态？相当于现代医学的什么疾病？为什么经过发汗治疗后，不但病未治愈，反而出现水饮内停？是不是医生对该疾病把握不深刻而涉嫌误治？为什么我们现在用发汗法治疗外感类疾病，从来没有出现过心悸、头眩、身𤸷动、振振欲擗地？是我们临床水平相对较高，更加注重医疗安全，还是另有原因？笔者查阅了目前所有诠释《伤寒论》的权威著作及教材，发现均在回避这个核心问题，大多人云亦云、以经解经，都是在进行中医病机的推导、推演，以及事后性解释，读之令人云里雾里，不得其要，疑虑万分。

笔者反复揣摩，结合在 CCU 常年主管的急危重症病例及现代医学的病理生理机制，认为该条文很可能描述的是心力衰竭合并肺部感染患者的治疗过程。因发病之初很可能为太阳少阴合病，经误治后出现心力衰竭加重合并电解质紊乱（低钾

血症、低钠血症等）。具体有如下方面值得关注。

第一，该患者在就诊时，很可能处于心力衰竭合并肺部感染状态，且肺部感染是心力衰竭的诱因，属于临床中最常见的感染加重心力衰竭类型。此时，患者当属表里同病，但当时医生未能及时明确诊断，仅治其表，未治其里，且给予麻黄剂发汗攻表（很可能为大青龙汤，具体理由见下文）。结果发现，不但外感未愈，反而加重心力衰竭，出现了大剂量麻黄导致的心悸、头晕等并发症，以及身𥆧动、振振欲擗地等种种变证。此时虽然表证未愈，但患者心力衰竭严重，里证明显，所以急当救里，立刻用真武汤温阳化饮、强心利尿以纠正心力衰竭。

第二，条文中明确交代"发汗，汗出不解"，笔者据此推测，可能当时医生给予麻黄剂发汗，且很可能是大剂量麻黄。这从《伤寒论》第67条苓桂术甘汤条文及第38条大青龙汤条文对比中就能分析得出。第67条："伤寒，若吐、若下后，心下逆满，气上冲胸，起则头眩，脉沉紧，发汗则动经，身为振振摇者，茯苓桂枝白术甘草汤主之。茯苓四两，桂枝（去皮）三两，白术、甘草（炙）各二两。上四味，以水六升，煮取三升，去滓，分温三服。"该条文是说，水饮内停轻证经发汗后导致"动经"，出现"身为振振摇"症状。第38条："太阳中风，脉浮紧，发热，恶寒，身疼痛，不汗出而烦躁者，大青龙汤主之。若脉微弱，汗出恶风者，不可服之。服之则厥逆，筋惕肉𥆧，此为逆也。大青龙汤方。麻黄（去节）六两，桂枝（去皮）二两，甘草（炙）二两，杏仁（去皮尖）四十枚，生姜（切）三两，大枣（擘）十枚，石膏如鸡子大，碎。上七味，以水九升，先煮麻黄，减二升，去上沫，内诸药，煮取三升，去滓，温服一升，取微似汗。汗出多者，温粉粉之。一服汗者，停后服。若复服，汗多亡阳，遂（一作逆）虚，恶风，烦躁，不得眠也。"该条文是说，太阳中风表虚证患者，或者阴阳两虚证患者，服用大青龙汤（麻黄六两）后会出现"厥逆，筋惕肉𥆧"等逆证。在真武汤条文中，患者经过发汗后，出现"身𥆧动，振振欲擗地"，其"身𥆧动"与大青龙汤条中的"筋惕肉𥆧"相似，"振振欲擗地"较苓桂术甘汤条中"身为振振摇"程度更为严重，可以认为是苓桂术甘汤证升级版。因此，笔者推测，其原因很可能是患者服用了大剂量麻黄。

第三，如何理解条文中的"心下悸"？一般认为，心悸是水饮内停的指征，其病机关键是水气凌心。然而，我们发现，这可能是麻黄过量引起的不良反应。麻黄的主要成分麻黄碱，能够激动 α、β 肾上腺素受体，导致心率加快，甚至出现各种类型的心律失常，进而表现为心慌心悸。

第四，如何理解条文中的"身𥆧动"？一般认为，身𥆧动是水饮泛溢所致。笔者认为，虽然在中医病机方面能说得通，但其现代医学的本质是什么，尚不清楚。为何现代运用麻黄治疗外感发热类疾病，很少出现心悸、头眩、身𣚖动等症状？我们认为，这极有可能与古代运用大剂量麻黄有关。大青龙汤中用麻黄六两，按照一两等于15.625g 计算，六两就是 93.75g。大剂量麻黄很容易引起大量出汗，导致低钾血症和低钠血症。低钾血症是指血清钾 <3.5mmol/L，其严重程度取决于细胞内外缺钾的程度及缺钾发生的速度。在神经肌肉系统，主要表现为肌无力，发作性软瘫，也可出现表情淡漠，抑郁，思睡，记忆力和定向力减退或丧失，神经浅反射减弱或完全消失。在心血管系统表现为各种心律失常和传导阻滞，轻者有窦性心动过速、房性或室性期前收缩、房室传导阻滞，重者发生阵发性房性或室性心动过速，甚至心室纤颤；在泌尿系统表现为缺钾性肾病，低氯性碱中毒；在内分泌代谢系统表现为糖耐量减退，儿童生长发育延迟等；在消化系统表现为肠蠕动减慢，食欲减退，腹胀，恶心和便秘，严重者可引起麻痹性肠梗阻。低钠血症是指血清钠 <135mmol/L，主要表现为软弱乏力、恶心呕吐、头痛嗜睡、肌肉痛性痉挛、神经精神症状和可逆性共济失调等症状。低钠血症的严重程度和血钠下降的速率有关。血钠在 130mmol/L以上时，极少引起症状；血钠在 125~130mmol/L 时，表现为胃肠道症状；血钠降至 125mmol/L 以下时，易并发脑水肿，表现为头痛嗜睡、肌肉痛性痉挛、神经精神症状和可逆性共济失调等。若脑水肿进一步加重，可出现脑疝、呼吸衰竭，甚至死亡。由此可见，低钾血症、低钠血症均会导致"身𣚖动"。据此，笔者推测苓桂术甘汤方证的实质，可能就是心力衰竭轻症患者发汗后出现的电解质紊乱，大青龙汤过汗后出现的也是电解质紊乱。这就是为什么现在临床治疗外感发热类疾病时，注重补液和补充电解质。因此，联系整个条文，我们推测，条文中的"身𣚖动"很可能就是麻黄过汗后出现的体液大量丢失和电解质紊乱，包括低钾血症、低钠血症等。

第五，如何理解条文中的"振振欲擗地"？一般认为这是身体震颤，不能站立而跌倒。在中医学病机中，这是水饮内停重症的症状。当代很多医家将本方用于治疗"脚底如踩棉花"的高血压病、颈椎病，用于治疗脑梗死、帕金森病等脑血管病，用于治疗甲亢导致的震颤，且均有疗效。据此认为，"振振欲擗地"的本质就是上述这几种疾病导致的症状。笔者认为，如此解读《伤寒论》有生搬硬套、捕风捉影之嫌。很显然，我们不能以药试证，需要还原《伤寒论》实质，需要重新解读张仲景原意。笔者认为，"振振欲擗地"是心力衰竭的临床表现。笔者在临床见到很多心力衰竭患者，尤其是老人，大多体质虚弱，主要表现为喘憋不能平卧、呼吸困难、双下肢水肿、倦怠乏力、体力下降、不能久行、活动后心力衰竭明显加重，而出现震颤不能站立而跌倒,且运用真武汤强心利尿后,患者症状明显减轻,体力较前增强,步履平稳。

第六,患者为何会心力衰竭加重?笔者认为,还是与大剂量麻黄有关。麻黄的主要作用成分麻黄碱能直接与肾上腺素能 α 和 β 受体结合,产生拟肾上腺素作用;也可作用于肾上腺素能神经末梢,促使去甲肾上腺素释放,增强心肌收缩力,加快心率,增加心输出量,引起收缩压和舒张压上升,脉压增大。上述药理作用能显著增加心肌耗氧量,加重心力衰竭。在管理重症心力衰竭患者过程中,血压和心率的控制非常重要。我们的经验是,如果在下午或晚上,心力衰竭患者的心率较晨起明显加快,血压明显上升,很可能晚上就要开始抢救。因此,据此反推,对于心力衰竭患者,麻黄一定要慎用。在《伤寒论》很多描述心力衰竭的条文中,张仲景明确指出不能运用麻黄,因"麻黄发其阳"故也。

第七,因真武汤只是心力衰竭急性加重后的救逆之法、急救之法,若在肺部感染加重心力衰竭时,中医学应该怎么治疗?肺部感染加重心力衰竭是 CCU 最为常见的重症疾病,现代医学的治疗原则是控制感染,纠正心力衰竭,两者缺一不可。笔者体会到,对于心力衰竭患者,感染的控制尤为重要。老年人抵抗力差,重症感染留给医生的时间并不多,如果不能及时控制感染,很多心力衰竭患者最终会死于感染。中医学如何治疗?笔者认为,此时单用麻黄剂解表还不够,必须与附子茯苓剂同用,或者解表药与利水强心中药交替服用。

2. 少阴病,二三日不已,至四五日,腹痛,小便不利,四肢沉重疼痛,自下利者,此为有水气。其人或咳,或小便利,或下利,或呕

第 316 条谓,"少阴病,二三日不已,至四五日,腹痛,小便不利,四肢沉重疼痛,自下利者,此为有水气。其人或咳,或小便利,或下利,或呕者,真武汤主之。茯苓三两,芍药三两,白术二两,生姜(切)三两,附子(炮,去皮,破八片)一枚。上五味,以水八升,煮取三升,去滓。温服七合,日三服。若咳者,加五味子半升,细辛一两,干姜一两;若小便利者,去茯苓;若下利者,去芍药,加干姜二两;若呕者,去附子,加生姜,足前为半斤"。该条文为真武汤方证证治,揭示了心力衰竭的临床表现与治疗原则。

首先,在主症方面,根据"病机结合病理,药性结合药理"原则,该条文中的"少阴病",暗含"脉微细,但欲寐"的阳气不足状态;且笔者考证发现,少阴病相当于现代医学的心力衰竭、肾衰阶段。"二三日不已,至四五日",是指心力衰竭

未能及时得以救治，病情迁延不愈。"腹痛"，是指少阴心肾阳虚，阴寒内盛，火不生土，脾阳亏虚导致腹痛，相当于现代医学中的心力衰竭合并消化道淤血。"小便不利"，提示阳气不足，不能温化水气，暗含患者有水肿症状，可能是指双下肢水肿，也可能包括颜面、四肢皆肿。在现代医学中，水肿的原因包括心源性、肾源性、肝源性、营养不良性，以及特发性水肿。笔者认为，这里的水肿，很可能是指右心衰导致的体循环淤血，或左心衰合并右心衰的全心衰，也可能是肾炎水肿。"四肢沉重疼痛"，是指四肢酸重、酸沉、疼痛，这是阳气不足，水饮泛溢四肢、肌肤所致的"溢饮"，其本质仍可能是心力衰竭、肾衰。"自下利"，是指容易腹泻，因心肾之阳不足，君相火衰，不能温煦脾土，导致下利，在现代医学中，很可能为心力衰竭导致的消化道淤血。"此为有水气"，一方面是指上述"腹痛，小便不利，四肢沉重疼痛，自下利"皆为水气所致；另一方面也包括患者可能会出现头面、四肢水肿，小便不利等症状。

其次，在或然证方面，"其人或咳"，是指可能因出现水气凌心犯肺，导致咳嗽，这很可能是左心衰导致的肺淤血、肺水肿，当然也可能是心力衰竭合并肺部感染，但此时感染和炎症不重，所以在加减法中才会说"若咳者，加五味子半升，细辛一两，干姜一两"。"或小便利"，是指在心力衰竭，或者心力衰竭合并肾衰时，患者可能会出现小便通利的情况。一般见于如下三种类型：一是心力衰竭轻症或恢复期阶段，尿量增多，提示心功能改善；二是在肾衰急性加重经治疗后，肌酐下降，肾功能改善，出现小便通利；三是在肾功能衰竭时，正常流经肾小管的70%水分因肾小管损害而无法回收。此时，在治疗上，"若小便利者，去茯苓"。"或下利"，提示消化道淤血，在病机上与心脾肾三脏阳虚有关，治疗上"若下利者，去芍药，加干姜二两"，因芍药阴柔，便秘者适宜，若腹泻下利则需去芍药，干姜温中健脾止泻，腹泻多用之。"或呕者"，是指中阳不足，胃气上逆，提示心力衰竭患者出现消化道淤血，治疗上，"若呕者，去附子，加生姜，足前为半斤"，笔者认为，生姜和胃降逆止呕，必须加量，但不必去附子。

（三）方证解读

根据"药性结合药理"原则，既要掌握真武汤的药性主治，又要掌握其药理作用。"强心、利尿、扩血管"，是心力衰竭的治疗原则。因现今临床更加关注"利尿"，故将其原则调整为"利尿、扩血管、强心"。真武汤具有温阳利水功效，其药理作用也较好地体现了该原则。

第一，在利尿方面，方中茯苓、白术、白芍皆有利尿之功。茯苓可以利水渗湿，《神农本草经》谓其"利小便"，《名医别录》谓其主治"膈中痰水，水肿淋结"，《本草衍义》谓其"行水之功多，益心脾不可阙也"。白术可以燥湿利水，《名医别录》谓其"消痰水，逐皮间风水结肿"，《唐本草》谓其"利小便"。白芍可以养血柔肝、缓中止痛、敛阴收汗，很少言其利尿，但《神农本草经》谓其"主邪气腹痛，除血痹，破坚积，治寒热疝瘕，止痛，利小便，益气"，且在《伤寒论》第28条桂枝去桂加茯苓白术汤及真武汤中均是取白术利小便之功。在后世方剂中也有用芍药利水，包括《备急千金要方》主治"久患积聚，大小便不通，气上抢心，腹中胀满，逆害饮食"的神明度命丸（芍药、大黄）、《圣济总录》主治"水气通身肿，其脉沉迟"的芍药汤方（芍药、桂枝、黄芪）、《内科摘要·保婴撮要·女科撮要》主治"胸满腹胀，小便不通，遍身浮肿"的鲤鱼汤（芍药、白术、茯苓、当归）。

张锡纯在其《医学衷中参西录》中也记载了运用白芍、阿胶治疗阴虚二便不通的案例："一妇人三十许，因阴虚小便不利，积成水肿甚剧，大便亦旬日不通。一老医投以八正散不效，友人高夷清为出方，用生白芍六两，煎两大碗，再用生阿胶二两融化其中，俾患者尽量饮之，老医甚为骇疑，夷清力主服之，尽剂而二便皆通，肿亦顿消……此必阴虚不能化阳，以致二便闭塞，白芍善利小便，阿胶能滑大便，二药并用滋补真阴，使阴分充足以化其下焦偏盛之阳，则二便自能利也。"现代药理研究表明，真武汤能够减少抗利尿激素的分泌，维持电解质平衡。针对肾衰模型，具有改善心力衰竭模型肾脏泌尿功能，增加尿量，改善肾小球、肾小管的重吸收功能，降低肌酐、尿素氮，降低微量蛋白尿，调节电解质和氨基酸代谢作用。

第二，在扩血管方面，方中白芍有活血、扩血管、改善供血之功。白芍可以养血柔肝，在《神农本草经》谓其"除血痹"，《名医别录》谓其"通顺血脉，缓中，散恶血，逐贼血"。实验研究表明，真武汤可促进血液循环，改善缺血心肌的血氧供应，对心肌耗氧量和传导系统没有明显影响。此外，真武汤还可以降血脂，抗动脉硬化。拆方研究还发现，方中配伍赤芍优于白芍。

第三，在强心方面，与方中附子有关。附子具有回阳救逆，补火助阳功效，用于亡阳虚脱，肢冷脉微，阳痿，宫冷，心腹冷痛，虚寒吐泻，阴寒水肿，阳虚外感，寒湿痹痛。其中，"亡阳虚脱，肢冷脉微"描述的很可能就是"冷休克""泵衰竭"，外周灌注不足的临床表现。历代医家也认识到附子具有振奋、强壮之功，李杲认为附子可以"除脏腑沉寒，三阴厥逆"，《本草经读》认为"附子，味辛气温，火性迅发，无所不到，故为回阳救逆第一品药"，《本草正义》也认为"附子，本是辛温大热，其性善走，故为通行十二经纯阳之要药，外则达皮毛而除表寒，里则达下元而温痼冷，彻内彻外，凡三焦经络，诸脏诸腑，果有真寒，无不可治"。因心属火，为君主之官，古代有"少阴君火"之称。值得注意的是，少阴之火有二，一是手少阴心经，一是足少阴肾经。因此，附子的回阳救逆，补火助阳之功与心肾二脏密不可分。这也与我们对少阴证实质观点一致。实验研究表明，真武汤具有增强心肌收缩力，改善左心室功能作用。除强心作用之外，以肾上腺皮质醇的分泌量与昼夜节律变异为小鼠阳虚证模型，给予真武汤后，血清皮质醇昼夜平均量、峰值量、振幅值均恢复正常，说明真武汤具有温补肾阳功效。拆方研究发现，方中生姜具有触媒样作用，能增强附子的强心功效，减轻附子的不良反应。

（四）方证特征

真武汤方证特征如下：在疾病方面，本方主要适用于急慢性心力衰竭、心肾综合征、利尿剂抵抗等治疗，尤其适用于以收缩功能下降，伴左心衰竭、右心衰竭或全心衰竭为主的类型。在《中国心力衰竭诊断和治疗指南（2018）》中，根据是否存在淤血（"湿""干"）和外周组织低灌注情况（"暖""冷"），将急性心力衰竭分为"干暖""干冷""湿暖"和"湿冷"4种类型，其中"湿暖"型最常见。本方可用于包括"干冷""湿暖"和"湿冷"类型的治疗，尤其适用于"湿冷"型。

在症状方面，真武汤证的指征包括胸闷喘憋、心悸、下肢浮肿、小便不利、小便色白、肢冷怕凉、舌淡、苔薄白、脉沉迟无力。值得注意的是，如果患者合并出现口干渴欲冷饮、烦躁、小便色黄、大便干结难解、舌红、少苔、脉弦数，则并非本方证的指征。

（五）临床运用

1. 心力衰竭、无尿、"振振欲擗地"案

吕某，女，81岁。主因"间断胸闷、心慌18年余，加重3天"于2019年1月27日入院。患者18年前无明显诱因出现胸闷、心慌，伴汗出，无胸痛，就诊于北京某三甲医院，查心电图示室上性心动过速。先后行射频消融术2次（具体诊疗经过不详），出院后发作频次减少，间断出现胸闷心慌，未服药治疗。2016年

8月，患者外感后再次出现胸闷心慌等症状，动则汗出，就诊于当地社区医院，查心电图示：心房颤动，心率：109次/分，BP：112/48mmHg。后转至我科住院治疗，住院期间查心电图示：心房颤动，S-T段压低。冠脉造影：冠状动脉供血右优势型，冠脉走行区可见明显钙化影，左主干未见狭窄，前降支近段偏心病变，70%局限性狭窄，前向血流TIMI3级，回旋支近段90%狭窄，钙化病变，前向血流TIMI3级；右冠状动脉多发斑块，管腔20%~30%狭窄，前向血流TIMI3级。诊断为冠状动脉粥样硬化性心脏病，阵发性心房颤动，心功能Ⅲ级（NYHA分级）。2016年9月12日行冠状动脉支架植入术，在左回旋支近段植入支架1枚，术后口服阿司匹林、硫酸氢氯吡格雷片双抗治疗。2017年8月再次出现胸闷心慌加重，伴喘憋、双下肢轻度水肿，就诊于我院急诊，查心电图示：心房颤动，心率：127次/分，ST-T段异常（Ⅰ、aVL、V₄、V₅）。cTnI正常。NT-proBNP：9432pg/mL，诊断为永久性心房颤动。建议抗凝治疗，家属拒绝。出院后，患者未规律服药。3天前，患者自行停服利尿剂后，再次出现胸闷心慌加重伴双下肢水肿，现为求进一步诊治，收入我科。刻下症：胸闷憋气，心慌，平卧后喘憋加重；时有咳嗽，咳出少量白痰，不易咳出；纳差，反酸，烧心，无腹痛；因不能长时间平卧而眠差，只能取坐位或侧卧可入睡；大便每日1~2次、成形，小便量少，每天不足100mL。舌淡红，有齿痕，苔白腻，脉微细弦。

患者既往有高血压病、高脂血症、双侧颈动脉硬化伴斑块、双下肢动脉硬化伴斑块、右侧锁骨下动脉斑块形成、左侧胫后动脉狭窄伴闭塞、双下肢静脉瓣关闭不全、高同型半胱氨酸血症、多发腔隙性脑梗死、反流性食管炎、肝囊肿、肺间质病变、2型糖尿病、慢性肾功能不全、抑郁焦虑状态、重度骨质疏松、高尿酸血症等病史。

[查体]T 36.4℃，P 95次/分，R 19次/分，BP 112/60mmHg。发育正常，端坐体位，面色苍白，浮肿貌，双肺呼吸音粗，左下肺闻及湿啰音，心率102次/分，心律绝对不齐，第一心音强弱不等，腹软，双下肢凹陷性水肿，双足背动脉搏动减弱，足部皮肤温度较低。

[辅助检查]全血细胞分析+CRP：RBC 3.86×10¹²/L，HGB 98.0g/L。生化：Cr 95μmol/L，ALB 31.98g/L，TP 62.5g/L，TBIL 48.5μmol/L，IDBIL 29.20μmol/L，DBIL 19.3μmol/L，LC 2.39mmol/L，UA 630μmol/L。DIC初筛试验：D-Dimer 1.58mg/L（FEU），FDP 6.4g/L，AT-Ⅲ 66.9%。NT-proBNP：4727pg/mL。尿常规：LEU 500/μL（3+），PRO 30mg/dL（1+），ERY 20/μL

（1+），WBC-M（高倍视野）931.73 个。甲状腺检查四、大便常规＋隐血试验：未见明显异常。ECG：心房颤动，ST-T 异常。胸部正位片：右肺炎症，右侧胸腔积液可能，较前减少可能，请结合临床；心影增大；主动脉硬化。心脏超声：EF 55%，主动脉瓣退变并反流（轻度），二尖瓣反流（轻度），三尖瓣反流（重度），肺动脉高压（中度）。腹部超声：肝多发囊肿，餐后胆囊。胸腔超声：双胸腔积液（右侧胸腔可见游离液性暗区，前后径 8.8cm，上下径 4.3cm。左侧胸腔可见游离液性暗区，前后径 8.4cm，上下径 5.4cm）。

[入院诊断]中医诊断：胸痹（阳虚水泛证）。西医诊断：①冠状动脉粥样硬化性心脏病，PCI 术后，不稳定型心绞痛，心律失常，永久性心房颤动，心功能Ⅳ级（NYHA 分级）；②高血压病 3 级（极高危）；③ 2 型糖尿病；④高脂血症；⑤多发动脉硬化伴狭窄，双侧颈动脉硬化伴斑块，双下肢动脉硬化伴斑块，右侧锁骨下动脉斑块形成，左侧胫后动脉狭窄伴闭塞；⑥腔隙性脑梗死；⑦高尿酸血症；⑧慢性肾功能不全（CKD2 期），肾性贫血；⑨肺间质病变；⑩反流性食管炎；⑪肝囊肿；⑫抑郁、焦虑状态；⑬重度骨质疏松；⑭低蛋白血症。

入院后给予抗板、抗凝、降脂、稳定斑块、利尿、抑酸等治疗。

笔者接诊之初，见其端坐在病床上，精神萎靡，闭目打盹，片刻后进入睡眠状态而摇头晃脑，直至欲跌倒在床而自行惊醒，如此重复循环。呼之可应，但不欲与人交流。患者自本次发病以来，因胸闷憋气不能平卧而导致睡眠不佳，所以会出现这种极度疲倦，想睡但睡不着的情况。笔者立刻意识到，这不就是少阴病提纲证中的"脉微细，但欲寐"吗？而在少阴病篇诸方中，唯有少阴寒化的真武汤证与该患者最为契合，即第 82 条："太阳病发汗，汗出不解，其人仍发热，心下悸，头眩，身𥆧动，振振欲擗地者，真武汤主之。"其"摇头晃脑，时时欲跌倒"，不就是真武汤证中的"头眩，身𥆧动，振振欲擗地"吗？这种"振振欲擗地"是苓桂术甘汤证中"身为振振摇者"的升级版。

另外，真武汤证指征还见于《伤寒论》第 316 条："少阴病，二三日不已，至四五日，腹痛，小便不利，四肢沉重疼痛，自下利者，此为有水气。其人或咳，或小便利，或下利，或呕者，真武汤主之。"重新审视该患者的不适症状，包括"胸闷憋气，心慌，平卧后喘憋加重；时有咳嗽，咳出少量白痰，不易咳出；纳差，反酸，烧心，无腹痛；因不能长时间平卧而眠差，只能取坐位或侧卧入睡；大便每日 1~2 次，成形，小便量少，每天不足 100mL。舌淡红，有齿痕，苔白腻，脉微细弦"。其中，"小便量少，每天不足 100mL"，相当于条文中的"小便不利"；"四肢沉重疼痛"不仅是指四肢酸痛沉重,更指四肢浮肿,而该患者"双下肢凹陷性水肿,双足背动脉搏动减弱,足部皮肤温度较低",相当于"四肢沉重疼痛"条文的延伸;"时有咳嗽,咳出少量白痰,不易咳出",相当于条文中的"或咳";"心慌",相当于第82条中的"心下悸";"胸闷憋气,心慌,平卧后喘憋加重",相当于条文中的"此为有水气"。笔者毅然疏方真武汤。

处方:黑顺片30g,茯苓90g,麸炒白术30g,白芍15g,干姜10g。3剂,水煎服,浓煎100mL,日1剂,分2次服。

二诊(2019年2月2日):患者服药1天后,24小时尿量达460mL,复查NT-proBNP上升至5466pg/mL。2天后,24小时尿量达1120mL,复查Cr下降至89μmol/L。床边胸腔超声提示,双侧胸腔积液较前明显减少(左侧胸腔可见游离液性暗区,前后径6.9cm,上下径3.6cm。右侧胸腔未见游离液性暗区)。3天后,24小时尿量达1528mL。4天后,24小时尿量达2500mL。自觉胸闷、憋气、心慌明显好转,可平躺,嗜睡,纳一般,眠可,大便1~2次/日、质成形,小便可。舌淡红,边有齿痕,苔白腻,脉象弦。复查NT-proBNP下降至1973pg/mL,Cr下降至78μmol/L。患者一般情况可,建议患者出院。半年后,患者再次因自行停服利尿剂后,出现喘憋不能平卧,双下肢水肿,NT-proBNP上升至6758pg/mL,给予基础西药治疗及中药真武汤后,下降至2091pg/mL,共住院8天。

按:该患者存在心力衰竭、瓣膜病,病情并不复杂,然而因其外周血管条件极差,每次住院均存在输液困难的问题(外周静脉血管只能勉强维持2~3天)。虽然曾建议患者行中心静脉置管术,但考虑患者家属意见不统一,且其儿子从未出现在医院探视患者,并从未主动与主管大夫沟通病情。出于医疗安全风险问题,笔者暂缓有创操作。如何在不行深静脉穿刺的情况下,综合运用中西医结合治疗的方法,让患者能够改善喘憋,减轻心力衰竭,并顺利出院成为首要问题。笔者在减少静脉液体的同时,充分发挥中药真武汤温阳利水之功,使患者从每天尿量少于100mL的无尿状态,使尿量逐渐增加,直至一天尿量多达2500mL,最终得以顺利出院,缩短了疗程与住院天数。

在治疗过程中,笔者在该患者身上进一步认识到"振振欲擗地者"的条文内涵。既往笔者每每读至此处,往往不求甚解,认为其本质在于阳虚精微不能濡润,即"阳气虚而精微部分不能养神,故出现头眩;不能养筋,故出现身瞤动、振振欲擗地"。历代医家持此观点者甚众。如成无己主张:"振者,森然若寒,耸然振动者是也。伤寒而振,皆由虚寒,盖以欲汗之时,其人必虚,必蒸蒸而振,却发热汗出而解。振近战，而轻者为振矣。战为正与邪争，争则为鼓栗而战。振但虚而不至争，故惟耸动而振也。下后复发汗振寒者，为其表里俱虚也。亡血家发汗，则寒栗而振者。谓其气血俱虚也，诸如此者，止于振耸耳。其身为振振摇，振振欲擗地，二者皆发汗过多，亡阳经虚，不能自主持，故身为振摇也，又非若振栗之比矣。"清代医家黄元御（1705—1758）在其《伤寒悬解》中认为："阳虚之人，发汗过多，土败阳飞，则头目眩晕。风木动摇，则心悸肉瞤。盖木生于水而长于土，水寒土湿，木郁风生，是以悸动。根本摇撼则悸在脐间，枝叶振摇则悸在心下。振振欲擗地者，风动神摇，欲穴地以自安也。"近代还有学者认为，"振振是打寒战，欲擗地是要倒下，这个是不但表未解，水没去，而反陷于虚极而入了阴寒的症候"。诸多著作、解释、论述，对此大多一笔带过，随文敷衍、无解强解。只能在病机与医理层次对"振振欲擗地者"进行"还原"与"推演"。然而，其核心认识、观点，并不能解释为什么会出现这种"振振欲擗地"现象。其背后的本质与病理生理机制如何？如何才能做到提前预防"振振欲擗地"症状的出现？这一关键性问题始终无法得以回答。

也有学者认为，"不应将振振理解为振颤。欲擗地是患者自觉症状，患者未必会说出'振振欲擗地'。据临床所见，患者往往是这样形容这一症状，'脚轻''脚如踩棉花''如喝醉酒一样''身如架云'，这些都是'振振欲擗地'的形象表述。我们本地的方言则说'几个摔轱辘子'，也就是说几乎要摔倒的意思。从'振振欲擗地'来看，仲景对症状的描述，的确是源于临床，源于民间"。很多经方大夫将本方用于高血压伴"脚底踩棉花"等症状的治疗。但根据笔者所倡导的"病机结合病理，药性结合药理"的思维模式，因真武汤中无降压成分，对此当持审慎态度。

之所以会出现如此"盲人摸象""百家争鸣""百花齐放"，甚至"公说公有理婆说婆有理"式的《伤寒论》解读模式，其本质就在于真相不明，没有人在临床能够见到"振振欲擗地"。这也是迄今为止，尚没有人能从中西医学的本质上将该现象进行剖析、阐明的原因所在。《伤寒论》条文的破译均存在类似问题。

通过该患者的诊治，笔者立刻意识到，"头眩，身瞤动，振振欲擗地"实质上描述的是心力衰竭（或心力衰竭合并肾衰，心肾综合征）患者出现端坐呼吸、喘憋不能平卧、久久不能熟睡，进而出现精神萎靡、头晕目眩、欲寐不能寐、打盹后头身动摇、移时自行清醒的场景。这也能够完美揭示第82条和第316条的内涵。且笔者在 CCU 大量运用真武汤治疗心力衰竭、心肾综合征以喘憋不能平卧为主诉患者，活人甚众。

2. 缺血性心肌病伴低血压阳虚水泛案

丁某，男，43岁。主因"间断胸闷憋气3年，加重伴双下肢水肿半月"于2019年5月28日入院。3年前患者无明显诱因出现间断胸闷憋气，未予重视及治疗，后因间断胸闷憋气加重在2017年2月于某三甲医院治疗。查超声心动图示：弥漫性室壁运动减弱，左房、左室扩大，二尖瓣中度反流，左室射血分数降低（EF：26%），左室舒张功能异常。行冠脉造影提示三支病变，具体不详。出院诊断为"冠心病、缺血性心肌病、急性非ST段抬高型心肌梗死、全心扩大、左心室血栓、高血压病3级、脂代谢紊乱、肝功能不全"，予对症治疗，症状缓解后出院。2019年3月患者再次因胸闷憋气加重于某三甲医院住院治疗，开始口服沙库巴曲缬沙坦纳、伊伐布雷定控制心力衰竭。半月前患者无明显诱因再次出现胸闷、憋气加重，无胸痛，无咳喘，伴双下肢重度水肿，现为求进一步系统诊治，收入我科。刻下症：胸闷憋气，不能平卧，只能侧躺，气短，活动及劳累后加重，无胸痛，无咳喘，无头晕头痛，口干，不苦，饮水不多，纳差，眠差，脚凉，大便近两日未行，小便量少。舌淡红，苔白腻，脉象弦弱。患者既往有高血压、高脂血症、动脉硬化症、反流性食管炎病史及吸烟、饮酒史。

[查体] T 36.9℃，P 78次／分，R 20次／分，BP 136/72mmHg。发育正常，精神萎靡，面色黄暗，双侧未闻及干湿啰音，心音正常，双下肢重度凹陷性水肿。

[辅助检查] 生化+cTnI：cTnI 0.166μg/L，IDBIL 37.10μmol/L，DBIL 16.2μmol/L，γ-GT 114.88U/L，UA 570μmol/L，GLB 22.30g/L，ALB 37.2g/L，TBIL 53.3μmol/L，TP 59.5g/L。DIC初筛试验：D-Dimer 1.33mg/L（FEU），FDP 5.2mg/L，INR 1.14，AT-Ⅲ 62.5%。肿瘤标志物：NSE 54.31ng/mL，CA125 188.9U/mL。心磷脂抗体IgM+IgG：ACL-IgM 1.6U/mL，ACL-IgG<2.6U/mL（阴性）。HCY：16.3μmol/L。HbA1c：7.7%。NT-proBNP：6969pg/mL。胸部CR：心影增大，请结合超声检查，双肺纹理增重。心脏超声：左室壁运动普遍减低，左心增大（左室舒张末内径62mm），二尖瓣反流（轻-中度），三尖瓣反流（轻度），左室收缩功能减低（EF：38%）。全血细胞分析+CRP、快速血气分析、甲状腺检查四、动态红细胞沉降率、尿常规、腹部超声、胸腔超声均大致正常。

[入院诊断] 中医诊断：胸痹（阳虚水泛证）。西医诊断：①冠状动脉粥样硬化性心脏病，不稳定型心绞痛，陈旧性心肌梗死，缺血性心肌病，全心扩大，左心室血栓，心功能Ⅲ级（NYHA分级）；②高血压病3级（极高危）；③高脂血症；④动脉硬化症；⑤反流性食管炎；⑥肝功能不全。

入院后给予抗板、降脂稳定斑块、强心、利尿、改善心力衰竭、控制心室率等治疗。

患者本次主因冠心病、缺血性心肌病、心力衰竭入院。在现代医学的诊断上，该患者心脏扩大，室壁运动弥漫性减弱，左室射血分数下降（EF：26%），符合心肌病的超声诊断。且当EF<30%，则有随时猝死风险。结合冠脉造影结果，不难诊断缺血性心肌病。

在中医辨证上，其胸闷憋气、不能平卧、气短，为水饮内停，凌心犯肺，心阳不振；活动及劳累后加重，为心气不足；口干、饮水不多，亦为水饮内停，气化不利；小便量少、双下肢重度水肿、脚凉，为水饮流行，归于四肢，与经典中的"四肢沉重疼痛"相似。综上，这是典型的阳气亏虚、水饮外泛之证。在治疗上，首选真武汤温阳利水。然而，笔者在处方之际，仍然再三犹豫，会不会存在水饮化热指征？患者心率达标，会不会与在服的伊伐布雷定有关，即伊伐布雷定会不会掩盖水饮化热之后的心动过速？笔者再三询问患者，口虽干，但不欲喝冷饮，小便不黄，大便不干，即交感神经兴奋指征不典型。遂毅然处方如下：黑顺片30g，茯苓60g，麸炒白术30g，白芍30g，干姜15g。7剂，水煎服，日1剂，浓煎100mL，分2次服。

二诊（2019年5月30日）：患者服药后，胸闷喘憋减轻，双下肢水肿好转。BP 91/60mmHg。NT-proBNP 3903pg/mL。考虑患者血压较前明显下降，可能与利尿后减轻心脏前负荷及基础心功能较差有关。且虽然入院时血压正常，但与基础偏低的血压相比，已属偏高。调整治疗方案，暂停新活素，利尿剂减量。中药不变，守方再服。

三诊（2019年6月4日）：患者服药后，每天尿量均在2000mL以上，胸闷喘憋明显好转，双下肢水肿消失。当天复查NT-proBNP下降至1771pg/mL。复查床旁心脏超声，EF为39%。患者一般情况可，准予出院，建议于专科医院评估CABG方案。

按：该患者为缺血性心肌病、心力衰竭合并低血压，常规扩血管、利尿等治疗会导致血压更低，因此，临床需慎用。笔者在CCU常见患者刚入院时表现为心力衰竭的喘憋不能平卧，但血压并不高，波动在130~150/80~90mmHg，甚至部分患者属于正常血压范围，此时绝不可认为患者血压正常而掉以轻心，甚至忽视其急性左心衰风险。如果进一步询问就会发现，这类患者的基础血压大多偏低，波动在80~90/40~60mmHg。因此，130~150/80~90mmHg的血压相对于偏低的基础血压来说已经属于后负荷明显升高。如果不能细心甄别，很可能会导致病情加重。患者住院期间心力衰竭得以改善，其疗效与中西医结合治疗密不可分。该患者同时存在体循环淤血与外周低灌注，在西药利尿、强心的同时，合并运用真武汤温阳利水，协同增效，达到改善心力衰竭、降低 NT-proBNP 的目的。

3．心肌梗死后心力衰竭、糖尿病肾病、慢性肾功能不全（CKD4 期）、心肾综合征案

辛某，男，77岁。主因"胸闷反复发作 5 年，加重伴左肩部疼痛 10 天"于 2016 年 10 月 2 日入院。5 年前患者无明显诱因出现胸闷不适，活动后加重，每日发作数次，就诊于北京某三甲医院，查冠脉造影提示 3 支病变，具体不详，建议行冠脉搭桥术，后因合并下肢血管闭塞、慢性肾功能不全而行保守治疗，长期口服硝酸酯类药物、阿司匹林、酒石酸美托洛尔片等，此后胸闷间断发作，多于劳累、活动后诱发。3 年前在我院肾内科住院期间，查心脏超声示：左室下后壁基底段节段性室壁运动异常，EF 为 48%，诊断为陈旧性心肌梗死。近 2 年来，患者多次因胸闷加重入我院住院，经抗凝、扩冠、改善心肌供血、利尿等治疗好转。10 天前，胸闷症状再次加重，休息方能缓解，伴左肩部疼痛，夜间疼痛明显，就诊于我院急诊。查全血细胞分析 +CRP：RBC 3.21×10⁹/L，Hb 97g/L，L%18.6；生化 +cTnI：BUN 16.97mmol/L，Cr 248.6 mmol/L，cTnI 1.238μg/L；心电图示 ST-T 改变。考虑"急性心肌梗死"，为求专科治疗收入我科。刻下症：胸闷，伴左肩部疼痛，从步行 50 米减至行走 30 米即胸闷喘憋加重，休息后缓解，无心前区疼痛及左臂内侧放射痛，乏力；夜间阵发性呼吸困难，咳嗽，咯痰，痰色白质黏，难咯；纳差，腹胀，喜冷饮，眠差，小便浑浊、有泡沫，大便干、五日未行。舌淡暗，苔白厚腻，脉滑数。

既往有 2 型糖尿病病史 20 余年，现用优泌林 30R（早晚各 11IU，皮下注射）以控制血糖，血糖控制尚可。高血压病史 17 年，血压最高达 200/100mmHg，现口服厄贝沙坦氢氯噻嗪片（12.5mg，qd）、苯磺酸氨氯地平片（5mg，qd）、酒石酸美托洛尔（31.25mg，bid），血压控制在 150/60mmHg。既往还有双下肢动脉闭塞症、白内障、眼底动脉硬化、糖尿病肾病、高脂血症、脂肪肝、胆囊息肉、腰椎间盘突出、腰椎管狭窄、前列腺增生、脑梗死、反流性食管炎病史、慢性支气管炎史。

[查体] T 36.5℃，P 74 次 / 分，R 19 次 / 分，BP 148/60mmHg。发育正常，

精神萎靡，面色晦暗不光泽，口唇紫暗，双侧未闻及干湿啰音，心音正常，双下肢重度水肿、皮肤色素沉着，双足皲裂、无破溃，双足背动脉减弱，双下肢痛觉减退。

[辅助检查] 全血细胞分析+CRP：CRP 34.89mg/L，HGB 95.0g/L，LYMPH% 15.2%，RBC 3.06×10^{12}/L，WBC 8.49×10^9/L。生化全项：HDL-C 0.71mmol/L，Ca^{2+} 2.13mmol/L，BUN 17.08 mmol/L，UA 630μmol/L，GLU 6.3mmol/L，ALB 36.50g/L，Cr 253.3μmol/L，TP 64.10g/L。NT-proBNP：8941pg/mL。心电图：ST-T段异常（Ⅰ、Ⅱ、aVF、V_3、V_4、V_5、V_6）及Q波（Ⅱ、Ⅲ、aVF）。头颅CT平扫示：①双侧基底节区、半卵圆中心及侧脑室旁多发腔隙灶；②脑白质变性；③脑萎缩（2016-7-27）。心脏超声：EF 54%，节段性室壁运动异常，左房增大（左房前后径43mm），二尖瓣反流（轻度），左室舒张功能减低。胸腔超声：未见异常。

[入院诊断] 中医诊断：胸痹（阳虚水停证）。西医诊断：①冠状动脉粥样硬化性心脏病，急性非ST段抬高型心肌梗死，陈旧性心肌梗死，心功能Ⅰ级（Killip分级）；②2型糖尿病，糖尿病肾病；③肾功能不全（CKD4期），肾性贫血；④高血压病3级（极高危）；⑤多发性腔隙脑梗死；⑥慢性支气管炎合并感染；⑦多发性动脉硬化症，双下肢动脉硬化闭塞症，眼底动脉硬化；⑧反流性食管炎；⑨高脂血症；⑩脂肪肝；⑪胆囊息肉；⑫腰椎间盘突出；⑬右眼白内障。

入院后给予抗板、抗凝、扩冠改善供血、降脂稳定斑块、降压、利尿、降糖、纠正贫血、抗感染、化痰等治疗。因患者于国庆假期收住入院，笔者于2016年10月8日上班后接管该患者。刻下：胸闷较前改善，仍有咳嗽咯痰、痰色白质黏，纳差，眠可，大便难，小便量较前增多。BP 121/52mmHg，HR 84次/分。24小时总入量2191mL，总出量2300mL，尿量1450mL。双肺呼吸音粗，未闻及干湿啰音，心律齐，双下肢仍有水肿。舌淡暗，苔白厚腻，脉滑数。全血细胞分析+CRP：CRP 20.83mg/L，HGB 97.0g/L，LYMPH% 14.9%，RBC 3.14×10^{12}/L，WBC 7.97×10^9/L。生化+cTnI：cTnI 0.203μg/L，Na^+ 136mmol/L，Cl^- 96mmol/L，Cr 334.3μmol/L，UA 697μmol/L，ALB 39.2g/L。DIC初筛试验：D-Dimer 0.78mg/L（FEU），FIB 4.52g/L。NT-proBNP：12396pg/mL。心脏超声提示：EF 60%，节段性室壁运动异常，主动脉瓣退变，二尖瓣反流（轻度），三尖瓣反流（轻度），肺动脉高压（轻度），左室舒张功能减低。

考虑患者本次主因冠心病、急性心肌梗死、心力衰竭、糖尿病、糖尿病肾病、慢性肾功能不全、心肾综合征入院，存在缺血与心力衰竭两大病理机制，经过积极抗缺血与纠正心力衰竭治疗后，虽然心肌酶较前下降，但目前仍有胸闷憋气，咳嗽咳痰，面色晦暗，口唇紫暗，双下肢水肿，足凉，大便干结，舌淡暗，苔白厚腻，脉滑数。笔者开始查房，望诊见其面色晦暗，双下肢严重浮肿，厥冷，印象非常深刻，与扶阳派笔下的"双下肢烂肿如泥""爪甲青乌"等"真阳"不足、龙雷之火亏虚高度相似，一派阴寒内盛、阳气大虚、水饮内停泛溢之象。兼见胸闷憋气，这是水气凌心之象，为真武汤指征。其咳嗽咳痰，这是水气犯肺，痰浊蕴肺，体循环淤血所致。虽然真武汤方后加减法中有"若咳者，加五味子半升，细辛一两，干姜一两"，但该患者并非运用五味子、细辛、干姜指征。根据药证原则可知，五味子、细辛、干姜的指征为"咳嗽伴大便稀溏"，而该患者为大便干结，并非所宜。其咳嗽咳痰，痰色不黄，这是"胸痹，胸中气塞，短气，茯苓杏仁甘草汤主之，橘枳姜汤亦主之"方证，且方中用杏仁，可以祛痰止咳、平喘、润肠通便，主治"咳嗽伴大便干结"，因此合方茯苓杏仁甘草汤。患者大便干结多年，这是糖尿病导致的胃肠道并发症，且在糖尿病肾病、慢性肾功能不全患者中非常常见，这是临床运用大黄的指征。现代药理研究发现，大黄可用于降肌酐。因此，予真武汤、茯苓杏仁甘草汤去甘草加大黄。

处方：黑顺片30g，茯苓60g，麸炒白术15g，白芍15g，生姜20g，酒大黄10g，杏仁10g。3剂，水煎服，日1剂，浓煎100mL，分2次服。

二诊（2016年10月11日）：患者服药当天，尿量显著增加，从每天1450mL增加至2300~2500mL，当晚喘憋减轻，咳嗽咳痰好转，面色晦暗较前消退，水肿减轻，大便通畅。舌淡红，苔薄白，脉沉细。BP 133/55mmHg，HR 74次/分。24小时总入量2046mL，总出量3300mL，尿量2450mL。生化+cTnI：cTnI 0.093μg/L，Na+ 137mmol/L，K+ 4.08mmol/L，GLU 8.5mmol/L，Cr 266.2μmol/L，UA 701μmol/L，BUN 14.84mmol/L。胸片：双下肺纹理增粗，感染待除外。效不更方，再服3剂。

三诊（2016年10月14日）：尿量继续增加，每天多达2750mL，双下肢不肿，诸症明显好转。复查Cr降至253.7μmol/L，cTnI降至0.061μg/L，HGB：98.0g/L，NT-proBNP：5328pg/mL。患者一般情况可，准予出院。

按：该患者存在心肌梗死后心力衰竭、肾衰、心肾综合征，病情复杂，住院期间常见利尿剂抵抗现象，治疗难度较大。如何改善心功能、肾功能，增加尿量，是治疗关键。针对心肾阳虚、水饮内停的一派阴证，予以真武汤确能温阳利水，增加尿量。双下肢水肿消失，面色晦暗消退，此为阳气来复之象。在现代医学中，与真武汤能够改善心肾功能有关。

4. 心脏瓣膜疾病、心力衰竭、右心扩大案

范某，女，76岁。主因"间断胸闷气短喘憋4年，加重1月余"于2016年3月14日入院。患者于2012年无明显诱因出现胸闷、气短、喘憋、头晕等症状，于北京某三甲医院住院治疗，诊断为"心脏瓣膜疾病、二尖瓣关闭不全（轻度）、三尖瓣关闭不全（中重度）、心律失常、频发室性早搏、二联律、心功能3级（NYAH分级）"，予以对症治疗，症状缓解后出院。2014年，患者再因双下肢水肿，于我院住院治疗，诊断为"右心扩大、左室受压变小、三尖瓣冗长伴关闭不全（重度）"，予利尿、强心、控制心室率、抗血小板聚集等治疗，症状减轻。后患者于2014年、2015年多次入我院治疗。1个月前患者因气喘憋加重，活动后明显，口服地高辛、富马酸比索洛尔、托拉塞米等药物，症状缓解不明显，为求进一步诊治，收入我科。刻下症：胸闷，喘憋，气短，活动后加重，乏力，口干，口苦，无咳嗽咳痰，时有头晕耳鸣，后背酸痛，纳可，眠差，入睡困难，双下肢水肿，左腿为甚，双下肢凉，小便量少，大便每日2次、不成形。舌暗红，苔白腻，脉沉。

患者既往有高血压、高脂血症、多发动脉硬化症、双侧颈动脉硬化、双下肢动脉硬化、无名动脉分叉处斑块、反流性食管炎、双肺多发陈旧性病变、白内障、陈旧性虹膜炎、继发性青光眼、子宫肌瘤切除术、乳腺纤维瘤术后病史。

[查体]T 36.8℃，P 68次／分，R 19次／分，BP 138/64mmHg。精神萎靡，体形偏瘦，两颧暗红，口唇紫暗。双肺叩诊清音，双侧呼吸音粗，可闻及少量干啰音；心率68次／分，律不齐，三尖瓣听诊区可闻及全收缩期吹风样杂音；双下肢中度水肿，下肢皮肤暗红，生理反射存在，病理反射未引出。

[辅助检查]生化:UA 496μmol/L，BUN 8.31mmol/L，GLU 7.5 mmol/L，ALP 137 U/L，ALB 37.90g/L，γ-GT 75 U/L。DIC初筛试验:APTT 36.5S。NT-proBNP：9875pg/mL。尿常规:RBC-M（高倍视野）3.17个，PRO 10mg/d（±），ERY 10/μL（±）。心脏超声:EF 61%，右心增大（右房径85mm×75mm，右室前后径55mm），左室受压变小（左室舒张末内径29mm），三尖瓣冗长并关闭不全（重度），主动脉瓣退变并反流（轻度），心包积液（少量）。腹部超声：淤血肝，餐后胆囊。下肢动静脉超声：双下肢动脉硬化伴多发斑块形成，双下肢深静脉超声未见明显异常。全血细胞分析+CRP、大便常规+隐血、胸腔超声未见明显异常。

[入院诊断]中医诊断：胸痹（阳虚水停、瘀血内阻证）。西医诊断：①心脏瓣

膜疾病，右心扩大，二尖瓣关闭不全（轻度），三尖瓣冗长伴关闭不全（重度），左室受压变小，心功能Ⅳ级（NYAH分级）；②冠状动脉粥样硬化性心脏病，不稳定型心绞痛，心律失常，心房颤动；③高血压3级（很高危）；④高脂血症；⑤多发型动脉硬化症，双侧颈动脉硬化，双下肢动脉硬化，无名动脉分叉处斑块，脑动脉硬化症；⑥双肺多发陈旧性病变。

入院后给予利尿、强心、降压、扩冠改善供血、降脂稳定斑块、抗板等治疗。

考虑患者目前以心脏瓣膜疾病、重症心力衰竭为主，且以右心扩大、右心衰竭为主，其症见胸闷、喘憋、气短、活动后加重、乏力及伴双下肢水肿、左腿为甚、下肢凉、小便量少，属于真武汤方证中"四肢沉重疼痛"，均为水饮内停，水气凌心；大便不成形，与真武汤条文中"自下利"接近；舌暗红，苔白腻，脉沉也是水饮内停之象。另外，患者两颧暗红，与二尖瓣面容相似；其下肢皮肤暗红，与长期下肢水肿，静脉淤血有关。在中医学病机上，还存在阳虚水停导致的瘀滞。中药治以真武汤原方温阳利水，且方中芍药可以活血化瘀，附子可以温通经络。

处方：黑顺片30g，茯苓45g，生姜10g，麸炒白术30g，赤芍15g。5剂，水煎服，浓煎50mL，日1剂，分2次服。

二诊（2016年3月19日）：患者服药后，胸闷、喘憋、气短改善，尿量显著增加，双下肢水肿减轻，舌淡红，苔薄白，脉沉。P 74次/分，BP 93/52mmHg。全血细胞分析+CRP:WBC $3.59×10^9$/L，NEUT% 45.1%。生化:DBIL 5.1μmol/L，ALB 34.90g/L，TP 63.90g/L，γ-GT 71U/L。NT-proBNP:7538pg/mL。患者入院之初血压为138/64mmHg，虽在正常范围之内，但相对于患者基础血压偏低的状态，已经属于压力负荷显著增加状态。患者服药后心率变化不大，但血压较前明显下降，提示心脏前负荷改善。患者一般状态改善，守方再服7剂。

三诊（2016年3月26日）：患者诉气短喘憋有所缓解，运动后加重，乏力减轻，纳可，眠差，二便可，双下肢不肿。复查全血细胞分析+CRP:WBC $3.91×10^9$/L，NEUT% 47.8%。NT-proBNP降至4635pg/mL。患者病情平稳，一般情况可，准予明日出院，门诊继续以真武汤善后。

按：该患者为瓣膜病心力衰竭，且以右心扩大为主，因此在临床症状上表现为顽固性右心衰竭。患者主要表现为喘憋、水肿、厥冷、下利、皮肤暗红，也为阳虚水泛夹瘀之象。其平常NT-proBNP常年维持在5000pg/mL以上，严重时可达12000pg/mL左右。但在服用真武汤后，不仅显著改善喘憋、下肢水肿等体循环淤血症状，而且将其NT-proBNP降至4635pg/mL，收效满意。因患者为典型的右心衰竭，右心扩大，导致左室受压变小，与临床常见的左心衰竭或全心衰竭的病理生理机制同中存异，其体循环淤血极难纠正。我们发现，针对这种类型，需以真武汤合人参汤等持续温阳利水以善后。

（六）心得体会

真武汤为《伤寒论》主治少阴寒化方，也是温阳利水代表方。现从真武汤的适应证、真武汤方证善后方案、将药附子剂量、如何客观看待扶阳学派这四个方面谈谈临床心得体会。

第一，在适应证方面，真武汤可用于心力衰竭、心肾综合征、利尿剂抵抗的治疗。①心力衰竭是心血管疾病的最后一个战场，是多种原因引起的心脏泵血功能受损，心排血量不能满足全身组织基本代谢需要的临床综合征。根据心力衰竭发生位置，可分为左心衰竭、右心衰竭和全心衰竭；根据发生急缓，可分为急性心力衰竭和慢性心力衰竭；根据左心室射血分数，可分为射血分数降低性心力衰竭（HFrEF）、射血分数保留性心力衰竭（HFpEF）和中间范围射血分数心力衰竭（HFmrEF）。真武汤可用于上述各种类型心力衰竭的治疗，尤其适用于全心衰竭、急性心力衰竭及射血分数降低性心力衰竭的治疗。在心力衰竭的病因上，包括心肌病变、心脏负荷过重、心室前负荷不足等原因，临床常见的有冠心病心力衰竭、心肌病心力衰竭、瓣膜病心力衰竭、风心病心力衰竭、高血压心力衰竭等。真武汤可用于上述各种原因引起的心力衰竭，尤其适用于冠心病心力衰竭、心肌病心力衰竭、瓣膜病心力衰竭。②心肾综合征是指心力衰竭合并慢性肾功能不全共存的病理状态。按照其发病特点，心肾综合征共分为5型。真武汤尤其适用于慢性心功能不全使慢性肾功能不全进行性恶化的Ⅱ型和慢性原发性肾脏疾病造成心脏功能减退的Ⅳ型。③导致利尿剂抵抗的原因有多种，如在纠正低蛋白、低灌注等原因后，利尿剂抵抗仍然不能得以缓解，笔者常将真武汤作为改善利尿剂抵抗的重要措施。我们发现，大量患者在运用真武汤后，小便通畅，尿量显著增加，可能与其具有温和的利尿、扩血管、强心作用有关。

第二，在真武汤方证的善后方面有一定的规律可循。《黄帝内经》曾言："大毒治病，十去其六；常毒治病，十去其七；小毒治病，十去其八。"在心力衰竭、肾衰阳虚水停的急性期阶段，此时需要附子等虎狼之师峻药猛攻，而一旦戡平战乱，则需以温补元气以善后。针对真武汤方证的后期阶段，根据其方证指征，笔者常选用肾气丸、人参汤（理中汤）、五苓散、防己黄芪汤等健脾益气、温阳利水。值得注意的是，我们常以膏方调理善后，以之作为心力衰竭二级预防的中医药方案。

第三，附子为真武汤中的君药，其剂量是本方起效关键。附子为毛茛科植物乌头的旁生块根，大剂量的附子具有回阳救逆、补火助阳、散寒止痛之功。近代名医恽铁樵先生曾说："附子最有用，亦最难用。""最有用"，是说附子能回阳救逆，救人于亡阳之际，用于急危重症的治疗；附子还能补火助阳，"通行十二经"，内温脏腑骨髓，外暖筋肉肌肤，还可用于慢性疾病阳虚体质的调理。近代四川名医祝味菊先生也擅用附子，20世纪30年代在上海行医，常以附子救治危急重症，胆识超人，配伍独特，疗效惊人，赢得病家和同道的好评，雅号"祝附子"。笔者常将附子、四逆汤等视为强心药，视为古代的"正性肌力药"，用于收缩功能不全心衰竭、左心衰竭、右心衰竭及全心衰竭的治疗。在附子的剂量方面，现代云南名老中医吴佩衡先生，运用附子得心应手，而且用量很大，有多达400g者，令人咋舌，人称"吴附子"。但我们发现，在重症心力衰竭患者的心电监护上，80g以上的附子会显著增加心律失常，尤其是频发室早的发生率，可能与附子中含有乌头碱类物质有关。因古代没有心电监测，无法仔细观察并记录大剂量附子导致的不良反应，误认为"只要认证准确，放心大胆运用就一定能取效，且没有任何不良反应"。但在现代的医疗环境中，附子导致的心脏不良事件发生率显著增加，尤须谨慎。因此，在没有心电监测的情况下，一定慎用大剂量附子，这与扶阳学说中动辄数百克以上附子的学术主张稍有不同。因此，笔者在CCU诊疗中摸索发现，附子剂量以30~60g为宜，一般不宜过大。

第四，真武汤为扶阳代表方剂，如何理性认识扶阳学派在现代临床中的运用？扶阳学派是针对阳虚重症而设，其以"肾中一点真阳""命门之火"为理论依据。扶阳学派源自《伤寒论》中的四逆汤证治。我们发现，扶阳学说中的"双下肢烂肿如泥""爪甲青乌""上气喘息""口唇发绀""四逆厥冷""二便不通"等典型阳虚证，一般见于终末期心力衰竭、肾衰、心源性休克等阶段，如此阳气大虚甚至阳气暴脱证患者，只能在重症监护病房、急诊中见到，而在普通门诊及普通病房中很难见到。针对普通患者，大剂量扶阳的机会极少。且因现今临床的利尿剂、洋地黄类及非洋地黄类正性肌力药、血滤、透析等治疗手段的进步，即使是心力衰竭、肾衰重症，临床运用大剂量附子的机会其实并不多。因此，古代运用大剂量附子扶阳，仅限于在医疗条件欠缺，临床诊断不清，病情危重之时的不得已而为之的"背水一战"。至于其临床疗效，是否所有患者都能在服药后出现二便通畅、手足转温等阳气来复之象，则不得而知。李可先生在其《李可老中医急危重症疑难病经验专辑》中也客观评价破格救心汤，并未夸大其临床疗效。在 CCU 中，临床常见心力衰竭合并低血压的湿冷型心力衰竭，或心肌梗死后合并心源性休克。在病机上都与心气、心阳的正气不足有关。在治疗上，我们常以四逆汤、四逆加黄芪汤等回阳救逆、升压、改善心力衰竭，但病情到如此重症阶段，单用四逆汤回阳十难救一，且早已用多巴胺、肾上腺素等抢救药。因此，如何见微知著，早期识别并截断阳气暴脱病机，才是临床关键。

六、木防己汤 / 重症心力衰竭，缺血性心肌病，酒精性心肌病，冠状动脉粥样硬化性心脏病，大量胸腔积液等"少阴热化"

木防己汤出自《金匮要略》，由防己、桂枝、生石膏、人参组成，可以化饮清热、益气补虚，是治疗膈间支饮的经典名方。虽然现代有报道，可用于肺源性心脏病、心力衰竭、胸腔积液、恶性肿瘤、类风湿关节炎等疾病的治疗，但本方在国内临床运用并不广泛。笔者认为，其缘由如下：第一，本方结构奇特，寒温并用，补泻同施，不可以常理解读、诠释。尤其是该方石膏剂量多达十二枚，是为所有仲景经方石膏剂量之最。"病痰饮者，当以温药和之"，主治支饮的处方为何还需重用药性寒凉的生石膏？黄仕沛先生认为，本方组方"不可理喻"。安徽省名中医温兴韬先生也认为木防己汤的组成与功效难以用后世理论来解释。第二，该方证条文言简意赅，常令人不明所以，"膈间支饮"相当于现代医学的什么疾病？"心下痞坚"的实质是什么？与《金匮要略》中的其他腹症"心下坚大如盘""心下痞""心下痞硬""心下濡"有什么区别？"虚者即愈，实者三日复发"中的虚、实是指病机，还是其他？第三，防己的肾毒性问题受到广泛关注，这也是本方临床运用受到限制的重要原因。

笔者在 CCU 主管过大量急慢性心力衰竭、肺部感染加重心力衰竭、慢性阻塞性肺疾病急性加重等导致的喘憋不能平卧患者，部分心力衰竭患者在常规西药治疗基础上加用真武汤能迅速改善，然而，也有部分终末期心力衰竭、利尿剂抵抗患者运用真武汤后疗效并不理想，且病情急转直下，迅速进展，常令笔者懊恼不已。在多年临床实践基础上，重读经典，通过对经典条文的系统梳理和深入挖掘，并在管理危重症患者过程中反复体会，逐渐认识到：①阳虚水饮是心力衰竭之"常态"，是临床最常见证型，也是最简单的证型，不论是运用西药，还是中药，只要具备利尿、扩血管、强心的药理作用，均能在短期内迅速改善症状；②阳虚水饮化热则是心力衰竭之"变态"，是临床中的特殊类型，但这是一种客观存在，且运用常规温阳化饮法基本无效，如真武汤；③木防己汤是治疗急慢性心力衰竭、右心功能不全、全心衰、舒张功能不全等各种心力衰竭中阳虚水饮化热类型的经典处方，急性与慢性心力衰竭均可运用，还可用于肺部感染加重心力衰竭、慢性阻塞性肺疾病急性发作、肺源性心脏病急性加重等；④对于木防己汤中配伍生石膏的千古疑难问题，历代医家众说纷纭、五花八门，但大多以经解经、随文敷衍、不求甚解、无解强解，甚至"以其昏昏使人昭昭"，令人莫衷一是，需要我们重新审视、解读；⑤阳虚水饮化热证的背后，存在深刻而复杂的病理生理学作用机制，且化热多提示预后不良，是运用生石膏的指征；⑥少阴热化证的病理生理学机制与此相同；⑦木防己汤对于减少胸腔积液也有一定疗效；⑧木防己汤在现今临床上可用于风湿热痹的治疗，包括痛风急性发作、风湿热、风湿性关节炎、类风湿关节炎，推测本方在古代很可能会用于风湿性心脏病伴心力衰竭的治疗；⑨木防己汤方证加减法中的"虚"与"实"不是言病机，而是指体征，"虚"是指阳虚水饮化热合并阳明经证的治疗，而"实"是指阳虚水饮化热合并阳明腑证的治疗，该条文符合现今临床实际，其背后存在深刻的病理生理学作用机制。

（一）方证溯源

木防己汤出自《金匮要略·痰饮咳嗽病脉证并治》："膈间支饮，其人喘满，心下痞坚，面色黧黑，其脉沉紧，得之数十日，医吐下之不愈，木防己汤主之。虚者即愈，实者三日复发。复与不愈者，宜木防己汤去石膏加茯苓芒硝汤主之。木防己汤方：木防己三两，石膏十二枚（鸡子大），桂枝二两，人参四两。上四味，以水六升，煮取二升，分温再服。木防己去石膏加茯苓芒硝汤方：木防己二两，桂枝二两，人参四两，芒硝三合，茯苓四两。上五味，以水六升，煮取二升，去滓，内芒硝，再微煎，分温再服，微利则愈。"由上述条文可知，木防己汤证的经典指征包括：膈间支饮，其人喘满，心下痞坚，面色黧黑，其脉沉紧。

从上述条文可知，木防己汤的主治证是"膈间支饮"。同篇条文对支饮及其临床表现进行了解释："咳逆倚息，短气不得卧，其形如肿，谓之支饮。""支饮，亦喘而不能卧，加短气，其脉平也。""心下有支饮，其人苦冒眩，泽泻汤主之。""支饮胸满者，厚朴大黄汤主之。""支饮不得息，葶苈大枣泻肺汤主之。""呕家本渴，渴者为欲解，今反不渴，心下有支饮故也，小半夏汤主之（《千金》云：小半夏加茯苓汤）。""夫有支饮家，咳烦胸中痛者，不卒死，至一百日，一岁，宜十枣汤。""久咳数岁，其脉弱者可治，实大数者死；其脉虚者必苦冒，其人本有支饮在胸中故也，治属饮家。"从上述条文中，我们不难发现，支饮的临床表现包括："咳逆倚息，短气不得卧，其形如肿""喘而不能卧，加短气，其脉平""苦冒眩""胸满""不得息""呕家不渴""咳烦胸中痛""苦冒"。

（二）方证解读

1. 其人喘满

"喘满"是指喘憋，胸闷，胸满。从现代医学角度分析该条文，这里描述的很可能就是呼吸困难的临床表现。引起呼吸困难的常见原因有肺源性呼吸困难和心源性呼吸困难两种。肺源性呼吸困难常见于支气管哮喘急性发作，表现为咳嗽、喘息、双肺满布干啰音；而心源性呼吸困难常见于急性左心衰竭或者全心衰竭发作，表现为喘憋不能平卧、双下肢水肿、双下肺湿啰音。木防己汤中用防己利水消肿，桂枝温通心阳，人参大补元气。以药测证，这里描述的很可能就是心力衰竭导致的心源性呼吸困难。根据疾病的严重程度区分，左心衰竭包括三种临床表现，即劳力性呼吸困难、夜间阵发性呼吸困难，以及端坐呼吸。日本汉方派医家汤本求真认为："用本方（木防己汤）治浮肿性脚气及心脏瓣膜病代偿机能障碍性水肿，得捷效。"矢数道明先生也认为："木防己汤证即是对急慢性心脏功能不全的各重要症状所作的简明扼要的概括。"

值得注意的是，这里的"喘满"也可见于心力衰竭合并肺部感染导致的呼吸困难，或者心力衰竭合并慢性阻塞性肺疾病导致的呼吸困难。因此，这里的"喘满"还可见于慢性阻塞性肺疾病、肺气肿出现的桶状胸、胸廓饱满。

另外，这里的"满"除胸闷、胸满外，还可能表现为腹部胀满。其病理生理学机制可能与右心衰竭合并出现的胸腹腔积液、消化道淤血有关。胸腔积液会导致胸闷、胸满，而腹腔积液、消化道淤血则会导致腹部胀满。

山西名医朱进忠曾用木防己汤治疗风湿性心脏病、心力衰竭患者的咳喘不能平卧，腹大，浮肿。现摘录如下：

耿某，女，38岁。气短心悸数十年，喘咳气短不能平卧，全身浮肿，腹大如鼓2年，某院诊为风湿性心脏病、心力衰竭、心源性肝硬化，住院治疗1年多，虽然气短心悸好转，但腹胀、浮肿、发绀不减。后请某医以真武汤、实脾饮等加减治之，诸症非但不减，反见口渴加重。审其全身浮肿，腹胀如鼓，有青筋暴露，面颊、口唇、手足均紫暗而冷，呼吸困难，不能平卧，舌质紫暗，舌苔黄厚而干，脉虚大紧数而促或兼结涩。诊为水饮阻滞，心阳亏损，瘀血凝结，肺胃郁热之证。拟木防己汤加味，化饮散结，活血清热。

处方：防己10g，桂枝10g，人参10g，生石膏15g，茯苓10g，杏仁10g，苍术12g，川牛膝12g。

服药4剂，腹胀、浮肿、气短均改善，食纳增加；继服30剂，腹水消失，浮肿、发绀、气短等症亦大减。乃按上方继服1个月，诸症大部消失。

笔者认为，这里的"喘咳气短不能平卧，全身浮肿，腹大如鼓两年"即为条文中"其人喘满"症状的延伸。

2. 心下痞坚

"心下痞坚"是指主诉心下、胃脘部位的胀满不适，并且腹部触诊会发现，腹虽软，但剑突下触诊有坚硬感觉。腹诊是《伤寒论》的一大特色，但这里的"心下痞坚"与其他方证的腹诊稍有不同。包括桂枝去桂加茯苓白术汤证的"心下满微痛"，茯苓桂枝白术甘草汤证的"心下逆满"，大柴胡汤证的"心下急""按之心下满痛"，大陷胸汤证的"心下因硬""心下痛，按之石硬""心下至少腹硬满而痛不可近者"，柴胡桂枝汤证的"心下支结"，十枣汤证的"心下痞硬满、引胁下痛"，大黄黄连泻心汤证的"心下痞，按之濡"，附子泻心汤证的"心下痞"，半夏泻心汤证的"心下痞"，生姜泻心汤证的"心下痞硬"，甘草泻心汤证的"心下痞硬而满"，旋覆代赭汤证的"心下痞硬，噫气不除"，桂枝人参汤证的"心下痞硬、表里不解"，小承气汤证的"心下硬"，大承气汤证的"心下必痛""心下坚"，瓜蒂散证的"心下满而烦"，栀子豉汤证的"心下濡"，甘遂半夏汤证的"心下续坚满"，小半夏加茯苓汤证的"心下痞"，桂枝去芍药加麻辛附子汤证的"心下坚大如盘，边如旋杯，水饮所作"，枳术汤证的"心下坚大如盘，边如旋盘，水饮所作"。在这里为什么腹诊会出现"坚"？是腹直肌紧张吗？很显然不是。笔者曾经主管一例高血压病3级（极高危）、脑梗死、酒精性肝硬化、颈椎病患者，腹部触诊发现剑突下一块"坚硬"，肋下达5指，质地有如触摸额头。笔者立刻联想到该条文，虽然不是木防己汤证，但这不就是"心下痞坚"吗？笔者认为，条文里的"坚"更接近于"质韧感"，即淤血肝导致的腹部触诊的一个表现。

"心下痞坚"的病理生理学机制可能与右心衰竭或全心衰竭导致的消化道淤血、多发性浆膜腔积液、淤血肝有关。因为存在消化道淤血、胸腹腔积液，导致消化道蠕动减弱，患者会出现心下、胃脘部位的胀满症状。因淤血肝，所以触诊会发现典型的心下痞硬而坚。矢数道明先生在其《临床应用汉方处方解说》中也说，心下痞坚多为心脏瓣膜症引起肝淤血。在临床上，我们发现，很多心力衰竭患者不待医生询问病史，就会主动倾诉，"每天在胃这一块（或剑突下）胀得不得了，甚至胀得发硬"。只要见到该主诉，这可能就是木防己汤的适应证。

日本汉方医家矢数道明先生在1974年10月《汉方の临床》中记载了运用增损木防己（笔者按：木防己汤加苏子、白皮、生姜）治疗心脏扩大、心律不齐，伴见呼吸困难、食欲不振、腿肿、腹肿的案例："患者73岁，男，初诊于1971年9月。病历：1936年患呼吸系统疾病，常住院。曾注射过链霉素150次，卡那霉素160次，并接受过胸廓整形手术。注射链霉素后引起听力障碍而停药，从那以后手足震颤，步行不随意，书写困难，食欲不振，失眠而来我院看病。现症：常咯血痰，消瘦，无力，右肺有啰音，心下部稍紧张，腹部无力。治疗：服柴胡芍药六君子汤加黄连解毒汤，结果食欲增加，手震颤稍好转。服2个月后，变得稍肥胖，脸色好转，恢复了健康。3个月后改服抑肝散加芍药，即手震颤进一步好转，但常出现心律不齐。1974年来我院X光检查，结果心脏肥大，足浮肿，扩大到腹部也浮肿起来，食欲不振，出现咳嗽、动悸和呼吸困难严重，心律不齐加剧，好不容易到我院，看起来动作非常困难，病态重。腹诊：使人惊奇，心下部像喝进半盆水那样坚硬，肝肿大，腹水和下肢浮肿严重。患者非常难受而不能忍耐。以前来我院都说许多感谢话，而这次连说话都无力。《金匮要略·痰饮咳嗽病脉证并治》有"膈间支饮，其人喘满，心下痞坚"的记载，患者有咳嗽而让服增损木防己汤，并让患者要保持十分安静，我很担心患者的病情。早上乘公共汽车来的，回去时候我让他坐小汽车。经过10天，患者高高兴兴地来我院，足的浮肿完全消失，心下痞坚消了80%，呼吸困难和咳嗽均消失，食欲增加。以后继续服该方3个月，心脏病痊愈，使我松了一口气。"笔者认为，该医案中的"心下部像喝进半盆水那样坚硬"即为条文中"心下痞坚"症状的延伸。

3. 面色黧黑

"面色黧黑"是指脸色发黑、发暗、发紫。黧黑在五行属水，古人认为，这与水饮上泛，肾水之色外露有关。"面色黧黑"可能相当于现代医学中的"发绀"，其病理生理学机制可能与心力衰竭发作时体循环淤血、静脉淤血，以及血氧饱和度下降、低氧血症有关，表现为面色暗黑。另外，在慢性阻塞性肺疾病、呼吸衰竭、胸腔积液导致的氧饱和度下降患者中，面色黧黑也不少见。

沈敏南先生曾用本方治疗慢性肺源性心脏病合并心力衰竭出现的"面色黯紫"："王某，女，67岁，农民。于1978年10月28日诊治。患者慢性咳嗽史已20年，近年来又增气急心悸，时而足肿，曾服真武汤乏效。面色黯紫，精神萎靡，气逆不能平卧，全身浮肿，四肢清冷，咳嗽痰薄味咸，心下痞坚，胃纳少，口渴欲饮，食入脘胀，小便少，大便溏，舌质暗紫，苔薄黄糙，脉沉小而代。检查：慢性病容，桶状胸，杵状指，颈静脉怒张，两肺呼吸音低、粗，可闻及湿性啰音。胸透两肺透光度增强，横膈下降，右心室肥厚。心电图检查，肺型P波，心率100次/分，不规则。全身均肿，腹部有少量移动性浊音。诊断：慢性肺源性心脏病并发心力衰竭。此属痰饮，治以木防己汤合真武汤。防己、白术、白芍、淡附片（先煎30分钟）各10g，生姜衣5g，生石膏5g，桂枝15g，党参12g，茯苓皮30g。服5剂后，心下痞坚、口渴、舌苔黄糙已除，咳呛、喘逆、肿胀均缓，小便亦多，后用《金匮》防己黄芪汤合肾气丸调治半年，诸羔均平。"该医案中的"面色黯紫""舌质暗紫"，即为条文中"面色黧黑"症状的延伸。

另外，风心病的"二尖瓣面容"也是"面色黧黑"症状的延伸。陆芷青教授曾运用本方治疗风湿性心脏病伴二尖瓣狭窄闭锁不全，主动脉瓣闭锁不全患者的"胸闷气急"伴"颧红"。

姚某，男，30岁，1991年11月6日初诊。胸闷心悸怔忡10余年，近年来胸闷气急加重，动则尤甚，颧红，虚里跳动明显，西医诊断为风湿性心脏病伴二尖瓣狭窄闭锁不全、主动脉瓣闭锁不全，平时间断服用地高辛、双克（双氢克尿噻）。舌淡红，苔黄，脉数，此为风湿入络，内舍于心，以致气阴两亏，心君不宁，治拟木防己汤加减。木防己12g，生石膏15g（先煎），潞党参30g，桂枝5g，生黄芪30g，麦冬15g，五味子5g，炙甘草10g，生地黄15g，赤芍10g，降香5g，7剂，水煎服。

二诊：胸闷心悸气急等症均见好转，效不更方，原方再进7剂。本方加减间断服用2个月，再诊时诉诸症消失，精神渐振，已能正常日班。

该医案中的"颧红"实质是指二尖瓣面容。

4. 其脉沉紧

"其脉沉紧"，沉紧主水饮、阴寒。因淤血水肿，故脉沉；体循环淤血，容量充盈，故脉紧。

5. 得之数十日，医吐下之不愈

"得之数十日"，是指因失治、误治，未能得到及时治疗。

"医吐下之不愈"，是因其恶心呕吐，有医生采用吐法误治；吐法无效，又有用攻下逐水、通利二便等误治。为什么会出现恶心呕吐？很可能与心力衰竭导致的消化道淤血有关。为什么会有医生采用攻下治法？很可能与条文后面出现的"实者三日复发，复与不愈者，宜木防己汤去石膏加茯苓芒硝汤主之"有关。其病理生理学机制还可能与心力衰竭导致的消化道淤血引起胃肠蠕动减弱有关。

6. 虚者即愈，实者三日复发

"虚者即愈，实者三日复发，复与不愈者，宜木防己汤去石膏加茯苓芒硝汤主之"，条文中虚与实的问题是该方证条文的难点之一。有学者认为虚实是言病机，如有学者认为"如果吃这个药，这个病偏虚，那么吃了就好……如果实，当时也能好，三日后一定复发，再吃这药就不好了……"问题是为什么疾病偏虚，还需要运用大剂量生石膏？为什么偏实，在加减方中还不去人参，而把能泻实的生石膏去掉？也有学者认为，虚实是指痰涎的黏稠与稀薄。山东《伤寒论》大家李克绍先生认为："过去讲石膏专清热，其实此药善清化黏痰。痰乃水饮与火邪煎熬所生，故凡痰黏满口，无论有无热象，都应加石膏清化之……原文说'虚者即愈'，'虚'的意思是指痰虽黏稠但尚未成块，此正应石膏之治。若石膏不能治的痰，那就是结成痰块了，所谓'实者'即指此。痰结成块，则必加芒硝软坚化痰。"如果的确如上文所言，其中值得商榷的疑点很多。首先"痰黏满口"在临床中不一定属热证，用温化寒痰、寒饮方法而有效的病例比比皆是；其次，痰涎凝结成块，多属于热证，如慢性阻塞性肺疾病急性发作患者咳吐黏痰、呼吸不畅、喘促不宁，但此时很少运用芒硝攻下，也不会再用茯苓淡渗利湿，反而此时笔者喜用小青龙加石膏汤、射干麻黄加石膏汤等，每每获效。

笔者对上述诸多经方医家的观点不敢认同。首先，现代经方大家岳美中先生曾经高度评价《伤寒论》和《金匮要略》，高度赞扬其"出方剂不言药性，察证候不言病理"的客观实证精神。虽然在《伤寒论》中虚与实有言病机之处，但笔者认为，这里的虚与实不能以病机对待。因为，木防己汤方证不完全是虚证，还包含有水饮内停、火热等实证内容。同样，木防己汤去石膏加茯苓芒硝汤方证也不完全是实证，还包括心阳虚、气虚等虚证内容。因此，病机论在此不能成立。其次，这里的虚与实很可能描述的是一种临床体征。虚是指腹诊时腹部抵抗不明显，腹肌比较松软；而实是指腹肌相对比较紧张，按压后较前者充实。为什么在木防己汤条文中会形成如此两种不同的体征？在中医病因病机学中，前者仅仅为阳明郁热在里，偏于阳明经证；而后者则为阳明燥热内结，偏于阳明腑证。这也符合现今临床实际，以及现代医学的病理生理学作用机制［详见下文"（三）大剂量石膏的千古疑难辨析"］。

7. 咳逆倚息，短气不得卧，其形如肿

"咳逆倚息，短气不得卧，其形如肿"，这里描述的是"膈间支饮"的临床表现，是指上气咳嗽、胸闷憋气、喘息不能平卧、呼吸困难、气短懒言、端坐位；外形看起来就像水肿了一样，包括头面水肿、四肢水肿。结合临床，笔者认为该条文很可能描述的就是心力衰竭导致心源性呼吸困难，进而出现喘憋、呼吸困难；或者慢性阻塞性肺疾病急性加重出现的咳喘加重，或者肺源性心脏病合并肺部感染，或者心力衰竭合并肺部感染。

8. 喘而不能卧，加短气，其脉平

"喘而不能卧，加短气，其脉平"，是指喘憋不能平卧，气短，脉平。其病理生理学机制与上条"咳逆倚息，短气不得卧，其形如肿"相似。

9. 苦冒眩、胸满、不得息、呕家不渴、咳烦胸中痛、苦冒

"苦冒眩""胸满""不得息""呕家不渴""咳烦胸中痛""苦冒"等是指支饮内停所致的不同症状与体征，包括头晕目眩、胸闷、胸满、胸痛、咳嗽不宁、恶心呕吐、口不渴等，其病机则与水饮内停有关。水饮上冲则见头晕目眩；水饮凌心则见胸闷，胸满；水饮犯肺则见咳嗽不宁，甚则胸痛；饮停中焦则见恶心呕吐，口不渴。

王付先生曾用本方治疗慢性阻塞性肺疾病急性发作导致的胸闷、喘满、咳嗽不宁。案例如下：

胡某，男，67岁。1995年12月28日初诊。主诉有多年慢性支气管炎、肺气肿病史，近日天气寒冷导致病证发作而前来就诊。刻诊：气喘，胸闷，胸满，心悸，动则气喘更甚，有时不能平卧，舌质紫暗，苔厚腻略黄，脉弦。辨证为膈间阳郁热饮证，其治当通阳化饮、益气清热，以木防己汤与葶苈大枣泻肺汤合方加味：木防己 9g，桂枝 6g，石膏 48g，人参 12g，葶苈子 10g，大枣 10 枚，陈皮 12g，半夏

12g，茯苓15g，炙甘草6g。5剂，一日1剂，水煎2次分3服。

二诊：诸症均有好转，又以前方5剂。之后，累计服药有60余剂，病证消除，一切尚可。

该医案中的慢性支气管炎、肺气肿急性发作的临床表现与木防己汤证的"其人喘满"相似，更与"支饮不得息，葶苈大枣泻肺汤主之"中的"支饮不得息"相似。

（三）大剂量石膏的千古疑难辨析

木防己汤方中用防己、桂枝、人参都可以理解，唯独用生石膏十二枚不好理解。历代医家对木防己汤中运用生石膏的问题也是众说纷纭，仁者见仁。

第一，以教材为代表的权威学说，普遍认为，"痞坚之处，必有伏阳"，因此用生石膏清解"伏阳"，清解郁热，如清代医家尤怡在其《金匮要略心典》中说："痞坚之处，必有伏阳，吐下之余，定无完气，书不尽言，而意可会也。故又以石膏治热，人参益虚，于法可谓密矣。"清代医家徐彬在其《金匮要略论注》也说："痞则胸中必郁虚热，故加石膏。"陈伯坛在其《读过金匮卷十九》木防己汤条下认为："其心下坚如故者，惟有让功于石膏而已，石膏纹如肌理，凡坚而有虚隙者能破之。"问题在于，如何判断"伏阳"？"伏阳"是抽象的病机概念，其客观指征是什么？凡是见到"痞坚"就一定要加生石膏吗？很显然不是。因为在同一条又有"虚者即愈，实者三日复发，复与不愈者，宜木防己汤去石膏加茯苓芒硝汤"。如果"痞坚"必加生石膏，为什么还会在同义条文中去石膏？另外，在《伤寒论》和《金匮要略》中涉及"痞""痞硬"的条文也很少有运用生石膏的其他佐证。因此，该学说仅为事后性解释，仅为解释条文而设，不能切实指导临床，不具有严格的排他性。

第二，也有医家主张方中生石膏是为清肺平喘而设。明代医家赵以德认为："石膏味辛甘，微寒，在此主心下逆气，清肺定喘。"清代医家周扬俊在其《金匮玉函经二注》中说："石膏味辛甘微寒，主心下逆气，清肺定喘。"黄元御也在其《金匮要略悬解》中说："防己、石膏泻水而清金也。"清代医家沈目南也认为："石膏主心下逆气喘急，而清风化之热。"胡希恕先生也认为，生石膏可以"治喘满"。问题在于，为什么需要清肺平喘？按照经方用药惯例，清肺热一般以生麻黄配生石膏，舍去生麻黄，单用一味生石膏果真能起到清肺平喘之功吗？即使我们假设肺热存在，为什么在木防己汤去石膏加茯苓芒硝汤中还要去掉生石膏？去石膏加茯苓、芒硝也能起到清肺平喘之功吗？很显然这样的解释不符合临床实际，只是一种主观推衍。

第三，还有学者主张生石膏在此具有镇饮降逆、化饮解凝之功。日本汉方医家汤本求真在其《皇汉医学》中引华冈青州语，认为石膏能"解伏凝"。清代医家李彣在其《金匮要略广注》中认为："防己利水入膀胱经以泄水饮于下，石膏味辛能解肌出汗以散水饮于外。"陆渊雷引《方函口诀》认为："膈间水气，非石膏则不能墜下"。浙江范永升先生主编的《金匮要略》教材也认为："石膏其性沉降，可镇饮邪之上逆。"胡希恕先生也指出，"石膏能稀薄痰"。同理，"镇饮降逆，化饮解凝"一说是在此处特指生石膏的临床疗效，还是张仲景的用药范例，且能在其他经方中也能得到验证？很显然这并非生石膏的自身功效，而很可能为历代医家杜撰而成，临床指导价值不大。

本方中石膏为仲景诸方之最。问题是，木防己汤中在此配伍生石膏的用意究竟是什么？笔者认为，这需要从医圣张仲景的用药习惯来分析，需要从生石膏的药证谈起。根据《伤寒论》的用药范例，烦、渴为生石膏的指征。吉益东洞在其《药征》中指出，石膏"主治烦渴也，旁治谵语、烦躁、身热"。南京中医药大学黄煌教授在其《张仲景50味药证》中指出，生石膏主治"身热汗出而烦渴、脉滑数或浮大、洪大者"。笔者在 CCU 曾用 300g 生石膏治疗一例昏迷、急性心肌梗死、室壁瘤形成、心力衰竭、肺部感染、呼吸衰竭、糖尿病、糖尿病肾病、贫血的 90 岁女性患者的重度高渗性脱水（血浆渗透压 383mmol/L）。笔者发现一个很有意思的现象，上午从胃管大量补液后，血浆渗透压能轻度下降，但至下午复查又重新飙升，虽然患者昏迷不能交流，但笔者认为，这里的重度高渗性脱水即为"烦渴"的理化指标延伸。还曾用 300g 生石膏治疗一例长期卧床的干瘦干瘦的老年男性，患有急性脑梗合并急性心肌梗死、肺部感染、发热、顽固性低血压、休克，虽然也不能进行交流，但口气极重且灼手，能熏满整个病房，口唇干裂，舌质红绛，舌体萎缩，尿色如茶，大便数日不通，在运用超大剂量多巴胺的情况下，每天需要大量补液至 4000mL，方能将血压勉强维持在 90/60mmHg。笔者认为，体内容量不足、严重缺水，这也是"烦渴"的重要指征。因此，笔者认为，木防己汤方证虽然没有对生石膏的指征进行描述，但并不代表没有"烦渴"指征。

第二个问题是，"烦渴"究竟会不会出现在支饮这个疾病中？按照上面的分析，如果把该条文看作心力衰竭发作，一般心力衰竭多属心阳不振，水饮内停，那还会出现"烦渴"吗？这不是自相矛盾吗？吉益东洞在其《药征》石膏条目下记载"木防己汤证，不具也"（笔者按：意即木防己汤中没有记录石膏药证），在其《类聚方》木防己汤条下批注"当有烦渴证"，很显然这只是其推测分析、以药测证之语，有临床证据支持吗？"烦渴"的背后，是否具有严格的病理生理学机制？笔者认为，临床问题还需从临床来回答。对于条文实质的解读不仅仅需要文献考证，更需要从临床实际出发进行诠释，并进行中西医结合的病理生理学机制解读。

第一，阳虚水饮是心力衰竭之"常态"，是临床最常见的证型，也是最简单的证型。临床表现为喘憋不能平卧，双下肢水肿，畏寒肢冷，口不渴饮，纳差，小便不利，舌淡胖大，脉沉弱无力。此时，不论是运用西药，还是中药，只要具备利尿、扩血管、强心的药理作用，均能在短期内迅速改善胸闷喘憋、呼吸困难等不适症状。

第二，除阳虚水饮的"常态"外，心力衰竭有没有特殊类型的存在？答案是肯定的。在重症监护病房中，我们经常会见到急性左心衰竭或者慢性心力衰竭急性发作患者，在喘憋不能平卧，双下肢水肿的同时，还伴有如下典型症状：①口干，口渴，欲冷饮方舒，甚至部分患者"依从性较差"，毫不顾忌我们反复交代的"限制喝水，控制入量"的医嘱，偷喝冰镇饮料，患者喝完后常常感慨"好多年没有喝得这么爽快了"，以往我们会认为心力衰竭患者的口干是运用利尿剂后利尿伤阴的一个反应，此时需要养阴利水，其实不然，这只是基于良好主观愿望的一厢情愿。②这部分患者"依从性差"的另一个表现就是"极其贪凉"，虽然我们查房时会反复告诫"心力衰竭最怕感染，住院期间一定不能受凉"，但患者往往"充耳不闻"，不愿厚衣、厚被，主动脱衣、敞怀、掀被、袒胸露背、赤身裸体，甚至夜晚休息时嫌病房闷热，主动要求开着门吹风透气才能入睡，即使是寒冬腊月也毫不避讳。③烦躁也是其典型表现，虽然部分患者不会主动说自己"烦躁""心烦意乱"，但如果我们仔细观察，其在言谈举止之间则会流露无疑，比如平常依从性很好、态度较好的患者，突然在某一次住院期间私下里向同病房的其他患友抱怨，"主管大夫一点都不用心，我的病还是不好，还是喘，腿肿老是消不下去……"此时我们就需要理智分析，更需要提高警惕，这是典型的"烦躁"。久病过程中见"烦躁"，可能提示病情加重，这在《伤寒论·辨少阴病脉证并治》中有所提及，如第296条："少阴病，吐，利，躁烦，四逆者，死。"第298条："少阴病，四逆，恶寒而身蜷，脉不至，不烦而躁者，死（一作吐利而躁逆者死）。"第300条："少阴病，脉微细沉，但欲卧，汗出不烦，自欲吐，至五六日自利，复烦躁不得卧寐者，死。"④还可见到纳差、便秘、大便干结难解，甚至数日一行，这都与消化道淤血有关，且常规运用附子、桂枝等温阳化饮法疗效欠佳，笔者也曾试用肾气丸温肾助阳利水，且重用生地黄60~90g润肠通便，发现疗效也不满意。⑤一般心力衰竭常见有下肢水肿，伴小便不利，一旦运用利尿剂后，小便量较前明显变多，小便色淡清长，将体内多余的水分从小便排出后，多能迅速缓解心力衰竭。但这类患者常见小便量少、色黄，且对利尿剂反应较差，甚至出现利尿剂抵抗，对常规的利尿方案不敏感。⑥心率是心力衰竭患者交感活性的重要标志，而心率快是该方证的一个重要特征，这类患者的心率往往难以用β受体阻滞剂控制。⑦舌脉也是其特征性表现之一，常见舌质暗红、舌干少津、舌苔黄、苍老苔、脉数。综上，烦渴、燥热、口干、便秘、小便黄少、心率快、脉数等种种症状为心力衰竭过程中的特殊类型。在中医学病机中，属于"内热"范畴，可以表现为阳明经证，也可以表现为阳明腑证。可以认为，阳虚水饮化热属少阴阳明合病，是心力衰竭之"变态"，但这是一种客观存在，且运用常规温阳化饮法基本无效，如真武汤、肾气丸。这在上面提到的诸多名家医案中已经有所涉及。笔者在临床也发现，此时采用"病痰饮者，当以温药和之"的治疗思路，往往收效甚微。其缘由就在于温阳化饮法虽使心力衰竭中的"寒""饮"得解，而"热"并未得除，此时就应当温阳化饮与清热兼顾。

第三，心力衰竭患者的水饮化热证存在着深刻的病理生理学机制。笔者认为主要包括如下方面：①交感活性增强。烦渴、燥热、口干、心率快、脉数等一系列反应"内热"的症状表现，在中医学看来可能每一个症状的背后都蕴藏着纷繁复杂的病机及种种不一而同的说辞；而从现代医学角度分析，这些都是交感活性增强的表现。长期的交感作用增强对心力衰竭的治疗非常不利，是预后不良的一个重要标志。以心率为例，心力衰竭患者一定要将其静息心率控制在70次/分以下，这时患者会非常舒服，而一旦心率增快，就要警惕患者出现喘憋、呼吸困难。在重症监护病房值班时，我们的体会是，心力衰竭患者上午心率在100次/分以下，而夜班接班后心率逐渐上升至100次/分以上，如果不能及时处理，十有八九在夜晚会发作急性左心衰或全心衰。本院邢雁伟主任医师主管心力衰竭危重症患者独具匠心、抓大放小，一般只关注心率和尿量这两项指标，的确为心得之言。另外，我们经常在CCU的心电监护中看到，部分心力衰竭急性发作患者的心率始终维持在130次/分左右，在减轻心脏容量负荷之后，无论是艾司洛尔注射液、胺碘酮注射液、酒石酸美托洛尔，还是地高辛，都很难将其心室率控制在合适的范围之内，这种情况多提示死亡率较高。笔者认为，交感活性增高导致的心力衰竭患者的心率增快也是水饮化热证的指征延伸。②抗利尿激素分泌过多。抗利尿激素，又称血管升压素、精氨酸加压素，是由下丘脑的视上核和室旁核的神经细胞分泌，经下丘脑－垂体束到达神经垂体后叶后释放出来，其主要作用是提高远曲小管和集合管对水的通透性，促进水的吸收，是尿液浓缩和稀释的关键性调节激素。抗利尿激素与尿量的多少是成反比的。当抗利尿激素含量较高时，抑制作用强，排尿减少；反之，则排尿增多。导致内源性抗利尿激素分泌异常增多的原因，包括细胞外液渗透压高、体液容量减少、某些肿瘤、颅脑损伤、过多注射利尿激素、应激情况等。一旦分泌增加，则会导致水潴留、尿排钠增多，以及稀释性低钠血症。心力衰竭患者的口干症状即与体内抗利尿激素的分泌过多有关。③低钠血症。长期使用利尿剂，或因心力衰竭引起口干，进而增加摄水量，引发低钠血症。该病症会使远曲小管钠盐的转运力降低，同时会出现继发性醛固酮的分泌异常，后种情况会引起严重的钠潴留，使利尿作用减弱。④长期运用利尿剂。在临床观察到，长期、大剂量运用利尿剂会导致患者出现口干、口渴、舌质红等"内热"指征。

综上，笔者认为，木防己汤中配伍生石膏是为"烦渴"而设，诚如吉益东洞所言："石膏主治烦渴也明矣。凡病烦躁者，身热者，谵语者，及发狂者，齿痛者，头痛者，咽痛者，其有烦渴之证也，得石膏而其效核焉。"烦渴在支饮和心力衰竭中的确存在，其背后具有复杂的病理生理学机制，与交感活性增强、抗利尿激素分泌过多、低钠血症，以及长期运用利尿剂有关。值得注意的是，上述发病机制同时也是少阴热化证的病理生理学基础。

（四）方证特征

木防己汤的临床运用指征除条文中提到的"膈间支饮，其人喘满，心下痞坚，面色黧黑，其脉沉紧"外，根据方证对应中的药证原则，其方证的隐性指征还包括如下方面：①本方用木防己二两，且以木防己命名，"防己主治水也"（吉益东洞），防己可以"利水消肿"，当有身肿，还可伴见身体困重、水肿按之如泥、腹满、喘促；另外，防己还可以"祛风止痛"，主治痹证，当有四肢关节疼痛、屈伸活动不利、腰痛腰重等，吴鞠通在其《温病条辨》卷二中有主治"暑湿痹"的加减木防己汤可为佐证。②方中用桂枝二两，"桂枝主治冲逆也，旁治奔豚头痛，发热恶风，汗出身痛"（吉益东洞），桂枝可以"发汗解表、散寒止痛、通阳化气"。因此，可能还包括心悸、气上冲、头痛、发热、恶风、容易汗出、全身肌肉关节疼痛等症。

③方中还用人参四两，"人参主治心下痞坚、痞硬、支结也，旁治不食、呕吐、喜唾、心痛、腹痛、烦悸"（吉益东洞）。黄煌教授认为人参主治气液不足的状态，包括心下痞硬、呕吐不止、不欲饮食、身体疼痛、脉沉迟、烦渴、舌面干燥、恶寒、脉微。人参可以"大补元气，复脉固脱，补脾益肺，生津，安神"，因此，笔者推测，心力衰竭患者消化道淤血导致的心下痞坚、纳差、呕吐、烦渴、脉微为典型的人参指征。④生石膏的七大指征在"（三）大剂量石膏的千古疑难辨析"中已有描述，不再赘述。

综上所述，木防己汤方证特征如下。

1. 在现代医学的疾病方面：①木防己汤可用于急慢性心力衰竭、右心功能不全、全心衰竭、心力衰竭舒张功能不全等各种类型的心力衰竭；②可用于肺部感染加重心力衰竭、慢性阻塞性肺疾病急性发作、肺源性心脏病急性加重等肺部疾病；③还可用于全心衰竭导致的双侧大量胸腔积液，且运用常规利尿剂疗效不佳者；④笔者还用于痹证的治疗，包括痛风急性发作、风湿热、风湿性关节炎、类风湿关节炎；⑤风湿热及风湿性心脏病在以前发病率很高，推测本方证在古代很可能用于风湿性心脏病伴心力衰竭的治疗。

2. 在症状方面，木防己汤还可用于：①喘憋，胸闷，胸满，喘息不能平卧，呼吸困难，甚则端坐位。②心下、胃脘部位的胀满不适。③脸色发黑、发暗、发紫，二尖瓣面容。④头面、四肢水肿。⑤口干，口渴，欲冷饮方舒；贪凉，不愿厚衣、厚被，畏热喜凉，烦躁。⑥神疲乏力，气短懒言，纳差；便秘，大便干结难解，甚至数日一行；下肢水肿伴有小便不利，小便量少，色黄，且对利尿剂反应较差，甚至出现利尿剂抵抗，对常规的利尿方案不敏感。⑦心率快，很难用西药控制。⑧真武汤治疗无效。⑨舌质暗红，舌干少津，舌苔黄，苍老苔，脉数，或沉紧。

（五）一例冠心病、缺血性心肌病、终末期心力衰竭、心功能Ⅳ级（NYHA分级）、利尿剂抵抗的死亡病例启示

韩某，男，77岁。主因"胸闷喘憋间断发作9年，加重伴尿少7天"于2017年11月16日入院。患者9年前突发胸闷喘憋，大汗淋漓，伴胸前区疼痛，出现一过性黑矇，于我院就诊。查心脏超声提示：节段性室壁运动异常，心功能低下，二尖瓣关闭不全（中度）三尖瓣少量反流，左室舒末内径60mm。给予对症治疗后出院。5年前胸闷喘憋加重，于我院行冠脉造影示：右冠脉狭窄约90%，左前降支可

疑中度狭窄，左旋支狭窄约90%，予溶栓治疗。后于某三甲医院行CABG术，症状缓解，出院后坚持口服阿替洛尔（早12.5mg，晚6.25mg）、地高辛（0.125mg，qd）、单硝酸异山梨酯片（20mg，bid）等药物治疗，症状控制不佳。2016年12月因咳嗽后昏倒，意识丧失，由急诊转入我科住院治疗，查胸部CT提示：右肺中上叶病变较前范围略增大，合并感染可能；双肺下叶肺淤血较前进展；双侧少量胸腔积液较前明显增多。复查心脏超声：左室收缩功能减低，左心增大，左室壁轻度增厚，二尖瓣中－大量反流，三尖瓣少量反流。2017年3月复查心脏超声提示：EF 21%，室壁运动弥漫性减低，全心增大（左室舒末内径75mm，左房前后径51mm，右室前后径30mm，右房左右径42mm），主动脉瓣退变并反流（轻度），二尖瓣反流（重度），三尖瓣反流（重度），肺动脉高压（轻中度），左室收缩、舒张功能减低。动态心电图提示：①窦性心律；②房性早搏，成对，未下传，短阵房性心动过速；③室性早搏，多源，成对，联律，短阵室性心动过速；④Ⅰ度房室阻滞；⑤完全性室内阻滞；⑥异常Q波。肺功能测定提示：轻度混合性通气功能障碍，弥散功能减退显著，残气量正常，残总比正常。后因胸闷喘憋反复发作于我科住院治疗。7天前因受凉后再次出现胸闷喘憋，不能平卧，活动后加重，伴尿量明显减少，患者为求进一步治疗，收入我科。刻下症：胸闷喘憋，不能平卧，活动后加重，乏力，口干，多汗，咳嗽，痰白质黏，易咳出，无胸痛，无头晕头痛，双下肢轻度水肿，纳差，不欲食，自述"以前很爱吃肉，现在见到荤食就恶心"，眠差，每晚均会憋醒，小便量少，大便干，便秘难解。舌质红，舌面干燥少津，舌苔黄燥，脉弦滑。

患者既往有糖尿病病史10年，高血压病病史10年，高脂血症4年，高尿酸症8年，均服药控制。既往还有利尿剂抵抗、胸腔积液、甲状腺功能亢进症、甲状腺多发结节、双侧颈动脉硬化伴斑块形成、双侧下肢动脉硬化伴斑块形成、脂肪肝、胆囊结石、肝囊肿、肾囊肿、血小板减少症、过敏性紫癜、过敏性紫癜性肾炎、脉管炎等病史。

［查体］T 36.1℃，P 87次/分，R 22次/分，BP 114/62mmHg。神志清楚，精神萎靡，双侧肺叩诊清音，双肺可闻及湿啰音，心界叩诊扩大，心律齐，双下肢轻度水肿。

［辅助检查］全血细胞分析+CRP：WBC 10.13×10^9/L，NEUT% 78.6%，CRP 43.06mg/L。生化+cTnI测定：GLU 10.80mmol/L，TBIL 25.3μmol/L，DBIL 7.1μmol/L，IDBIL 18.20μmol/L，LDH 242U/L，cTnI 0.072μg/L，K$^+$ 5.10mmol/L，Cr

138.1μmol/L, UA 758μmol/L, BUN 16.87mmol/L。DIC 初筛试验:D-Dimer 0.58mg/L（FEU），PT 19.3秒，APTT 34.8秒，FIB 4.35g/L。NT-proBNP：>30000pg/mL。心电图示：完全性左束支传导阻滞，室性期前收缩。胸片：两侧肺部感染，心脏扩大。心脏超声:EF 30%，左室壁运动普遍减低、欠协调，左心及右房增大（左室舒末内径74mm，左房前后径49mm，右房左右径42mm），主动脉瓣退变并反流（轻度），二尖瓣反流（重度），三尖瓣反流（重度），肺动脉高压（中度），左室收缩、舒张功能减低。腹部超声：肝多发囊肿，餐后胆囊，脾大，双肾多发囊肿，腹腔积液。胸腔超声：双胸腔积液，右侧前后径 11.7cm，上下径 5.0cm，左侧前后径 11.0cm，上下径 7.5cm。

[入院诊断]中医诊断：胸痹、水饮（阳虚水饮证）。西医诊断：①冠状动脉粥样硬化性心脏病，不稳定型心绞痛，缺血性心肌病，心脏扩大，冠脉搭桥术后，心律失常，房性期前收缩，室性期前收缩，短阵室性心动过速，Ⅰ度房室阻滞，完全性室内阻滞，心功能Ⅳ级（NYHA 分级）；②肺部感染；③高血压病 2 级（极高危）；④慢性肾功能不全（CKD3 期）；⑤利尿剂抵抗；⑥高脂血症；⑦高尿酸血症；⑧2 型糖尿病；⑨甲状腺结节；⑩多发动脉硬化症；⑪肝囊肿；⑫肾囊肿；⑬血管炎。

患者为高龄男性，既往有冠心病、缺血性心肌病、心力衰竭、短阵室速、心脏扩大，EF 为 30%，左室舒末内径达 74mm，左房 49mm，二、三尖瓣重度反流。患者曾因肺部感染加重心力衰竭、心肾综合征，水肿加重伴明显少尿，久治不愈，在住院期间转至 CCU 由笔者主管。在治疗方案上，除给予常规抗感染、强心、利尿之外，笔者给其想了各种办法，运用了笔者保守治疗心力衰竭、肾衰导致"无尿、少尿"的"十大法宝"中的前几步，使得心力衰竭、肾衰很快得以缓解，小便量每天保持在 2500mL 以上，得以顺利出院。自此，患者对笔者非常信任，凡是出现肺部感染加重心力衰竭，导致胸闷喘憋加重伴尿量减少，一定要来 CCU 病房找我住院。笔者也曾建议患者行心脏再同步化治疗，家属考虑费用问题而拒绝。

然而该患者在这次住院期间，可谓一波三折。主因肺部感染入院，但住院期间先后又出现两次严重的院内感染。刚住院的前几天出现尿量持续减少，体重一度增加 3 斤，但在我们强化抗感染及利尿方案治疗后，尿量一度增加至每天 2500~4300mL，体重下降 16 斤，喘憋明显缓解。复查胸腔超声提示，双胸腔积液较前明显减少（右侧前后径 7.9cm，上下径 6.5cm，左侧前后径 5.3cm，上下径 4.4cm）。然而在 12 月 4 日即将出院之际，患者因贪凉不着衣被，敞胸露怀，夜间开门睡觉后，出现高热，体温高达 39.4℃。复查全血细胞分析 +CRP:WBC 9.65×10⁹/L，NEUT% 94.4%，LYMPH% 2.3%，CRP 11.54 mg/L，经积极治疗后，体温迅速下降至正常。然而，患者依从性很差，住院期间一直没有严格控制入量，因口干、口渴难忍，偷偷让护工去医院外面买甜饮料，喝完与同病房的其他病友交流心得体会："多少年没有这么痛快地喝过了……"每天的入量保持在 2500~3000mL。胸腔超声也提示，胸水较前增多。即使我们增大利尿剂的剂量，尿量也不见明显增加（保持在 1300~2000mL），每天保持正平衡 200~700mL。笔者对其印象最为深刻的就是舌象，舌质暗红，舌苔黄干、苍老，舌面干燥少津。因其有肺部感染，喘息不能平卧，考虑既有水饮内停的心力衰竭、肾衰，又有阳明经证的肺部感染，笔者给予以肾气丸和麻杏甘石汤 / 越婢加半夏汤这两个处方分开单煎，先后服用，取肾气丸利尿改善利尿剂抵抗，而用麻杏甘石汤 / 越婢加半夏汤宣肺泄热。遗憾的是，服用上方后，患者喘憋、尿少未见减轻，心率逐渐上升，从状态最好时的 60 次 / 分上升至 110~120 次 / 分。患者非常烦躁，虽然每次查房时对笔者非常尊敬，但私下里会和病友抱怨："住院这么多天，一点不见好。"12 月 11 日周日，患者再次因受凉后出现院内感染，喘憋加重，呼吸困难，张口抬肩，呼吸急促，双目圆睁，神疲乏力，气短懒言，小便量急剧减为每天 1300mL，体重增加，及时调整利尿方案及抗生素方案，但依然回天乏术，无济于事，并于 3 天后死亡。

这例死亡病例令笔者久久不能忘怀，面对终末期心力衰竭、大心脏，随时有猝死风险的阳虚水饮患者，在其合并肺部感染后，还表现出大热指征，这在古代会如何用药？后笔者重读经典，反复体会，发现与木防己汤条文非常吻合，遗憾的是，已经没有机会了。

（六）临床运用

1. 冠心病、PCI 术后、缺血性心肌病、心力衰竭、心功能 Ⅲ 级（NYHA 分级）、顽固性低血压"心下痞坚"案

吴某，女，64 岁。主因"间断胸闷喘憋 2 年，加重 1 周"于 2018 年 4 月 17 日入院。患者于 2016 年 9 月无明显诱因突发胸闷、胸痛症状，持续不能缓解，就诊于北京某三甲医院，诊断为"急性心肌梗死"，冠脉造影显示：前降支重度狭窄，右冠脉慢性闭塞，于前降支植入支架 1 枚。2016 年 11 月于北京某中医医院再次行介入治疗，开通右冠脉，并置入支架 1 枚，后患者规律口服药物治疗。2017

年6月，患者因肺部感染后出现胸闷喘憋症状，就诊于北京某医院，诊断为"缺血性心肌病、心脏扩大、心功能不全"，因患者顽固性低血压，血压始终低于90/60mmHg，在治疗上存在矛盾，"主管大夫感觉非常棘手"。2017年11月，患者心力衰竭症状再次加重，再次于该医院住院，查心脏超声提示:EF 36%，NT-proBNP 6843pg/mL，给予对症治疗。2018年2月，患者再次因心力衰竭住院，查NT-proBNP: 5582pg/mL，心脏超声提示:EF 40%，左室舒末内径61mm，左房45mm，给予利尿、强心等治疗后出院。出院后，患者一直口服利尿剂，减轻心脏负荷，以及伊伐布雷定控制心室率。1周前，患者胸闷喘憋症状再次加重，夜间不能平卧，伴乏力气短，现为求进一步诊疗收入我科。刻下症：胸闷喘憋，夜间不能平卧，只能侧卧，气短懒言，乏力，活动耐量下降，无胸痛，汗出多，脾气急，口干，口苦，恶心，无头晕、头痛，剑突下胀满明显，容易惊悸，纳差，不欲食，无反酸、烧心，腹胀，眠可，大便偏干，二日一行，小便量不多，舌暗红，苔白腻，脉沉细弱。

既往有反流性食管炎、支气管哮喘、缺铁性贫血、颈椎神经鞘瘤手术病史。否认高血压、高脂血症、糖尿病病史。

[查体]T 36.1℃，P 72次/分，R 18次/分，BP 88/54mmHg。神志清楚，精神萎靡，"奄奄一息"貌，轮椅推入病房，体形消瘦，面色黄黯。双侧呼吸音清，双侧未闻及干湿啰音。心界叩诊扩大，心率:81次/分，心律齐，二、三尖瓣收缩期可闻及3/6级杂音。双下肢中度水肿。

辅助检查 全血细胞分析+CRP:WBC 5.42×10^9/L，NEUT% 75.6%，RBC 4.17×10^{12}/L，HGB 108.0g/L。生化:cTnI 0.089μg/L，Cr 80.6μmol/L，BUN 8.98mmol/L，IDBIL 42.90μmol/L，DBIL 10.3μmol/L。DIC初筛试验:PT 15.2秒，PT% 65.4%，D-Dimer 0.49mg/L（FEU）。NT-proBNP: 15632pg/mL。甲状腺检查四、血清同型半胱氨酸测定、抗磷脂抗体、尿常规、大便常规+隐血均未见明显异常。心电图:QT间期延长，V_{3-4}导联T波倒置，V_{5-6}导联T波低平。胸片：心影增大，双侧胸腔积液可能。心脏超声:EF 42%，左室舒末内径62mm，左房45mm，右房47mm×52mm，右室28mm，左室前壁、室间隔心肌变薄，运动及增厚率减低，二尖瓣中度反流，三尖瓣重度反流，肺动脉压中度升高。腹部超声:未见明显异常。胸腔超声:双侧胸腔积液（右侧胸腔前后径8.6cm，上下径5.5cm，内可见肺叶漂浮，左侧胸腔前后径9.0cm，上下径4.0cm，内可见肺叶漂浮）。

[入院诊断]中医诊断：胸痹（阳虚水饮证）。西医诊断：①冠状动脉粥样硬化性心脏病，不稳定型心绞痛，陈旧性心肌梗死（前壁、下壁），PCI术后，缺血性心

肌病，全心增大，二尖瓣反流（中度），三尖瓣反流（重度），心功能Ⅲ级（NYHA分级）；②缺铁性贫血；③反流性食管炎；④支气管哮喘；⑤颈椎神经鞘瘤手术后。

除呋塞米注射液＋螺内酯片利尿及小剂量重酒石酸间羟胺注射液升压改善灌注之外，西药给予强心、抗板、降脂、控制心率、营养心肌、纠正贫血等治疗。考虑患者目前以胸闷喘憋、下肢水肿为主，证属阳虚水饮内停，中药治以真武汤温阳利水。

处方：黑顺片30g，茯苓60g，麸炒白术15g，白芍15g，干姜10g。3剂，水煎服，浓煎50mL，每日1剂，分2次服。

二诊（2017年4月21日）：患者喘憋有所减轻，夜间可平卧，无胸痛，仍有口干、口苦、汗多、脾气急、易受惊吓，纳眠可，大便偏干，小便量较前增多，双下肢水肿减轻。查房时，患者一再强调自发病以来一直剑突上下胀满，犹如重物堵塞一般，虽然现在喘憋好转，但心下堵塞感一直没有改善。舌暗红，苔白腻，脉沉细弱。查体：T 36.6℃，P 73次/分，R 17次/分，BP 102/56mmHg。24小时总入量1389mL，尿量3100mL。NT-proBNP：5864pg/mL。胸腔超声：双侧胸腔积液（右侧胸腔前后径9.1cm，上下径5.7cm，内可见肺叶漂浮；左侧胸腔前后径6.8cm，上下径4.5cm，内可见肺叶漂浮）。自入院以来，保持患者每天负平衡500~1800mL（计算方法：尿量－入量），胸闷喘憋症状减轻，胸水较前减少，NT-proBNP明显下降，考虑中西医结合治疗方案有效，继续守原方真武汤内服。

三诊（2018年4月27日）：患者自诉胸闷，胸前轻微压迫感，余症同前，舌暗红，苔白腻，脉沉细弱。BP 83/47mmHg。24小时总入量1900mL，尿量2250mL。NT-proBNP：3685pg/mL。心脏超声提示：节段性室壁运动异常，全心增大（左室舒末内径58mm），升主动脉增宽，主动脉瓣反流（轻度），二尖瓣反流（中度），三尖瓣反流（轻度），肺动脉高压（轻度），左室收缩功能减低，心包积液（少量）。胸腔超声提示：双侧胸腔积液较前增加（右侧胸腔前后径10.5cm，上下径9.4cm，内可见肺叶漂浮；左侧胸腔前后径7.7cm，上下径7.9cm，内可见肺叶漂浮）。患者胸腔积液较之前增多，考虑患者心功能较差，调整西药治疗方案，减少液体入量，并逐渐停用间羟胺。

当天下午，笔者因事外出，后据学生描述，患者因做超声的大夫对其说胸水增多，非常焦虑，对治疗效果极其不满意，下午在医生办公室使劲拍门，大吼大叫以发泄。笔者听完，第一反应是非常生气，这么严重的缺血性心肌病，并且心脏已经扩大，在多家三甲医院反复住院治疗，想要改善心功能并缩小心脏结构，需要医患双方互相配合，绝非一日之功，反反复复也在意料之中；第二反应是，患者经过我们积极治疗，已从刚入院时的"奄奄一息"少阴证，变得"活蹦乱跳"，变得开始骂人了，说明疗效尚可，已经具备出院指征，并且这类情况在 CCU 极其常见；而第三反应则是，这不就是《伤寒论》中"烦躁"的一种表现吗？在内心责怪患者依从性差、不配合的同时，更需要我们冷静、理性、理智地分析和判断。在《伤寒论·辨少阴病脉证并治》中多处条文提及，在少阴病过程中出现烦躁提示阳气来复，疾病向愈，病情改善。例如，第 287 条："少阴病，脉紧，至七八日，自下利，脉暴微，手足反温，脉紧反去者，为欲解也，虽烦、下利，必自愈。"第 289 条："少阴病，恶寒而蜷，时自烦，欲去衣被者，可治。"

进一步思考该病例。

第一，结合查房时患者反复诉说的"剑突上下胀满，犹如重物堵塞一般"，笔者立刻意识到，这不就是典型的木防己汤条文中的"心下痞坚"吗？其病理机制与收缩功能不全的心力衰竭导致严重的消化道淤血及大量胸腔积液压迫有关，这也不难理解患者病情加重后一直出现的"纳差、腹胀"。想明白了条文背后的内涵与机制，笔者欣喜异常，立即向带教的学生阐述我的思路。后来笔者还查阅了古今关于本方证条文内涵的所有解读文章，即使如日本汉方诸家惯用木防己汤，也没有对其病理生理学机制进行深刻阐释的。

第二，患者在入院之前的"胸闷喘憋，夜间不能平卧，只能侧卧"，不就是"膈间支饮，其人喘满"的现代医学语言的表述吗？只是"膈间支饮，其人喘满"在运用利尿剂及中药真武汤后有所减轻。

第三，"面色黄暗"及"舌暗红"提示黏膜淤血，不就是"面色黧黑"的经典延伸吗？其病理机制还是与静脉淤血有关。

第四，虽然患者下肢水肿明显改善，每天大量负平衡，但整个治疗过程并不顺利，胸水一度减少后又莫名增多，说明存在我们没有完全控制住的导致心力衰竭加重的因素在里面，这也说明真武汤＋利尿剂并不能"一步到位"，需要我们重新思考其方证特征。很显然，这里"烦躁"代表的"内热"就是我们尚未关注的重要病机因素。烦躁，脾气急，口干，口苦，大便偏干，二日一行，充分说明有阳明内热（包括阳明经证和阳明腑证）的存在，并且这些内热指征是真武汤方证所不具备的。其背后的生理机制可能与交感活性兴奋，抗利尿激素分泌过多，以及运用利尿剂有关。

第五，值得注意的是，心率和小便并不支持笔者关于该患者"内热"病机的判断。笔者曾仔细观察过患者全天心电监护上面的心率变化，始终控制在 70 次／分以内。这与上述"木防己汤方证特征"中描述的心率特征并不吻合。另外，笔者在接诊之初即反复询问尿量及小便颜色，得知在运用利尿剂后，小便量明显增加，小便颜色为淡黄及白色，并无热象。这也是笔者在初诊时坚信"阳虚水饮"病机的原因之一。笔者再三思索并询问，患者告知在外院住院期间，曾经用β受体阻滞剂也很难将心率控制住，最后服用自费新药伊伐布雷定才得以控制。笔者认为，肯定是西药掩盖了交感活性兴奋的这一面。虽然小便不黄，有上述证据足以支持"内热"存在。

"胸闷喘憋，夜间不能平卧，只能侧卧，双下肢水肿，小便量不多"，这是水饮内停的防己证；"气短懒言，乏力，活动耐量下降"，这是中气虚弱的人参证；"汗出多，脾气急，口干，口苦，大便偏干，二日一行"，这是阳明内热的生石膏证，其"口干、口苦"切不可视为柴胡证，因其药理作用靶点不在心力衰竭本身；"汗出多，容易惊悸"，这是水气凌心、心阳不足的桂枝证，切不可见"容易惊悸、苔白腻"就视为温胆汤证及柴胡加龙骨牡蛎汤证。另外，因患者胸水增多，考虑与《金匮要略》同一篇条文"支饮不得息，葶苈大枣泻肺汤主之"相似，在木防己汤基础上合葶苈大枣泻肺汤。

处方：防己20g，党参30g，桂枝20g，生石膏30g，葶苈子30g，大枣30g。3剂，水煎服，浓煎50mL，每日1剂，分2次服。

四诊（2018年4月30日）：患者诉胸闷憋气消失，心下痞塞堵胀感明显减轻，纳可，进食增多，这令患者非常满意，气短懒言、口干、口苦、惊悸改善，可以自行在病房遛弯、锻炼半小时，大便每日一行，不干，小便量多、色淡黄。舌淡红，苔白腻，脉搏较前有力。BP 99/50mmHg（未用血管活性药物）。24小时总入量1840mL，尿量2450mL。生化：cTnI 0.102μg/L，UA 387μmol/L。守方再进。

五诊（2018年5月2日）：患者一般情况可，无特殊不适。BP 104/56mmHg。复查NT-proBNP为2419pg/mL。心脏超声提示：EF 50%，节段性室壁运动异常，左心增大（左室舒末内径59mm，左房前后径40mm），主动脉瓣反流（轻度），二尖瓣反流（中度），三尖瓣反流（轻度），肺动脉高压（轻度），左室收缩功能正常低限，心包积液（少量）。胸腔超声：双侧胸腔积液（右侧胸腔前后径9.7cm，上下径3.6cm，左侧胸腔前后径4.1cm，上下径1.9cm）。准予出院，建议患者出院后服用膏方大补元气，改善心力衰竭。随访至今，病情稳定。

按：该患者为老年冠心病、心肌梗死后心力衰竭、双侧大量胸腔积液、消化道淤血、长期低血压的女性患者，既往曾行PCI术，心脏植入支架2枚，心功能较差，射血分数在 40% 左右。患者平常极其热爱运动，清淡饮食，否认糖尿病、高血压、高脂血症及家族遗传冠心病病史，否认二手烟及饮酒史。刚入院接诊时，笔者反复查找冠心病的危险因素，患者均予以否认，一度令笔者百思不得其解。第 2 天临床带教查房，再次反复询问，得知有长达 40 年的吸烟史（笔者注：这就是患者冠心病的病因）。入院前曾于其他三甲医院 CCU 病房反复住院，一直在用口服利尿剂减轻心脏负荷，伊伐布雷定控制心室率，虽然胸腔积液能从大量变成中量，NT-proBNP 有所改善，喘憋症状减轻，但剑突部位高度胀满、纳差、不欲饮食。当时笔者刚从 CCU 轮转至普通病房，并主管当月的收住院工作。因患者病情较重，当时留意后即收入笔者名下主管。开始按照常规的真武汤温阳利水法治疗有小效，但即使保持每天负平衡大量排尿，胸水还有增多趋势，提示心力衰竭控制不理想。直至患者指着自己的心下反复诉说胀满难受，笔者这才恍然大悟。予以木防己汤合葶苈大枣泻肺汤后，不仅心下胀满、喘憋的症状明显缓解，增多的双侧胸腔积液也有明显改善，其 EF 值从 42% 上升至 50%，NT-proBNP 从 15632 下降至 2419，心脏较前缩小，左室舒末内径从 62mm 下降至 59mm，三尖瓣重度反流变成轻度，基础血压也从 90/60mmHg 以下，上升至 100/60mmHg 左右，提示经过上述治疗后，心功能得以部分改善。

2. 冠心病、急性前壁心肌梗死、缺血性心肌病、重症心力衰竭、双侧大量胸腔积液"膈间支饮"案

吴某，男，80 岁。主因"胸闷喘憋反复发作 6 年，加重 1 天"于 2017 年 4 月 28 日入院。患者于 6 年前无明显诱因出现胸闷喘憋，伴有头晕，就诊于北京某三甲医院，诊断为"冠状动脉粥样硬化性心脏病"，未系统服药治疗。此后间断出现胸闷喘憋症状，未予重视。2016 年 6 月，因肺部感染于我院呼吸科住院，查 cTnI：0.081μg/L，NT-proBNP 4624pg/mL；心电图提示：ST-T 改变；心脏超声提示：EF 33%，左室壁运动弥漫性减低，左心增大，左室收缩、舒张功能减低。并以"冠状动脉粥样硬化性心脏病、不稳定型心绞痛、扩张型心肌病、心力衰竭"转入我科，经抗血小板聚集、抗凝、调脂、稳定斑块及对症支持治疗后出院，院外未规律服药治疗。2016 年 10 月，无明显诱因再次出现胸闷、喘憋，不能平卧，遂由 120 送至我院急诊，查 cTnI：32.5ng/mL，心电图：窦性心动过速，ST-T 改变，拟诊断为"急性非 ST 抬高型心肌梗死"转入我科。查冠脉造影提示：冠状动脉供血右优势型，左主干未见狭窄，前降支内膜不光滑，第一对角支开口局限性 50% 狭窄，前向

血流 TIMI 3 级，回旋支主干内膜不光滑，未见明显狭窄，第一钝缘支开口90%局限性狭窄，前向血流 TIMI 3 级；右冠状动脉近段至中段弥漫性病变，中段最重处狭窄约90%，右冠脉远段（左室后支分叉前）管状狭窄90%，前向血流 TIMI3 级。冠状动脉造影结论：冠状动脉粥样硬化性心脏病，主要累及右冠脉、前降支。考虑患者手术风险高，予以药物保守治疗。出院后，患者未规律服药。1 天前，无明显诱因再次出现喘憋加重，现为求进一步诊治，收入我科。刻下症：喘憋，不能平卧，活动后加重，休息后缓解，多汗，间断咳嗽，咳白痰，无心慌，口干，纳差，眠可，无恶心呕吐，双下肢不肿，小便黄，大便2日1次，偏干。舌质红，苔薄白，脉弦。

患者既往有慢性阻塞性肺疾病、肺间质纤维化、慢性肾功能不全（CKD3期）、反流性食管炎、右腘静脉红细胞聚集病史。

[查体] T 36.3℃，P 107 次 / 分，R 20 次 / 分，BP 153/71mmHg。神志清楚，精神萎靡，轮椅推入病房，营养不良，体形消瘦，面色暗黑。右侧肺叩诊浊音，双肺可闻及哮鸣音和少量湿啰音。心界叩诊稍大，心率：107 次 / 分，心律齐，二尖瓣收缩期可闻及杂音。双下肢不肿。

[辅助检查] 全血细胞分析 +CRP:Hb 110g/L，CRP 45.26mg/L。生化 +cTnI:cTnI 29.499μg/L，Cr 135.7μmol/L，BUN 9.28mmol/L，UA 527μmol/L，K^+ 3.53mmol/L，GLU 7.0mmol/L。DIC 初筛试验:D-Dimer 7.6mg/L（FEU），FDP 21.7mg/L，FIB 5.17g/L，TT 12.9mg/L。NT-proBNP: >30000pg/mL。心电图:ST-T 改变。心脏超声:EF 32%，节段性室壁运动异常（左室下壁、后壁运动幅度减低），左心增大（左室舒张末内径61mm，左房前后径40mm），主动脉瓣钙化并反流（轻度），二尖瓣反流（重度），三尖瓣反流（轻度），肺动脉高压（轻度），左室收缩、舒张功能减低。胸腔超声：双胸腔积液，右侧胸腔可见游离液性暗区，体表标记处前后径12.6cm，上下径8.3cm，距体表1.4cm，内可见肺叶漂浮；左侧胸腔可见游离液性暗区，前后径10.7cm，上下径7.5cm，内可见肺叶漂浮。腹部超声：未见异常。

[入院诊断] 中医诊断：胸痹（痰浊痹阻证）。西医诊断：①冠状动脉粥样硬化性心脏病，急性前壁心肌梗死，陈旧性心肌梗死，缺血性心肌病，心脏扩大，心功能Ⅱ级（Killip 分级）；②慢性阻塞性肺疾病合并肺部感染，肺间质纤维化；③胸腔积液；④慢性肾功能不全（CKD 3 期）；⑤反流性食管炎；⑥高脂血症；⑦动脉硬化症；⑧腘静脉红细胞聚集（右侧）；⑨高尿酸血症。

西药给予扩冠、抗板、抗凝、降脂、控制心率、营养心肌、利尿、抗感染、化痰、解痉、平喘、护胃等治疗。考虑患者目前以急性心肌梗死、心力衰竭为主，胸腔积液的形成与心功能不全有关，且患者高龄，有肺叶漂浮，氧合很好，暂不考虑胸腔穿刺，予以利尿改善心功能、减少胸腔积液。中医证属痰浊痹阻，中药治以瓜蒌薤白半夏汤合小陷胸汤化痰通阳。

处方：瓜蒌30g，薤白15g，法半夏10g，黄连5g。3剂，水煎服，浓煎50mL，每日1剂，分2次服。

二诊（2017年5月2日）：患者胸闷喘憋有所缓解，胃口改善，睡眠可，大便昨日未行。24小时总入量1736mL，尿量2050mL。BP 136/60mmHg，HR 70次/分。全血细胞分析：WBC $4.72×10^9$/L，RBC $3.21×10^{12}$/L，HGB 100.0g/L，PLT $203.0×10^9$/L。生化一+cTnI：cTnI 1.928μg/L，Cr 172.2μmol/L，BUN 9.98mmol/L，UA 549μmol/L，HCO_3^- 31.0mmol/L，GLU 6.3mmol/L，ALB 34.20g/L。患者心肌梗死指标明显下降，但胸腔超声提示胸水略有减少，笔者决定暂不予胸腔穿刺，予以中药保守治疗，观察中药改善胸水疗效，若喘憋呼吸困难加重，氧合不能维持，再抽胸水不迟。考虑患者双侧胸腔积液相当于"膈间支饮"，胸闷喘憋相当于"其人喘满"，"面色暗黑"相当于"面色黧黑"，虽然没有"心下痞坚"，但存在纳差等右心功能不全症状，且口干、小便黄、大便2日1次偏干、舌质红，均为"内热"指征。因此，予以木防己汤温阳利水化饮清热。

处方：防己15g，党参30g，桂枝15g，生石膏30g。3剂，水煎服，浓煎50mL，每日1剂，分2次服。

三诊（2017年5月5日）：患者神清，精神好，偶有胸闷，无喘憋，口不干，纳眠可，小便不黄，大便每日一行不干。舌淡红，苔薄黄腻，寸脉弱，尺脉弦。24小时入量2086mL，尿量1900mL。复查胸腔超声：双侧胸腔积液（右侧胸腔前后径11.0cm，上下径6.9cm，距体表1.6cm；左侧胸腔前后径5.8cm，上下径3.9cm）。守方再服7剂。

四诊（2017年5月9日）：患者一般情况可，无特殊不适主诉。生化一+cTnI：cTnI 0.091μg/L，Na^+ 142mmol/L，UA 605μmol/L，Cr 197μmol/L。NT-proBNP：8603pg/mL。心脏超声提示：EF 54%，节段性室壁运动异常，左心增大（左室舒末内径67mm），主动脉瓣退变并反流（轻度），二尖瓣反流（轻度），左室舒张功能减低。

五诊（2017年5月11日）：复查胸腔超声示右胸腔积液，右侧胸腔前后径9.2cm，上下径5.2cm；左侧胸腔未见游离液性暗区。患者胸腔积液明显减轻。建议患者于近期出院。

按：该患者本次主因自行停服所有冠心病二级预防药物（阿司匹林肠溶片、阿托伐他汀钙片、单硝酸异山梨酯片等）导致再发心肌梗死，加重心力衰竭。初诊时，考虑以急性心肌梗死、缺血为主，予以瓜蒌剂宣痹通阳。后见其给予常规利尿治疗，双侧大量胸腔积液改善有限，且cTnI明显下降，更方予木防己汤，3剂后胸水明显改善，共服药8剂，NT-proBNP从>30000pg/mL下降至8603pg/mL，心脏超声提示EF明显上升，从32%恢复为54%，二尖瓣重度反流变成轻度反流。当然，不排除同时运用利尿剂及其他西药之功。

值得注意的是，同时期另一例反复心肌梗死住院的老年女性患者张某也住在同一间病房，该患者一般情况与吴某相似，临床诊断为"冠心病、急性非ST段抬高型心肌梗死、心力衰竭、胸腔积液"。患者于2002年无明显诱因出现胸闷、喘憋症状，就诊于某三甲医院，诊断为"急性心肌梗死"，后行PCI手术，置入1枚支架（具体位置不详）。术后偶有胸闷憋气，服硝酸甘油后可缓解。2010年再次出现胸闷、喘憋、胸痛、心前区有压榨感，服硝酸甘油后不能缓解，就诊于我院，行冠状动脉造影示：左主干远端50%×10mm狭窄，前降支近中段50%~90%×60mm不规则狭窄，回旋支细中段90%×30mm狭窄，右冠状动脉近段100%闭塞。结论：冠状动脉硬化性心脏病，左主干+三支病变，累及左冠脉前降支、回旋支、右冠脉。并行PCI手术，共植入支架5枚。本次主因受凉后胸闷、憋气、胸痛加重，含服硝酸甘油及复方丹参滴丸不缓解。时有头痛，口干，汗多，恶热，口腔溃疡，纳差，眠可，二便调。急诊查cTnI:1.930μg/L。生化:GLU 8.5mmol/L,BUN 14.05mmol/L,Cr 124μmol/L。心电图:ST-T改变。床边胸片：心影增大，双肺淤血，左下肺陈旧性病变，主动脉硬化。胸腔超声示：双侧胸腔积液，左侧胸腔可见游离液性暗区，前后径6.7cm，上下径6.0cm；右侧胸腔可见游离液性暗区，前后径9.9cm，上下径4.7cm。心脏超声:EF 41%，左室壁运动普遍减低，主动脉瓣退变并反流（轻度），二尖瓣反流（中-重度），三尖瓣反流（中度），肺动脉高压（重度），左心及右房增大（左室舒张末内径57mm），左室收缩、舒张功能减低。腹部超声：肝实质回声增粗、不均匀餐后胆囊，胆囊多发结石，左肾多发囊肿。针对该患者的胸腔积液，笔者也同时给予木防己汤治疗。遗憾的是，患者胸水并未见明显减少，仍然频繁发作心力衰竭。

对比这两例同一时期住院的患者，一例有效，一例无效。笔者分析其背后原因：吴某住院期间心肌梗死恢复较快，而后期以缺血性心肌病、心力衰竭为主，在治疗上，应当以改善心力衰竭为主。而张某既往为左主干＋三支病变，虽经 PCI 手术干预，但仍然缺血较重，住院期间反复发作的喘憋与心肌缺血关系密切，因此在治疗上重点在于改善缺血。两者虽然病情相似，但治疗重点不同。因此，在 CCU 值班，当我们面对喘憋患者时，一定要区分清楚是缺血，还是心力衰竭，这是治疗关键。而木防己汤的主要药理作用在于改善心力衰竭，瓜蒌剂的主要药理作用在于改善缺血（笔者在 CCU 有大量运用大剂量瓜蒌改善不能血运重建的冠心病三支病变的顽固性缺血胸痛的病案）。

3. 酒精性心肌病、心力衰竭、心功能 Ⅲ 级（NYHA 分级）"其人喘满""面色黧黑"案

张某，男，51 岁。主因"胸闷憋气反复发作 2 年，加重 1 个月"于 2018 年 7 月 7 日门诊就诊。患者既往饮酒达 20 余年，每天饮酒 250~500mL，2 年前因大量饮酒及受凉后出现胸闷憋气，伴双下肢水肿，就诊于当地人民医院，查心脏超声：EF 38%，左室舒末内径 60mm，左心扩大，左心功能减低，肺动脉收缩压升高（轻度），主动脉瓣及三尖瓣反流（轻度），二尖瓣反流（少 - 中量），升主动脉增宽。后至北京某三甲医院进一步诊治，查生化：TG 1.79mmol/L，UA 417.35μmol/L，全血细胞分析、cTnI、DIC 初筛试验、甲状腺功能检查、快速血气分析、糖化血红蛋白均未见异常。心脏超声提示：EF 42%，左室舒末内径 60mm，心肌受累疾患，左心增大，左室收缩功能减低。诊断为"酒精性心肌病"。给予呋塞米、螺内酯、富马酸比索洛尔、福辛普利、瑞舒伐他汀钙、阿司匹林肠溶片等治疗。戒酒后，胸闷憋气好转，EF 逐步上升。2017 年 10 月 2 日复查心脏超声提示：EF 51%，左室舒末内径 55mm，左室舒张功能减低，左室前壁心尖段及前间隔中间段心肌收缩增厚率减低，主动脉瓣及二尖瓣少量反流。近半年来，患者未规律服药。1 个月前患者和朋友在一起应酬，喝啤酒后再次出现胸闷憋气加重、全身乏力。复查心脏超声提示：EF 45%，左室舒末内径 55mm，左心室功能减低，各瓣膜少量反流（2018 年 7 月 5 日），为求进一步治疗来诊。刻下症：胸闷喘憋，活动后加重，休息后减轻，活动耐力明显下降，口干欲冷饮，纳可，眠可，小便黄，大便可，双下肢不肿，舌质略红，苔干薄黄，脉缓。BP：118/72mmHg。神志清楚，面色暗黑，体形肥胖，心肺（－），双下肢不肿。生化：TC 4.8mmol/L，TG 5.2mmol/L，UA 497.40μmol/L，γ-GGT 60U/L。腹部超声：脂肪肝。肺部高分辨 CT：右上肺及左下肺慢性感染灶、纤维灶。

［门诊诊断］中医诊断：水饮（阳虚水饮化热证）。西医诊断：酒精性心肌病，

心功能Ⅲ级（NYHA分级）。

考虑患者为"膈间支饮"所致，中药治以木防己汤温阳利水清热。

处方：防己15g，桂枝20g，党参30g，生石膏30g。7剂。

二诊（2018年7月14日）：服药7剂，告知胸闷喘憋十去其五，活动耐力提升，口仍干，二便可，小便不黄，舌质红，苔薄白，脉较前有力。服药有效，生石膏改为60g，再服7剂。

三诊（2018年11月25日）：门诊随访，无胸闷喘憋，复查心脏超声：EF 71%，左室舒末内径51mm。

按：患者为酒精性心肌病患者，本次发病与饮酒刺激，加重心脏负担有关，一般戒酒后心功能会逐渐恢复。该患者就诊时，笔者见其"面色暗黑"，立刻想到这可能就是木防己汤条文中的"面色黧黑"。结合"胸闷憋气"的主诉，笔者认为这可能就是"膈间支饮，其人喘满"的再现。因患者属"支饮"轻症，所以"心下痞坚"症状不典型。"胸闷喘憋，活动后加重，休息后减轻"，是为水饮内停，水气凌心；"活动后加重，休息后减轻，活动耐力明显下降"，是为气虚；"口干欲冷饮，小便黄，舌质略红"，是为"内热"。所以，患者服用木防己汤原方后，不仅能够改善心功能，更能缩小心脏结构。

（七）心得体会

木防己汤是笔者临床常用的改善心力衰竭、提升心功能的经典名方，在运用过程中，还有如下几点值得关注。

第一，木防己汤的适应证非常严谨、独特，不似真武汤、四逆汤等纯阴无阳处方辨证那样单纯。真武汤方证为水饮凌心导致的"心下悸，头眩，身瞤动，振振欲擗地"，尤其以心悸、头晕为主治症，其成因可能与肺部感染加重心力衰竭，出现混合性呼吸困难，但医生不察，予以大剂量麻黄发汗所致。而四逆汤方证为阳气厥脱导致的"下利清谷，里寒外热，手足厥逆，脉微欲绝"，尤其以腹泻、休克、四肢湿冷为主治症，其成因可能与多器官功能衰竭、休克导致的循环衰竭有关。很显然，这里的木防己汤方证在疾病严重程度上与真武汤方证相似，但不如四逆汤证严重。其典型指征为"其人喘满，心下痞坚，面色黧黑，其脉沉紧"，病机除阳虚水饮之外，还有阳明内热存在，且这种病机，不能以真武汤救治。

第二，防己为木防己汤中的关键药物。然而，现今处方中却不能运用木防己入药。一般认为，防己为防己科植物粉防己（汉防己）或马兜铃科植物广防己（木防己）的根。汉防己主要产于安徽、浙江、江西、湖北等地，多集散于汉口而得名。另外，因药材质坚体重，粉性较大，又称为粉防己。木防己主要产于广东、广西等地，又称为广防己。因马兜铃科植物含有肾毒性问题，出于安全性考虑，我国已禁止使用马兜铃酸含量高的广防己（木防己），目前临床多用防己科植物粉防己（汉防己）。藤平健氏在《汉方临床》1卷2号以"木防己汤用木防己危险"进行报道，呼吁不用市贩之木防己，主张用汉防己，汉防己能促进心脏疾患好转，而用木防己使症状发生急激恶化。笔者认为，除防己的科属问题导致肾毒性之外，也不能完全排除心力衰竭合并肾衰（即心肾综合征）这一复杂疾病的进展与恶化。笔者在 CCU 治疗过大量心肾综合征患者，并且用中药保住了太多患者的肾，避免了血滤和透析。虽然现代药理学研究发现，广防己具有肾毒性，其病变部位在近曲小管，而同等剂量的粉防己未见肾毒性。然而，也有研究发现，广防己与粉防己均可引起肾毒性。粉防己（汉防己）究竟有没有肾毒性？笔者认为，还有待更多的临床证据支持。笔者也曾就此问题及其剂量与黄仕沛先生多次交流，黄老常用防己剂量为 25g，且未发现有肾毒性反应；笔者也常以 15g 起步"滴定剂量"，在运用过程中监测肝肾功能，未见导致肝肾功能恶化的病例。

第三，生石膏是本方证的关键、难点与灵魂。尽管还存在诸多猜测、争议、非议、不解与迷茫，但笔者认为，"烦渴"为其临床运用指征这一《伤寒论》经方用药范例不会改变，且符合临床实际，其背后存在着深刻的病理生理学作用机制。这也是临床运用真武汤单纯温阳化饮治疗无效的原因所在。因此，将生石膏称为本方的画龙点睛之笔一点不为过。黄仕沛先生喜宗仲景原意，径投大剂量生石膏 120g，而笔者多从 30g 生石膏开始"滴定剂量"，既要考虑生石膏清热，又需防止大剂量伤阳。

综上，笔者认为，充分认识木防己汤方证特征很可能会在急慢性心力衰竭、难治性心力衰竭等急危重症的治疗上产生重大突破。然而，木防己汤的安全性也有待进一步观察、分析。

七、肾气丸／扩张型心肌病，心力衰竭，肾功能不全，心肾综合征，利尿剂抵抗，多器官功能衰竭等

肾气丸出自《金匮要略》，由地黄、山茱萸、山药、泽泻、茯苓、牡丹皮、桂

枝、附子组成，具有温补肾气功效，主治肾气、肾阳不足证，症见腰痛，腰膝酸软，畏寒肢冷，下半身发凉，以足尖发凉尤为常见，少腹拘急，小便利，或小便不利，阳痿早泄，舌质淡嫩，舌体胖大，脉虚弱，不任重按，尺部沉迟。现代临床多用于治疗急慢性肾小球肾炎、肾脏病腹膜透析相关营养不良、肾积水、高血压、遗尿、尿崩症、尿潴留、慢性前列腺炎、糖尿病性神经损害、滑胎、舌根痛等疾病。笔者还将本方用于心力衰竭、扩张型心肌病、肾功能衰竭、心肾综合征、利尿剂抵抗、糖尿病肾病、腰肌劳损、前列腺增生症、腰椎滑脱、小便失禁等急危重症及慢性疾病的治疗，且每当面临心力衰竭合并肾衰，及利尿剂抵抗患者出现喘憋不能平卧、少尿、无尿而将行血滤、透析之际，常能在 1~2 剂之内让患者大量排尿，甚至出现"尿崩"而避免走上替代治疗之路。

在 CCU 工作中，积累了大量临床运用肾气丸治疗急危重症的经验，笔者深刻体会到：①肾气的现代医学实质包括心功能、肾功能、免疫功能等。②小便异常是肾气丸方证的重要指征，包括小便量少，小便量多，以及小便不利这三种类型。③肾气丸不仅可用于以小便量少为主要临床表现的心力衰竭合并肾衰的心肾综合征，且可用于改善对利尿剂的抵抗，其本质在于肾气不足，"开门无力"。④肾气丸还可用于以小便量多、"尿崩""小便一斗"为主要表现的糖尿病肾病、运用利尿剂后的小便量骤然增多、肾功能衰竭的恢复期、腰椎滑脱漏尿等。其本质在于肾气不足，"关门无力"。⑤肾气丸还可用于以小便不利、排出不畅为主要表现的前列腺增生等。⑥肾气丸同样适用于心力衰竭非急性期、非水气凌心、非水饮化热证阶段的治疗，具有温和利尿功效。通过利尿达到减轻前负荷，改善胸闷喘憋作用，且长期服用，还可以改善心脏结构与功能，提升射血分数，缩小左室舒末内径，这可能与心力衰竭强调的"利尿、扩血管、强心"的治疗原则保持高度一致。⑦肾气丸用于急性、慢性肾衰竭肾虚水饮证的治疗，既可利尿消肿，又可降低血肌酐，改善肾功能，提高内生肌酐清除率。根据肾功能衰竭的病因，本方主要用于肾前性与肾性的治疗，而很少用于肾后性的治疗。⑧肾气丸可用于各种心肾综合征亚型的治疗，尤其可用于Ⅰ、Ⅱ、Ⅳ型这三种类型。⑨利尿剂抵抗属"小便不利"范畴，尤其是针对合并右心衰、巨大右心房的利尿剂抵抗患者，肾气丸是我们总结出的十套行之有效的改善利尿剂抵抗的中西医方案之一，大量患者可转危为安。⑩肾气丸还可用于"虚劳"，包括大量重大慢性疾病、消耗性疾病的终末期、恢复期阶段的治疗，且需长年服食，王道建功。

（一）方证溯源

肾气丸在《金匮要略》中共有五个方证条文。在《金匮要略·中风历节病脉证并治》中谓："崔氏八味丸，治脚气上入，少腹不仁。干地黄八两，山茱萸、薯蓣各四两，泽泻、茯苓、牡丹皮各三两，桂枝、附子（炮）各一两。上八味，末之，炼蜜和丸，梧子大，酒下十五丸，日再服。"在《金匮要略·血痹虚劳病脉证并治》中谓："虚劳腰痛，少腹拘急，小便不利者，八味肾气丸主之。"在《痰饮咳嗽病脉证并治》中谓："夫短气有微饮，当从小便去之，苓桂术甘汤主之（方见上）；肾气丸亦主之。"在《金匮要略·消渴小便不利淋病脉证并治》中谓："男子消渴，小便反多，以饮一斗，小便一斗，肾气丸主之。"在《金匮要略·妇人杂病脉证并治》中谓："妇人病，饮食如故，烦热不得卧，而反倚息者，何也？师曰：此名转胞不得溺也。以胞系了戾，故致此病，但利小便则愈，宜肾气丸主之。"

由上述条文可知，肾气丸的经典指征包括：脚气上入，少腹不仁；虚劳腰痛，少腹拘急，小便不利；短气有微饮；男子消渴，小便反多，以饮一斗，小便一斗；妇人病，饮食如故，烦热不得卧，而反倚息。

（二）方名诠释

一般认为，本方具有补肾助阳之功，但为何冠之"肾气丸"？这与中医基础理论中对肾气的认识有关。精能化气，肾气实为肾精所化生之气。根据《素问·上古天真论》所载，肾气能够主宰人体的生长发育，主导人体生、长、壮、老、已的生理变化，即"帝曰：人年老而无子者，材力尽邪？将天数然也？岐伯曰：女子七岁，肾气盛，齿更发长。二七，而天癸至，任脉通，太冲脉盛，月事以时下，故有子。三七，肾气平均，故真牙生而长极。四七，筋骨坚，发长极，身体盛壮。五七，阳明脉衰，面始焦，发始堕。六七，三阳脉衰于上，面皆焦，发始白。七七，任脉虚，太冲脉衰少，天癸竭，地道不通，故形坏而无子也。丈夫八岁，肾气实，发长齿更。二八，肾气盛，天癸至，精气溢泻，阴阳和，故能有子。三八，肾气平均，筋骨劲强，故真牙生而长极。四八，筋骨隆盛，肌肉满壮。五八，肾气衰，发堕齿槁。六八，阳气衰竭于上，面焦，发鬓颁白。七八，肝气衰，筋不能动，天癸竭，精少，肾脏衰，形体皆极。八八，则齿发去"。

肾气与肾精密不可分，肾气的盈亏还与繁衍子嗣密切相关。肾气充足则年老而有子，正如原文所言"帝曰：有其年已老，而有子者，何也？岐伯曰：此其天寿过度，气脉常通，而肾气有余也"。相反，肾气不足则无子，即"肾者主水，受五脏六腑之精而藏之，故五脏盛，乃能泻。今五脏皆衰，筋骨解堕，天癸尽矣，故发鬓白，身体重，行步不正，而无子耳"。

由此可见，肾气不足的临床表现包括面焦，白发，发堕，齿槁，地道不通，男子精少，形坏而无子，形体皆极，齿发去。这与潮热盗汗、五心烦热、咽干颧红、形体消瘦、舌红少津、脉细数的肾阴虚证或畏寒肢冷、气短懒语、阳痿、早泄、小便清长、五更腹泻、下肢水肿、舌淡胖苔白、脉沉弱的肾阳虚证有所区别。因此，肾气丸的作用主要在于补肾气，治疗肾气不足证，以之作为温补肾阳的代表方剂则有待商榷。

（三）方证解读

1. 脚气上入，少腹不仁

"脚气"为古代中医病名，不同于现代疾病"足癣"。唐代医家孙思邈在《备急千金要方》中指出，脚气病初发即表现为脚面、小腿浮肿，即："此病发，初得先从脚起，因即胫肿，时人号为脚气。""脚气肿满渐成水状者，邪气上攻脾肾也。夫脾，土气也。肾，水气也。脚气者，清湿之疾，其气最易感于脾肾，同气相求之义也。脾受邪则湿气不行，肾受邪则水气不化，水湿二气，内外合邪，积而成满，闭而成胀也。"在现代医学中，下肢水肿的成因包括心源性、肝源性、肾源性、血管性、内分泌性、营养不良性及其他原因有关。在这七大原因中，尤其与心源性、肾源性最为相关。在古代，常将本方用于下肢水肿、脚肿的治疗。明代医家薛己曾用本方治疗腿肿经年不消："一男子腿肿一块，经年不消，饮食少思，强食则胀，或作泻，日渐消瘦，两尺脉微细。此命门火衰不能生土，以致脾胃虚寒。以八味丸治之，饮食渐进，肿患亦消。"（《外科枢要·论疮疡用寒凉之药》）

"上入"是指水饮、水湿之气上行，既可循经射肺，又可上冲凌心。上入射肺，则表现为喘憋、咳嗽，正如《金匮翼·卷六》"脚气之源"中指出："脚上气者，风毒湿气，循经上入于肺故也。肺主气而司呼吸，邪气入之，则气道奔迫，升降不顺，故令上气喘满，甚者不得偃卧也。"上冲凌心，则表现为胸闷、心悸、气促、烦躁，甚则神志恍惚、言语错乱，正如《金匮翼》中所言："脚气冲心之候，令人心胸烦闷，呕吐气急，甚者脉绝不出欲死也。"脚气自下上冲于心，已成重症，"盖风湿毒气，初从足起，久而不治，则上冲心胃之分，最为急候。下气、除湿、泄毒，不可缓也"。此阶段又称为"脚气攻心"，类似于风心病、心力衰竭等疾病的终末期阶段。史欣德教授曾用本方治疗老年患者的心力衰竭水肿喘憋。

某女，88岁，有肾、胆结石史。两天来失眠，整夜不睡，周身疼痛，胸闷，一动则喘甚，小便则大便出，食欲差，全身浮肿，卧床不起，自用速效救心丸，胸闷可缓。就诊于当地医院，使用西药抗生素、阿司匹林、酒石酸美托洛尔、稳心颗粒，静脉输血塞通后症状加重，患者更难受。舌苔淡白，无苔，鼻梁、眼下、唇周皮肤色暗黑、干，面浮肿。嘱用金匮肾气丸（水丸25粒），早、中饭后服。3天后来电话告知：浮肿明显消退，喘减轻，可以下床活动，食欲恢复。治疗继续。4月3日来信说：患者一直在服用本丸，喘平肿消，全身情况良好，生活已完全能自理。

"少腹不仁"是指脐以下的少腹部位出现麻木不仁、感觉减退。此处的"少腹不仁"不完全指老年患者的腹壁变薄，腹直肌松软，或腹部按之无力，也可能属于心力衰竭合并腹腔积液的并发症表现。在出现右心衰竭，或长期左心衰竭累及全心衰竭，肝门静脉回流至下腔静脉受阻，导致腹腔积液、肝淤血、下肢水肿、消化道淤血和水肿，可表现为小腹部麻木不仁，甚至憋胀。诚如《金匮翼》中所言："盖湿淫之气，自下侵上，肾虚阳弱，不能御之，则渐入少腹而痹着不仁矣。肾气丸理肾之气者也，肾气得理，邪气自下，而不仁者仁矣。"

2. 虚劳腰痛，少腹拘急，小便不利

"虚劳"为中医学中的特有概念。虚劳又称虚损，是由先天禀赋薄弱、后天失养，以及外感内伤等多种原因导致，以脏腑功能衰退，气、血、阴、阳亏损，五脏虚损为主要临床表现的多种慢性虚弱证候的总称。在现代医学中，虚劳的范畴极为广泛，一切慢性虚损性疾病都可以归属于虚劳，包括慢性心力衰竭、慢性阻塞性肺疾病、慢性呼吸衰竭、慢性肠炎、慢性肾功能不全、血液系统疾病、风湿免疫系统疾病、肿瘤、外科术后等。

"虚劳腰痛"，是指因虚劳内伤导致的腰痛症状。在现代医学中，腰痛为临床症状，其原因非常复杂，包括：①腰部疾病，如腰肌劳损、腰椎骨质增生、腰椎间盘突出、椎管狭窄、腰部骨折、椎管肿瘤、腰部急慢性外伤或劳损、强直性脊柱炎；②泌尿系统疾病，如泌尿系感染、泌尿系结石、泌尿系结核；③生殖系统疾

病，如盆腔炎、宫颈炎、输卵管炎、慢性附件炎、子宫骶骨韧带或结缔组织炎症、子宫后倾后屈、子宫脱垂、子宫肌瘤、子宫颈癌、卵巢囊肿等；④其他，如受凉、创伤、风湿性关节炎、强直性脊柱炎等。在中医学中，"腰为肾之府"，腰痛多归属于肾虚。"五脏所伤，穷必及肾"，大凡病程较长，病性复杂，缠绵难愈，日久累及肾阴、肾阳而出现肾虚的腰痛症状，多归属于肾虚。日本古方派名医吉益南涯也用本方治疗男性腰痛："一男子，腰以下痹，冷痛，手足烦热，舌上黑苔，如实状，先生与八味丸而全治。"（《金匮要略今释》卷二引《成绩录》）

"少腹拘急"是指小腹部位的拘挛、挛急、疼痛、坠胀、紧张等不适感觉。少腹拘急多见于如下两种情况：一是泌尿生殖系统疾病，如急慢性前列腺炎、前列腺肥大增生、慢性尿路感染、肾结石、生殖系统炎症等疾病均会导致小腹部的不适感。老年男性患者的前列腺疾病与老年女性患者的慢性尿路感染，以肾气丸证最为常见。二是腰椎关节疾病，常见于腰椎间盘突出引起的小腹部位疼痛、坠胀、隐痛，这与腰椎间盘突出刺激神经有关。腰椎间盘突出以腰椎间盘的退行性改变为基本病因，也属于中医学虚劳、肾虚范畴。值得注意的是，部分中老年患者以小腹拘急为主诉就诊，伴或不伴有腰酸、腰痛，其病因在腰而不在腹部本身。

"小便不利"是指小便不畅，可同时伴见腰痛，少腹拘急。小便不利多见于如下两种情况：一是急慢性泌尿系统疾病导致的尿频、尿急、尿痛、尿等待、尿变细、尿分叉等；二是急慢性心力衰竭（简称心衰）、急慢性肾功能衰竭（简称肾衰）、心力衰竭合并肾衰或合并利尿剂抵抗，导致小便量少、排尿无力，甚至少尿、无尿。其中，少尿是指24小时尿量少于400mL或者每小时尿量少于17mL，无尿是指24小时总尿量少于100mL。在本方证中，笔者更倾向于"小便不利"属于第二种类型。

笔者曾用肾气丸治疗一例老年男性患者的前列腺增生症、尿频、腰肌劳损、腰痛、小便不利。

牛某，男，59岁。主因"尿频、尿急、排尿不畅3年，加重1个月"于2019年12月22日就诊。患者于3年前出现尿频、尿急、排尿不畅，于当地医院查前列腺超声，提示前列腺肥大伴钙化。长期服用非那雄胺等治疗，疗效不佳。1个月前，患者尿频、尿急再次加重，为求进一步中医药治疗来诊。刻下症：尿频、尿急、排尿不畅，尿无力，小便量少，午休及睡前尿频加重，午休时排尿3~4次，夜尿5~6次；晨起腰痛明显，受凉后腰痛加重，活动后腰痛缓解；无口干口苦，体力可，纳可，因尿频而影响睡眠，大便正常。舌暗红，苔黄白厚腻，脉沉。既往体健。查体:T 36.3℃，P 81次／分，R 19次／分，BP 132/78mmHg。面色暗黑，体形中等，对答切题，查体合作。心肺（－），无双下肢肿。腰椎 CT 未见异常。

[门诊诊断]中医诊断：淋证，腰痛，肾气亏虚证。西医诊断：前列腺增生症。

考虑患者主因尿频、尿急、尿无力伴腰痛就诊，其主要病因在于前列腺增生症所致，临床表现相对简明，其尿频、尿急、排尿不畅、尿无力与"小便不利"高度吻合，其腰痛与"虚劳腰痛"吻合。其夜尿频，受凉后腰痛加重，舌暗红，苔黄白厚腻，脉沉，属于肾气、肾阳亏虚范畴。因此，该患者与《金匮要略·血痹虚劳病脉证并治》中的"虚劳腰痛，少腹拘急，小便不利者，八味肾气丸主之"条文高度相似，故予以肾气丸以温补肾气。

处方：肉桂10g，黑顺片15g，生地黄45g，酒山萸肉15g，山药15g，牡丹皮10g，泽泻10g，茯苓10g。14剂，水煎服，每日1剂，分2次服。

二诊（2021年1月4日）：患者服药后，排尿较前有力，起夜4~5次，午休时排尿仍为3~4次，仍有排尿不畅，舌淡红，苔薄白腻，脉沉。考虑目前患者以肾虚为主，仍需补肾，守上方加乌药10g，益智仁10g，菟丝子10g，车前草10g，牛膝10g。14剂，水煎服，每日1剂，分2次服。

患者间断服药2个月，午休时尿频现象消失，腰痛好转。继续服药至1年，每晚夜尿减为1次，腰痛仍有，休息后好转，但较前缓解。

3. 短气有微饮，当从小便去之，苓桂术甘汤主之，肾气丸亦主之

"短气有微饮"是指气短，"短气不足以息"。在病机上，其气短属"微饮"所致。一般认为，痰饮内停、肺气不利为短气有微饮的病机。究其根源，水饮的形成，多与脾气亏虚，津液不能输布；肺气不宣，津液不能布散；肾与膀胱气化不利，水道不能通调有关。因此，历代医家认为"其本在肾，其标在肺，其制在脾"。在治疗上，既可以用苓桂术甘汤温阳利水，健脾祛湿；又可以用肾气丸温肾助阳，化气利水。

值得注意的是，条文中虽有"微饮"字样，且用苓桂术甘汤、肾气丸温化水饮，但绝不可误认为该条文只是针对水饮轻症的治疗。临床见到大量扩张型心肌病患者，其射血分数低于30%，虽临床症状并不严重，缺少典型的胸闷憋气、平躺后加重等表现，甚至部分患者在就诊时，仅诉说偶有气短、体力下降，但已属重症，随时面临生命危险。

4. 男子消渴，小便反多，以饮一斗，小便一斗

"消渴"出自《黄帝内经》，是指以多饮、多食、多尿、体重减轻，或尿有甜味为特征的疾病。《素问·奇病论》指出："此肥美之所发也，此人必数食甘美而多肥也。肥者令人内热，甘者令人中满，故其气上溢，转为消渴。"口渴引饮为上消，善食易饥为中消，饮一溲一为下消，统称为消渴（三消）。在《内经》中，消渴也称为"消瘅"，《灵枢·五变》指出："五脏皆柔弱者，善病消瘅。"消渴有广义和狭义之分，广义消渴既包括消渴病，又包括症见口渴欲饮、小便频多在内的一系列病证，相当于现代医学的糖尿病、尿崩症、精神性多饮多尿、甲亢等多种疾病；狭义消渴即指消渴病，相当于现代医学中的糖尿病。宋代医家方勺即用本方治疗消渴："提点铸钱朝奉郎黄沔，久病渴，极疲瘁。方每见，必劝服八味丸。初不甚信，后累治不痊，谩服数两，遂安。"（《名医类案·消渴》卷二）日本汉方名医大塚敬节也用本方治疗糖尿病："59岁妇女，患糖尿病数年，经医院治疗不愈。周身倦怠乏力，右肩至上臂有神经痛样疼痛，口渴引饮，小便频，影响睡眠。舌红、乳头少，足掌无力而发热，经常眩晕，不能乘车。服用八味丸1周，体力增加且神爽。50日之后，自觉症状基本消失，检验尿糖全无。"（《临床应用汉方处方解说》）

"小便反多，以饮一斗，小便一斗"，是指多饮、多尿。糖尿病多尿与如下原因相关：第一，渗透性利尿导致多尿，糖尿病患者血糖明显升高后，导致尿糖升高，进而产生渗透性利尿作用，导致尿量增多；第二，肾小管浓缩功能障碍导致多尿，糖尿病合并肾功能不全导致肾小管浓缩功能障碍，进而产生多尿；第三，多饮导致多尿，糖尿病患者在明显口渴时会多饮，进而导致尿量增加；第四，泌尿系统感染导致多尿，糖尿病患者很容易合并泌尿系统感染，进而出现尿频、尿急、尿痛症状；临床也可见到部分糖尿病患者在合并尿路感染时，仅表现为尿频、尿急而无尿痛。

笔者曾用本方治疗糖尿病、尿失禁"小便反多"，取得良好疗效。

许某，男，59岁。主因"发现血糖升高10年，伴下肢疼痛、遗尿2年"于2021年9月21日就诊。患者于10年前无明显诱因发现血糖升高，诊断为2型糖尿病，在服盐酸二甲双胍控制血糖，空腹血糖控制可。2年前，开始出现双下肢游走性疼痛，夜间疼痛为主，在服用依帕司他片控制后，疗效不佳。2年前，开始出现尿失禁，因患者不能自主控制排尿，需整日使用纸尿裤，每晚夜尿3~4次，多次就诊于当地医院内分泌科、泌尿科等，查前列腺超声未见异常，告知继续观察，未予治疗。刻下症：双下肢疼痛，尿失禁，睡眠中有不自主排尿现象，无口干口苦，

容易汗出，容易倦怠乏力，纳可，眠可，大便干结难解。既往有高血压病史12年，在服缬沙坦、苯磺酸氨氯地平片控制。查体:T 36.4℃，P 77次/分，R 18次/分，BP 150/79mmHg。面色黄暗，体形瘦弱，对答切题，查体合作。心肺（－），无双下肢水肿。

[门诊诊断]中医诊断：消渴病（寒凝经脉证，肾气亏虚证）。西医诊断：① 2型糖尿病，糖尿病末梢神经病变，糖尿病性膀胱病；②高血压。

考虑患者目前主要存在下肢疼痛及尿失禁这两大问题，分别为糖尿病导致的末梢神经病变及膀胱并发症。患者虽有下肢疼痛，但其糖尿病多年，面色黄暗，体形瘦弱，伴有易汗出、倦怠乏力，已经步入糖尿病泌汗异常阶段，这属于典型的营卫不和的桂枝证和桂枝体质，在治疗上首选桂枝类方。因其多汗，首选桂枝汤调和营卫。其下肢疼痛、夜间加重，属于寒凝经脉，经络不通所致，这与血虚寒凝的当归四逆汤证相似，即"手足厥寒，脉细欲绝者，当归四逆汤主之"。我们还发现，治疗少阴证的麻黄附子细辛汤在改善糖尿病末梢神经病变导致的疼痛、脚凉等症状上具有一定疗效，可增强散寒通络止痛之功。另外，考虑其尿失禁与《金匮要略·血痹虚劳病脉证并治》中的"失精家"在病机上高度相似，即"夫失精家，小腹弦急，阴头寒，目眩发落，脉极虚芤迟，为清谷、亡血、失精。脉得诸芤动微紧，男子失精，女子梦交，桂枝龙骨牡蛎汤主之"，且方中龙骨、牡蛎可以固涩收敛，主治遗精遗尿，《名医别录》记载龙骨可"止汗，缩小便"，牡蛎可"止大小便，疗泄精"。因患者汗出，伴倦怠乏力，属气虚不能固摄，故加黄芪以固表止汗。因患者大便难，这属于糖尿病胃肠道并发症范畴，故加大黄以通腑泻浊。因此，予以桂枝汤、当归四逆汤、麻黄附子细辛汤加减以温阳通络止痛。

处方：桂枝10g，白芍10g，甘草5g，生姜10g，大枣10g，黄芪10g，酒大黄10g，龙骨30g，牡蛎30g，麻黄5g，黑顺片15g，细辛3g，当归10g，通草10g。14剂，水煎服，每日1剂，分2次服。另外，予以自拟方庆誉肾气丸，一次8粒，一天2次，以温补肾气，缩尿止遗。

二诊（2021年10月5日）：患者服药后，下肢疼痛明显缓解，再未出现疼痛情况。仍有夜间尿失禁，但较前略有好转，每天晨起纸尿裤的重量较前下降。时有腿抽筋，舌淡红，苔薄白，脉沉。考虑患者下肢疼痛改善，目前主要以尿失禁为主，这与《金匮要略·消渴小便不利淋病脉证并治》中提到的"男子消渴，小便反多，以饮一斗，小便一斗，肾气丸主之"相似。因此，予以肾气丸以温补肾气，缩尿止遗。

处方：桂枝10g，黑顺片10g，生地黄30g，酒山萸肉10g，山药10g，牡丹皮10g，泽泻10g，茯苓10g，酒苁蓉10g，沙苑子10g，蛇床子10g。14剂，水煎服，每日1剂，分2次服。

患者服上方1个月后，尿失禁明显改善，晨起纸尿裤的重量较前明显减轻，每晚起夜减至1~2次，患者信心大增。坚持服药至第3个月，出汗明显减少，每晚起夜1次，尿失禁基本消失，不再使用纸尿裤。

按：患者主因糖尿病末梢神经病变、糖尿病性膀胱病就诊，数年来备受下肢疼痛、尿失禁困扰。我们发现，多年的糖尿病患者，尤其是在合并出现糖尿病末梢神经病变、糖尿病泌汗异常阶段，其病机已经从阴虚燥热、气阴两虚，转化为阳气不足。在此阶段，桂枝汤及桂枝类方尤为常用。在初诊时，即用当归四逆汤、桂枝加龙骨牡蛎汤、桂枝加黄芪汤、桂枝加大黄汤等桂枝类方合方，患者服药后，疼痛显著改善，提示寒凝经络较前改善。二诊时，专予肾气丸加味方温补肾气，患者服药后尿失禁好转，提示肾气不足较前改善。值得注意的是，肾气丸方中含有桂枝，也可归属于桂枝类方范畴。

值得注意的是，在CCU中，临床收治了大量急慢性心力衰竭、慢性肾功能衰竭、心力衰竭合并肾衰、心肾综合征患者。我们发现，很大一部分心力衰竭、肾衰的高龄患者，在静脉运用呋塞米注射液、托拉塞米注射液等利尿剂后，患者小便量急剧增加，可多达3000~4000mL/24h，很多患者会诉说"用了利尿剂之后，小便多得就像要崩了一样"。笔者在CCU曾经主管过一例冠心病、室壁瘤、心力衰竭、糖尿病、糖尿病肾病、慢性肾功能不全、重度贫血、双下肢高度水肿、黑便待查的老年男性患者，排除消化道出血，住院期间予以静脉注射呋塞米注射液20mg后，每天尿量能保持在4000~4500mL，双下肢水肿持续减轻，笔者认为这就是典型的"小便反多"的条文再现。还曾主管过一例急性非ST段抬高型心肌梗死Ⅲ级（Killip分级）、双侧大量胸腔积液的高龄同行患者，其cTnI高达39.413ng/mL。我们一致认为患者病情较重，死亡风险高，但在对症治疗基础上，加用托拉塞米注射液静脉注射10mg利尿后，每天尿量多达8000mL，连尿3天，cTnI降至0.827ng/mL，主动要求出院。笔者认为这也是典型的"一阳来复"后"小便反多""小便一斗"的条文再现。

在CCU治疗过大量糖尿病肾病合并肾功能不全、心肾综合征、巨大右心房合并顽固性右心衰竭等老年患者，其尿少，对利尿剂反应不佳，很容易出现利尿剂抵抗，在静脉运用新活素（冻干重组人脑利钠肽）、左西孟旦(Levosimendan)、托伐普坦、诺欣妥（沙库巴曲缬沙坦钠片）等新型抗心力衰竭治疗后，患者出现大量排尿、排尿畅快淋漓，这也属于从少尿、无尿到"小便反多"的临床表现。综上，笔者认为，未经干预后的大量排尿、小便清长、夜尿清长、尿崩症，以及对利尿剂反应良好，稍用利尿剂后即大量排尿，或者从小便不利的少尿、无尿状态变成大量排尿，小便畅快，这些都属于"小便反多，以饮一斗，小便一斗"的生动体现。

另外，腰椎滑脱等腰椎疾病导致的小便次数增多也属于本方主治范畴。笔者曾用肾气丸治疗腰椎滑脱、腰椎管狭窄导致的尿失禁即"小便反多"。

崔某，女，76 岁。主因"尿失禁 1 年"于 2022 年 7 月 9 日就诊。患者于 1 年前无明显诱因出现尿失禁现象，咳嗽、劳累及晨起上下楼活动后加重，平常佝偻弯腰，每当直立时加重，无腰酸腰痛。就诊于当地省骨科医院，考虑 L₄—L₅ 腰椎滑脱，腰椎管狭窄。建议保守治疗，暂缓手术。患者为求进一步中医药治疗来诊。刻下症：尿失禁，咳嗽及活动、劳累后加重，直立及行走后加重，使用纸尿裤方可出门，无腰酸腰痛，弯腰驼背，腰不能直立，纳眠可，不起夜，大便偏干，舌暗红，苔薄白，脉弦细无力，不任重按。既往体健，无慢性疾病病史。查体：T 36.1℃，P 73 次 / 分，R 18 次 / 分，BP 112/72mmHg。对答切题，查体合作。心肺（-），双下肢不肿。

［门诊诊断］中医诊断：遗尿（肾气亏虚证）。西医诊断：①腰椎滑脱；②腰椎管狭窄。

考虑患者的尿失禁主要与腰椎滑脱导致马尾神经受牵拉或受压迫有关。当腰椎滑脱严重时，马尾神经受累，可表现为下肢乏力、鞍区麻木及大小便功能障碍等症状。《素问·脉要精微论》指出："腰者，肾之府，转摇不能，肾将惫矣。"唐代医家王冰注云："两肾在于腰内，故腰为肾之外府。"患者平常虽然无腰酸腰痛，但经常佝偻弯腰，可归属于《金匮要略·血痹虚劳病脉证并治》中的"虚劳腰痛"范畴；患者每当咳嗽、劳累后尿失禁现象加重，晨起下楼活动费力后遗尿加重，可归属于《金匮要略·消渴小便不利淋病脉证并治》中的"小便反多""小便不利"等范畴。因此，予以肾气丸合缩泉丸以温补肾气，缩尿止遗。

处方：桂枝 10g，黑顺片 10g，生地黄 30g，酒山萸肉 10g，山药 15g，牡丹皮 10g，泽泻 10g，茯苓 10g，乌药 10g，益智仁 10g，覆盆子 10g。14 剂，水煎服，每日 1 剂，分 2 次服。

二诊（2017 年 7 月 23 日）：患者服药后，每天晨起能自行上下楼及外出散步，尿失禁次数明显减少，大便略干，自行服通便药后好转，舌暗红，苔薄白，脉沉。

拟上方加火麻仁 10g。后患者坚持服用肾气丸加味方 3 个月，配合自拟方庆誉肾气丸，每次 8 粒，一天 2 次，尿失禁显著改善，十去八九，继续巩固。

按：腰椎滑脱是指因先天性发育不良、创伤、劳损等原因，造成相邻椎体骨性连接异常，导致上位椎体与下位椎体部分或全部滑移，表现为腰骶部疼痛、坐骨神经受累、间歇性跛行等症状。本病男性发病率显著高于女性，男女之比为 29∶1。腰椎滑脱最常见的部位是 L_4-L_5 及 L_5-S_1，其中 L_5 椎体发生率为 82%~90%。该患者虽然为骨科疾病导致的尿失禁，但在中医学中，"肾主骨"，骨关节的疾病也与肾气相关，本病仍属肾气亏虚范畴。予以本方调补后，小便逐渐改善。

5. 妇人病，饮食如故，烦热不得卧，而反倚息者，何也? 师曰: 此名转胞不得溺也。以胞系了戾，故致此病，但利小便则愈，宜肾气丸主之

"妇人病，饮食如故，烦热不得卧，而反倚息"是指女性患者，胃口正常，自觉燥热，不能平卧，只能端坐位，靠着东西喘息。"转胞"，又称胞转、转脬，是指脐下急痛、小便不通。胞，通脬，是指膀胱。《诸病源候论·小便病诸候》中也提到："胞屈辟不通，名为胞转。其病状，脐下急痛，小便不通是也。"其原因就在于"胞系了戾"。"胞系"，是指溺系；"了戾"，是指缭乱屈曲，或绞纽。在中医学中，"转胞"又指妊娠小便不通，即孕妇因孕胎压迫膀胱，导致小腹胀满疼痛，小溲淋沥，急迫频数，或点滴不通的一种病症，本病多见于现代医学中的妊娠合并尿潴留。

在治疗上，需要通利小便。予以肾气丸温补肾气，利水饮。以药测证，因肾气丸以温阳利水为主，方中无清利湿热药物，由此推测，转胞一症并无明显湿热内蕴指征。这也提示，本病并非妊娠合并尿路感染，表现为尿频、尿急、尿痛，或尿中有大量红细胞、白细胞的子淋。明代医家薛己也用本方治疗妇人转脬："一妇人因郁怒，小便滴涩，渐至小腹肿胀，痰咳喘促。余用八味丸煎服，小便即利而瘥。"（《校注妇人良方·转脬小便不利方论·卷八》）史欣德教授也曾以中成药金匮肾气丸治疗孕妇妊娠晚期的小便不利，患者一次顿服 25 粒后，小便通畅，不适消除。

值得注意的是，"胞系了戾"不仅仅指妊娠女性的小便不利，很多老年男性因前列腺肥大、前列腺增生引起的排尿困难，小便点滴而出，淋漓不尽，尿频尿急尿痛，尿无力，尿分叉，尿失禁，也属于该病范畴。明代医家龚廷贤曾用肾气丸治疗一例大小便牵痛案："一老人，精已竭而复耗之，大小便牵痛，愈痛愈便，愈便愈痛，服以八味丸，其功最效。"（《寿世保元·诸淋·卷五》）

在古代，本方除用于转胞外，还可用于妊娠晚期胎气上冲的子悬，主要表现为妊娠胸胁胀满，甚或喘急，烦躁不安，又称胎上逼心。清代医家杨乘六曾用本方治疗子悬："我修侄妇，妊八月，一日胎忽上抢，塞至心口，喘满不思食，自汗，闷绝僵卧，口噤目直视，面色不赤，舌色不青，按其两手脉息尚有，急取丸子两许，滚水研化灌之。灌至两酒杯，胸口松动，口开睛转，手足运动而苏。问何药，乃尔神效？曰：八味丸也。又问此何病而用此丸？曰：此子悬也。由下元虚冷，中无火以养婴儿，故上凑以就心火之温，如入睡被中，足冷则上缩也。后用芪、术、芎、归煎送前丸，服至两月而产。"（《续名医类案·子悬·卷二十四》）

（四）方证特征

肾气丸方证特征如下：在疾病方面，包括：①以下肢水肿，小便不利，腰痛为主要临床表现的慢性肾功能不全。②以胸闷气短，喘憋不能平卧，下肢水肿，小便量少为主要临床表现的心力衰竭、心肌病。③以小便量少、下肢水肿、心力衰竭合并肾衰的心肾综合征、利尿剂抵抗。④以"小便不利"为主要表现的妊娠合并尿潴留、妊娠水肿、前列腺增生症、慢性前列腺炎等泌尿系统疾病。⑤以"小便反多，以饮一斗，小便一斗"为主要表现的糖尿病或糖尿病肾病合并夜尿增多，心力衰竭、肾衰患者在运用利尿剂或抗心力衰竭治疗后小便量急剧增多，以及腰椎滑脱导致的小便失禁等。⑥以"虚劳腰痛"为主要表现的腰肌劳损、腰椎间盘突出等骨关节疾病。

在症状方面，肾气丸指征包括肾虚、水饮与小便异常这三个方面：①肾虚见面白少华，或虚浮，或黧黑；咳喘不止，动则气喘；腰痛，少腹拘急，下肢无力、发凉，大便不通、数日一行但不干结，阳痿、早泄。舌淡而胖，脉虚弱、尺部沉细或脉细迟。②水饮见面目浮肿，下肢浮肿，容易喘憋、心悸。③小便异常见老年男性小便不利，或怀孕后小便不通，烦热气喘，下腹胀痛；小便量少，可伴见浮肿；小便量多，夜尿频多，伴口渴多饮。

（五）临床运用

1. 连服 2 年半肾气丸治愈扩张型心肌病（EF：23%）生出黑发案

杨某，男，67 岁。主因"胸闷喘憋咳嗽伴双下肢水肿一月余，加重半月"于 2016 年 11 月 29 日收入院。患者于一月余前因外出受寒后开始出现胸闷喘憋，夜间不能平卧，咳嗽，痰黏难咯，伴双下肢水肿，无胸痛，半月前症状加重，就诊于当地医院，门诊给予头孢克肟口服等治疗后，喘憋未见好转。2016 年 11 月 26 日再次就诊于北京某三甲医院急诊，查血常规示:WBC 8.44×10⁹/L，N 6.99×10⁹/L，N% 82.9%，L 0.98×10⁹/L，L% 11.6%；尿常规示：尿酮体 2mmol/L，红细胞 20 个 /μL。生化示:Glu 21.97mmol/L，ALT 95IU/L。心肌酶示:CK-MB 150ng/mL，cTnI 阴性。BNP：1720pg/mL。D-Dimer 1670ng/mL。心电图示心率 108 次 / 分，窦性心动过速，陈旧下壁心肌梗死，频发室性早搏。肺 CT 示心脏增大，间质性肺水肿可能，伴肺部感染不除外，双侧胸腔积液，部分包裹，合并双肺下叶膨胀不全，心包少量积液，肝左叶囊性病变。心脏彩超示左心右房增大，二尖瓣反流（中度），三尖瓣反流（轻度），肺动脉压轻度增高，左心功能减低（EF：23%），心包积液（微量），考虑诊断为"心力衰竭、肺部感染、糖尿病酮症酸中毒？"，予"依替米星、托拉塞米、胰岛素、多索茶碱"等对症处理后，喘憋未见明显缓解，现为求进一步诊治，收入我科。刻下症见：胸闷喘憋，不能平卧，伴气短、心悸；咳嗽时作，痰黏难咯；头晕，头痛时作，无发热恶寒，无腹痛腹泻；食欲差，时有恶心，眠可；大便偏干，一二日一行，小便量少；双下肢重度水肿；舌暗红，苔白微腻，脉沉数。患者既往有 2 型糖尿病 10 余年，服阿卡波糖（50mg，tid），格列美脲（1mg，qd），血糖控制尚可。否认烟酒史。

[查体] T 36.7℃，P 104 次 / 分，R 20 次 / 分，BP 118/78mmHg（基础血压 90/60mmHg 左右）。发育正常，自主体位，轮椅推入病房，面色萎黄，双侧呼吸音粗，双下肺可及少量湿啰音，心律齐，腹软，双下肢重度水肿。

[辅助检查] 全血细胞分析 +CRP:WBC 8×10⁹/L，NEUT% 77.9%，LYMPH% 15.1%。生化:UA 458μmol/L，K⁺ 3.3mmol/L，GLU 21.1mmol/L，ALB 34.40g/L，Cr 105.7μmol/L，Cl⁻ 93mmol/L。DIC 初筛试验:D-Dimer 6.0mg/L（FEU），FDP 16.6mg/L，APTT 22.1S。快速血气分析:pH 7.456，PO₂ 108.6mmHg，PCO₂ 40mmHg，HCO₃⁻ 27.5mmol/L。尿常规:GLU 100mg/dL（+）。HbA1c：9.1。NT-proBNP：13553pg/mL。细菌真菌血清学检查:H-test<0.025EU/mL，G-test 33.2pg/mL，PCT 0.25ng/mL。甲状腺功能检查四：未见异常。心电图示：心率 106 次 / 分，窦性心动过速，下壁及前壁可见病理性 Q 波，伴前壁导联 ST 改变，频发室性早搏。心电监护显示：频发室早，二联律、三联律，短阵室速。心脏超声：左室壁运动弥漫性减低，左心及右房增大（左室舒末内径 63mm，左房前后径 42mm，右房左右径 42mm），二尖瓣反流（中度），三尖瓣反流（轻 - 中度），肺

动脉高压（中度），左室收缩功能减低（EF：28%）。床边胸片：考虑肺淤血、心功能不全；双侧少量胸腔积液。腹部超声：肝囊肿，餐后胆囊，双肾皮质回声略增强。胸腔超声：右侧胸腔积液（右侧胸腔可见游离液性暗区，前后径10.2cm，上下径4.4cm）。

[入院诊断]中医诊断：胸痹（阳虚水饮证）。西医诊断：①冠状动脉粥样硬化性心脏病，陈旧性下、前壁心肌梗死，不稳定型心绞痛，缺血性心肌病，心律失常，频发室性早搏，短阵室速，心功能Ⅳ级（NYHA分级）；②肺部感染；③双侧胸腔积液；④2型糖尿病，糖尿病肾病；⑤低钾血症；⑥高脂血症；⑦主动脉硬化症。

入院后给予抗板、抗凝、扩冠、降脂、稳定斑块、强心、利尿、抗感染、降糖等治疗。

考虑患者高龄，既往有多年糖尿病病史，心电图提示陈旧性下、前壁心肌梗死，入院前心脏彩超提示EF为23%（EF低于30%，随时会有猝死风险），本次主因肺部感染加重心力衰竭入院，且合并频发室早、短阵室速等恶性心律失常，病情危重，向家属明确交代随时有心搏骤停、猝死等风险。

二诊（2016年11月30日）：昨日24小时总入量1122mL，总出量2850mL，总尿量2000mL。晨起7：00 CVP监测回报：8cmH₂O。10：15查房时，患者胸闷、喘憋、无胸痛、心悸、烦躁不安。心电监护示：HR 86次/分，BP 86/57mmHg，R 25次/分。双下肺有细湿啰音。急查血糖：22.4mmol/L。双下肢水肿较前减轻。考虑存在急性左心衰，予以利尿、解痉平喘、升压、镇静处理。11：30生命体征平稳。

或因从未住院治疗，患者对利尿剂非常敏感，昨日从下午开始尿量达2000mL，对自己尿量非常满意，自述近一月从未如此畅快。笔者查房时听患者诉说至此，突然意识到，用利尿剂后的大量排尿，甚至部分患者会诉说"小便就像崩了一样"，这不就是典型的《金匮要略·消渴小便不利淋病脉证并治》中，"男子消渴，小便反多，以饮一斗，小便一斗，肾气丸主之"条文的再现吗？其本质还在于肾小管的浓缩功能下降了。

患者近一个月来主要表现为喘憋，心悸，双下肢水肿，小便不利，排尿不畅。思考到这里，重新审视患者的症状与肾气丸的其他4则条文，发现竟然与其完全符合。第一，"脚气冲心"是传统中医病名，是脚气病的危重症阶段，类似于现今的心力衰竭这一疾病。但凡脚气病见心悸、气喘、呕吐诸症，甚则神志恍惚、言语错乱，即为"脚气攻心"（《外台秘要》卷十八）。因此，患者下肢水肿，喘憋，心悸，与《金匮要略·中风历节病脉证并治》中"崔氏八味丸，治脚气上入，少腹不仁"条文中的"脚气"相似，其病机本质为水气凌心犯肺。第二，患者肺部感染加重心力衰竭后出现的心悸、气短，与《金匮要略·痰饮咳嗽病脉证并治》中"夫短气有微饮，当从小便去之，苓桂术甘汤主之；肾气丸亦主之"条文极为相似，其病机本质仍为水饮凌心犯肺。第三，患者双下肢水肿，小便不利，排尿不畅，与肾气丸主治症中的"小便不利""不得溺"相似。其病机本质为肾气不足，推动无力，开阖不利，即《金匮要略·血痹虚劳病脉证并治》中"虚劳腰痛，少腹拘急，小便不利者，八味肾气丸主之"。《金匮要略·妇人杂病脉证并治》中"问曰：妇人病，饮食如故，烦热不得卧，而反倚息者，何也？师曰：此名转胞不得溺也。以胞系了戾，故致此病，但利小便则愈，宜肾气丸主之"。思考及此，笔者疏方如下：桂枝10g，黑顺片10g，生地黄45g，酒山萸肉10g，山药30g，牡丹皮10g，茯苓30g，泽泻30g。7剂，水煎服，日1剂，分2次服。

三诊（2016年12月14日）：服药2周后，患者胸闷喘憋消失，无心悸、气短，双下肢水肿消失，纳眠可，二便可。每天尿量始终在2000mL以上，晨起监测CVP，下降至1~2cmH$_2$O。查体：BP 101/72mmHg，HR 85次/分。2016年12月8日行冠脉造影示：冠状动脉供血右优势型，左主干未见狭窄，前降支、回旋支、右冠状动脉均未见明显狭窄，前向血流均TIMI3级。冠状动脉造影结论冠状动脉未见明显异常。冠状动脉造影结果阴性，排除冠状动脉粥样硬化性心脏病、缺血性心肌病诊断，修正诊断：扩张性心肌病。完善柯萨奇病毒抗体IgM检查，结果阴性，考虑原发性可能性较大。患者重度心力衰竭、频发室早，EF<35%，心功能Ⅲ-Ⅳ级，建议ICD治疗，家属拒绝。复查生化：基本正常；NT-proBNP降至2240pg/mL。患者于2016年12月16日出院，建议出院后坚持服用中药。

四诊（2017年6月24日）：患者坚持服肾气丸半年，并来门诊复诊。其间规律服用富马酸比索洛尔（1.25mg，qd）、地高辛（0.125mg，qd），未服其他西药。患者无胸闷喘憋，双下肢不肿，可自行上下楼，且家属意外发现患者原本为白发，现竟然开始长出黑发。嘱咐患者继续服用中药。

处方：桂枝15g，黑顺片15g，生地黄45g，酒山萸肉15g，山药50g，牡丹皮10g，茯苓30g，泽泻20g。两日1剂。

五诊（2018年8月7日）：复查心脏超声，EF为40%。

六诊（2019年6月19日）：患者再次来门诊复诊，无胸闷憋气，双下肢不肿，一般情况可。复查全血细胞分析：未见异常。生化全项：Glu 9.74mmol/L，Cr 97μmol/L。心电图：室性早搏消失。心脏超声：左室壁运动弥漫性减低，左室增大（左室舒末内径58mm，右房左右径37mm），二尖瓣反流（轻度），左室收缩、舒张功能减低（EF：47%，FS：24%）。

按：患者入院前心脏超声提示室壁运动弥漫性减低，心脏扩大，EF仅为23%，室性心律失常，行冠脉造影排除血管病变，否认烟酒史，考虑为典型的扩张型心肌病。经过半年的肾气丸治疗后，除喘憋改善之外，患者竟生出黑发。这也反证肾气丸能够补益肾气，王道见功。嘱咐患者坚持服药，2年半后再次复查心脏超声，EF提升至47%。左心从63mm缩小至58mm，右房从42mm缩小至37mm，二尖瓣中度反流，三尖瓣轻-中度反流，肺动脉高压（中度）均消失。该例扩张型心肌病患者服用中药肾气丸后，不仅症状消失，心脏结构与功能亦得以改善。

2. 心功能Ⅳ级（NYHA分级）、慢性肾功能不全（CKD 4期）、少尿、食道占位案

姜秀某，女，76岁。主因"间断胸痛、胸闷伴喘憋19年，加重4天"于2019年2月25日收住院。患者于19年前无明显诱因出现胸痛、胸闷、喘憋，就诊于当地医院，诊断为冠心病，未规律服药治疗，后症状反复发作。2018年8月因上述症状加重，于当地医院就诊，查NT-proBNP为24704pg/mL，心脏超声提示：EF 29%，左房、左室内径增大，主动脉弹性减退、主动脉瓣钙化，节段性室壁运动异常，左室收缩功能减低，二尖瓣、三尖瓣重度反流，肺动脉瓣轻度反流，肺动脉高压（轻度），心包积液。给予扩冠、改善心肌代谢等对症治疗，症状好转出院。2018年10月再次入院，查ECG示：心室性期前收缩二联律，完全性右束支传导阻滞，QT延长，ST-T段异常。4天前，无明显诱因再次出现症状加重，家属自行将托拉塞米片和呋塞米片双倍加量，仍然尿少，每日小便少于400mL，喘憋及双下肢水肿进行性加重。现为求进一步诊治，收入我科。刻下症：胸闷胸痛，喘憋，乏力，容易恶心呕吐，纳差，近半年明显消瘦，腹胀，眠欠佳，大便干，二三日一行，小便量少。舌暗红，脉弱。

患者既往有小儿麻痹病史，遗留双侧肢体活动不协调，左侧肢体肌肉萎缩，右利腿较左腿粗；高脂血症、慢性肾功能不全（CKD4期）、反流性食管炎、腘肌间静脉血栓、动脉硬化伴斑块形成病史；3个月前发现食管下段占位，未治疗。

[查体]T 36.7℃，P 63次/分，R 19次/分，BP 107/63mmHg。发育正常，营养较差，精神萎靡，面色黄暗，无光泽，心肺（-），腹软，右下腹部压痛（+），反跳痛（±），双下肢重度水肿。

[辅助检查]全血细胞分析+CRP：WBC $5.3×10^9$/L，RBC $3.33×10^{12}$/L，HGB

102g/L，NEUT% 77.3%，LYMPH 0.79×10^9/L，LYMPH% 14.9%，RDW-SD 52.3fL，P-LCR 44.5%，RDW-CV 16.4%。生化 +cTnI：cTnI 0.049μg/L，Mg^{2+} 1.05mmol/L，P 1.55mmol/L，DBIL 5.8μmol/L，Na^+ 134.3mmol/L，UA 579μmol/L，BUN 19.97mmol/L，HCO_3^- 21.6mmol/L，ALB 38.1g/L，Cr 193.4μmol/L，TBIL 23μmol/L，γ-GT 62.89U/L，Cl^- 98.4mmol/L。DIC 初筛试验：D-Dimer 2.96mg/L，FDP 10.9mg/L，PT 15.1S。快速血气分析：HCO_3^- 19.6mmol/L，BE-3.7mmol/L，PO_2 71.6mmHg。甲状腺检查：TT3 0.25ng/mL，FT3<1.00pg/mL，TT4 4.65μg/dL。肿瘤标志物常规（女性）：CA125 78.18U/mL。NT-proBNP>30000pg/mL。尿常规：ERY 20/μL（1+）。心电图：完全性右束支传导阻滞，QT 间期延长。彩色超声心动图：EF：39%，左心及右房增大，左心收缩功能减低，主动脉瓣退变并反流（轻度），二尖瓣反流（中-重度），三尖瓣反流（重度），肺动脉高压（中度），卵圆孔未闭可能。腹部超声：餐后胆囊，胆囊息肉，双肾皮质回声增强，双肾多发囊肿。胸腔超声：双侧胸腔积液（右侧胸腔可见游离液性暗区，前后径10.0cm，上下径6.4cm；左侧胸腔可见游离液性暗区，前后径5.3cm，上下径2.3cm）。

[入院诊断]中医诊断：胸痹（肾阳亏虚证）。西医诊断：①冠状动脉粥样硬化性心脏病，不稳定型心绞痛，心律失常，室性早搏，完全性右束支传导阻滞，心功能Ⅳ级（NYHA 分级）；②慢性肾功能不全（CKD 4 期）；③食管下段占位；④高脂血症；⑤动脉硬化伴斑块形成；⑥静脉栓塞 右侧腘静脉血栓形成，肌间静脉扩张伴血栓形成；⑦反流性食管炎；⑧肾囊肿；⑨小儿麻痹。

入院后给予抗板、降脂、稳定斑块、强心、利尿、改善肾灌注、补充白蛋白、改善消化功能等治疗。

患者既往每次住院期间，利尿剂治疗效果均不佳。本次入院前自行调整利尿剂剂量后，疗效不满意，提示可能存在利尿剂抵抗。入院后，笔者将其利尿方案调整为：托拉塞米 + 呋塞米 + 螺内酯 + 多巴胺 + 白蛋白 + 中药。

在中医辨证方面，笔者考虑如下：第一，患者3个月前于我院肾科住院期间诊断为食管下段占位，曾建议患者行胃镜检查，但考虑到患者心功能较差，喘憋明显，暂缓该检查项目。家属也考虑患者高龄，倾向于保守治疗。第二，患者面色黄暗，容易恶心呕吐，纳差，腹痛，近半年明显消瘦，血红蛋白及红细胞偏低，肿瘤指标偏高，笔者也倾向于肿瘤诊断。肿瘤虽然是西医病名，但其导致的虚弱状态则属于中医学"虚劳"范畴。第三，在《金匮要略》中，有专门针对"虚劳"的《金匮要略·血痹虚劳病脉证并治》。该患者不就是其中"虚劳腰痛，少腹拘急，小便不利者，八味肾气丸主之"条文的经典再现吗？虽然没有腰痛，但既往有慢性肾功能不全病史，可认为是条文中"腰痛"症状的延伸；近四日，胸闷喘憋伴少尿，可认为是条文中"少腹拘急，小便不利"症状的延伸。第四，根据《金匮要略·痰饮咳嗽病脉证并治》中"夫短气有微饮，当从小便去之，苓桂术甘汤主之，肾气丸亦主之"。该患者的胸闷憋气，本质为水饮内停，凌心犯肺，也是运用肾气丸的指征。第五，根据《金匮要略·中风历节病脉证并治》中"崔氏八味丸，治脚气上入，少腹不仁"，该患者的下肢重度浮肿，属于传统的"脚气"范畴，其本质为肾阳亏虚、水饮内停于下焦，也可以考虑运用肾气丸。综上，笔者疏方如下：附片12g，桂枝12g，生地黄30g，酒萸肉12g，山药30g，牡丹皮12g，泽泻30g，茯苓30g。5剂，水煎服，日1剂，浓煎100mL，分2次服。

二诊（2019年3月3日）：患者服用肾气丸后，第2天尿量明显增多，多达6660mL，复查血钾为2.95mmol/L，D-Dimer为9.03mg/L（FEU），给予补钾、抗凝等对症处理。后4天尿量分别为2750mL，1600mL，3410mL，3400mL。胸闷喘憋明显改善，双下肢水肿消失。复查Cr下降至97μmol/L，NT-proBNP下降至22847pg/mL，准予患者近期出院。

按：如何处理心肾综合征与利尿剂抵抗？如何在不做血滤、透析的情况下，综合运用内科保守治疗的手段治疗少尿与无尿？笔者在这方面进行过大量的摸索，共总结出10套行之有效的临床方案。该患者主因心力衰竭、肾衰、少尿（<400mL/24h）、怀疑肿瘤入院，入院时肌酐193.4μmol/L，NT-proBNP>30000pg/mL。针对该患者，笔者运用了托拉塞米/呋塞米/螺内酯、多巴胺、白蛋白及中药这四种方法治疗，即已收效，患者每天大量排尿至6660mL，复查肌酐下降至97μmol/L，NT-proBNP下降至22847pg/mL。如何看待服药期间的大量排尿？传统中医基础理论认为，这是重阴反阳，一阳来复的标志。从现代医学来分析，这是心、肾功能改善的标志。患者家属为本院外勤，对本次住院期间能迅速消肿非常满意，笔者也告知家属出院后要每天坚持喝中药，以改善心肾功能。

2022年6月17日，笔者在院内再次见到患者家属，告知自从上次出院后，间断服用肾气丸，患者于近3年一直病情平稳，小便量可，无胸闷憋气。唯近期刚因喘憋、少尿、下肢水肿再次住院，且出院后少尿及水肿有加重趋势。由此可见，用肾气丸缓慢培补，温补肾阳，少火生气，确能拨动枢机，王道收功。

3. 柴葛解肌汤－肾气丸"先表后里"序贯治疗心力衰竭、慢性肾功能不全（CKD4期）、慢性阻塞性肺疾病、肺间质纤维化、院内感染，一剂退热，肌酐从221下降至155μmol/L案

李某，女，90岁。主因"间断胸闷、气短16年，加重伴喘憋1周"于2019年5月23日收入院。患者于16年前受凉后出现胸闷、气短，就诊于北京某三甲医院，查动态心电图提示最低心率35次/分（家属代诉，未见报告），诊断为"冠状动脉粥样硬化性心脏病、心律失常"，并行双腔起搏器置入术。术后胸闷气短症状缓解，出院后规律服药，定期复查，胸闷、气短症状时有加重，间断于我院住院治疗，口服血栓通、单硝酸异山梨酯。1周前，患者再次因受凉后出现胸闷气短加重，伴喘憋，自服硝酸甘油可缓解，咳嗽咳痰，咳白色泡沫痰，易咯出。3天前，就诊于我院急诊，查血常规+CRP：WBC $6.11×10^9$/L，LYMPH% 12.8%，NEUT% 75.4%，RBC $2.91×10^{12}$/L，HGB 97.0g/L。快速血气分析：PCO_2 30.1，tHb 9.5，BE −4.8，HCO_3^- 18.9，$ctCO_2$（B）17.7；D-Dimer 0.47mg/L（FEU）。急诊生化：Cr 202.3μmol/L，BUN 20.05mmol/L，UA 822μmol/L，cTnI 0.068μg/L。心电图：人工心脏起搏器节律。胸片示①心脏增大，考虑双肺淤血、心功能不全；②右下肺陈旧病变同前；③主动脉硬化；④心脏起搏器置入术后。心脏超声：EF 58%，右心起搏器植入术后，双房增大，主动脉瓣退变并反流（中度），二尖瓣钙化并反流（轻度），三尖瓣反流（中度）。腹部超声：双肾弥漫性病变，双肾体积小，餐后胆囊，脾大。诊断为"冠状动脉粥样硬化性心脏病、慢性心力衰竭、慢性支气管炎急性发作"等，予扩冠、利尿、解痉等对症处理，现为求进一步诊治，收入我科。刻下症：胸闷，气短，喘憋，心悸，活动后加重，后背及颈项部发紧、疼痛；咳嗽，咳痰，咳白色泡沫痰，量可，易咯出；汗出，以夜间明显；纳差，眠差，易醒，夜间烦躁；右下肢抽搐；大便干，近三日未行；小便黄，近日量少，不足1000mL/d。舌暗红，苔薄白，脉弦。

患者既往有高血压、腔隙性脑梗死、慢性阻塞性肺疾病、肺间质纤维化、高脂血症、动脉硬化症、支气管哮喘、高尿酸血症、慢性肾脏病、肾性贫血、声带麻痹病史。

[查体] T 36.7℃，P 60次/分，R 19次/分，BP 154/38mmHg。体形瘦弱，面色黄暗，皮肤弹性差，桶状胸，双侧肺叩诊清音，双侧呼吸音粗，可闻及干啰音，心率60次/分，律齐，舟状腹，腹软，腹部有压痛，无双下肢水肿。

[辅助检查] 全血细胞分析+CRP：NEUT% 74.4%，LYMPH% 11.5%，CRP 32.04mg/L，HGB 89.0g/L。生化：cTnI 0.070μg/L，Cr 221.4μmol/L，UA 925μmol/L，

BUN 21.61mmol/L。DIC初筛试验:D-Dimer 0.58mg/L(FEU),TT 18.7秒,FIB 4.66g/L。快速血气分析:pH 7.410,PO$_2$ 79.3mmHg,PCO$_2$ 34.0mmHg,ctCO$_2$(B)19.2mmol/L,tHb 11.2g/dL,HCO$_3^-$ 21.1mmol/L,cHCO$_3^{st}$ 21.9mmol/L,BEecf-3.6mmol/L。糖化血红蛋白HbA1c:6.2%。甲状腺检查四:TT3 0.51ng/mL,FT3 2.09pg/mL,FT4 0.86ng/dL,TT4 6.15μg/dL,TSH 3.1997μIU/mL。NT-proBNP:2092pg/mL。尿常规、大便常规+隐血:未见异常。

[入院诊断]中医诊断:胸痹(痰浊痹阻证)。西医诊断:①冠状动脉粥样硬化性心脏病,不稳定型心绞痛,起搏器植入术后,心功能Ⅲ级(NYHA分级);②高血压病Ⅲ级(极高危);③慢性阻塞性肺疾病伴感染;④支气管哮喘;⑤肺间质纤维化;⑥慢性肾脏病(CKD4期),肾性贫血;⑦脑梗死;⑧高脂血症;⑨高尿酸血症;⑩动脉硬化症,主动脉硬化;⑪重度骨质疏松;⑫声带麻痹;⑬反流性食管炎。

入院后给予抗板、扩冠、降脂、稳定斑块、利尿、抑酸、化痰、解痉等治疗。

二诊(2019年5月27日):患者晨起体温偏高,为37.6℃,额头发热,微有恶寒,身热无汗;胸闷气短较入院时有减轻,仍有喘憋,心悸,活动后加重;后背及颈项部不适;时有咳嗽咳痰,咳白色泡沫痰,易咯;夜间烦躁;纳差,睡眠质量差,易醒;右下肢抽搐;昨日大便1次,小便黄,量可;舌暗红,苔薄白腻,脉浮滑。24小时总入量1446mL,尿量740mL,总出量1590mL。查体:P 72次/分,BP 117/43mmHg。

因当时同病房的另一位风心病、重症心力衰竭、二尖瓣赘生物、心肺复苏术后、低蛋白血症患者突发高热,体温高达40.2℃,考虑脓毒症、感染性休克、感染性心内膜炎不除外。笔者立刻意识到,该患者住院期间出现体温升高,极有可能是一次院内感染;且因其高龄,既往有肺、肾、心等多脏器病变,抵抗力极差,如果不能及时阻断病情进展,预后极差。这方面教训极多。笔者立刻急查全血细胞分析+CRP,其中NEUT%略升至77.0%,CRP上升至106.08mg/L,NT-proBNP上升至3999pg/mL,提示感染及心力衰竭较前有加重趋势。针对上述同病房的脓毒症患者,笔者运用重剂柴葛解肌汤,一剂退热至37℃以下。根据《金匮要略·藏府经络先后病脉证》中"夫病痼疾加以卒病,当先治其卒病,后乃治其痼疾也",表里同病,则当先表后里的原则,笔者首先考虑退热为其关键,留人治病。其恶寒发热而无汗为风寒束表证,胸闷喘憋为少阳证,纳差、易醒、烦躁为阳明证,是为三阳同病。从药证分析,后背及颈项部不适为太阳经气不利的葛根证,时有咳嗽咳痰、咳白色泡沫痰为桔梗证。综合考虑,笔者首选柴葛解肌汤,因其发热不重，剂量不必过大，小剂量中病即止，热退则停服。

处方：柴胡 30g，葛根 60g，甘草 15g，黄芩 15g，白芍 15g，羌活 10g，白芷 10g，桔梗 15g，生石膏 30g。3 剂，水煎服，浓煎 100mL，急煎 1 剂，分 2 次服。

三诊（2019 年 5 月 28 日）：患者服药 1 剂后，晨起体温正常，大便正常。复查 NT-proBNP 为 3299pg/mL。细菌真菌血清学检查:H-test 0.0533EU/mL，PCT 0.15ng/mL。PCT 升高，提示存在感染。然而，目前体温正常，心力衰竭指标较前下降，提示中药有效。守方再服柴葛解肌汤 1 剂以巩固。

四诊（2019 年 5 月 29 日）：患者晨起体温正常，胸闷气短减轻，仍有喘憋、心悸，夜间烦躁，复查 Cr 为 185μmol/L。根据《金匮要略·痰饮咳嗽病脉证并治》中条文"夫短气，有微饮，当从小便去之，苓桂术甘汤主之（方见上），肾气丸亦主之"，笔者见其面色暗黑、胸闷、气短，与"短气"极为相似。在治疗上，苓桂术甘汤与肾气丸均可选择。然而，患者既往肌酐升高，CKD4 期，肾性贫血，考虑虽然存在心、肺、肾等多脏器病变，但目前仍当以治肾为主。因为一旦肾衰患者出现少尿或无尿，所有治疗全部都没有意义。首选肾气丸，少火生气，培补肾气以降肌酐。

处方：桂枝 10g，黑顺片 15g，生地黄 30g，酒山萸肉 15g，山药 30g，牡丹皮 10g，茯苓 30g，泽泻 24g。3 剂，水煎服，日 1 剂，分 2 次服。

五诊（2019 年 5 月 31 日）：服肾气丸 2 天，胸闷气短好转，喘憋较前改善。然而，患者昨晚体温再次升高至 37.2℃，晨起 37.0℃，下午体温又升高至 38.0℃。查：口唇暗，双侧呼吸音粗，仍可闻及干啰音。全血细胞分析 +CRP:WBC 5.46×10⁹/L，RBC 2.28×10¹²/L，PLT 121.0×10⁹/L，HGB 78.0g/L，NEUT% 80.2%，LYMPH% 11.4%，CRP 81.29mg/L。NT-proBNP: 4068pg/mL。提示仍有感染及心力衰竭加重，再予上方柴葛解肌汤急煎，务必保证当天喝完 1 剂。

六诊（2019 年 6 月 1 日）：昨晚嘱咐患者连服中药 2 剂，晨起体温正常。胸闷、气短、心悸减轻，仍有喘憋。舌暗红，苔白腻，脉弦。

七诊（2019 年 6 月 2 日）：体温正常，外感已愈，再治其痼疾，守前方再服肾气丸。

处方：桂枝 12g，黑顺片 12g，生地黄 30g，酒山萸肉 15g，山药 30g，牡丹皮 10g，茯苓 30g，泽泻 24g。3 剂，水煎服，日 1 剂，分 2 次服。

八诊（2019 年 6 月 4 日）：药后喘憋减轻，症状明显改善。复查生化:cTnI 0.051μg/L，Cr 155.3μmol/L。复查 NT-proBNP 下降至 1298pg/mL。

按：患者住院期间两次出现院内感染，虽然体温不高，但高龄患者决不可掉以轻心，很多重症患者就因为感染控制不佳而导致心力衰竭加重，肾衰加重。笔者采用柴葛解肌汤治其外感发热，均在1剂之内退热，其退热的临床疗效值得关注。后外感痊愈后，笔者见其心悸、气短、胸闷，且以慢性肾功能不全（CKD4期）为主，这与肾气丸方证中的"短气"极为相似，立刻改用肾气丸治其肾衰。患者服药6剂，其肌酐从入院的221μmol/L平稳下降至155μmol/L，NT-proBNP也从4068pg/mL下降至1298pg/mL，出院。

4. 柴葛解肌汤1剂退热，真武汤1剂小便量增加2000mL，肾气丸善后，治疗梗阻性肾病，行膀胱镜检查+异物取出术+D-J管置换术后，合并心肌梗死、心力衰竭、院内感染、肾衰、少尿案

尚某，女，82岁。主因"左侧输尿管内置管3年余"于2019年6月10日收住院。患者3年前因左肾积水，肾功能不全，住院治疗。查双肾超声提示：右肾小伴弥漫性病变，左肾盂分离。生化：BUN 21.8mmol/L，K^+ 5.52mmol/L，GLU 10.3mmol/L，Cr 511μmol/L。并行左输尿管内留置双猪尾管，术后左肾积水缓解，血肌酐逐渐下降。复查生化提示：BUN 5.2 mmol/L，Cr 138μmol/L，TP 61.40g/L，ALB 28.10g/L，HCO_3^- 19.8mmol/L，Ca^{2+} 1.98mmol/L，UA 466μmol/L。出院后，门诊复查肾脏超声示：右肾7.1cm×3.3cm，实质0.8cm；右肾缩小，轮廓不清，边缘凹凸不整，皮质变薄，回声增强，皮质与髓质界线不清；肾盂输尿管无扩张；左肾9.5cm×4.4cm，实质1.1cm，大小形态未见异常，皮质回声增强，肾盂输尿管无扩张。后患者于2016年11月28日行膀胱镜检查+D-J管置入术，并分别于2017年12月15日、2018年12月5日在我院手术室麻醉下行膀胱镜检查+D-J管置换术，术程顺利，术后安返病房。出院后门诊随诊治疗。现患者为求D-J管置换术由门诊收入泌尿科病房。刻下症：腰部偶有酸痛，偶有头晕，无恶心、呕吐，无发热，无排尿困难，无尿频尿急尿痛，无肉眼血尿，夜尿4次，纳可，眠差，大便调。

患者既往有2型糖尿病史20余年，长期服用阿卡波糖片（75mg，tid）、格列喹酮片（30mg，tid）控制血糖，未系统监测；高血压病史10余年，现口服硝苯地平控释片（30mg，qd）控制血压；冠心病病史2年余；脑梗死病史4年。既往还有高尿酸血症、胆囊结石、眼部水肿、眼底黄斑、右侧髌骨骨折外固定术、带状疱疹左股骨头置换术、白内障手术病史。

[查体]T 36.5℃，P 80次/分，R 18次/分，BP 130/80mmHg。其余查体

未见明显异常。

[辅助检查]全血细胞分析 +CRP:CRP 36.06mg/L, HGB 84.0g/L, RBC 2.78×10^{12}/L, HCT 25.1%。DIC 初筛试验:D-Dimer 3.4mg/L(FEU), FDP 7.7mg/L, TT 18.2 秒, FIB 6.10g/L。生化:UA 483μmol/L, BUN 20.81mmol/L, HCO_3^- 17.4mmol/L, GLU 6.21mmol/L, ALB 37.6g/L, Cr 183.1μmol/L。尿常规:PRO 200mg/dL(2+), LEU 25/μL(1+), ERY 20/μL(1+)。梅毒血清特异性抗体测定、乙肝五项(进口)、人免疫缺陷病毒(HIV)抗原抗体未见异常。心脏超声:EF 58%, 左房饱满 37mm×43mm×51mm, 主动脉瓣反流(轻度), 三尖瓣反流(轻度), 二尖瓣反流(轻度), 左室舒张功能减低, 肺动脉高压(轻度)。心电图:窦性心律, ST 段压低。

[入院诊断]中医诊断:腰痛(湿热蕴结证)。西医诊断:①梗阻性肾病, 左输尿管狭窄, 左输尿管置管;②慢性肾衰竭(CKD4 期), 右肾萎缩, 肾性贫血;③2 型糖尿病;④高血压 2 级(很高危);⑤冠状动脉粥样硬化性心脏病;⑥脑梗死;⑦高尿酸血症;⑧胆囊结石;⑨左眼白内障术后;⑩眼底黄斑变性。

入院后给予降压、降糖、降脂稳定斑块、抗板等治疗, 并于 2019 年 6 月 12 日在局麻 + 强化下行膀胱镜检查 + 异物取出术 +D-J 管置换术。术后给予抗感染治疗。

2019 年 6 月 13 日:术后第 1 天, 患者诉昨晚突发胸闷喘憋, 晨起加重, 伴纳差, 时有恶心、呕吐, 小便通畅, 无尿痛, 无肉眼血尿。心电监护提示:心率波动在 70~90bpm, SPO_2 80% 左右(文丘里吸氧), BP 152/70mHg。双下肺可闻及散在湿啰音, 双下肢无明显水肿。全血细胞分析 +CRP:WBC 15.92×10^9/L, RBC 2.56×10^{12}/L, HGB 78.0g/L, NEUT 14.96×10^9/L, LYMPH% 3.2%, CRP 69.76mg/L。急诊生化 +cTnI:LC 2.86mmol/L, UA 466μmol/L, BUN 15.5mmol/L, HCO_3^- 17.4mmol/L, GLU 9.01mmol/L, a-AMY 146U/L, ALB 27.52g/L, Cr 172μmol/L, cTnI 1.429μg/L。NT-proBNP:27342pg/mL。快速血气分析:pH 7.380, PO_2 51.1mmHg, PCO_2 27.8mmHg, BE −7.9mmol/L, HCO_3^- 16.1mmol/L, BB 37.7mmol/L, SO_2 85.9%。心脏超声:左房增大(左房前后径 42mm), 主动脉瓣反流(轻度), 二尖瓣反流(轻度), 三尖瓣反流(轻度), 左室收缩、舒张功能减低。盆腔超声:右肾小伴弥漫性病变, 左肾实质回声稍增强, 左肾盂局限性分离。胸腔超声:双胸腔积液(右侧胸腔可见游离液性暗区, 前后径 4.2cm, 上下径 2.7cm。左侧胸腔可见游离液性暗区, 前后径 5.9cm, 上下径 2.5cm)。胸片:

双肺改变，右肺著，肺水肿？肺淤血？合并感染不除外，请结合临床，建议必要时进一步 CT 检查；主动脉硬化；左侧第 6、7 后肋陈旧性骨折。复查 ECG 较前无明显变化。请心内科会诊后考虑：①冠状动脉粥样硬化性心脏病，急性非 ST 断抬高型心肌梗死，心功能Ⅱ级（Killip 分级）；②Ⅰ型呼吸衰竭，低氧血症。因患者持续少尿，加用注射用重组人脑利钠肽、托拉塞米注射液、呋塞米注射液后喘憋不能缓解，2019 年 6 月 14 日白天至 17：00，尿量共 200mL，复查 cTnI 上升至 1.859μg/L，NT-proBNP>35000pg/mL，较前明显升高。考虑术后心肌梗死、心力衰竭、肾衰、肺部感染、少尿，为求进一步治疗，于 2019 年 6 月 14 日 17：00（周五）转入心内科普通病房，由笔者主管（ICU、CCU 满床）。

2019 年 6 月 14 日，患者 24 小时尿量 400mL；2019 年 6 月 15 日为周六，患者尿少，24 小时总尿量 1140mL，喘憋不能平卧；2019 年 6 月 16 日，患者 24 小时尿量 1750mL。

二诊（2019 年 6 月 17 日）：周一接班后，患者低热，不恶寒，体温 37℃，偶有咳嗽，时有恶心、呕吐，口干，欲饮，大便干，一二日一行，小便微黄，舌暗红，苔薄白，脉沉数。血细胞分析 +CRP：WBC 7.84×10^9/L，RBC 2.30×10^{12}/L，HGB 70.0g/L，PLT 258.0×10^9/L，CRP 180.91mg/L，LYMPH 0.75×10^9/L，NEUT 6.45×10^9/L，NEUT% 82.3%，LYMPH% 9.6%。生化 +cTnI：cTnI 0.248μg/L，LC 2.33mmol/L，UA 497μmol/L，BUN 19.86mmol/L，HCO$_3^-$ 19.7mmol/L，K$^+$ 4.41mmol/L，GLU 8.53mmol/L，ALB 33.5g/L，Cr 223.9μmol/L。强化利尿、抗感染、营养支持方案。

考虑患者目前既存在肺部感染的外感症状，又有急性心肌梗死、心力衰竭、肾衰的内伤问题。根据《金匮要略·藏府经络先后病脉证》中"问曰：病有急当救里救表者，何谓也？师曰：病，医下之，续得下利清谷不止，身体疼痛者，急当救里；后身体疼痛，清便自调者，急当救表也。夫病痼疾加以卒病，当先治其卒病，后乃治其痼疾也"及"表里同病，先表后里"的治疗原则，应先治其外感，再治其内伤。患者低热，为太阳表证；口干欲饮（可能与利尿剂相关），为阳明证；时有恶心、呕吐，为少阳证；咳嗽，为邪热壅肺，肺气不宣。综上，患者外感风寒，寒郁肌表。证属风寒束表，三阳同病，急则治其标，中药汤剂予以柴葛解肌汤。

处方：柴胡 30g，葛根 30g，黄芩 15g，白芍 15g，桔梗 15g，白芷 10g，羌活 10g，大枣 30g，干姜 3g，生石膏 30g，甘草 15g。3 剂，水煎服，日 1 剂，分 2 次服。

三诊（2019年6月18日）：患者服用上方1剂后即退热（晨起体温36.4℃），尿量较前明显增加（昨天24小时总入量2548mL，总出量3450mL，总尿量2600mL），入院后首次出现负平衡（-52mL）。患者自觉胸闷喘憋较前减轻，夜晚能保持半卧位，口干好转，无恶寒发热，无恶心呕吐，纳眠可，大便干，小便量可，无双下肢水肿，舌淡暗，苔薄白，脉沉滑。心脏超声：EF 52%，左房增大，左室饱满，主动脉瓣退变并反流（轻度），二尖瓣反流（轻－中度），三尖瓣反流（轻－中度），肺动脉高压（轻度），左室舒张功能减低。腹部超声：餐后胆囊，右肾小，弥漫性病变，左肾实质回声略增强，左肾盂局限性分离。胸腔超声：双胸腔积液（右侧胸腔可见游离液性暗区，前后径10.4cm，上下径7.7cm，内见肺叶漂浮；左侧胸腔可见游离液性暗区，前后径7.1cm，上下径6.1cm）。

患者尿量较前有所增多，胸闷喘憋较前缓解。考虑患者目前虽然无发热，但仍有胸闷憋气，且存在双侧胸腔积液，属于《伤寒论》少阴病篇"水气病"范畴。证属肾阳不足，水气凌心犯肺，病位在心。笔者当时反复向患者确认是否想喝凉水，患者诉口干欲饮，但不欲冷饮，这很可能与静脉利尿剂有关，而非水饮化热指征。笔者反复观察尿管引流袋中的小便颜色，色淡黄，与火热证的尿色如茶截然不同；虽然心率偏快，但与水饮化热出现的心率极难控制尚不同；且其舌淡暗，苔薄白，脉沉滑，这是阳虚水饮不化的指征。中药治以真武汤。

处方：黑顺片60g，茯苓60g，麸炒白术30g，白芍30g，干姜10g。3剂，水煎服，浓煎100mL，日1剂，今日急煎，分2次服。

四诊（2019年6月19日）：患者服真武汤1剂后，尿量明显增加至4650mL（昨天24小时总入量1756mL，总出量5500mL，总尿量4650mL）。胸闷喘憋较前明显缓解，无胸痛，无恶心呕吐，偶有咳嗽、咳痰，无双下肢水肿，纳少，眠可，大便干，小便畅快，色淡黄。舌淡，苔薄白，脉沉。血细胞分析+CRP：WBC $8.15×10^9$/L，RBC $2.29×10^{12}$/L，HGB 70.0g/L，PLT $269.0×10^9$/L，NEUT% 78.5%，CRP 67.37mg/L。生化+cTnI：cTnI 0.193μg/L，UA 562μmol/L，Ca^{2+} 2.05mmol/L，BUN 23.65mmol/L，GLU 7.72mmol/L，ALB 35.0g/L，Cr 220.7μmol/L，K^+ 3.97mmol/L。凝血七项：D-Dimer 5.8mg/L（FEU），FDP 19.5mg/L。NTproB-NP>30000pg/mL。复查胸腔超声：双侧胸腔积液较前减少（右侧胸腔可见游离液性暗区，前后径9.3cm，上下径6.0cm，内可见肺叶漂浮；左侧胸腔可见游离液性暗区，前后径9.6cm，上下径4.8cm，内可见肺叶漂浮）。

五诊（2019年6月20日）：昨天24小时总入量1494mL，总出量4350mL，尿量 3500mL。生化 +cTnI：cTnI 0.095μg/L，UA 559μmol/L，K⁺ 5.18mmol/L，GLU 10.83mmol/L，Cr 209.0μmol/L。

六诊（2019 年 6 月 21 日）：患者一般情况可，无胸闷、憋气、咳嗽、咳痰。昨天 24 小时总入量 2239mL，总出量 4250mL，尿量 3400mL。复查胸腔超声：双侧胸腔积液（右侧胸腔可见游离液性暗区，前后径 5.2cm，上下径 3.1cm；左侧胸腔可见游离液性暗区，前后径 7.5cm，上下径 3.1cm）。

患者昨日 9：00~16：40 尿量共有 500mL，血压波动在 110~120/43~50mmHg，考虑患者血压下降，血容量不足，故尿量减少，暂停重组人脑利钠肽，临时予重酒石酸间羟胺注射液升压，氯化钠注射液 100mL 静脉滴注补液，托拉塞米注射液静脉注射利尿。19：50 血压 160/60mmHg，调整间羟胺泵速，并予注射用重组人脑利钠肽，将血压维持在 150/60mmHg。经过上述处理后，患者从昨日 16：40 至今晨 5：35，夜间尿量达 1900mL（至 18：30 尿量 300mL，19：40 尿量 300mL，21：00 尿量 300mL，0：45 尿量 600mL，今晨 5：35 尿量 400mL）。因此，我们发现，患者对压力负荷非常敏感，在血压偏低时，肾灌注变差，尿量即明显减少，而在运用间羟胺后，血压从 120/70mmHg 上升至 160/70mmHg，尿量明显增加。后虽交代值班大夫停用间羟胺，夜间尿量也还呈现明显增加趋势。患者尿量之所以增加，可能还与血压升高、血容量增加有关。

笔者考虑在运用真武汤后，胸闷喘憋明显改善，小便量显著增加，双侧胸水明显减少，提示临床有效。然而，目前患者尿量呈现减少趋势，不再似以前尿量增多，说明体内多余的水分大部分得以排除，可能提示需要重新换方。梳理该患者的治疗过程，笔者突然意识到，患者对利尿剂及中药比较敏感，在经过上述治疗后，尿量迅速增加，甚至多达 4650mL/d，大有"尿崩"的趋势，这不就相当于《金匮要略·消渴小便不利淋病脉证》中肾气丸证"小便一斗"的经典条文再现吗（原文："男子消渴，小便反多，以饮一斗，小便一斗，肾气丸主之"）？大量排尿，使少阴证水气病明显改善，使患者平稳度过急性心肌梗死、心力衰竭、肾衰的少尿期。且患者目前胸闷喘憋明显改善，仅表现为气短，这不就相当于《金匮要略·痰饮咳嗽病脉证并治》中的"短气有微饮"吗？患者已经从病位在心的"少阴证水气病"过渡至病位在心肾的"短气有微饮"。即原文所谓"夫短气有微饮，当从小便去之，苓桂术甘汤主之，肾气丸亦主之"。之所以会出现病位从心向肾的转变，笔者认为，可能与疾病初期以心肌梗死伴心力衰竭、喘憋少尿为主，病情较重，此时中医基础理论认为属"水气凌心"阶段；而经过大量利尿后，心力衰竭得以缓解，其基础肾病、肾衰成为主要矛盾，病情相对较轻，在此阶段，属于中医基础理论中的"阳虚不能温化水饮"阶段。综合患者肌酐升高等客观指标，予以肾气丸培补肾气，降肌酐，护肾功。

处方：桂枝 15g，黑顺片 15g，生地黄 30g，酒山萸肉 15g，山药 50g，牡丹皮 10g，茯苓 60g，泽泻 24g。3 剂，水煎服，浓煎 100mL，日 1 剂，急煎 1 剂，分 2 次服。

七诊（2019 年 6 月 24 日）：患者连服肾气丸 3 剂，每天尿量均在 2000mL 以上，无胸闷憋气，偶有心慌，纳眠可，二便调。复查生化 +cTnI：cTnI 0.034μg/L，BUN 30.23mmol/L，Cr 205.1μmol/L，UA 564μmol/L，GLU 9.89mmol/L。NT-proBNP 降至 7793pg/mL。准予患者出院，嘱咐患者长期服用肾气丸善后。

按：回顾该患者的治疗经过不难发现，大致经历柴葛解肌汤 1 剂退热，真武汤改善心力衰竭（1 剂小便量增加 2000mL），以及肾气丸善后这三个阶段。患者主因"喘憋、尿少"以急性非 ST 段抬高型心肌梗死、急性心力衰竭、肾衰、肺部感染，由泌尿科转入我科普通病房，转入时 NT-proBNP>35000pg/mL，cTnI 为 0.561μg/L，经利尿改善心力衰竭、抗感染以及中药（柴葛解肌汤－真武汤－肾气丸）等综合治疗后，喘憋症状明显缓解，NTproBNP 降至 7793pg/mL，cTnI 降至 0.034μg/L，血象恢复正常，肌酐从 230μmol/L 下降至 205μmol/L，尿量从 300~400mL/d 的少尿状态变为 2000~4500mL/d，喘憋明显改善。

5."肾气丸降肌酐、止血、活血、补液扩容－大黄黄连泻心汤－真武汤－肾气丸善后"治疗急性心肌梗死、心力衰竭、完全性左束支传导阻滞、肺部感染合并动静脉瘘、急性纵隔出血，伴急性肾损伤、多器官功能衰竭、应激性溃疡、消化道出血、急性胰腺炎、高渗性脱水案

某，男，83 岁。主因"胸闷喘憋 4 天"于 2015 年 7 月 26 日收入院。患者于 4 天前排便后出现胸闷喘憋，无胸痛、心慌，无咳嗽咳痰，就诊于某医院急诊。查：BP 200/106mmHg，HR 110 次/分，听诊双肺布满哮鸣音。查 cTnI 0.044μg/L，D-Dimer 1.01μg/L。ECG 示：完全性左束支传导阻滞，ST-T 改变；胸部 CR 示：心影增大，主动脉硬化。心脏超声示：EF 23%，左室增大。诊断为"①急性左心衰；②心律失常；③高血压"，予呋塞米、乌拉地尔、强的松龙、硝酸异山梨酯注射液、阿司匹林、硫酸氢氯吡格雷以利尿、降压、扩冠、抗板等对症处理。后复查 cTnI 上升至 1.674μg/L。为进一步诊治住院治疗，入院后复查生化提示：Cr 72.3μmol/L，BUN 9.14mmol/L，ALB 36.60g/L，K+ 3.81mmol/L，cTnI 6.051μg/L。肿瘤标志物常规

（男性）:PSA-Ratio 0.31,SCC 2.1ng/dL,NSE 17.21ng/mL,CEA 7.32ng/mL。快速血气分析、甲状腺检查、DIC 初筛试验:（ - ）。ECG:房性早搏，室性早搏，完全性左束支传导阻滞。3 天前复查 cTnI 下降至 1.691μg/L。心脏超声:EF 28%，节段性室壁运动异常（前间隔、左室前壁下 2/3 段、左室下壁运动幅度减低，左室壁运动不协调），左室增大（左室舒张末内径 58mm），主动脉瓣退变并反流（轻度），二尖瓣反流（轻度），左室收缩功能减低。诊断为:①冠状动脉粥样硬化性心脏病，急性非 ST 抬高型心肌梗死，心律失常，完全性左束支传导阻滞，频发房性期前收缩，频发室性期前收缩，心功能 Ⅱ 级（Killip 分级）;②高血压病 3 级（极高危）;③高脂血症;④肺部感染;⑤动脉硬化症。考虑患者新发完全性左束支传导阻滞，cTnI 升高，为心肌梗死急性期，超声显示左室扩大及 EF 值降低，提示既往存在心脏长期病变及目前存在心肌顿抑，病情危重。入院后给予抗板、抗凝、降脂稳定斑块、抑制心室重构、利尿改善心力衰竭等治疗。3 天前突发急性左心衰，经抢救后病情好转。2 天前行颈内静脉穿刺置管术，测 CVP 为 16cmH$_2$O。术后患者在自行挣脱监护及输液管路，下地小便时突然出现站立不稳、二便失禁，呼之可应，BP: 90/50mmHg，HR: 75~85 次 / 分，心电监护示:频发室性早搏。给予盐酸胺碘酮片、多巴胺等治疗后好转。1 天前，患者精神萎靡，烦躁，胸闷憋气，尿量偏少（24 小时尿量 750mL）。复查全血细胞分析 +CRP:WBC 11.78×10^9/L，NEUT% 87.9%，LYMPH% 5.6%，CRP 15.86mg/L，Hb 139g/L。生化:cTnI 1.680μg/L，LC 4.37mmol/L，BUN 13.1mmol/L，ALB 38.90g/L，Cr 191μmol/L。快速血气分析（微电极）:pH 7.447,PCO$_2$ 39.8mmHg，PO$_2$ 65.0mmHg。患者颈内静脉穿刺置管部位有渗血，考虑与挣脱后胸腔渗血及动静脉瘘可能性大，予以拔除，并压迫止血。考虑患者目前合并急性肾损伤、少尿，由外院转入，由笔者主管。

刻下症:患者嗜睡，精神萎靡，烦躁，胸闷憋气，呼之可睁眼，烦躁，身热无汗，偶有咳嗽咳痰，不能进食，尿少、尿色如茶，大便未行。舌暗有裂纹，苔干黄厚，舌根苔厚腻，脉滑数、三伍不调。

既往有高血压病史 6 年，近两月未服药，血压控制可。既往还有高脂血症、动脉硬化症病史。

[查体]T 38.3℃，P 150 次 / 分，R 24 次 / 分，BP 130/70mmHg。口唇暗红，颈静脉无怒张，右肺呼吸音低，可闻及干湿啰音，第一心音强弱不等，心律不齐，可及早搏，无双下肢水肿。

[辅助检查]全血细胞分析 +CRP:WBC 10.87×10^9/L，RBC 3.25×10^{12}/L，

HGB 104.0g/L，NEUT% 83.4%，CRP 112.65mg/L。生化+ cTnI：cTnI 2.475μg/L，BUN 20.01mmol/L，UA 490μmol/L，GLB 21.1g/L，ALB 33.70g/L，Cr 296.3μmol/L。快速血气分析：pH 7.340，PCO$_2$ 52.1mmHg，tHb 9.3g/dL，HCO$_3^-$ 27.5mmol/L，BEecf 1.7mmol/L。尿常规：RBC-M（高倍视野）489.31个，WBC-M（高倍视野）18.40个。大便常规未回报。NT-proBNP>35000pg/mL。胸片示：①右肺大片弥漫高密度影（新见），纵隔出血？性质待定，建议CT检查；②右上肺野留置管，请结合临床；③右侧大量胸水（新见）；④心影增大。心脏超声：EF 26%，节段性室壁运动异常，左心增大（左室舒张末内径58mm，左房径35mm×44mm×51mm），左房内高回声，血栓？（左房内可见高回声，大小约1.7cm×1.0cm，随心脏搏动轻微活动），建议进一步检查，主动脉瓣退变并反流（轻度），三尖瓣反流（轻度），肺动脉高压（轻度），左室收缩功能减低。腹部超声：前列腺稍大伴钙化，膀胱左右后壁无回声区，考虑膀胱憩室。胸腔超声：右侧胸腔积液（包裹性？），右侧胸腔低回声。

［入院诊断］中医诊断：胸痹（阳虚水饮证）。西医诊断：①冠状动脉粥样硬化性心脏病，急性非ST抬高型心肌梗死，心律失常，完全性左束支传导阻滞，频发房性期前收缩，频发室性期前收缩，心功能Ⅱ级（Killip分级）；②动静脉瘘；③急性纵隔出血；④急性肾损伤；⑤高血压病3级（极高危）；⑥高脂血症；⑦肺部感染；⑧动脉硬化症。

常规给予抗感染、降脂稳定斑块、抑制心室重构、利尿改善心力衰竭、补液保证灌注等"边补边利"治疗方案。

考虑患者目前存在心肌梗死、心力衰竭、肾衰、呼吸衰竭、感染、低血压、胸腔出血、贫血等多器官功能衰竭。具体分析如下：第一，患者低血压，血红蛋白较前下降。胸片提示：右肺大片弥漫高密度影（新见），纵隔出血，右侧大量胸水（新见），结合胸腔超声所示右侧胸腔积液（包裹性），考虑为颈内置管挣脱后胸腔渗血可能，外院拔除置管，并予以局部按压，加压包扎。第二，因患者目前处于心肌梗死急性期，心脏超声中心房新发血栓，提示血栓风险大；但患者同时还存在胸腔渗血等出血高风险，因此暂停抗板、抗凝药物。第三，在所有脏器衰竭中，以急性肾损伤最为严重，而急性肾损伤的原因则与出血、低血压相关。除给予大量补液，保证容量与灌注之外，加用中药降肌酐。

患者目前主要表现为嗜睡，精神萎靡，在用无创呼吸机支持，呼之可睁眼，神志间断清醒，不能言语交流，时有烦躁，脸红，睑结膜色淡，唇淡红，身热无汗，体温最高 38.3℃，偶有咳嗽、咳痰，咳白黏痰，无力咳出，护士吸痰时，痰量不多、质稠，口气重。患者不能进食，目前以胃管泵入瑞高为主。尿少，尿色如茶，尿袋中可见深红色尿（尿常规可见大量红白细胞），大便多日未行，舌暗有裂纹，苔干黄厚，脉滑数、三伍不调（Af 律）。笔者分析患者病情如下：第一，患者精神萎靡与《伤寒论》少阴证中的"但欲寐"高度相似；少阴证描述的是一种低血压、休克，导致脑灌注不足等全身脏器缺血缺氧的重症状态，该患者血压偏低、、神志改变，与此相似；然而，与条文略有不同的是，患者脉滑数，可能与同时合并感染、发热有关，不同于条文中的"脉微细"。第二，患者目前尿血，与《伤寒论》第 293 条"少阴病，八九日，一身手足尽热者，若热在膀胱，必便脓血也"条文相似。第三，患者急性肾损伤，表现为喘憋、气短、少尿，与《金匮要略》中肾气丸方证原文高度相似，即"崔氏八味丸，治脚气上入，少腹不仁""虚劳腰痛，少腹拘急，小便不利者，八味肾气丸主之""夫短气有微饮，当从小便去之，苓桂术甘汤主之，肾气丸亦主之""问曰：妇人病，饮食如故，烦热不得卧，而反倚息者，何也？师曰：此名转胞不得溺也。以胞系了戾，故致此病，但利小便则愈，宜肾气丸主之"。且笔者常以肾气丸为主以利尿、降肌酐，治疗急性肾损伤、心肾综合征。第四，肾气丸中用的地黄为干地黄、生地黄，而非熟地黄、鲜地黄。一般认为，生地黄是"凉血药"，味甘，性寒，归心、肝、肾经，可以清热凉血、养阴生津，临床多用于热入营血，温毒发斑，吐血衄血，热病伤阴，舌绛烦渴，津伤便秘，阴虚发热，骨蒸劳热，内热消渴等。然而，在古代的中医典籍中，生地黄则是"活血药"。《神农本草经》中谓地黄可以活血化瘀、滋阴填髓，"治折跌绝筋，伤中，逐血脉，填骨髓，长肌肉……除寒热、积聚，除痹"。取类比象，根据传统"水少舟停"经验，阴亏津伤，则脉络不充，瘀血内著而不去。因此，笔者推测，生地黄的活血作用还是与其养阴生津作用密切相关。值得注意的是，在张仲景的眼中，生地黄还是一味"止血良药"。比较芎归胶艾汤、三物黄芩汤、黄土汤、炙甘草汤等多首含有地黄的经方方证主治，发现其均有出血指征。因此，日本汉方家吉益东洞在《药征》中谓，地黄"主治血证及水病也"；黄煌教授在其《张仲景 50 味药证》中也指出地黄"主治血证，尤其以妇人的子宫出血为多。其出血量较多，而且难止，色鲜红。其人必羸瘦、皮肤枯槁而少光泽，舌质红。仲景用干地黄多配阿胶，但也不尽然，血痢、尿血用阿胶而不用干地黄；虚劳羸瘦、腰痛、诸不足而出血不明显者，则用干地黄而不用阿胶"。可以认为，生地黄是为出血一症而设。现代药理学研究发现，地黄既能止血，又有抗凝作用。而该患者则为典型的生地黄药证。理由如下：患者既有心肌梗死急性期、心房新发血栓、D-Dimer升高的高凝状态，又有胸腔渗血、纵隔出血的瘀血内停的有形实性病变，还有动静脉瘘出血、血红蛋白下降、尿血、尿中红细胞的高出血风险，更有容量下降后导致肾灌注不足的急性肾损伤，其他还有大便多日未行的肠道不能濡润见症。此时，存在血栓、出血、贫血的矛盾状态，既要活血化瘀，又要止血固摄，还要生血养血。因此，笔者考虑方中运用大剂量生地黄180g，"质重下沉"，以止血、活血（主治D-Dimer升高及左房血栓形成）、补血、降肌酐、通便。广东名医黄仕沛先生指出，地黄性能滋养，并无破血败血之虞，但重用常致大便溏泄，可减量或停用。笔者常用其滋腻之性，且大剂量运用以润肠通便，主治多日大便不通。第五，患者喘憋不能平卧，咳白少量黏痰，Ⅱ型呼吸衰竭，血氧不能维持，与肺实变、胸腔渗血伴感染有关。病机为痰热瘀结于心胸，与《金匮要略》中"肺痈，喘不得卧，葶苈大枣泻肺汤主之""支饮不得息，葶苈大枣泻肺汤主之"等条文高度相似。且葶苈子味辛、苦，性寒，入肺、膀胱、大肠经，可以泻肺降气、祛痰平喘、利水消肿、泄热逐邪。黄煌教授谓其"主治咳喘而胸腹胀满，鼻塞清涕出，一身面目浮肿"。从中不难发现，咳喘伴见胸腹胀满为葶苈子的强适应证。而该患者咳喘不能平卧，大便多日未行，故笔者在处方中加葶苈子以泻肺、化痰、平喘。第六，桃仁味苦、甘，性平，归心、肝、大肠经，可以活血祛瘀、润肠通便、止咳平喘，一般用于治疗经闭痛经，癥瘕痞块，肺痈肠痈，跌仆损伤，肠燥便秘，咳嗽气喘。其中，瘀血、疼痛、便秘、咳喘为其关键指征。该患者胸腔渗血、纵隔出血、大便多日一行（和长期卧床、鼻饲饮食、进食量少有关）、喘憋不能平卧，可用桃仁活血化瘀，通便定喘。第七，瓜蒌可以清热涤痰，宽胸散结，润肠，用于治疗胸痹心痛，肺热咳嗽，痰浊黄稠等。吉益东洞谓："瓜蒌实，主治胸痹也，旁治痰饮。"黄煌教授也认为："瓜蒌实主治胸中至心下闷痛而大便不通者。其证为胸部及上腹部的窒闷感、疼痛感，并常常涉及背部。可伴有咳吐黏痰，以手按之，上腹部可见压痛；大便干结，或数日一解；其舌苔可见干腻较厚。"患者同时合并存在急性心肌梗死加重的问题，其cTnI从1.6μg/L上升至2.475μg/L，笔者考虑于方中加瓜蒌30g以宣痹通阳。第八，患者除急性肾损伤、心力衰竭、肾衰的肾气不足证，还兼见脸红，口气重，烦躁，脉滑数，尿色深，大便不通的火热内蕴，瘀热互结下焦证。这与《伤寒论·辨阳明病脉证并治》第207条："阳明病，不吐、不下、心烦者，可与调胃承气汤"高度相似。

　　基于上述考虑，笔者予以肾气丸加味方降肌酐。

处方：生地黄180g，酒山萸肉30g，山药30g，牡丹皮10g，茯苓30g，泽泻30g，黑顺片20g，桂枝20g，桃仁10g，甘草10g，生大黄10g，芒硝6g（冲服），葶苈子30g，大枣30g，瓜蒌30g。3剂，水煎服，浓煎50mL，今日急煎，每日1剂，分2次服。

二诊（2015年7月28日）：服中药后，当天解大便1次，2015年7月26日24小时总入量3396mL，总尿量从前一天的750mL增加至1650mL。查体：T 39.1℃。P 120次/分，BP 80/50mmHg。复查全血细胞分析+CRP：HGB 91.0g/L，CRP>200.0mg/L，cTnI降至0.771 μg/L。Cr为271μmol/L。2015年7月27日24小时总入量3187mL，总尿量增加至2200mL。体温降至37.7℃，心率降至89次/分。复查Cr为282.6μmol/L。

从患者肌酐的动态变化不难看出，近两日患者肌酐未见明显下降。原因何在？笔者认为，还是与其出血及发热后体内容量减少，血压下降，导致肾脏灌注不足有关。对比其出入量可知，患者对容量负荷非常敏感，近两日入量为3100~3400mL，而肌酐未再下降。可将患者每天的入量再增加以保证肾灌注。今日将患者的目标入量维持在4000mL以上，调整西药治疗方案。继续服用肾气丸。

三诊（2015年7月29日）：患者神清，精神弱，简答对答，大便未行。24小时总入量4315mL，总尿量3350mL。查体：T 37℃，P 88次/分，BP 130/55mmHg。全血细胞分析+CRP：WBC 7.73×10⁹/L，HGB 83.0g/L，NEUT% 91.5%，CRP>160mg/L。生化：cTnI 0.213μg/L，Cr 162.6μmol/L，BUN 44.50mmol/L。从检查结果不难发现，经治疗后，尿量显著增加，肌酐、尿素氮明显下降，步入多尿的恢复期；血常规中血红蛋白再次下降，考虑与补液后血液稀释可能相关。

四诊（2015年7月31日）：尿量进一步增加，24小时总入量3905mL，总尿量4400mL。复查Cr进一步下降至100.1μmol/L，NT-proBNP降至18656pg/mL。DIC初筛试验：D-Dimer 18.33 mg/L（FEU），FDP 39.0 mg/L，PT 16.7秒，APTT 43.1秒。大便常规+隐血试验阳性。患者血常规提示血红蛋白呈进行性下降，目前复查为80g/L，排便1次，褐色大便，大便隐血阳性，肠鸣音活跃，考虑存在应激性溃疡、消化道出血可能性大。给予静脉PPI抑酸护胃。

五诊（2015年8月1日）：患者脸色暗红，间断低热，有汗，鼻饲饮食，腹胀，大便未行，留置尿管，尿液色暗红，给予甘油灌肠剂110mL灌肠后，大便上午1次、下午2次，呈淡褐色，较昨日大便颜色浅。舌红干，苔黄厚腐苔，脉滑。24小时总入量3514mL，总尿量2600mL。查体：T 38.1℃，P 92次/分，

R 22次/分，BP 140/71mmHg。神清，精神弱，简答对答，双肺可闻及干啰音，全腹部膨隆，无压痛及反跳痛，叩诊鼓音。全血细胞分析+CRP:WBC 10.06×10⁹/L，RBC 2.82×10¹²/L，HGB 90.0g/L，NEUT 8.52×10⁹/L，NEUT% 84.6%，CRP 72.02mg/L。生化:cTnI 0.103μg/L，Na⁺ 152mmol/L，BUN 18.38mmol/L，HCO₃⁻ 34.0mmol/L，a-AMY 332U/L，K⁺ 4.97mmol/L，GLU 6.8mmol/L，P-LPS1 408.3U/L，Cr 100.8μmol/L，Cl⁻ 116mmol/L。DIC初筛试验:D-Dimer 27.99mg/L（FEU），FDP 63.3mg/L，PT 16.7秒，APTT 40.3秒，FIB 4.03g/L，PT% 55.5%。胃液隐血试验（金标法）:（+）。尿常规:RBC-M（高倍视野）73.04个，UBG 4.0mg/dL（2+），PRO 30mg/dL（1+），LEU 25/μL（1+），ERY 250/μL（3+），a-AMY 611U/L。心脏超声：左室壁运动普遍减弱，左室增大（59mm），收缩功能减低，左室舒张功能减低，二尖瓣少量反流，检查过程中心律不齐。腹部超声：餐后胆囊，肝脾双肾未见异常（胰体厚1.5cm，胰尾显示欠清，回声尚均匀，主胰管未见扩张，胰周未见明显异常回声）。

考虑患者存在高渗性脱水、消化道出血、高凝、急性胰腺炎等问题，分析病情如下：第一，血清淀粉酶332U/L，脂肪酶408.3U/L，均偏高，提示存在急性胰腺炎，且可能与多器官功能衰竭有关。急查床边腹部超声，未见明显异常，提示胰腺虽然存在炎症，但出血、水肿等损伤可能性不大。治疗上给予注射用生长抑素静脉注射抑制胰酶分泌。第二，强化抗感染治疗。第三，D-Dimer 27.99mg/L（FEU），较昨日明显升高，考虑血栓形成。虽然存在消化道出血风险，权衡利弊，临时予低分子量肝素钠注射液 0.2mL皮下抗凝。第四，301医院超声大夫行床边心脏超声排除心脏赘生物及血栓可能性。第五，血红蛋白为90g/L，再未继续下降，考虑患者消化道出血可能停止。

在中医药诊治方面，患者脸色暗红，间断低热（体温38.1℃），有汗，腹胀，叩诊呈鼓音，尿液颜色暗红，舌红干，苔黄厚腐苔，脉滑。在病机上，属于火热内蕴。考虑这与《伤寒论》第154条"心下痞，按之濡，其脉关上浮者，大黄黄连泻心汤主之"条文高度相似。患者腹胀，叩诊鼓音，相当于条文中的"心下痞"；叩诊鼓音，相当于条文中的"按之濡"；脉滑，相当于条文中的"其脉关上浮"。

处方：酒大黄15g，黄连15g，黄芩15g。3剂，不煎取回，开水泡服，每次100mL，胃管注入，每日3次。

六诊（2015年8月2日）：患者体温下降至37.5℃，脸红好转，尿色转淡，大便未行。查血淀粉酶下降至209U/L，脂肪酶下降至361.9U/L，D-Dimer下降至 12.3mg/L（FEU），尿常规中高倍镜视野中的红细胞下降至 21.65 个。当天查细菌真菌血清学：0.90ng/mL。大黄黄连泻心汤治疗有效，守方再服。患者连服中药 3 剂，至 2015 年 8 月 4 日复诊，体温正常，脸色淡红，精神明显好转，腹胀减轻，昨日大便 2 次。复查淀粉酶、脂肪酶正常，HGB 为 92.0g/L，D-Dimer 为 6.35mg/L（FEU）。

七诊（2015 年 8 月 7 日）：值班大夫交班，患者从 2 天前（周六）开始出现指氧明显下降，最低 SPO$_2$ 为 60%，给予无创呼吸机辅助通气后，指氧能维持在 90% 以上。患者时有喘憋，脸色淡红，颜面浮肿，偶有咳嗽咳痰，无发热，曾呕吐胃内容物 1 次，无咖啡色样物，鼻饲饮食，腹胀，叩诊鼓音，昨日解大便 1 次，留置尿管，尿液颜色淡黄。舌淡红，苔黄厚腐苔，脉沉。24 小时总入量 3698mL，总尿量 1100mL。T 36.5℃，P 82 次 / 分，R 19 次 / 分，BP 170/70mmHg。神清，精神差，简单对答，口唇淡红，颈静脉无怒张，双肺呼吸音粗，可闻及大量湿啰音，心率 82 次 / 分，节律不齐，可闻及早搏，各瓣膜听诊区未闻及病理性杂音。全腹部膨隆，叩诊鼓音，双下肢凹陷性水肿。NT-proBNP：17282pg/mL。全血细胞分析 + CRP：WBC 17.73×10^9/L，HGB 83.0g/L，NEUT 16.31×10^9/L，NEUT% 92.0%，CRP 133.15mg/L。生化：cTnI 0.063μg/L，BUN 22.65mmol/L，Cr 105.9μmol/L。尿常规：RBC-M（高倍视野）32.35 个，WBC-M（高倍视野）7.94 个。尿淀粉酶、大便常规 + 隐血：正常。胸腔超声：双胸腔积液（右侧胸腔可见游离液性暗区，左右径 2.7cm，上下径 1.5cm；左侧胸腔可见游离液性暗区，体表标记处左右径 9.1cm，上下径 7.0cm，距体表 1.5cm，内可见肺叶漂浮）。

考虑患者病情如下：第一，在症状体征方面，患者表现为全身浮肿、双下肺湿啰音；第二，在出入量方面，周六 1200mL，周日 2500mL；第三，在血压方面，交班后最高达 170/70mmHg；第四，在氧合方面，周一晨起尝试给患者停无创呼吸机，并改鼻导管后，指氧不能维持，提示肺淤血、肺水肿较重；第五，在容量判断方面，复查颈静脉超声，颈内静脉极度充盈，不随呼吸而塌陷，考虑容量明显增多。

综上，笔者考虑患者目前为急性左心衰，血氧下降为心力衰竭所致。而导致心力衰竭的原因为急性肾损伤、动静脉瘘、胸腔渗血及消化道出血后大量补液，周末连续正平衡，导致容量负荷过重。因容量不足，灌注不足，进而大量补液后，导致肺淤血、肺水肿加重，氧合不能维持，伴双侧胸腔积液等多发浆膜腔积液的情况时有发生，这在脓毒症患者大量补液过程中尤为常见。笔者立即给予托拉塞米、呋塞米、喘定等强化利尿、平喘。运用利尿剂后，患者尿量明显增多，下午 1:00 停无创呼吸机，改为鼻导管吸氧，血氧能维持在 90% 以上。

在中医辨证方面，考虑患者急性左心衰发作，喘憋不能平卧，血氧不能维持，头面部浮肿，偶有咳嗽，时有呕吐，腹胀，叩诊鼓音，尿色淡黄，舌淡红，苔黄厚腐苔，脉沉，考虑与《伤寒论》第 316 条 "少阴病，二三日不已，至四五日，腹痛，小便不利，四肢沉重疼痛，自下利者，此为有水气。其人或咳，或小便利，或利，或呕者，真武汤主之" 及第 82 条 "太阳病发汗，汗出不解，其人仍发热，心下悸，头眩，身瞤动，振振欲擗地者，真武汤主之" 高度相似。在病机上，属于水饮内停，水气凌心犯肺的少阴证水气病范畴。

处方：黑顺片 60g，茯苓 90g，麸炒白术 30g，白芍 20g，干姜 10g。3 剂，水煎服，浓煎 50mL，急煎，每日 1 剂，分 2 次服。

八诊（2015 年 8 月 8 日）：查房时，患者喘憋改善，颜面部水肿全部消退，脸庞明显缩小。神清，精神好，无发热，无恶心呕吐。昨日使用甘油灌肠剂后，解大便 2 次。舌淡红，苔黄厚腐，脉沉。24 小时总入量 1838mL，总尿量 4650mL。其间复查胸部高分辨 CT 平扫显示：左肺下叶炎症，建议复查；两肺肺气肿、多发陈旧性病变；左肺上叶下舌段支气管扩张并感染；双侧胸腔积液、双侧叶间积液、右侧包裹性积液；心脏影增大（左心室为著），主动脉及冠状动脉硬化，心包少量积液，强化抗感染等对症治疗。

考虑患者对利尿剂非常敏感，在运用呋塞米和托拉塞米各 1 支后，尿量多达4000mL 以上，心力衰竭明显改善。考虑利尿剂及真武汤有效，目前水气病得以好转，转拟肾气丸善后。因大便难，大便常规隐血阳性，再予大剂量生地黄以止血、降肌酐、化水饮。

处方：生地黄 180g，酒山萸肉 30g，山药 30g，牡丹皮 10g，泽泻 30g，茯苓30g，黑顺片 15g，桂枝 15g。3 剂，水煎服，浓煎 50mL，急煎，每日 1 剂，分2 次服。

九诊（2015 年 8 月 17 日）：患者连服上方 9 剂，心力衰竭再未发作，喘憋消失，大便正常，小便通畅，复查肌酐下降至 88μmol/L，HGB 上升至 103.0g/L。复查心脏超声，EF 提升至 31%。佩戴家庭无创呼吸机，配合良好，血氧维持在 95% 以上。建议患者出院，出院后长期口服肾气丸善后。

按：回顾患者整个救治过程，不难发现，刚入院时表现为心血管重症监护病房中最经典的急性心肌梗死、心力衰竭（EF：23%）、心律失常合并肺部感染。疾病的转折主要在于颈内静脉置管后出现动静脉瘘、急性纵隔出血，因大出血而启动多器官功能衰竭、急性肾损伤。这两种病理生理机制在后续治疗过程中不断交织，互相影响。从临床治疗来看，可以分成 4 个阶段，即：大剂量肾气丸治疗急性肾损伤、降肌酐、止血、活血、补液扩容；大黄黄连泻心汤治疗急性胰腺炎；真武汤治疗急性左心衰；肾气丸善后治心力衰竭、肾衰。在第一阶段，主要表现为容量不足导致的急性肾损伤、急性失血、贫血，且用大剂量生地黄 180g 以逆转肾损伤，降肌酐，兼以止血活血、"滋补真阴、填髓窍"（《神农本草经》），以补液扩容。在第二阶段，主要表现为多脏衰、急性胰腺炎，伴腹胀、大便不通，根据"急则治其标"原则，二便不通先治其二便，予以大黄黄连泻心汤以泄热、通便、止血。在第三阶段，主要表现为顽固性低氧血症，寻根溯源，发现其急性左心衰发作，喘憋不能平卧，血氧不能维持，头面部浮肿，伴入量表现为正平衡，此时病理生理机制以容量过多为主，急予利尿剂＋真武汤以强心利尿，减少血容量，减轻心脏负荷。在最后阶段，予以肾气丸以温补心肾阳气，改善心功能、肾功能，以补益收功。在通知患者出院后，家属用轮椅推其出病房之际，老人历经坎坷，九死一生，得以重见光明，老泪纵横，激动异常。

（六）心得体会

肾气丸又名崔氏八味丸、八味肾气丸，因其出自张仲景的《金匮要略》，后世医家又称之为《金匮》肾气丸。后世医家根据其组方原理、临床心得、药物配伍等，还衍化重组出系列补肾方剂，包括济生肾气丸、桂附八味丸、六味地黄丸、杞菊地黄丸、知柏地黄丸、归芍地黄丸、麦味地黄丸、左归丸、右归丸等，将肾气丸及其相关加减方的临床适应证不断拓展、延伸。明代医家张景岳（1563-1640）尤其擅长运用肾气丸，其倡导"命门""太极"学说，谓"命门之火谓之元气"，其否定朱丹溪"阳常有余，阴常不足"观点，主张"阳非有余，阴常不足"，认为"天之大宝，只此一丸红日；人之大宝，只得一息真阳。阳强则寿，阳衰则夭"。以祖上军功起家的张景岳，在治则上，倡导补、和、攻、散、寒、热、固、因的"八阵"。尤其是在补阳扶阳方面，其主张"善补阳者，必于阴中求阳，则阳得阴助而生化无穷；善补阴者，必于阳中求阴，则阴得阳助而源泉不竭"，临证善用肾气丸、右归丸等。清代医家陈修园（1753-1823）尊经崇古，鄙视宋元以后诸医悖于仲景者，其所著《景岳新方砭》，以浮夸论张景岳，谓景岳为"厨中一好手，医中一坏手"。

然而，我们基于大量急危重症治疗的研究发现，虽然张氏倡导肾气、肾阳学说有牵强附会之处，但张氏也是善用肾气丸的临床高手，肾气丸在急危重症的治疗上确有活死人之功，因此，陈氏之语也有偏颇之嫌。兹将肾气丸的临床运用心得体会阐述如下。

1. 疾病谱

肾气丸的临床主治范围非常广泛，但主要集中体现在心力衰竭、肾功能衰竭、心肾综合征、利尿剂抵抗，以及部分内分泌疾病、泌尿系疾病、骨关节疾病等慢性退行性疾病的后期调理上。按照临床症状进行划分，主要归属于中医学的"小便不利""虚劳"等范畴。

第一，心力衰竭，简称心衰，是指由多种原因导致心脏结构和（或）功能的异常改变，使心室收缩和（或）舒张功能发生障碍，从而引起以呼吸困难、疲乏和液体潴留（肺淤血、体循环淤血及外周水肿）等为主要表现的一组复杂临床综合征。其临床表现多与肾气丸方证中的"小便不利""短气有微饮""倚息"等有关。我们发现，心力衰竭在病机上需要区分急性期与缓解期，急性期多与阳虚水泛、水气凌心犯肺有关，而缓解期多与心肾阳虚、肾气不足有关。肾气丸尤其适用于心力衰竭非急性期、非水气凌心、非水饮化热证阶段的治疗，具有温和利尿功效。通过利尿达到减轻前负荷，改善胸闷喘憋作用，且长期服用，还可以改善心脏结构与功能，提升射血分数，缩小左室舒末内径，这可能与现代医学心力衰竭的"利尿、扩血管、强心"治疗原则保持高度一致。值得注意的是，因心力衰竭并不是一个独立的疾病，而是指在心肌梗死、心肌病等心脏疾病发展的终末期阶段，肾气丸尤其在重症心力衰竭的恢复期具有重要临床意义，长期服用，能够起到二级预防作用。

第二，肾功能衰竭，简称肾衰，是指各种慢性肾脏疾病发展到后期引起的肾功能部分或全部丧失的病理状态。肾衰竭有急慢性之分。急性肾损伤的原因包括肾前性、肾性，以及肾后性，而慢性肾功能衰竭常见病因包括慢性肾炎、高血压、糖尿病等。本病可分为少尿期、多尿期、恢复期。其临床表现为恶心、纳差、乏力、少尿、水肿等，与肾气丸方证中的"脚气上入""腰痛""少腹拘急""小便不利""短气有微饮""倚息"描述接近。我们发现，肾功能衰竭在病机上主要有虚实之分。实证主要与肝郁气滞、肝郁化火、水饮内停、腑气不通等有关，而虚证主要与肾虚水饮有关。笔者在临床常将肾气丸用于急慢性肾衰竭肾虚水饮证的治疗，既可利尿消肿，又可降低血肌酐，改善肾功能，提高内生肌酐清除率。根据肾功能衰竭的病因，本方主要用于肾前性与肾性的治疗，而很少用于肾后性原因的治疗。

第三，心肾综合征（CRS）是荷兰学者Bongartz于2005年提出。心肾综合征包括不同的急慢性心脏或肾脏功能衰竭。无论是心脏，还是肾脏，作为原发性受损器官，均可通过不同病理机制影响另一器官功能。2008年欧洲学者对CRS定义作进一步细化，共分为5种亚型（Ⅰ、Ⅱ、Ⅲ、Ⅳ、Ⅴ）。由于心肾综合征涉及心力衰竭与肾衰，而肾气丸也可用于心力衰竭、肾衰的临床治疗，笔者常将本方用于各种心肾综合征亚型的治疗，尤其可用于Ⅰ、Ⅱ、Ⅳ型这三种类型。

第四，利尿剂抵抗，目前没有统一的定义，主要是指在心力衰竭的治疗过程中，针对容量负荷过高，频繁大量使用利尿剂患者，每日运用呋塞米 >80mg 或托拉塞米 >40mg，但24小时尿量仍低于800mL。研究统计，有25%~30%的心力衰竭患者会出现利尿剂抵抗。其原因主要包括肾功能不全，利尿剂到达肾小管障碍，肾素 - 血管紧张素 - 醛固酮系统激活，药物相互作用，低蛋白血症，低钠血症，食物影响等。利尿剂抵抗患者对临床利尿治疗反应不足的临床表现与病理机制与肾气丸方证中的"小便不利"极为相似。在CCU中，我们诊治过大量利尿剂抵抗的急危重症患者，尤其是合并右心衰、巨大右心房患者，其利尿极其困难。在临床治疗策略上，我们共总结了10套行之有效的改善利尿剂抵抗的中西医方案。肾气丸也是其中之一，本方尤其适用于肾气亏虚类型患者，大量患者经肾气丸治疗后，迅速转危为安。

第五，本方还可用于部分内分泌疾病、泌尿系疾病、骨关节疾病等慢性退行性疾病的后期治疗。糖尿病导致的糖尿病肾病（伴或不伴水肿），泌尿科常见的前列腺增生、前列腺肥大、前列腺炎，骨科常见的腰痛、腰椎间盘突出、腰椎狭窄、腰肌劳损等，其临床表现均与肾气丸方证中的"虚劳腰痛""少腹拘急""小便不利""消渴，小便反多，以饮一斗，小便一斗"等高度相似。

第六，本方可用于"虚劳"的治疗。肿瘤、心力衰竭、肾功能衰竭、风湿免疫系统疾病、术后，以及大量重大慢性疾病、消耗性疾病的终末期、恢复期阶段，临床表现为气血阴阳亏虚时，都属于中医学"虚劳"疾病范畴。因心力衰竭、肾功能衰竭、心肾综合征、利尿剂抵抗也属于心脏、肾脏的终末期阶段，内分泌、泌尿科、骨科等慢性退行性疾病的恢复期阶段，均属于肾气丸方证中的"虚劳""小便不利""腰痛"等，所以本方适用于大量急危重症及慢性退行性疾病的恢复期与终末期阶段的治疗。我们也发现，因虚劳具有慢性消耗性特征，适宜长期培补，而肾气丸在临床上也可以长期服用，小剂量温补肾气，"少火生气"，由量变而质变，正如清代医家吴鞠通所言："治内伤如相，坐镇从容，神机默运，无功可言，无德可见，而人登寿域。"

2. 肾气实质

因本方以"肾气"为名，可知肾气丸以培补肾气为主。中医学认为，肾主水、主纳气、主二便、主藏精。其肾气的现代医学实质到底是什么？第一，因水液代谢与肾密切相关，在现代医学中，心力衰竭、肾衰、心肾综合征、利尿剂抵抗导致的水肿、小便不利，糖尿病肾病、前列腺疾病导致的小便自利、小便频多，都属于中医学的肾气不足范畴。因此，笔者认为，肾气与现代医学中的心功能、肾功能密不可分，这可能也是"肾主水""肾主二便"的科学内涵。第二，中医学认为"大病及肾""久病及肾"，肾气丸可用于大量重大疾病、慢性疾病的恢复期阶段的康复治疗。因此，笔者认为，肾气与现代医学中的免疫功能密不可分，这可能也是"肾主藏精"的科学内涵。由此可见，中医学的肾内涵极为广泛，与现代医学的肾脏截然不同。

3. 肾气丸疗程与剂量

肾气丸的疗程因病而异。在针对心力衰竭、肾衰急性期，表现为少尿、无尿时，临床常在半剂或1~2剂之间，即可大量排尿而取效。而在针对大量疾病的终末期、恢复期阶段，则需长年累月不断服食，并非短期见功。

关于肾气丸的剂量，笔者一般都以常规剂量为主。即：桂枝10g，黑顺片10g，生地黄30g，山萸肉10g，山药15g，牡丹皮10g，泽泻15g，茯苓30g。若症见肾前性因素所致的急性肾功能损伤，如大量失血，此时生地黄剂量宜大不宜小，笔者常以90g起步。若症见水肿较重，双下肢浮肿，按之没指，或以右心衰为主，合并腹腔积液、胸腔积液，此时亟须利尿，可酌情将茯苓剂量增大至60~90g。因此类患者多同时合并运用利尿剂，茯苓剂量一般不超过90g，即使再增大茯苓剂量，临床也不会观察到典型的茯苓利尿量效关系。因原文中"桂枝、附子（炮）各一两"，即使面临重症，桂枝和黑顺片的剂量也以常规剂量10~20g为主。正如《医宗金鉴》中所言："此肾气丸纳桂、附于滋阴剂中十倍之一，意不在补火，而在微微生火，即生肾气也。"经言"壮火食气，少火生气"，此之谓也。

通过主管大量CCU重症病例，我们发现现代医学在面临心力衰竭、肾衰、心肾综合征、利尿剂抵抗等极其复杂的状况时，虽然可以以各种病理机制进行解释、解读，但在临床治疗上，很容易陷入利尿剂抵抗，患者对利尿剂反应不足，即使加用新活素、托伐普坦、左西孟旦等新型制剂，患者仍然排尿困难，喘憋加重，出现持续少尿等急危重症，而最后不得不进行血滤、透析。我们也发现，针对80岁以上合并心力衰竭、肾衰患者，很多患者虽不会死于血滤，但很可能会死于出血与栓塞等并发症。而针对如此重症，及时运用肾气丸进行干预，往往能收到化繁为简，大题小做，救人于无形之功。笔者观察到，大量心肾综合征、尿毒症患者在运用本方半剂之后，就能大量排尿，甚至多达2000~4000mL/d者。

综上所述，肾气丸既是一张虚弱体质"治内伤如相"的调理方，更是一张能够"挽狂澜于既倒，扶大厦之将倾"的急救良方，深入开展基于"病机结合病理，药性结合药理"的中西医结合解读经典条文内涵研究，具有非常重要的价值与意义。

八、补益膏方"二级预防"/重症心力衰竭，风湿性心脏病，埃布斯坦综合征（Ebstein Syndrome），缺血性心肌病等

膏方，又称膏滋、煎膏，是将中药饮片经过反复煎煮，去渣取汁，经过蒸发、浓缩、添加辅料、收膏等过程而制成的半流体状剂型。膏方多为"虚证""虚劳"而设，现今临床多将膏方用于"治未病"，滋补调养，养生寿老，防衰延年，以及预防和治疗慢性疾病。那么，膏方能不能在急危重症的治疗上也有所贡献？这一关键问题值得关注。

岳美中教授主张"治疗重病大症，要用仲景经方"。笔者在CCU中也屡屡运用经方治疗急危重症。然而急危重症之后的调理问题如何解决？且现在心血管病房所收治的患者以"70后""80后"为主，大多年老体弱，免疫功能低下，在平稳度过急危重症急性期之后如何善后以防止病情反复？《素问·通评虚实论》中记载："邪气盛则实，精气夺则虚。"笔者临床所见，急危重症在急性期常以大实、大虚，或虚实并见为主，而在缓解期则以虚证为主。在管理急危重症患者过程中，逐渐认识到以下几点：①在现代医学中，只有针对疾病的治疗理念与方法，而缺乏针对"虚证"的补虚概念，虚证与"补虚"是中医药针对部分现代医学疾病诊疗方案的有效补充与完善；②顽固性心力衰竭、扩张型心肌病、缺血性心肌病、心脏瓣膜疾病等心血管疾病属于传统的"虚劳"范畴；③在治疗重症心力衰竭、扩张型心肌病、缺血性心肌病、心脏瓣膜疾病等方面，长期服用食补益膏方，不仅能够有效减轻症状，提高生活质量，而且还能改善心脏结构与功能，减少利尿剂用量，减少住

院次数，达到二级预防目的；④治疗慢性心力衰竭膏方包括温补心肾阳气类方（真武汤、肾气丸、右归丸）、利水消肿类方（五苓散、苓桂术甘汤、当归芍药散）、健脾益气类方（理中汤、补中益气汤、归脾汤），以及益气固表类方（玉屏风散、桂枝汤）；⑤长期服食膏方不仅能够抗老防衰，更能在急危重症及重大疾病的二级预防上发挥不可替代的作用。

（一）补益膏方在重症心力衰竭中的临床运用

1. 健脾温肾利水膏方治疗"心脏瓣膜病，三尖瓣下移畸形（Ebstein 畸形），慢性心力衰竭，心功能 Ⅳ 级（NYHA 分级）"，NT-proBNP 为 12539pg/mL，一年住院 6 次反复发作心力衰竭患者，至 2 年未再住院案

范某，女，77 岁。主因"间断胸闷喘憋 4 年，加重伴下肢水肿 1 月余"于 2016 年 10 月 19 日入院。患者于 2012 年无明显诱因出现胸闷气短喘憋、头晕等症状，于某三甲医院"住院治疗，诊断为："心脏瓣膜病，二尖瓣关闭不全（轻度），三尖瓣关闭不全（中重度），心律失常，频发室性早搏，二联律，心功能 Ⅲ 级（NYAH 分级）"。2014 年患者因双下肢水肿于我院住院治疗，诊断为"右心扩大，左室受压变小，三尖瓣冗长伴关闭不全（重度）"，予强心、利尿、稳定心率、扩冠、抗血小板聚集等治疗。后因反复发作喘憋加重伴双下肢水肿，于我院多次住院治疗，每年住院多达 6 次。1 个月前受凉后再次出现胸闷气短，喘憋，伴下肢水肿，自服呋塞米片、托拉塞米片、螺内酯等药物后症状缓解不明显，双下肢水肿进行性加重。半月前开始出现夜间阵发性呼吸困难，伴咳嗽、咳黏痰，无发热、畏冷，今患者为求进一步治疗收入我院。刻下症见：喘憋，乏力，气短，活动后加重，时有头晕耳鸣，后背酸痛，口干口苦；偶见咳嗽咳痰，痰白量少，质黏，纳可，眠差，入睡困难，双下肢水肿、左侧为甚，二便可，大便每日一行。舌暗红，苔薄白，脉沉。

患者既往有高血压病史 4 年，血压最高达 180/90mmHg，口服福辛普利钠片（10mg，qd）；近 7 个月血压偏低，在 90/60mmHg 左右，目前已停服降压药。高脂血症 30 余年，现口服普伐他汀钠片（40mg，qn）。还有多发动脉硬化症、双侧颈动脉硬化、双下肢动脉硬化、无名动脉分叉处斑块、反流性食管炎、双肺多发陈旧性病变、白内障、陈旧性虹膜炎、继发性青光眼病史。子宫肌瘤切除术后 20 余年，术中输 O 型血 400mL，乳腺纤维瘤术后 30 余年。

[查体]T 36.2℃，P 56 次 / 分，R 20 次 / 分，BP 120/70mmHg。体型中等

偏瘦，营养一般，双侧肺叩诊清音，双侧呼吸音粗，双侧肺底可闻及少量湿啰音，心界不大，心率64次/分，心律绝对不齐，心音强弱不等，三尖瓣听诊区可闻及全收缩期吹风样杂音。双下肢重度凹陷性水肿。

[辅助检查]全血细胞分析+CRP、DIC初筛试验、甲状腺检查四（检验科）：（-）。生化：LDH 270U/L，IDBIL 18.4μmol/L，DBIL 9.8μmol/L，TBIL 28.2μmol/L。NT-proBNP：12539pg/mL。糖化血红蛋白（快速法）HbA1c：7.0。尿常规：WBC 39.80/μL，RBC 25.50/μL，RBC-M（高倍视野）4.59个，WBC-M（高倍视野）7.16个。ECG：心房颤动。胸片：主动脉硬化，心脏增大。心脏超声：三尖瓣下移畸形（Ebstein畸形），三尖瓣关闭不全（重度），右心显著增大，左室舒张末内径21mm，主动脉瓣反流（轻度），二尖瓣反流（轻度），左室收缩功能减低（EF：37%），心包积液（少量）。腹部超声：淤血肝。胸腔超声：双胸腔未见积液。

[入院诊断]中医诊断：胸痹（脾肾阳虚，水饮内停）。西医诊断：①心脏瓣膜疾病，右心扩大，二尖瓣关闭不全（轻度），三尖瓣冗长伴关闭不全（重度），Ebstein畸形，左室受压变小，心功能Ⅳ级（NYAH分级）；②冠状动脉粥样硬化性心脏病，不稳定型心绞痛，心律失常，持续性心房颤动；③高血压3级（很高危）；④高脂血症；⑤多发动脉硬化症，双侧颈动脉硬化，双下肢动脉硬化，无名动脉分叉处斑块，脑动脉硬化症；⑥双肺多发陈旧性病；⑦白内障；⑧陈旧性虹膜炎；⑨继发性青光眼。

考虑患者目前右心扩大，三尖瓣重度关闭不全，以右心衰竭为主，予托拉塞米注射液、米力农注射液等利尿、强心等对症治疗。中药治以真武汤温阳利水。

处方：黑顺片30g，茯苓60g，干姜6g，麸炒白术15g，白芍20g。3剂，水煎服，浓煎50mL，日1剂，分2次服。

二诊（2016年10月26日）：喘憋较前减轻，静息无症状，活动可诱发，可平卧，夜间偶有憋醒，双下肢水肿减轻。查：NT-proBNP：8261pg/mL。

三诊（2016年11月2日）：喘憋明显缓解，复查心脏超声：EF上升至53%。NT-proBNP：7842pg/mL。

四诊（2016年11月14日）：患者无明显不适，复查NT-proBNP上升至9405pg/mL。考虑患者虽然NT-proBNP有上升趋势，但双下肢不肿，无夜间喘憋症状，心力衰竭病情尚稳定，建议患者出院。出院后规律口服利尿剂（托拉塞米片10mg，bid+螺内酯20mg，qd），根据喘憋及双下肢水肿程度，酌情调整利尿方案。

因患者近年来反复发作心力衰竭，一年住院次数多达 6 次，伴容易外感，乏力，气短，喘憋，活动后加重，时有头晕耳鸣，后背酸痛，纳可，眠差，入睡困难，双下肢水肿，舌暗红，苔薄白，脉沉，考虑心力衰竭、水肿属心肾阳虚，水饮内停；容易外感，则属卫表不固；根据《灵枢·营卫生会》中"营出中焦，卫出下焦"理论，则当兼用健脾益气补肾之剂。强烈建议患者出院后服用中药膏方改善心功能。予以肾气丸、右归丸、理中汤、归脾汤、补中益气汤、玉屏风散合桂枝汤以补益脾肾，益气温阳，利水固表。

处方：桂枝 10g、黑顺片 10g、熟地黄 15g、山茱萸 10g、炒山药 45g、茯苓 30g、泽泻 30g、牡丹皮 10g、党参 30g、炒白术 30g、黄芪 20g、当归 20g、生甘草 15g、远志 10g、酸枣仁 30g、木香 6g、龙眼肉 15g、干姜 10g、大枣 20g、升麻 6g、柴胡 10g、陈皮 10g、防风 10g、菟丝子 20g、杜仲 15g、枸杞 15g、阿胶 15g、白芍 10g。10 剂，浓缩收膏，分 2 次服。

患者出院后一直服用该膏方，并在此基础上酌情加减。随访至 2018 年 11 月 2 日，在这两年期间患者偶有感冒、腹泻，给予对症治疗后即能痊愈，但未再发生喘憋、双下肢水肿，未再住院，其间曾复查 NT-proBNP 为 2365pg/mL，血压维持在 104/72mmHg 左右。

五诊（2018 年 11 月 2 日）：患者近期再次受凉感冒；伴鼻塞，流鼻涕，腹泻，双下肢轻度水肿，无喘憋心悸咳嗽，家属带其于我院眼科就诊时来 CCU 找笔者复诊，复查 NT-proBNP 上升至 11027pg/mL，cTnI0.817ng/mL，血常规、急诊生化：（－）。考虑 cTnI 与心力衰竭加重有关，暂不予住院治疗，并嘱咐患者将利尿方案改为口服托拉塞米片（10mg，bid）＋呋塞米片（20mg，bid）＋螺内酯（20mg，qd），予以藿香正气软胶囊＋蒙脱石散止泻，继续予以膏方口服，并注意观察胸闷喘憋是否有加重。1 周后复诊，双下肢水肿消失，复查 NT-proBNP 下降至 4018pg/mL，cTnI 降至正常。继续予以膏方善后调理，并酌情调整利尿方案。

按：患者喘憋伴双下肢水肿反复发作，多次因感染后加重心力衰竭入院。每次住院期间予以利尿、抗感染等方案治疗，均能得以改善。然而，出院后因饮水、劳累、感染等因素导致心脏容量负荷逐渐加重，每隔一段时间就需要住院一次给予利尿治疗，如此循环不断。患者及家属因心力衰竭反复发作，不能得以有效改善而纠结。其原因与患者右心扩大、三尖瓣严重关闭不全、右心衰竭有关，这也是其 NT-proBNP 很难下降的原因。当笔者建议其吃膏方后，患者家属欣喜异常，依从性较好。患者在服膏方期间，将利尿剂逐渐减少至每天 1 片呋塞米片＋螺内酯片。

虽然时有感冒后，双下肢水肿加重，但喘憋未再发作，临时增加利尿剂后，下肢水肿很快就能消失。服药2年期间，一直未再住院，且其顽固难降的NT-proBNP也很快下降。遗憾的是，因患者行动不便及我院心脏超声预约较慢，一直未能得到最新的心脏射血分数及右心结构数据。

2. 温阳利水、益气健脾膏方治疗"冠状动脉粥样硬化性心脏病，PCI术后，缺血性心肌病，心力衰竭，心功能Ⅲ级（NYHA分级），顽固性低血压"患者，至EF值从50%上升至58%，心脏缩小案

吴某，女，64岁。主因"间断胸闷喘憋2年，加重1周"于2018年4月17日就诊。患者于2016年9月无明显诱因出现胸闷、胸痛，持续不能缓解，于北京某医院诊断为"急性心肌梗死"，冠脉造影示"前降支重度狭窄，右冠脉慢性闭塞"（具体造影结论不详），并于前降支植入支架1枚。2016年11月于某医院再次行介入治疗，开通右冠状动脉，并植入支架1枚，出院后规律口服二级预防药物。2017年6月，患者因肺部感染后，再次出现胸闷喘憋加重，就诊于某医院，诊断为"缺血性心肌病、心脏扩大、心功能不全"。因患者住院期间血压始终低于90/60mmHg，考虑在治疗上存在心力衰竭需要利尿与低血压的矛盾。2017年11月，患者心力衰竭症状再次加重，于外院住院查心脏超声提示EF：36%，BNP：6843pg/mL，给予对症治疗后出院。2018年2月，患者再次因心力衰竭住院，查BNP 5582pg/mL，心脏超声提示:EF 40%，左室舒末内径61mm，左房45mm。给予利尿、强心等治疗后出院。出院后，患者一直口服利尿剂，减轻心脏负荷，伊伐布雷定控制心室率，以及抗板、降脂、稳定斑块、保护胃黏膜药物。1周前，患者胸闷喘憋症状再次加重，夜间不能平卧，伴双下肢水肿、气短、乏力，现为求进一步诊疗就诊。刻下症见：胸闷，喘憋，无胸痛，夜间不能平卧，常采取侧卧体位，气短，乏力，懒言，活动耐量明显下降；脾气急，口干，口苦，汗多，无头晕、头痛，容易惊悸，纳差，不欲食，恶心，剑突下胀满明显，无反酸、烧心，腹胀，眠可，大便偏干、二日一行，小便量不多。舌暗红，苔白腻，脉沉细弱。患者既往有反流性食管炎、支气管哮喘、缺铁性贫血、颈椎神经鞘瘤手术病史。吸烟史20余年，否认饮酒史。

［查体］T 36.1℃，P 72次/分，R 18次/分，BP 88/54mmHg。神清，精神萎靡，"奄奄一息"貌，轮椅推入病房，体形消瘦，面色黄暗。双肺呼吸音清，未闻及明显干湿啰音。心界叩诊扩大，心律齐，72次/分，二、三尖瓣收缩期可闻及

3/6级杂音。双下肢水肿。

[辅助检查] 全血细胞分析+CRP：WBC $5.42×10^9$/L，NEUT% 75.6%，RBC $4.17×10^{12}$/L，HGB 108.0g/L。生化：cTnI 0.089μg/L，Cr 80.6μmol/L，BUN 8.98mmol/L，IDBIL 42.90μmol/L，DBIL 10.3μmol/L。DIC初筛试验：PT 15.2秒，PT% 65.4%，D-Dimer 0.49mg/L（FEU）。NT-proBNP 15632pg/mL。甲状腺检查四、血清同型半胱氨酸测定、抗磷脂抗体、尿常规、大便常规+隐血：（-）。ECG：QT间期延长，V_{3-4}导联T波倒置，V_{5-6}导联T波低平。胸片：心影增大，双侧胸腔积液可能。心脏超声：EF 42%，左室舒末内径62mm，左房45mm，右房47mm×52mm，右室28mm，左室前壁、室间隔心肌变薄，运动及增厚率减低，二尖瓣中度反流，三尖瓣重度反流，肺动脉压中度升高。腹部超声：未见明显异常。胸腔超声：双侧胸腔积液（右侧胸腔前后径8.6cm，上下径5.5cm，内可见肺叶漂浮；左侧胸腔前后径9.0cm，上下径4.0cm，内可见肺叶漂浮）。

[入院诊断] 中医诊断：胸痹（阳虚水饮证）。西医诊断：①冠状动脉粥样硬化性心脏病，不稳定型心绞痛，陈旧性心肌梗死（前壁、下壁），PCI术后，缺血性心肌病，全心增大，二尖瓣反流（中度），三尖瓣反流（重度），心功能Ⅲ级（NYHA分级）；②缺铁性贫血；③反流性食管炎；④支气管哮喘；⑤颈椎神经鞘瘤手术后。

住院期间除给予冠心病二级预防，利尿改善心力衰竭等治疗外，还给予中药木防己汤改善心力衰竭，患者胸闷喘憋、气短乏力、双下肢水肿等明显好转，心功能明显改善，患者从刚入院的轮椅推入病房，到逐渐能步行800米，直至在医院内能正常活动遛弯。复查心脏超声：EF 50%，节段性室壁运动异常，左心增大（左室舒末内径59mm，左房前后径40mm），主动脉瓣反流（轻度），二尖瓣反流（中度），三尖瓣反流（轻度），肺动脉高压（轻度），左室收缩功能正常低限，心包积液（少量）。在住院2周时，建议患者出院。

因患者自2年前急性心肌梗死植入2枚支架后，心力衰竭反复发作，且一旦劳累及受凉后，心力衰竭明显加重，容易汗出、气短、乏力、心慌、眠差。笔者考虑这是心肾阳虚，水饮内停，兼有肝郁气滞，建议出院后予以中药膏方长期调理，改善心功能。予以真武汤、五苓散、当归芍药散、肾气丸、补中益气汤、逍遥散、归脾汤以温阳利水，补益脾肾，疏肝理气，宁心安神。

处方：黑顺片20g，茯苓30g，炒白术15g，白芍10g，干姜8g，猪苓10g，泽泻30g，桂枝10g，肉桂5g，当归15g，川芎10g，党参30g，生黄芪30g，升麻 6g，柴胡 10g，陈皮 10g，枳壳 10g，炒山药 50g，生甘草 10g，薄荷 10g，熟地黄 30g，山茱萸 10g，大枣 30g，杜仲 10g，菟丝子 15g，酸枣仁 15g，远志 10g，阿胶 10g。10 剂，浓缩收膏，分 2 次服。

二诊（2018 年 10 月 18 日）：患者出院后规律服用中药膏方，其间胸闷喘憋再未发作，双下肢不肿，每天能接送小孩上学。辅助检查：P 72 次 / 分，BP 125/57mmHg。复查血常规、生化：（－）。心脏超声中 EF 上升至 58%，左室舒末内径减至 55mm，提示心脏结构缩小，心脏功能改善。嘱咐继续服用膏方巩固。

按：患者既往有急性心肌梗死、PCI 手术病史，术后心力衰竭反复发作，心脏超声提示心脏扩大合并心功能低下，符合"缺血性心肌病"诊断。因患者胸闷憋气反复发作，劳累及受凉后加重，属于中医学"虚劳""水饮"范畴。考虑患者胸闷憋气，双下肢水肿，伴容易汗出、气短、乏力、心慌，这是典型的心肾阳虚、气虚，水饮内停；且既往脾气急躁易怒，这是肝郁气滞；眠差，是为心神失养。因此予以真武汤、五苓散、当归芍药散、肾气丸、补中益气汤、逍遥散、归脾汤等健脾补肾，益气温阳，活血利水，疏肝理气。经过半年左右的中药膏方扶正培元治疗后，不仅喘憋水肿好转，而且心脏结构与功能得以明显改善。

（二）心得体会

在临床运用中药膏方治疗重症心力衰竭的过程中，还有如下问题值得关注。

第一，中药膏方为"虚证""虚劳"而设。具体而言，包括中医学中的气、血、阴、阳亏损。"虚证"在现代医学中的范畴极为广泛，一切慢性虚损性疾病都可以归属于"虚证"，包括慢性心力衰竭、慢性阻塞性肺疾病、慢性肠炎、慢性肾功能不全、肿瘤等。然而，在现代医学中，只有针对疾病的治疗理念与方法，而缺乏针对"虚证"的补虚概念。以慢性心力衰竭为例，指南推荐的利尿、扩血管、强心等治疗方案可以有效治疗心力衰竭急性加重期，其疗效与起效时间较中医治疗方案明显为优；然而，针对慢性心力衰竭稳定期的"金三角"方案（螺内酯 +β 阻滞剂 +ACEI），其在改善胸闷喘憋、气短乏力，提高活动耐力方面，与中医益气温阳利水治疗方案相比则有所欠缺。我们在临床上观察到大量长期运用利尿剂减轻心脏负荷，有导致舌红少苔伤阴之弊。而在慢性稳定期的治疗中，长期运用中药大补元气、温阳利水，则有较好的减轻症状，改善心脏功能，预防心力衰竭再次发作的作用。可以认为，"补虚"是中医药针对部分现代医学疾病诊疗方案的有效补充与完善。

第二，笔者在临床喜用经方治疗急危重症、心血管疾病及慢性调理性疾病。笔者总结了近年来治疗慢性心力衰竭的膏方，发现运用频率较高的方剂包括肾气丸、真武汤、右归丸、五苓散、苓桂术甘汤、当归芍药散、理中汤、补中益气汤、归脾汤、玉屏风散、桂枝汤等。从临床功效来分，上述方剂可分为四类：温补心肾阳气类方（肾气丸、真武汤、右归丸）、利水消肿类方（五苓散、苓桂术甘汤、当归芍药散）、健脾益气类方（理中汤、补中益气汤、归脾汤）、益气固表类方（玉屏风散、桂枝汤）。临床运用主要基于如下考虑：①因慢性心力衰竭主要表现为胸闷喘憋伴浮肿、少尿、双下肢水肿，病位虽然在心，但其本在肾，且大病、久病及肾。因此，其核心病机主要为心、肾君相火衰，导致水饮内停。一般多会根据病情轻重选择温补心肾阳气类方和利水消肿类方。②因慢性心力衰竭的诱因多与劳累相关，因此，在治疗上尤需强调补益宗气。然而，脾胃为后天之本，水谷精气化生之源，在心力衰竭过程中，常因消化道淤血而出现纳差、腹胀等症状，故笔者喜用健脾益气类方培补脾胃之气。且理中汤又名人参汤，其作用靶点除中焦脾胃之外，还可作用于心脏，用于治疗胸痹虚证，切合慢性心力衰竭的证治。③因外感是慢性心力衰竭急性加重的重要诱因，笔者常合用益气固表类方预防外感。根据《难经·十四难》中"损其心者，调其营卫"理论，笔者尤其喜用桂枝汤及其类方调和营卫，固表止汗。当然，在选择具体的经方时，还需根据方证指征进行鉴别。

第三，中药具有"多成分、多靶点、低活性"特征，虽然其作用靶点不如西药精准、清晰、明确，然而其多成分协同调节作用则是其优势所在。针对慢性心力衰竭急性发作期的治疗是其所短，而在其稳定期的慢性调理及预防再次发作则为其所长。笔者还发现，针对慢性心力衰竭的膏方治疗，犹如现代医学的二级预防方案，需要长期服用，且忌讳动辄更改治则治法，甚至随意加减。从上述病案可知，长期服食补益膏方，不仅能够有效减轻症状，提高生活质量，而且还能改善心脏结构与功能，减少利尿剂用量，减少住院次数，达到二级预防目的。

综上所述，长期服食膏方以补益不仅能够抗老防衰，更能在急危重症及重大疾病的二级预防上发挥不可替代的作用。

九、真武汤－肾气丸－柴葛解肌汤－四逆汤－竹叶石膏汤－炙甘草汤 / 一波六折的"感冒"——脓毒症，感染性休克，感染性心内膜炎，高热（40.2℃），风湿性心脏病，二尖瓣赘生物，重症心力衰竭，心肺复苏术后，低蛋白血症，腹泻3000mL/d，获得性维生素K依赖性凝血因子缺乏症

张某，女，68岁。主因"间断胸闷喘憋14年，加重伴下肢水肿2个月"于2019年5月15日入院。患者于2005年无明显诱因出现胸闷喘憋，就诊于北京某三甲医院，诊断为"风湿性心脏病、永久性心房颤动"，查心脏彩超提示：二尖瓣、主动脉瓣关闭不全，住院行二尖瓣、主动脉瓣机械瓣膜置换术，术后规律服用华法林（3~6mg，qd）、富马酸比索洛尔片（10mg，qd）、地高辛片（0.125mg，qd）等药物。后曾多次因胸闷、喘憋，伴心率过快就诊，予胺碘酮等药物控制。7年前，上述症状再次加重，伴双下肢水肿，于北京友谊医院诊为"风湿性心脏病、心力衰竭"，予利尿、控制心室率等纠正心力衰竭治疗后，好转出院。以后长期服用呋塞米（20mg，qd），螺内酯片（20mg，qd）利尿。其后患者多次因心力衰竭加重，于我院住院治疗。2016年复查心脏超声，发现二尖瓣赘生物，大小约5mm×5mm。2年前，住院当天突然意识丧失，行心肺复苏术。2018年3月，于我院查心脏超声提示：三尖瓣反流（重度）、右心及左房增大、肺动脉高压（中度）。目前规律服用托拉塞米片、螺内酯片、枸橼酸钾颗粒、华法林、匹伐他汀、芪苈强心胶囊等药物。2个月前，患者无明显诱因再次出现胸闷喘憋加重，伴下肢水肿，服用利尿剂缓解不明显，现为求进一步诊治，收入我科。刻下症见：胸闷喘憋，短气，不能平卧，夜间加重；神疲乏力，倦怠，头晕，心慌，活动后加重；纳少，食欲差，长年素食，偶有腹胀，眠可；双下肢肿胀，高度浮肿；便溏、排便费力、日1次，小便量少。舌暗红，苔薄白，舌体胖，脉沉细结代。

患者既往有高脂血症3年余；2型糖尿病2年余，现用门冬胰岛素30注射液（早16IU、晚10IU）皮下注射，血糖控制可；白细胞减少症3年，长期服用利可君升白；高尿酸血症、反流性食管炎、淤血肝、胆囊结石、双眼老年性白内障、颈动脉硬化伴斑块形成病史。

[查体] T 36.2℃，P 46次/分，R 18次/分，BP 132/64mmHg。体形中等偏瘦，营养较差，面色晦暗，两目暗黑，唇色紫暗，贫血貌，胸廓正常，胸正中线可见一长约25cm手术疤痕。双肺呼吸音清，双下肺散在湿啰音。心率60次/分，

律不齐，心音低钝，心尖部、主动脉瓣听诊区可闻及3/6级收缩期吹风样杂音，A2>P2。腹膨隆，肝脏剑突下四横指可触及，双下肢重度水肿。生理反射存在，病理反射未引出。

[辅助检查]全血细胞分析+CRP：WBC 4.53×10^9/L，RBC 4.50×10^{12}/L，Hb 134g/L，NEUT% 73.5%，LYMPH% 19.2%，PLT 218×10^9/L，CRP 1.30mg/L。生化：UA 474μmol/L，Ca^{2+} 1.84mmol/L，BUN 6.19mmol/L，HCO$_3^-$ 31.8mmol/L，GLB 15.60g/L，K$^+$ 3.26mmol/L，ALB 23.6g/L，Cr 57.1μmol/L，TP 39.2g/L，γ-GT 45.11U/L。DIC初筛试验：D-Dimer 0.72mg/L（FEU），PT 32.7秒，TT 11.8秒，PT% 23.1%，INR 2.96。NT-proBNP：2048pg/mL。动态红细胞沉降率（ESR30）：3mm/h。尿常规：（-）。胸片：①右肺下野新增条片影，考虑感染，建议结合临床治疗后复查；②双肺纹理增重，请结合临床；③主动脉硬化；④心影饱满，请结合超声检查，心脏人工瓣膜植入术后改变；⑤胸骨术后改变。心脏超声：EF 55%，主动脉瓣位人工机械瓣置换术后，人工机械瓣瓣口流速增快，二尖瓣位人工机械瓣置换术后，人工机械瓣功能正常，未见瓣周漏，二尖瓣后叶等回声，赘生物不除外（大小约4mm×4mm），请结合病史，右心及左房增大（左房前后径61mm，右室前后径36mm，右房内径57mm×62mm），三尖瓣反流（重度）。腹部超声：淤血肝，餐后胆囊，胆囊结石，脾大，双肾皮质回声增强，腹腔积液（下腹部前后径2.9cm）。胸腔超声：双胸腔积液（右侧胸腔可见游离液性暗区，前后径3.8cm，上下径2.1cm；左侧胸腔可见游离液性暗区，前后径1.8cm，上下径1.3cm）。

[入院诊断]中医诊断：喘证（阳虚水泛证）。西医诊断：①风湿性心脏病，心律失常，永久性心房颤动，二尖瓣、主动脉瓣置换术后，二尖瓣赘生物，三尖瓣反流（重度），右心及左房增大，肺动脉高压（中度），心功能Ⅳ级（NYHA分级）；②低蛋白血症；③高脂血症；④动脉硬化症，颈动脉硬化伴斑块形成；⑤2型糖尿病；⑥高尿酸血症；⑦多发胆囊结石；⑧双眼老年性白内障；⑨低钾血症；⑩淤血肝；⑪反流性食管炎。

入院后给予利尿、补充白蛋白、抗凝、补钾等治疗。患者入院前长期口服富马酸比索洛尔片（5mg，qd）+地高辛片（0.125mg，qd），考虑患者曾因长期联合用药控制心率后，导致心动过缓及猝死，入院后暂停富马酸比索洛尔片及地高辛片。

分析患者病情如下：患者本次主因喘憋伴双下肢水肿入院，目前以风心病、重症心力衰竭、低蛋白血症为主。除给予螺内酯片（20mg，po，qd）+托伐普坦片

（7.5mg, po, qd）+托拉塞米注射液（20mg, iv, qd）+呋塞米注射液（40mg, iv, qd）利尿外，考虑其面色晦暗，两目暗黑，唇色紫暗，胸闷喘憋，短气，不能平卧，夜间加重，神疲乏力，倦怠，头晕，心悸，纳差，腹胀，双下肢高度水肿，尿少，便溏，舌暗红，苔薄白，舌体胖，脉沉细结代，均为肾阳亏虚，水饮内停，弥漫三焦，临心犯肺所致。饮停上焦，心肺阳气失宣，则见面色晦暗，两目暗黑，唇色紫暗，胸闷喘憋，神疲乏力，倦怠，头晕，心慌；饮停中焦，则见纳差、腹胀；饮停下焦，则见双下肢高度水肿、尿少、便溏。

第一，笔者在查房时，立刻意识到，该患者的所有症状均指向《伤寒论》中的"水气"病，与《伤寒论》第316条高度吻合，即"少阴病，二三日不已，至四五日，腹痛，小便不利，四肢沉重疼痛，自下利者，此为有水气。其人或咳，或小便利，或下利，或呕者，真武汤主之。方十五。茯苓三两，芍药三两，白术二两，生姜（切）三两，附子（炮，去皮，破八片）一枚。上五味，以水八升，煮取三升，去滓。温服七合，日三服。若咳者，加五味子半升，细辛一两，干姜一两；若小便利者，去茯苓；若下利者，去芍药，加干姜二两；若呕者，去附子，加生姜，足前为半斤"。根据我们既往文献考证与临床研究发现，少阴病相当于休克、心力衰竭范畴，而该患者为风心病、重症心力衰竭、心功能Ⅳ级，相当于条文中的"少阴病，二三日不已，至四五日"。根据《伤寒论》第281条少阴病提纲证"少阴之为病，脉微细，但欲寐也"，"脉微细"本质为低血压与休克导致外周循环障碍，而"但欲寐"的本质为低血压导致的大脑等重要脏器灌注不足。该患者平素血压偏低，90/60mmHg，心率偏慢，入院时仅为46次/分，脉沉细结代，相当于条文中的"脉微细"；其神疲乏力，倦怠状态，相当于条文中的"但欲寐"。该患者近期小便量少，相当于条文中的"小便不利"，双下肢重度水肿，相当于条文中的"四肢沉重疼痛"，大便稀溏，相当于条文中的"自下利"。因此，该患者属于典型的少阴"水气"病。

第二，患者的临床表现还与《伤寒论》第82条高度吻合，即"太阳病发汗，汗出不解，其人仍发热，心下悸，头眩，身𥆧动，振振欲擗（一作僻）地者，真武汤主之。"患者心功能下降后出现的活动后头晕、心悸加重，与该条文中的"心下悸，头眩"极为相似，同属水饮上犯。

第三，其面色晦暗，两目暗黑，唇色紫暗，均为水色外露，真脏色现，阴寒内盛之象。基于上述考虑，笔者疏方如下：黑顺片30g，茯苓30g，麸炒白术30g，白芍30g，干姜10g。3剂，水煎服，浓煎100mL，急煎1剂，分2次服。

二诊（2019年5月17日）：患者经上述中西药治疗后，喘憋改善，双下肢水肿明显减轻，仅有轻度水肿；仍有短气，纳差，眠可，舌脉同前。24小时总入量2670mL，尿量3000mL，总出量3850mL。查体：P 66次/分，BP 126/65mmHg。NT-proBNP：1684pg/mL。DIC初筛试验：D-Dimer 0.51mg/L，FEU PT 25.7秒，APTT 35.6秒，INR 2.28。急诊生化：UA 417μmol/L，HCO_3^- 30.9 mmol/L，K^+ 4.20mmol/L，GLU 8.25mmol/L。肿瘤标志物常规（女性）：SCC 0.271ng/mL，NSE 17.01ng/mL，CYFRA21-1 3.87ng/mL，CA125 138.2U/mL。大便隐血试验：阳性。

考虑患者OBT阳性与长期服用进口华法林（4.5mg与5.25mg交替服用，qd，INR保持在2~3）有关，监测大便常规及INR。患者少阴"水气"病明显改善，但目前仍有短气，此为水饮未去，与《金匮要略·痰饮咳嗽病脉证并治》中"夫短气有微饮，当从小便去之，苓桂术甘汤主之；肾气丸亦主之"高度相似。然而，该患者是选择苓桂术甘汤，还是肾气丸？笔者反复考虑，最终确定选择肾气丸。其选择依据如下：首先，由于患者营养状况较差，面色晦暗，两目暗黑，唇色紫暗，贫血貌，属于心力衰竭恶病质状态，在传统中医基础理论中属于"虚劳"范畴，而肾气丸5大主治条文中有虚劳适应证；其次，患者OBT阳性，苓桂术甘汤的主治靶点与出凝血机制无关，而肾气丸可以主治血证，其靶点与出凝血机制密切相关。笔者在心血管重症监护病房，运用肾气丸主治过大量重症心力衰竭、肾衰合并急性上消化道出血或OBT阳性患者，其止血、利尿及改善心力衰竭、肾衰疗效惊人。在传统的用药经验中，生地黄是张仲景笔下的止血良药。因此，笔者疏方如下：桂枝15g，附片15g，生地黄30g，酒山萸肉15g，山药30g，牡丹皮10g，茯苓30g，泽泻24g。7剂，水煎服，浓煎100mL，急煎1剂，分2次服。

三诊（2019年5月24日）：患者双下肢不肿，喘憋改善，入院前体重150斤，今日复测体重131斤。复查NT-proBNP为591pg/mL。大便常规+隐血试验持续阳性，结合肿瘤标志物偏高，考虑消化道肿瘤不除外，行腹盆CT检查：肝硬化可能，并脾大，少量腹水；胆囊结石；双侧胸腔积液，以右侧为著；右中叶肺不张；心影增大，心脏瓣膜置换术后，请结合胸部检查。盆腔CT：子宫壁钙化，盆腔少量积液。拟下周一安排出院。

四诊（2019年5月27日）：患者周一晨起7：30开始出现恶寒发热，体温38.9℃，值班大夫未予处理。8：00接班后，心电监护显示：HR 96次/分，房颤律，BP 113/64mmHg，SPO_2 88%~90%。家属诉，患者在病房靠门位置，容易开门受风寒，恰逢发病前一天北京降温，病房通风后，有受凉病史。刻下：憎寒壮热，周身酸痛，恶心，不欲饮食，不欲与人交流，身热无汗，无咳嗽、咳痰。舌淡红，苔薄白，脉疾数。8：30患者体温上升至40℃，心率188次/分，心电图示：心房扑动，伴室性早搏。BP：80/36mmHg。急查全血细胞分析+CRP示：WBC 4.79×10^9/L，NEUT% 92.5%，LYMPH% 5.8%，CRP 2.89mg/L。NTproBNP：2357pg/mL。急诊生化：GLU 9.36mmol/L，Cr 99.5μmol/L，BUN 8.54mmol/L，AST 90U/L，ALT 50.5U/L，TP 36.8g/L，ALB 28.1g/L，GLB 8.70g/L，TBIL 38.5μmol/L，DBIL 16.4μmol/L，IDBIL 22.10μmol/L，LC 4.06mmol/L，K$^+$ 3.48mmol/L，Na$^+$ 136.9mmol/L，Mg^{2+} 0.63mmol/L，PVA 566.6μmol/L，cTnI 0.417μg/L。大便常规+隐血：（+）。

在现代医学方面，考虑患者发热原因待查，院内感染、上呼吸道感染、感染性休克可能性大。且体温每升高1℃，心率增快10次/分。患者基础心率在50~60次/分，体温达38.9℃时，心率为96次/分；体温达40℃时，心律从房颤律转为房速，心率为188次/分。其标为心率快，而其本则为容量不足。立即给予盐酸艾司洛尔注射液控制心室率；患者血压偏低，最低血压64/30mmHg，再予重酒石酸间羟胺注射液升压。血压和心率对盐酸艾司洛尔注射液和重酒石酸间羟胺注射液不耐受。同时予注射用哌拉西林钠舒巴坦钠皮试，补液，物理降温。

在中医学辨证方面，患者急性起病，发病之初即表现为憎寒壮热，周身酸痛，恶心，不欲饮食，不欲与人交流，身热无汗。舌淡红苔薄白，脉疾数。"有一分恶寒，就有一分表证"，其憎寒，身热，无汗，实为太阳表证；不欲饮食，不欲与人交流，是为邪在少阳的"默默不欲饮食"，恶心，是为"喜呕"，实为少阳证；壮热无汗，实为阳明证。因此，其病机属三阳同病，首选陶节庵《伤寒六书·杀车槌法》中的柴葛解肌汤。原文谓："柴葛解肌汤，治足阳明胃经受证，目疼鼻干，不眠，头疼，眼眶痛，脉来微洪。宜解肌，属阳明经病。其正阳明腑病，别有治法。柴胡、干葛、甘草、黄芩、芍药、羌活、白芷、桔梗。本经无汗，恶寒甚者，去黄芩，加麻黄。冬月宜加，春宜少，夏秋去之，加苏叶。本经有汗而渴者，治法开在如神白虎汤下。水二钟，姜三片，枣二枚，槌法，加石膏末一钱，煎之热服。"方中柴胡、黄芩和解少阳；葛根、石膏清热，主治阳明；羌活、白芷散寒止痛，主治太阳；芍药、甘草止痛。笔者在CCU中，多次运用本方治疗多器官功能衰竭患者的院内感染，常在西医束手无策之际，出奇制胜，迅速退烧，使垂危患者转危为安。毅然疏方如下：柴胡30g，葛根60g，甘草15g，黄芩15g，白芍15g，羌活15g，白芷15g，桔梗15g，生石膏60g。3剂，水煎服，浓煎100mL，急煎1剂，分

2次服。特事特办，交代学生以最快速度，确保上午11：00能喝上中药。

五诊（2019年5月27日）：10：00再次查看患者，HR：168～180次/分，BP：83/49mmHg，SPO$_2$：90%。正在腹泻，大便臭（刚进入病房时，气味浓重），色黄。笔者立刻意识到，这不正是典型的柴葛解肌汤中的葛根药证吗？笔者对该方退烧充满信心，期待经方疗效。

六诊（2019年5月27日）：11：00勉强进中药半剂。

七诊（2019年5月27日）：11：50患者心率波动在180～240次/分，心电监护显示为房扑，BP：80/33mmHg，再次调整重酒石酸间羟胺注射液、盐酸艾司洛尔注射液剂量。

八诊（2019年5月27日）：13：30患者再服汤药半剂后，持续汗出，汗后身凉，体温下降至38℃，家属给其毛巾覆盖在头上以抵御风寒。血压仍波动在80/50mmHg左右，心率160～170次/分。再予复方氨基酸注射液（18AA-Ⅱ）250mL静脉滴注以营养支持。告知家属，务必晚餐前、睡前再各进半剂，确保当天所服中药总量达2剂。

九诊（2019年5月28日）：患者昨天连进柴葛解肌汤2剂，体温从40℃平稳下降至晨起的36.8℃，无发热，无全身酸痛，无咳嗽、咳痰，纳少，眠可，小便调，大便次数多、不成形、夜间大便10次（护士记出入量中，腹泻达3000mL）。查房时发现，患者手足凉，冷过肘膝。舌暗红，脉微细。BP 70～86/40～58mmHg，HR 110～160次/分。24小时总入量4209mL，总出量5050mL，尿量1200mL。细菌真菌血清学检查：PCT44.95ng/mL。全血细胞分析+CRP：WBC 8.81×10^9/L，NEUT 7.98×10^9/L，CRP 105.70mg/L。急诊生化：LC 4.76mmol/L，cTnI 0.292μg/L，DBIL 14.4μmol/L，AST 63.2U/L，BUN 9.5mmol/L，PVA 146μmol/L，GLU 7.51mmol/L，ALB 23.80g/L，Cr 94μmol/L，ALT 46.9U/L。NTproBNP：12580pg/mL。大便常规+隐血：阳性。床边胸片：①右肺下野条片影，考虑感染可能，建议结合临床治疗后复查或进一步CT检查；②双肺纹理增重，请结合临床；③右肺透过度减低，少量胸水不除外；④主动脉硬化；⑤心影饱满，请结合超声检查，心脏人工瓣膜植入术后改变；⑥胸骨术后改变。心脏超声：主动脉瓣位人工机械瓣置换术后，人工机械瓣瓣口流速增快，二尖瓣位人工机械瓣置换术后，人工机械瓣功能正常，未见瓣周漏，二尖瓣后叶等回声，赘生物不除外，请结合病史，右心及左房增大，三尖瓣反流（重度），肺动脉高压（轻度）。腹部超声：淤血肝，餐后胆囊，脾大，双肾皮质回声稍增强，腹腔积液（下腹部前后径2.9cm，上下径1.2cm）。胸腔超声：右胸腔积液（右侧胸腔可见游离液性暗区，前后径4.5cm，上下径5.5cm）。

在现代医学方面，结合实验室化验回报，考虑脓毒症诊断成立，且原因不明。补充诊断：脓毒症、感染性休克、多器官功能衰竭（心肺肝肾）、全身炎症反应综合征、感染性心内膜炎不除外。升级抗生素，改注射用美罗培南抗感染。其他给予保肝、降肌酐等对症处理。患者高热，存在入量不足，即使存在心功能不全，也予以边补边利，暂且不减利尿剂剂量。并请ICU会诊，同意目前诊疗方案。

在中医学辨证方面，服用大剂量柴葛解肌汤2剂后，患者体温已经下降至正常范围，反证柴葛解肌汤的退热神效，一剂见效。然而，患者昨夜腹泻多达10次，服用柴葛解肌汤后大便气味不重，其大便次数增多可能与方中大剂量生石膏（60g）有关。其大便次数增多症状与《伤寒论》中"下利清谷不止"高度相似。结合患者四肢厥冷，考虑与《伤寒论》第91条"伤寒，医下之，续得下利清谷不止，身疼痛者，急当救里；后身疼痛，清便自调者，急当救表，救里宜四逆汤，救表宜桂枝汤"；第225条"脉浮而迟，表热里寒，下利清谷者，四逆汤主之"；第317条"少阴病，下利清谷，里寒外热，手足厥逆，脉微欲绝，身反不恶寒，其人面色赤；或腹痛，或干呕，或咽痛，或利止脉不出者，通脉四逆汤主之"；第370条"下利清谷，里寒外热，汗出而厥者，通脉四逆汤主之"；第389条"既吐且利，小便复利而大汗出，下利清谷，内寒外热，脉微欲绝者，四逆汤主之"等条文相似。告知家属，剩余1剂柴葛解肌汤暂停服用，以备再次体温反复。急予中药温中祛寒，回阳救逆为法。

处方：黑顺片60g，干姜30g，甘草30g。3剂，水煎服，浓煎100mL，急煎1剂，分2次服。

十诊（2019年5月29日）：患者当晚连服中药四逆汤2剂，晨起查房手足转温，四逆明显改善。无发热，体温36.5℃，无全身酸痛，无汗出，无咳嗽、咳痰，纳少，眠可，小便调，大便稀、不成形、色黄、气味不重，夜间腹泻8次，较昨日次数减少。舌红，少苔有裂纹，舌面干燥，脉微细。服四逆汤前，在艾司洛尔与间羟胺的维持下，血压能维持在70~80/40mmHg，HR：160次/分；服四逆汤后，停艾司洛尔与间羟胺，晨起血压为91/59mmHg，心率平稳下降至110~120次/分。24小时总出量4238mL，总入量2850mL，尿量2000mL。全血细胞分析+CRP：WBC 7.50×10^9/L，NEUT 6.62×10^9/L，CRP 148.77mg/L。急诊生化：LC 3.07mmol/L，cTnI 0.194μg/L，DBIL 9.5μmol/L，Na$^+$ 138.4mmol/L，UA 242μmol/L，BUN

9.6mmol/L，ALB 22.43g/L，Cr 88μmol/L，Cl⁻ 109.9mmol/L。大便常规＋隐血试验：（－）。

在现代医学方面，患者纳差，进食少，空腹血糖5.03mmol/L，暂停胰岛素注射液。患者肝肾功能、cTnI及NTproBNP较前好转。

在中医学辨证方面，患者服用四逆汤后，手足转温，四逆改善，停用艾司洛尔与间羟胺，血压较前上升，心率较前下降。值得注意的是，服用四逆汤后，患者入院后持续大便常规隐血试验阳性也得以转阴。然而，目前仍然存在腹泻，舌红，少苔，脉微细。既有高热伤阴伤津之象，又有腹泻不止的矛盾问题。舌红、少苔、脉微细为典型的阴伤津亏之象，其形成原因可能包括如下方面：高热伤阴，大量腹泻后气阴津液大伤，服用大剂量四逆汤后伤阴。患者腹泻也较为特殊，在体温升高过程中腹泻2次、大便臭，考虑为湿热下注的葛根证；服用柴葛解肌汤后，大便气味消失，然而夜间腹泻达10次、量多，在运用四逆汤回阳后，腹泻略有好转，但次数并未明显减少，考虑四逆汤可能并非对证之方。笔者权衡再三，分别向广东经方名家黄仕沛先生及中国中医科学院史欣德教授请教治法。黄仕沛先生认为脾阴损伤，止涩之余，要兼顾脾阴，可参考叶氏诃黎勒散加减，或者用连梅汤去麦冬、生地黄，加石榴皮、赤石脂、伏龙肝、人参，且需重用乌梅、石榴皮；史欣德教授认为，可以考虑主治"少阴病，得之二三日以上，心中烦、不得卧"的黄连阿胶汤（黄连、黄芩、阿胶、鸡子黄、白芍）。

笔者反复思考，认为这是《伤寒论》中主治余热未清的竹叶石膏汤证。该方出自《伤寒论·辨阴阳易瘥后劳复病脉证并治》第397条："伤寒解后，虚羸少气，气逆欲吐，竹叶石膏汤主之。"主要基于如下考虑：第一，患者高热40℃，虽然体温已降，但体内津液耗损，尚有余热未清，结合舌脉，四诊合参，诊为热盛伤津伤阴证，中药以清热生津养阴为法，方选竹叶石膏汤、生脉散；第二，腹泻加重阴伤，且大便气味不重，急则治其标，可予大剂量乌梅、五味子收摄止泻；第三，高热、腹泻、纳差患者很容易合并入量不足，导致高渗性脱水，竹叶石膏汤中淡竹叶和生石膏小剂量运用有顾护脾胃，预防高渗性脱水作用。于是疏方如下：淡竹叶10g，生石膏15g，党参30g，西洋参30g，麦冬30g，法半夏10g，甘草15g，山药50g，醋五味子10g，乌梅30g。3剂，水煎服，浓煎100mL，急煎1剂，分2次服。方中人参、西洋参同用以益气固脱，且大剂量山药以健脾益气止泻。

十一诊（2019年5月30日）：患者当晚连服竹叶石膏汤2剂，夜间大便转为2次、成形、色黄、气味不重；今日双眼睑轻度浮肿；无发热，无全身酸痛，偶有胸闷憋气、乏力感，无心前区疼痛，无恶心呕吐，无汗出；仍有舌红，少苔，有裂纹，脉细结代。查体:T 36.2℃, HR 116 次 / 分, BP 117/67mmHg。全血细胞分析 + CRP:WBC 8.05×10⁹/L, NEUT% 86.4%, LYMPH% 7.7%, CRP 44.48mg/L。急诊生化: cTnI 0.065μg/L, Na⁺ 132.7mmol/L, UA 279μmol/L, BUN 9.34mmol/L, GLU 9.07mmol/L, Cr 66.8μmol/L, TBIL 27.4μmol/L。NTproBNP: 2329pg/mL。守方再进。

十二诊（2019 年 5 月 31 日）：患者大便正常，色黄，诉心慌明显；偶有胸闷憋气，乏力，口干。舌红，少苔，有裂纹，脉细结代。查体:BP 116/59mmHg, HR 120~130 次 / 分，总入量 2384mL，总出量 3150mL，尿量 2300mL。全血细胞分析 +CRP: WBC 5.27×10⁹/L, NEUT% 80.8%, LYMPH% 11.8%, CRP 18.90mg/L, PCT15.43ng/mL。DIC 初筛试验:D-Dimer 1.11mg/L（FEU）, FDP 5.1mg/L, PT 72.5 秒, APTT 51.7 秒, PT%9.1%, INR 7.07。

在现代医学方面，患者感染较前控制，考虑感染性心内膜炎不除外，抗生素改为注射用哌拉西林钠舒巴坦钠。患者 INR 较高，考虑为抗生素相关性 INR 升高，补充诊断：获得性维生素 K 依赖性凝血因子缺乏症。嘱暂停华法林、丹红注射液，予氯化钠注射液 100mL+ 维生素 K₁ 注射液 1mL 静脉滴注补充凝血因子。在心率方面，虽然目前体温正常，可以排除体温对心率的影响，且患者正口服地高辛与富马酸比索洛尔控制心室率，然而，效果不甚理想，心率仍波动在 120~130 次 / 分。

在中医学辨证方面，患者目前主要表现为心悸，心率偏快为主，伴乏力，口干，舌红，少苔，有裂纹，脉细结代，考虑这极可能是炙甘草汤方证。主要基于如下考虑：第一，目前病机为伤寒高热后，热盛耗气伤阴，心神失养所致；第二，患者的临床表现与《伤寒论》第 177 条"伤寒脉结代、心动悸，炙甘草汤主之"高度相似，且条文中的"伤寒"二字，大有深意，明确揭示这是在高热过程中出现的心率增快，心律失常等问题；第三，笔者认为该患者虽然阴伤较重，然而既往心力衰竭较重，心阳不足，因此不可一味补阴、呆补、蛮补，必须阴阳兼顾，而炙甘草汤"七分补阴，三分补阳"，方中桂枝、党参、干姜可温通心阳，复脉定悸；第四，患者 INR 急剧上升，濒临危急值，存在出血高风险，而炙甘草汤在古代是止血、定悸药，尤其方中大剂量生地黄、阿胶专为血证而设。笔者在重症监护病房中，多次运用炙甘草汤抢救急性上消化道出血、OBT 阳性、INR 急剧升高等高出血倾向。汤药以益气滋阴，温阳复脉为法。

处方：炙甘草 30g，党参 30g，干姜 10g，桂枝 10g，麦冬 30g，生地黄 60g，火麻仁 10g，大枣 30g，阿胶珠 30g，山药 50g。7 剂，水煎服，浓煎 100mL，急煎 1 剂，分 2 次服。

十三诊（2019 年 6 月 1 日）：复查 DIC 初筛试验：INR 1.33。酌情调整华法林剂量。

十四诊（2019 年 6 月 5 日）：患者无明显胸闷、喘憋、心慌。查体：BP 113/59mmHg，HR 74 次 / 分，体重 62Kg。DIC 初筛试验：INR 2.01。NTproBNP：1506pg/mL。细菌真菌血清学检查：PCT 0.21ng/mL。大便培养：可见中等量真菌孢子。痰培养：可见白色念珠菌及少量真菌孢子。补充诊断：真菌感染，并予以对症处理。停用控制心率药，择期安排出院。

按：患者本次主因心力衰竭、低蛋白血症入院，共经历 6 次治疗转折。

第一次，患者刚入院时，主要表现为少阴水气病，经过积极补蛋白、纠正心力衰竭及中药真武汤温阳利水治疗后，喘憋明显改善。

第二次，根据中医学"大毒治病，十去其七"原则，在运用真武汤后，及时调方，予以中药肾气丸培补肾气以利尿、改善心功能，患者体重从 150 斤平稳下降至 131 斤。

第三次，患者在即将出院之际，出现院内感染，体温高达 40℃，腹泻 10 次 / 夜，心率 180~240/ 分，难以纠正的低血压（血压为 60~80/30~40mmHg），对艾司洛尔及间羟胺不耐受。后复查 PCT、乳酸明显升高，且脓毒症继发 cTnI 升高至 0.417μg/L（确认），NTproBNP 升高至 12580pg/mL，指氧下降至 90%，肝功能、肾功能指标升高，INR 升高至 7，诊断脓毒症、感染性休克、多脏器功能不全、全身炎症反应综合征、获得性维生素 K 依赖性凝血因子缺乏症成立。

然而其脓毒症原因不明，无明显咳嗽咳痰，大便常规、尿常规未见异常，因此，患者的感染灶尚不明确。针对脓毒症的治疗，抗感染、补液为其关键。在抗感染方面，除常规给予抗生素治疗外，笔者重点运用大剂量柴葛解肌汤三阳同治，解肌退热。在补液方面，该患者既往心力衰竭较重，笔者并未大量补液，而是采取小剂量滴定原则，边补边利，每小时 50mL 速度逐步补液，量出为入。遗憾的是，患者在 5 月 27 日当天，笔者一直专注于中药退热，其血常规是在体温上升过程中抽血的，并未在其体温最高点时查血常规、留血培养。笔者曾运用中药柴葛解肌汤和其他柴胡剂救治院内感染患者极多，大都在 1~2 剂迅速退热，为后续治疗赢得时机。与该患者同病房的另一位 92 岁冠心病、心力衰竭、肾衰、肺间质纤维化的老太太，在该患者发热后也出现低热不退症状，体温持续在 37.8℃，神疲倦怠乏力，笔者毫不犹豫，给其小剂量柴葛解肌汤，服药 1 剂后热退身凉。后二次院内感染，再次体温升高（体温 38℃），再服本方 1 剂，体温再次下降。将其肌酐从 240 降至 150μmol/L 后立刻出院，回家静养以巩固。

第四次，针对患者脓毒症后出现的手脚凉、末梢循环差、灌注不足，以及血压偏低、心率偏快的问题，运用大剂量四逆汤回阳救逆，显著改善了灌注，手足转温，血压上升，心率下降，且其持续 OBT 阳性也得以转阴。

第五次，针对患者出现的顽固性腹泻，一夜多达 10 次（3000mL），伴舌红少苔有裂纹，在治疗上存在矛盾，且其腹泻对四逆汤不敏感，药后改善不明显。然而在运用小剂量竹叶石膏汤合大剂量收涩止泻药后，腹泻明显改善，大便次数减少、成形、色黄、气味不重。

第六次，患者体温虽已恢复正常，然而其心房颤动、心率仍然较快，波动在 120~130 次 / 分，笔者予以大剂量炙甘草汤后，心率逐渐得以控制到 70 次 / 分。经过上述治疗后，患者双下肢水肿消失，体温正常，心率控制在 70~80 次 / 分，体重 124 斤，无发热，INR 为 2~3，空腹血糖控制在 7~8，停胰岛素。一般情况可，准予出院。

2019 年 6 月 20 日随访：患者出院后再次复查生化，GLU 6.22mmol/L，Cr 56μmol/L，BUN 8.1mmol/L，ALB 29.01g/L，TP 49g/L，LC 1.63mmol/L。DIC 初筛试验：INR 1.64。酌情调整华法林剂量。

十、四逆汤加大剂量黄芪 / 急性心肌梗死，心源性休克，重症感染，腹泻，肥厚性梗阻型心肌病，长期不能脱离血管活性药物

刘某，女，72 岁。主因"间断胸闷憋气 1 年余，加重伴胸痛 5 天"于 2017 年 2 月 17 日入院。患者 1 年余前无明显诱因间断出现胸闷憋气，未予重视，未诊治。2015 年 10 月，患者因"脑出血后遗症期"在我院住院期间诊断为"冠状动脉粥样硬化性心脏病、稳定型心绞痛、慢性心力衰竭"，予抗血小板聚集、降脂稳斑、稳定心率、利尿等治疗，胸闷憋气等不适症状减轻。患者多次因脑出血后遗症期、腔隙性脑梗死、肺部感染于我院住院治疗，经对症治疗后症状好转。5 天前，患者无明显诱因于家中出现呼吸困难、心前区憋闷不适，自行在家静卧休息后，症状未见好转，2 月 14 日由家属送至我院急诊就诊。急查 cTnI：1.482μg/L；心电图示：窦性心律，aVR、V_1、V_2 导联 ST 段抬高；血常规 +CRP：WBC 16.19×10^9/L，NEUT% 90.1%，CRP 31.21mg/L。考虑诊断为"冠心病、急性心肌梗死、心源性

休克、肺部感染"，予抗凝、扩冠、抗感染、纠正电解质紊乱、解痉平喘等治疗，现为求进一步诊治收入我科。刻下症见偶有胸闷、喘憋，无胸痛；偶有咳嗽咳痰，痰黏难咳；容易汗出，无恶心呕吐，无胃部不适，纳眠可，大便可，保留导尿。舌红，苔黄，剥脱少津，有裂纹，脉沉细。

患者既往高血压病史5年，最高达150/90mmHg，现口服酒石酸美托洛尔（12.5mg，bid），血压控制可；2型糖尿病病史5年，现口服阿卡波糖（50mg，tid），未监测血糖；慢性支气管炎病史5年余；主动脉瓣狭窄合并关闭不全、心功能不全病史4年余；高脂血症病史3年余，口服普伐他汀钠片（40mg，qn）降脂稳斑；多发动脉硬化伴斑块形成、主动脉硬化、双侧颈动脉硬化伴斑块形成、双下肢动脉硬化伴斑块形成、双侧锁骨下动脉硬化伴右侧斑块形成病史3年余；肺动脉高压病史3年；脑出血、梗阻性脑积水病史5年余，遗留言语不利、右侧偏瘫、右侧中枢性面瘫。患者2016年3月因肺部感染、呼吸衰竭于我院ICU病房行气管插管。

［查体］T 36.2℃，P 92次/分，R 19次/分，BP 80/50mmHg。发育正常，营养较差，消瘦，嗜睡，表情自如，被动体位，言语迟缓，只能简单交流，查体合作，脸色白，唇红，皮肤弹性差，瞳孔等大等圆，对光反射良好。双侧呼吸运动未见异常。双侧语颤对称，未见异常，双侧无胸膜摩擦感。双侧肺叩诊清音，双肺呼吸音粗，双侧可闻及湿啰音。心率92次/分，律齐，第一听诊区可闻及收缩期4级隆隆样杂音，主动脉瓣第二听诊区可闻及3级隆隆样杂音。腹平坦，无压痛及反跳痛，双下肢无水肿。右侧肢体痛觉缺如，Kernig阴性，Brudzinski阴性。右上肢近端肌力0级，右上肢远端肌力0级，右下肢近端肌力0级，右下肢远端肌力跖屈0级。左上肢近端肌力4级，左上肢远端肌力4级，左下肢近端肌力4级，左下肢远端肌力跖屈4级。右侧肢体肌张力铅管样增高，左侧肢体肌张力正常。双侧Hoffman征阴性，右侧Babinski征、Chaddock征阳性；左侧Babinski征、Chaddock征阴性。

［辅助检查］全血细胞分析+CRP：WBC 13.19×10^9/L，NEUT% 92.2%，RBC 3.00×10^{12}/L，HGB 91.0g/L，PLT 77.0×10^9/L，CRP>160mg/L。急诊生化+cTnI：cTnI 2.470μg/L，Cr 57.9μmol/L，BUN 8.34mmol/L，TP 48.60g/L，ALB 23.50g/L，GLU 8.4mmol/L，UA 465μmol/L，LDH 402U/L，K^+ 3.00mmol/L。DIC初筛试验：PT 15.5秒，APTT 50.8秒，FIB 6.59g/L，INR 1.34。快速血气分析（微电极）：pH 7.449，PO_2 112.1mmHg，PCO_2 43.7mmHg，SO_2 98.4%，HCO_3^- 29.6mmol/L。NT-proBNP：10212pg/mL。胃液隐血试验：（－）。心脏超声：左室

壁中-重度增厚，以室间隔为著（重度）；左室流出道流速明显增快；二尖瓣少-中量反流（结合临床：考虑肥厚型梗阻性心肌病）。

[入院诊断]中医诊断：真心痛（痰热瘀阻证）。西医诊断：①冠状动脉粥样硬化性心脏病，急性前壁心肌梗死，心功能Ⅳ级（Killip分级）；②肥厚型梗阻性心肌病；③慢性支气管炎合并感染；④高血压2级（极高危）；⑤脑出血后遗症期，右侧偏瘫，右侧中枢性面瘫；⑥腔隙性脑梗死；⑦2型糖尿病；⑧高脂血症；⑨多发动脉硬化，主动脉硬化，双侧锁骨下动脉硬化，双下肢动脉硬化，双侧颈动脉硬化；⑩肺动脉高压（轻度）；⑪脂肪肝；⑫低蛋白血症；⑬低钾血症。

入院后完善各项检查，给予抗板、抗凝、控制心室率、降脂稳定斑块、利尿、升压、抗感染、解痉、平喘、化痰、抑酸、补充白蛋白、补钾等治疗。行锁骨下静脉置管术，测CVP3-4mmH$_2$O。向患者家属交代病情，ECG示：avR、V$_1$、V$_2$导联ST段抬高，广泛导联ST段明显压低，考虑患者血管病变靠近左主干及前降支近段，病情危重，治疗存在矛盾，预后极差。

二诊（2017年2月20日）：入院第4天，患者体温升高至37.8℃，精神萎靡，嗜睡，偶有胸闷喘憋；伴咳嗽咳痰，痰黏，不易咯出；易汗出，鼻饲饮食，护工代诉昨晚开始时有从鼻饲管中溢出营养液情况；眠可，大便可，保留导尿，小便量可，舌脉同前。查体：P 84次/分，R 20次/分，BP 92/48mmHg。双肺呼吸音粗，双侧可闻及湿啰音。全血细胞分析+CRP：WBC 7.00×10^9/L，NEUT% 84.1%，RBC 2.80×10^{12}/L，HGB 86.0g/L，PLT 83.0×10^9/L，CRP 83.13mg/L。生化全项+风湿常规+cTnI：cTnI 0.603μg/L，ALB 34.00g/L，LDH 337U/L，GLU 6.4mmol/L。NT-proBNP：14645pg/mL。糖化血红蛋白：HbA1c 6.2。细菌真菌血清学检查：H-test 0.0703EU/mL，G-test 26.2pg/mL，PCT 0.69ng/mL。尿常规1：SG 1.013，PRO 30mg/dL（1+），LEU 75/μL（2+），ERY 250/μL（3+），EC 16.30/μL，RBC 5476.30/μL，WBC 69.20/μL。大便常规+隐血：（-）。床边胸腔超声：双胸腔积液。今日复测CVP：3mmH$_2$O，静脉压力偏低，提示存在血容量不足情况，临时予羟乙基淀粉200/0.5氯化钠注射液500mL静脉滴注补液扩容。

在中医方面，第一考虑患者目前以发热、咳痰为主，证属痰热壅肺。因患者无法交流，无法得知是否存在口干、口苦、食欲情况，但笔者仔细询问护工关于患者饮食与二便情况，护工反映患者"时有从鼻饲管中溢出营养液"，据此笔者认为这是典型的胃气上逆证，这与外感发热导致纳差、"默默不欲饮食"有关，属于少阳证范畴，与《伤寒论》第379条"呕而发热者，小柴胡汤主之"及第149条"伤寒五六日，呕而发热者，柴胡汤证具，而以他药下之，柴胡证仍在者，复与柴胡汤。此虽已下之，不为逆，必蒸蒸而振，却发热汗出而解"高度相似。因此，笔者迅速锁定为小柴胡汤方证。第二，患者为白皮肤，极易汗出，发际时常潮湿，笔者见其胸闷喘憋伴咳嗽咳痰，痰黏，不易咯出，这是《伤寒论》条文中典型的"汗出而喘"的临床表现。根据第63条"发汗后，不可更行桂枝汤。汗出而喘，无大热者，可与麻黄杏仁甘草石膏汤"及第162条"下后，不可更行桂枝汤；若汗出而喘，无大热者，可与麻黄杏子甘草石膏汤"，笔者迅速锁定麻杏甘石汤方证。第三，根据笔者既往治疗上呼吸道感染与肺部感染的思路与经验，考虑以三阳合病最为常见。因此，首选小柴胡汤合麻杏甘石汤。

处方：柴胡24g，黄芩12g，法半夏9g，党参15g，甘草10g，干姜3g，大枣15g，生麻黄6g，炒杏仁15g，生石膏60g，蜜紫菀15g，款冬花15g。浓煎50mL，水煎服，日1剂，早晚分2次服用。

三诊（2017年2月21日）：服药第2天，患者体温下降至36.3℃，偶有胸闷喘憋；咳嗽减轻，咳少量黏痰，不易咯出；鼻饲顺利，新增腹泻，排稀便6次，大便气味重；保留尿管，小便量可。舌红，苔黄，少苔，质干少津，有裂纹，脉沉。P 84次／分，BP 118/40mmHg。双肺呼吸音粗，双侧可闻及湿啰音，双下肢无水肿。大便细菌培养＋涂片：真菌孢子少量，真菌菌丝偶见。尿普通细菌涂片及染色：白细胞，未见真菌孢子及菌丝。生化一：Cr 46.1μmol/L，BUN 4.25mmol/L，HCO_3^- 34.2mmol/L，GLU 11.5mmol/L。肿瘤标志物常规（女性）：SCC 2.6ng/dL。白细胞介素6＋肿瘤坏死因子:IL6 50.6pg/mL，TNFα 12.4pg/mL，Th/Ts 3.14%，Th（CD3+/CD4+）63.20%。床边胸片：左上肺、右下肺炎症可能，建议追随观察；主动脉硬化，心影饱满；左侧少量胸水。床边腹部超声：肝胰脾双肾未见异常。在现代医学方面，考虑患者腹泻与真菌感染有关，强化抗真菌治疗。复测中心静脉压为2cmH$_2$O，可继予羟乙基淀粉静脉滴注补液扩容。

在中医方面，考虑腹泻很可能与抗生素及处方中大剂量生石膏有关。因其外感后腹泻，大便气味重，舌红，考虑这是典型的湿热内蕴导致的"夹热下利"，如《伤寒论》第34条所言："太阳病，桂枝证，医反下之，利遂不止，脉促者，表未解也；喘而汗出者，葛根黄芩黄连汤主之。"该患者虽然发热已退，但仍时有喘憋咳嗽，易汗出，这也与条文中湿热内蕴，迫汗外泄导致的"喘而汗出"吻合。因此，疏方葛根芩连汤原方。

处方：葛根60g，甘草15g，黄芩15g，黄连10g。3剂，水煎服，日1剂，浓煎50mL，分2次服用。

四诊（2017年2月22日）：服药葛根芩连汤1剂后，大便次数减为4次，BP 105/40mmHg，复查cTnI为0.264μg/L。守方再服。

五诊（2017年2月23日）：服葛根芩连汤2剂后，大便次数减为1次，BP 105/45mmHg，复查cTnI为0.182μg/L，复查心脏超声提示：左室壁增厚，左室流出道梗阻，主动脉瓣上流速增快，主动脉瓣退变并反流（轻度），二尖瓣反流（轻－中度），三尖瓣反流（轻度），肺动脉高压（轻度），左室舒张功能降低。

六诊（2017年2月27日）：患者近期血压仍偏低，波动在94~116/38~65mmHg（重酒石酸去甲肾上腺素注射液维持）。患者神清，精神可，无咳嗽咳痰，胸闷减轻，无喘憋胸痛，鼻饲饮食，眠可，大便2次，保留尿管，小便量可。舌红，少苔，脉沉细。查体：T 36.2℃，P 69次/分，R 20次/分，BP 111/40mmHg（血管活性药物维持）。24小时总入量2534mL，尿量2400mL，总出量3250mL。全血细胞分析+CRP：WBC 6.20×10⁹/L，NEUT% 80.2%，RBC 2.78×10¹²/L，HGB 83.0g/L，PLT 318.0×10⁹/L，CRP 8.61mg/L。生化+cTnI：ALB 30.60g/L，cTnI 0.047μg/L。尿常规：SG 1.008，PRO 阴性，ERY 25/μL（1+），RBC 42.50/μL，XWCJJ 非均一性血尿。咽拭子细菌培养+涂片：真菌孢子、真菌菌丝偶见。

患者目前以低血压为主，综合其消瘦、多汗、舌红少苔、脉微细，考虑以气阴两虚证为主。中药治以益气复脉、养阴生津，方取生脉饮，且大剂量党参以益气升压。

处方：党参120g，醋五味子20g，麦冬60g。2剂，水煎服，日1剂，浓煎50mL，分2次服。

七诊（2017年3月1日）：服用上方2剂后，患者血压仍然偏低，在重酒石酸去甲肾上腺素注射液维持下，血压为108/40mmHg。舌脉同前。

考虑患者服用大剂量益气养阴的生脉散后，血压未见明显好转，可能提示益气养阴并非对症之方。笔者再次思考该患者的病情变化，其寒热虚实的定性关键在于舌脉。一般认为，舌红少苔，这是典型的阴液亏虚之象。然而，服用上方后，舌脉未见明显改善。笔者追问家属，告知舌象一直如此。笔者遂舍舌从脉，不再顾忌其舌红少苔，据其脉微细、嗜睡，考虑这与《伤寒论》第281条"少阴之为病，脉微细，但欲寐也"极为相似，这是典型的少阴病提纲证，属于少阴病范畴。根据《素问·至真要大论》中"逆者正治，从者反治，从少从多，观其事也"原则，确立"热因热用"的反治原则。

患者低血压导致脑灌注不足，进而出现嗜睡；外周灌注不足，进而出现脉微细，可以认为这是"脉微欲绝"的症状延伸。这与《伤寒论》第317条"少阴病，下利清谷，里寒外热，手足厥逆，脉微欲绝，身反不恶寒，其人面色赤；或腹痛，或干呕，或咽痛，或利止脉不出者，通脉四逆汤主之。甘草（炙）二两，附子（生用，去皮，破八片）大者一枚，干姜三两，强人可四两。上三味，以水三升，煮取一升二合，去滓，分温再服，其脉即出者愈。面色赤者，加葱九茎；腹中痛者，去葱，加芍药二两；呕者，加生姜二两；咽痛者，去芍药，加桔梗一两；利止脉不出者，去桔梗，加人参二两。病皆与方相应者，乃服之"极为相似。且患者多汗，血压低，这是典型的黄芪证。笔者在2007年读研究生期间即听说，首都医科大学附属北京中医医院刘清泉教授去北京协和医院ICU会诊时，擅用大剂量生黄芪升压治疗顽固性低血压、不能脱离血管活性药物的休克，擅用大剂量生黄芪治疗呼吸衰竭长期不能脱离呼吸机。笔者受此启发，在通脉四逆汤基础上，加用大剂量生黄芪益气、固脱、升压。

处方：黑顺片30g，干姜20g，蜜甘草30g，生黄芪120g。3剂，水煎服，日1剂，浓煎50mL，分2次服用。

八诊（2017年3月3日）：服用上方2剂后，停用去甲肾上腺素，血压能维持在118/43mmHg，CVP为5mmHg，每天尿量均在2300mL以上。考虑上方有效，守方再服。

按：不能脱离血管活性药物的顽固性低血压、休克为现代临床重症医学难题。在监测中心静脉压CVP的情况下，即使采用大量补液，补足患者血容量后，仍有部分患者不能脱离血管活性药物。笔者认为，此时正是"真正"发挥中医药临床优势的时候。通脉四逆汤是在四逆汤基础上，将干姜剂量增加至三两，主治阳气暴脱导致的"下利清谷，里寒外热，手足厥逆，脉微欲绝，身反不恶寒，其人面色赤……或利止脉不出者"。在治疗不能脱离血管活性药物的顽固性低血压、休克时，笔者喜用通脉四逆汤加大剂量生黄芪以益气、温阳、固脱、升压，纠正休克，改善心脏功能。笔者体会到，在运用本方1~2剂后，均能将血管活性药物停药、减量。

十一、桂枝芍药知母汤加黄芪/急性心肌梗死，心力衰竭，肺部感染，急性痛风性关节炎，顽固性低血压不能脱离血管活性药物

郝某，男，80岁。主因"反复胸闷喘憋10余年，加重1周"于2017年3月20

日入院。患者于2006年4月劳累后出现心前区疼痛，胸闷憋气，大汗出，由120送至北京某医院急诊，诊断为急性心肌梗死（前壁、高侧壁），行PCI术，植入支架1枚（具体治疗经过不详），出院后仍时有胸闷憋气、间断出现下肢水肿，先后两次复查冠脉造影（具体结果不详），考虑行冠脉搭桥术，但因患者心功能差而暂缓，药物保守治疗至今。平时规律服用硫酸氢氯吡格雷片、阿托伐他汀钙、硝酸异山梨酯片、酒石酸美托洛尔等药，病情控制欠佳。2011年8月，因胸闷、喘憋加重，伴发热、咳嗽、咳痰入住我科，诊断为"冠心病、肺部感染"，予止咳、化痰、抗感染、强心、利尿、扩血管、抗血小板聚集、稳定斑块、改善循环等对症治疗，症状好转出院，出院后规律服药。2016年因咳嗽、咳痰、胸闷喘憋加重，对症治疗后出院。1周前无明显诱因再次出现胸闷，喘憋，头晕，一过性意识丧失，就诊于我院急诊。查全血细胞分析+CRP：WBC 7.78×10⁹/L，RBC 2.78×10⁹/L，HGB 111g/L，NEUT% 77.4%，LYMPH% 8.4%，CRP 33.72mg/L。生化全项+cTnI：Cr 175.1μmol/L，cTnI 0.071μg/l。DIC初筛：D-Dimer：0.78mg/l。NT-proBNP：1800pg/mL。心电图：完全右束支传导阻滞。胸片：双肺间质性炎症，主动脉硬化，双肺肋膈角欠锐利。胸部高分辨CT：双下肺间质纤维化？合并感染可能，心脏增大，心包积液，主动脉及冠状动脉硬化，双上叶局限性肺气肿，双肺陈旧性病变，双侧胸膜及叶间胸膜部分增厚，胆囊多发结石，肝囊肿可能。心脏超声：节段性室壁运动异常，主动脉瓣退变及反流（轻度），二尖瓣反流（中度），左心及右房增大，左心收缩功能降低，心包积液（少量）。腹部超声：肝囊肿，右肾囊肿。胸腔超声：双胸腔未见积液。下肢动静脉超声：双下肢动脉硬化伴斑块形成，右足胫前、足背动脉阶段性狭窄，部分闭塞。左踝正侧位：关节骨关节病。予对症治疗后有所改善，但仍时有胸闷，遂收入我科。刻下症：胸闷，无胸痛，无后背不适，活动后气喘，咳嗽，痰黏色黄难咯，阵发头晕，无头痛，纳少，眠可，二便可。左足疼痛，双下肢无力。舌淡黯，苔白腻，脉沉细。

患者既往有高血压病史，未规律服药，2006年急性心肌梗死后，血压下降至100/70mmHg左右。既往有高尿酸血症、高脂血症、高同型半胱氨酸血症、陈旧性脑梗死、慢性肾功能不全、颈椎病等病史。曾行胰腺脓肿术。

[查体] T 36.3℃，P 92次/分，R 20次/分，BP 99/54mmHg。发育正常，营养良好，神志清楚，表情自如，自主体位，回答清楚，查体合作，瞳孔等大等圆，对光反射良好，胸廓正常，双侧呼吸运动未见异常。双侧语颤对称未见异常，双侧无胸膜摩擦感。双侧肺叩诊正常，双侧呼吸音低，双下肺可闻及湿啰音。心界

向左扩大，心率 92 次 / 分，律齐，二尖瓣、三尖瓣听诊区可闻及 3/6 级收缩期吹风样杂音，主动脉瓣、肺动脉瓣听诊区可闻及 2/6 级杂音，腹部正中可见一长约12cm 纵行手术疤痕，腹软无压痛，无反跳痛，双下肢轻度肿胀，无凹陷性水肿，局部皮温较低。生理反射存在，病理反射未引出。

[辅助检查] 全血细胞分析 +CRP:WBC $7.34×10^9$/L，RBC $2.50×10^{12}$/L，HGB99.0g/L，PLT $118.0×10^9$/L，NEUT% 75.9%，CRP 72.41mg/L。生化 +cTnI:Cr 158.9μmol/L，UA 486μmol/L，BUN 11.69mmol/L，cTnI 0.142μg/L。DIC 初筛试验:D-Dimer 0.6mg/L（FEU）。肾素血管紧张素系列、大便常规 + 隐血（-）。胸片:双下肺间质性改变，心影明显增大，主动脉硬化。心脏彩超:节段性室壁运动异常，主动脉瓣退变并反流（轻度），二尖瓣反流（重度），三尖瓣反流（重度），肺动脉高压（中-重度），全心增大，左室收缩，舒张功能减低，心包积液（少 - 中量）。腹部超声:肝囊肿，右肾囊肿，餐后胆囊，胆囊多发结石。胸腔超声:双胸腔积液（左侧胸腔可见游离液性暗区，前后径 1.4cm，上下径 3.0cm；右侧胸腔可见游离液性暗区，前后径 2.1cm，上下径 4.8cm）。

[入院诊断] 中医诊断:胸痹（阳虚寒凝证）。西医诊断:①冠状动脉粥样硬化性心脏病，急性非 ST 段抬高型心肌梗死，陈旧性心肌梗死，PCI 术后，左心增大，心包积液，心功能 I 级（Killip 分级）;②肺部感染;③高血压病 3 级（极高危）;④慢性肾功能不全（CKD3 期）;⑤陈旧性脑梗死;⑥高尿酸血症;⑦高脂血症;⑧颈椎病;⑨高同型半胱氨酸血症;⑩急性痛风性关节炎。

入院后常规给予抗板、降脂、稳定斑块、利尿、扩冠、控制心室率、营养心肌、抗感染、化痰、解痉、降尿酸等治疗。因患者血压偏低，维持在80~90/50~60mmHg。笔者询问得知，平常血压偏低，保持在 90/60mmHg 左右。在治疗上，暂予氯化钠注射液 40m+ 盐酸多巴胺注射液 100mg 静脉注射以升血压。

二诊（2017 年 3 月 27 日）:患者诉左足疼痛加重，不能下地行走，无胸闷胸痛，咳嗽咳痰减轻，无头晕头痛，容易汗出，纳少，眠可，二便可，舌淡暗，苔白腻，脉沉细。查体:P 100 次 / 分，BP 110/57mmHg（小剂量多巴胺维持）。总入量 2280mL，总出量 3100mL，尿量 2250mL。右下肺可闻及少量湿啰音，心界向左扩大，心率 100 次 / 分，律齐，双下肢无水肿。全血细胞分析 +CRP WBC$12.61×10^9$/L，RBC $2.35×10^{12}$/L，HGB 90.0g/L，PLT $263.0×10^9$/L，NEUT% 86.9%，CRP 50.74mg/L。生化:K^+ 5.54mmol/L，Na^+ 135mmol/L，Cl^- 103mmol/L，

TP 63.90g/L, ALB 31.60g/L, UA 508μmol/L, DBIL 3.9μmol/L, BUN 16.21mmol/L, Cr 99.4μmol/L。

患者主因心肌梗死后心力衰竭、慢性肾功能不全、痛风发作入院，目前以双下肢关节疼痛为主，左足加重，伴顽固性低血压（需用血管活性药物维持），频繁汗出，纳差为主。第一，笔者考虑其痛风发作、下肢疼痛与《金匮要略·中风历节病脉证并治》中的"诸肢节疼痛，身体尪羸，脚肿如脱，头眩短气，温温欲吐，桂枝芍药知母汤主之"条文极为相似。第二，其多汗出，与《金匮要略》中容易汗出的"尊荣人"极为相似。根据《金匮要略》中黄芪类方（黄芪桂枝五物汤、黄芪芍桂苦酒汤、桂枝加黄芪汤、防己黄芪汤等）特征，汗出为其共同指征，且存在出汗越重，黄芪剂量越大的特征。第三，根据笔者既往治疗顽固性低血压、休克的经验，必须合用大剂量黄芪方能有效升压。因此，笔者考虑其病机为心肾阳虚、水饮内停、郁而化热，汤药以桂枝芍药知母汤、黄芪桂枝五物汤加减以益气温阳、清热止痛、升压。

处方：桂枝15g，白芍10g，甘草10g，生麻黄5g，干姜5g，麸炒白术20g，知母15g，防风15g，黑顺片15g，大枣15g，生黄芪30g。3剂，水煎服，浓煎100mL，日1剂，分2次服。

二诊（2017年3月28日）：患者服用上方1剂，双足疼痛明显减轻，能下地行走，血压较前明显上升，在停用多巴胺的情况下维持在103/61mmHg。无胸闷喘憋胸痛，舌暗红，苔薄白，脉沉。查生化:Cr 126.0μmol/L，UA 633μmol/L，BUN 20.29mmol/L。cTnI 0.015μg/L。NT-proBNP: 8091pg/mL。

三诊（2017年3月30日）：患者双足疼痛继续减轻，无明显不适，能在病房唱京剧。BP 100/61mmHg。生化检查:Cr 108.0μmol/L，UA 682μmol/L，BUN 17.87mmol/L。NT-proBNP: 6721pg/mL。

分析患者病情如下：患者本次主因心肌梗死后心力衰竭，肺部感染加重心力衰竭，顽固性低血压，痛风急性期入院，经积极抗感染、改善心力衰竭等治疗后，咳嗽咳痰消失，双下肢疼痛减轻，无胸闷心慌，纳眠可，二便可，血压上升，cTnI恢复正常，考虑患者一般情况可，建议择期出院，但提议遭到患者家属拒绝。虽然笔者一再苦劝，如果继续留在CCU，老人极有可能存在交叉感染的高风险，且一旦病房收治其他重症感染患者，因老人抵抗力差，很容易再次"中标"感染，致使前期所有治疗"前功尽弃"，甚者死于院内感染。类似家属因护理问题无法接老人回家，进而要求在CCU继续"调养"致院内感染而亡的教训比比皆是，但家属坚决要求在重症监护病房继续"巩固、调理"。

四诊（2017年4月2日）：昨天周六为清明假期提前补班，患者在CCU第12床，而当天在9床临时收治一位83岁肺部感染、阵发心房颤动患者，体温高达38.9℃，因当时普通病房没有病床，暂时收在CCU以过渡。笔者当天下班前非常担心老郝过不去感染这一关。患者从2017年4月2日开始出现咳嗽咳痰加重，喉中痰鸣，痰涩不易咳出，伴胸闷喘憋不能平卧，稍有活动即喘憋加重，少气懒言，精神弱，纳差，不欲食。复查NT-proBNP上升至13892pg/mL。生化中γ-GT 83.39U/L，ALT 65.3U/L，AST 228U/L，BUN 25.70mmol/L，UA 837μmol/L，Cr 125.7μmol/L，K$^+$ 6.01mmol/L；血常规中NEUT%上升至79.2%。提示目前存在肺部感染加重心力衰竭，高钾血症，代谢性酸中毒，肝功能不全等病理改变。

五诊（2019年4月5日）：清明节后接班，患者胸闷喘憋加重，动则气喘，咳嗽咯痰，痰色白质黏难咯。复查全血细胞分析+CRP：WBC 10.64×10^9/L，RBC 2.68×10^{12}/L，PLT 171.0×10^9/L，NEUT%91.3%，LYMPH%3.1%，CRP 34.92mg/L。在治疗上，强化抗感染、化痰、解痉、平喘、纠正心力衰竭治疗。遗憾的是，自此患者心功能急剧下降，心力衰竭不断加重，EF从入院之初的43%下降至34%，胸腔超声提示新发的左侧胸腔积液（左侧胸腔可见游离液性暗区，前后径0.9cm，上下径2.3cm），感染也未能控制，PCT上升至1.05ng/mL。

六诊（2019年4月10日）：临终前，患者高热至39.2℃，尿血，中心静脉压CVP为18cmH$_2$O，cTnI上升至1.162μg/L。复查生化：LC 6.13mmol/L，Cr 249μmol/L，ALT 92.0U/L，AST 1092.4U/L，BUN 37.2mmol/L，UA 840μmol/L，K$^+$ 5.36mmol/L，Na$^+$ 147mmol/L，Cl$^-$ 108mmol/L，ALB 32.40g/L，HCO$_3^-$ 13.6mmol/L，DBIL 20.5μmol/L，IDBIL 23.5μmol/L。复查PLT下降至77.0×10^9/L。复查DIC初筛试验：D-Dimer 13.13mg/L（FEU），INR 2.94。提示肺部感染启动多器官功能衰竭、DIC可能性大，建议行床旁血滤治疗，患者家属拒绝。

在重症监护病房的患者，一旦院内感染控制不佳，邪入三阴，病情将会急转直下，直至"越经""直中"，出现《伤寒论》中的诸多"死""不治""难治"的表现，预后极差。笔者见其高热不退伴"血证"，立刻意识到患者已经"步"入少阴，这与《伤寒论·辨少阴病脉证并治》中第301条条文极为相似，即"少阴病始得之，反发热，脉沉者，麻黄细辛附子汤主之"。以前笔者不识此证，不会用麻黄附子细辛汤，常以柴胡剂加生石膏粗疏债事。此时不可寒凉直折，只宜解表、回阳以救逆。倘若治以大苦大寒，必将"一逆尚引日，再逆促命期"。此时病情极其凶险，唯有以麻黄附子细辛汤放手一搏。

处方：生麻黄15g，黑顺片30g，细辛6g。3剂，水煎服，日1剂，浓煎50mL，今日急煎1剂。鼻饲泵持续鼻饲。

另外，灸法在《伤寒论》中共有9处。其中太阳病篇3处（第115、第116、第117条），少阴病篇3处（第292、第304、第325条），以及厥阴病篇3处（第343、第349、第362条）。病邪深入三阴，尤其在少阴与厥阴阶段，用灸法回阳救逆者极多。即第292条："少阴病，吐、利，手足不逆冷，反发热者，不死。脉不至者，（至一作足）灸少阴七壮。"第304条："少阴病，得之一二日，口中和，其背恶寒者，当灸之，附子汤主之。"第325条："少阴病，下利，脉微涩，呕而汗出，必数更衣，反少者，当温其上，灸之（脉经云：灸厥阴可五十壮）。"第343条："伤寒六七日，脉微，手足厥冷，烦躁，灸厥阴。厥不还者，死。"第349条："伤寒脉促，手足厥逆，可灸之（促，一作纵）。"第362条："下利、手足厥冷、无脉者，灸之不温，若脉不还，反微喘者，死；少阴负趺阳者，为顺也。"本科室研究生杨大夫、张大夫对《伤寒论》饶有兴趣，笔者让其速灸关元、气海、厥阴俞穴。20分钟后，患者肚脐里面全是水，体温从39.2℃下降至38.9℃。无奈病重药轻，患者最终死于呼吸衰竭、心力衰竭。

按：患者的整个治疗过程分为两个阶段。第一阶段为治疗心肌梗死、心力衰竭、低血压、关节痛，在运用桂枝芍药知母汤合桂枝加黄芪汤后，血压明显上升，停用升压药，取得满意疗效。第二阶段为清明假期，在发生院内感染后，笔者见其喘憋不断加重，咳嗽咳痰，少尿，心力衰竭不断加重，CVP始终在12cmH$_2$O以上，最高达22cmH$_2$O，肝肾功能急剧恶化，直至DIC。其教训非常深刻，再一次印证了临床治疗中"见好就收"的规律。但在现实中，家属往往会因为护理问题不愿、不敢、不想接老人回家，一再贻误病情康复时间，加重院内感染发生概率。一旦出现院内感染，患者留给我们的治疗时间极为短暂，倘若不能在有限的时间窗内"截断扭转"，往往病情急转直下，直至束手无策，无力回天。

经方治疗急危重症

中风病篇

一、《备急千金要方》小续命汤 / 面神经炎，急性脑梗死，急性脑出血，脑出血后遗症，不明原因的四肢无力，颈椎病，急性脊髓炎，急性神经根炎，吉兰－巴雷综合征，多发性硬化，重症肌无力，运动神经元病，杜氏肌营养不良，皮肌炎，低钾麻痹，末梢神经炎等"中风"

清代名医陈修园在其《医学三字经》中说："人百病，首中风；骤然得，八方通；闭与脱，大不同；开邪闭，续命雄；固气脱，参附功。"由此可见，中风在古代为百病之首，其辨证有闭证与脱证之分，而小续命汤为临床治疗中风邪闭的重要处方。古代"中风"病的内涵与范畴极为广泛，与现代医学中的脑血管病存在交叉，但又有所不同。然而，中风相当于现代医学的什么病？同为中风主方，《备急千金要方》小续命汤（以下简称为《千金》小续命汤）与《古今录验》续命汤有何异同？小续命汤在汉唐时期，备受推崇，在后世为何会出现无人问津，甚至"三起三落"的跌宕起伏？

笔者常年主管急危重症患者，积累了大量运用《千金》小续命汤治疗急慢性面神经炎、面神经炎伴高血压、急性脑梗死、急性脑出血、脑出血后遗症、不明原因的四肢无力、颈椎病、急性脊髓炎、急性神经根炎、吉兰－巴雷综合征、多发性硬化、重症肌无力、运动神经元病、皮肌炎等诸多疾病的临床经验。其临床疗效之迅捷，常能出乎意料。临床研究发现：①本方在脑梗死、脑出血等脑血管疾病，面神经炎、急性脊髓炎、急性神经根炎、吉兰－巴雷综合征、不明原因的四肢无力、多发性硬化、运动神经元病、重症肌无力等神经系统疾病，皮肌炎等风湿免疫系统疾病的治疗中极为常见，不仅能改善症状，而且还能改善预后，提高患者远期生存率；②突然出现的肢体活动不利，面瘫，痛觉减退，而神志正常，排除火热证，则是本方证的辨证关键；③本方为治疗急性面神经炎的特效方、必效方、专病专方，效专力宏，配合艾灸，常能一周治愈；④在治疗面神经炎伴高血压，或伴急性脑血管疾病时，本方一般不升高血压，而且还有一定的降压作用，体现了对血压的双向调节，相当于"东方的CCB"；⑤在治疗脑梗死、脑出血时，本方能够显著缩短急性期病程，促进肢体偏瘫、言语不利等康复，其作用机制与现代医学治疗脑血管病的治疗原则一致；⑥在治疗不明原因的四肢无力、急性脊髓炎、急性神经根炎、吉兰－巴雷综合征等时，本方能迅速改善症状；⑦本方为多发性硬化、运动神经元病、杜氏肌营养不良的基础治疗方，长期服用能够改善肢体无力症状，减少并发症发生，延缓病情进展，但远期预后多不佳；⑧在治疗重症肌无力时，本方能显著改善肌力，逐步停减激素，部分患者行胸腺瘤手术后，重症肌无力症状仍有反复者，同样适用，可以认为本方为"东方的激素"；⑨本方在皮肌炎、颈椎病等治疗中也具有一定作用；⑩生麻黄是小续命汤中君药，为本方起效关键，多从6g起步，小剂量滴定，逐步递增。另外，本方禁用于脸红、心率快、血压高、大便不通、舌质红，苔黄，脉弦数或弦劲有力，直冲寸口者。

（一）基于现代病理生理机制的汉唐时代"中风"病内涵诠释

一般认为，中风又叫类中风，是以突然昏仆、半身不遂、肢体麻木、舌謇不语、口舌歪斜、偏身麻木等为主要表现的疾病，属于中医内科重大疾病，相当于现代医学中的缺血性脑卒中及脑出血等疾病。然而，中风原意是指中于风邪引起的疾病。在汉唐时期的中医典籍中，关于"中风"病的内涵较为广泛，不局限于脑卒中这一种疾病，且以外风立论为主，倡导"内虚邪中"学说。因此，笔者将从现代病理生理学机制角度，以《金匮要略》和《备急千金要方》为例，对古代中风病的内涵进行深刻解读。

《金匮要略·中风历节病脉证并治》对中风进行了定义与描述，原文谓："夫风之为病，当半身不遂，或但臂不遂者，此为痹。脉微而数，中风使然。寸口脉浮而紧，紧则为寒，浮则为虚，寒虚相搏，邪在皮肤。浮者血虚，络脉空虚，贼邪不泻，或左或右，邪气反缓，正气即急，正气引邪，喎僻不遂。邪在于络，肌肤不仁；邪在于经，即重不胜；邪入于腑，即不识人；邪入于脏，舌即难言，口吐涎。"其中"半身不遂""但臂不遂""重不胜"，是运动神经障碍；"喎僻不遂"，是面神经麻痹，既可能为中枢性，也可能为周围性；"肌肤不仁"，是感觉神经障碍；"不识人"，即昏迷，中枢神经障碍；"舌即难言""口吐涎"，是舌下神经、面神经障碍。因此，从上述条文中不难发现，《金匮要略》的中风病涵盖了急慢性脑血管疾病、面神经炎、昏迷及其并发症等。在治疗方面，《金匮要略·中风历节病脉证并治》中共附方7首，包括防己地黄汤、风引汤、侯氏黑散、头风摩散方、《古今录验》续命汤、《千金》三黄汤、《近效方》术附汤。其中，防己地黄汤开启后世运用养阴息风法治疗中风之先河，而风引汤则开启后世平肝潜阳重镇法治疗中风之先河，而《古今录验》续命汤则开后世运用发汗解表、祛风散寒法治疗中风之先河。

孙思邈在其《备急千金要方·卷二十五·杂论风状第一》中列举了4种中风类型："岐伯曰：中风大法有四，一曰偏枯，二曰风痱，三曰风懿，四曰风痹。偏枯者，半身不遂，肌肉偏不用而痛，言不变，智不乱，病在分腠之间，温卧取汗，益其不足，损其有余乃可复也。风痱者，身无痛，四肢不收，智乱不甚，言微可知则可活，甚则不能言则不可活。风懿者，奄忽不知人，咽中塞窒窒然，舌强不能言。病在脏腑，先入阴，后入阳。治之先补于阴，后泻于阳，发其汗，身转软者生，汗不出身直者，七日死。风痹者，脉微涩，其证身体不仁。"从这里描述的症状、体征来分析，不难看出：偏枯主要表现为半身不遂，肢体活动不利，言语正常，神志清晰，主要见于脑梗死、脑出血所致的偏瘫而不兼昏迷者；风痱主要表现为四肢痿软无力，但神志清楚、痛觉减退，主要见于运动神经元病、脊髓侧索硬化症、吉兰－巴雷综合征、脊髓炎、皮肌炎、重症肌无力、低钾麻痹等；风懿主要表现为神志不清，咽中不利，吞咽呛咳，言语謇涩，舌强不语等，主要见于偏枯、风痱而兼有昏迷失语重症，病情最为严重；风痹主要表现为身体麻木，感觉神经障碍，主要见于末梢神经炎等。因此，从上述条文中不难发现，《备急千金要方》的中风涵盖了急慢性脑血管疾病及其后遗症、运动神经元病、脊髓侧索硬化症、吉兰－巴雷综合征、脊髓炎、皮肌炎、重症肌无力、低钾麻痹、末梢神经炎等。在治疗方面，首选小续命汤。

综上，古人认为的中风是指突然而来的疾病。在现代医学中，既包括脑出血、脑梗死、短暂性脑缺血发作等脑源性疾病，也包括面神经炎、颈椎病、脊髓炎、神经根炎、运动神经元病、皮肌炎、多发性硬化、重症肌无力、不明原因的四肢无力等神经系统、风湿免疫系统等疾病，还包括阿－斯综合征、恶性心律失常、急性心肌梗死、心力衰竭等心源性疾病。因其在症状上表现为突然出现的诸多症状，古人虽然不知道所属何病，但据其症状及"风性主动"的病机特征，认为其类似于中于风邪而发病。因此，古人将这一类疾病全部名之曰中风。

值得注意的是，这里的风多指外风。根据邪气夹杂不同，风邪常与寒邪兼夹致病。中国中医科学院史欣德教授临证极为重视外风致病学说，在临床上治疗突然而来的疾病，包括头痛、头晕、胸闷痛、心悸、腹痛等，从风寒入手，常以藿香正气水温水冲服解表散寒以试探病情，观察病情进退。史教授运用祛风解表散寒法治疗急性脑血管疾病的理论即源于此。但遗憾的是，到了金元以后，对于中风内涵的认识，则多以内风立论，提倡"中风非风"学说。

（二）方证溯源

在古代，续命汤类方有很多，包括《古今录验》续命汤、《千金》小续命汤、《千金翼方》续命汤、《千金》续命风引汤、《千金》大续命汤、《千金》增损续命汤、《外台》大续命汤、《金匮翼》续命煮散、《千金》八风续命汤、《千金》西州续命汤、《圣济总录》大续命汤、《丹溪心法》小续命汤、《杂病证治新议》加减续命汤、《素问病机气宜保命集》麻黄续命汤、葛根续命汤、桂枝续命汤、附子续命汤、羌活连翘续命汤等。因上述续命汤类方多以《古今录验》续命汤及《千金》小续命汤为基础进行加减化裁，故笔者将其方证溯源如下。

《古今录验》续命汤出自《金匮要略·中风历节病脉证并治》附方："治中风痱，身体不能自收，口不能言，冒昧不知痛处，或拘急不得转侧。麻黄、桂枝、人参、甘草、干姜、石膏、当归各三两，川芎一两五钱，杏仁四十枚。上九味，以水一斗，煮取四升，温服一升，当小汗，薄覆脊，凭几坐，汗出则愈，不汗更服。"由上述条文可知，《古今录验》续命汤的经典指征为：中风痱，身体不能自收，口不能言，冒昧不知痛处，或拘急不得转侧。

《千金》小续命汤出自《备急千金要方·卷八·诸风第二》，原文记载其方证条文共4处："卒中风欲死，身体缓急，口目不正，舌强不能语，奄奄忽忽，精神闷乱，诸风服之皆验，不令人虚方。麻黄、防己、人参、黄芩、桂心、甘草、芍药、川芎、杏仁各一两，附子一枚，防风一两半，生姜五两。取汗，随人风轻重虚实也。有人脚弱，服此方至六七剂得瘥；有风疹家，天阴节变，辄合服之，可以防喑。随证化裁：恍惚者，加茯神、远志。如骨节烦疼，本有热者，去附子，倍芍药。""中风冒昧，不知痛处，拘急不得转侧，四肢缓急，遗矢便利，此与大续命汤同，偏宜产后失血并老小人。""风历年岁，或歌或哭或大笑，言语无所不及。""吾（孙思邈）尝中风，言语謇涩，四肢痿曳，处此方，日服四服，十日十夜服之不绝，得愈。"由上述条文可知，《千金》小续命汤证的经典指征为："卒中风欲死，身体缓急，口目不正，舌强不能语，奄奄忽忽，精神闷乱""中风冒昧，不知痛处，拘急不得转侧，四肢缓急，遗矢便利""风历年岁，或歌或哭或大笑，言语无所不及""中风，言语謇涩，四肢疼曳"。其适应人群包括"诸风服之皆验，不令人虚""偏宜产后失血并老小人""风历年岁""中风"。

（三）方证解读

因《古今录验》续命汤与《千金》小续命汤方证主治相似，笔者常将这两个方证综合参照，一同视为《千金》小续命汤方证主治。

1. 中风痱，身体不能自收，口不能言，冒昧不知痛处，或拘急不得转侧

"中风痱"，是指中风中的风痱亚型。根据《备急千金要方》中"风痱者，身无痛，四肢不收，智乱不甚，言微可知则可活，甚则不能言则不可活"，是指突然出现的四肢无力，活动不利，神志清楚，痛觉减退的病症，如果言语对答流利则提示病情较轻，倘若对答不利则提示神志异常，病重。"身体不能自收"，是指四肢活动不利，肌力减退，多见于脑血管病及风湿免疫系统疾病。"口不能言"，是指言语不利，常见于脑血管病的急性期或后遗症期。"冒昧不知痛处"，是指对疼痛不敏感，痛觉减退。"拘急不得转侧"，是指肢体肌张力过高，四肢拘急，活动不利，也多见于脑血管病的后遗症。

2. 卒中风欲死，身体缓急，口目不正，舌强不能语，奄奄忽忽，精神闷乱，诸风服之皆验，不令人虚方

"卒中风欲死"，是指突然出现的肢体活动不利，甚者昏迷，可见于急性脑血管病，包括脑梗死、脑出血，尤其是脑干出血等危重症。"身体缓急"，是指肌力减退，或肌张力增强，软瘫，或硬瘫，均可出现。"口目不正"，是指口眼歪斜，有中枢性和周围性之分，既可见于面神经炎，也可见于脑梗死或脑出血等脑血管疾病。"舌强不能语"，是指舌强言语謇涩，多见于脑血管病。"奄奄忽忽，精神闷乱"，是指神志恍惚、精神萎靡、闷乱烦躁，可见于脑血管疾病并发精神神经障碍。"诸风服之皆验，不令人虚方"，是指各种中风证都可以服用本方，服后均能见效，是一张让人不再虚弱的处方。

3. 中风冒昧，不知痛处，拘急不得转侧，四肢缓急，遗矢便利，此与大续命汤同，偏宜产后失血并老小人

"中风冒昧，不知痛处，拘急不得转侧，四肢缓急"，是指中风后精神萎靡，头晕目眩，痛觉减退，对疼痛不敏感，四肢拘急活动不利，不能灵活转动身体，四肢或软瘫或硬瘫。"遗矢便利"，是指二便失禁，大便或者小便次数增多。之所以会出现二便改变，主要与脑梗死的栓塞部位有关，影响到调节二便中枢。"此与大续命汤同"，是指其适应证与大续命汤方证指征相同。"偏宜产后失血并老小人"，是指该方适用于产后失血患者、老年人及儿童。

4. 风历年岁，或歌或哭或大笑，言语无所不及

"风历年岁，或歌或哭或大笑，言语无所不及"，是指患中风病多年，出现了精神神经症状，或者唱歌，或者悲伤欲哭，或者大笑不止，各类言语都能出现在这类中风患者身上，且多见于脑血管病的恢复期。

5. 中风，言语謇涩，四肢痿曳

"中风，言语謇涩，四肢痿曳"，是指患中风后，舌强言语謇涩，四肢活动不利，尤其是患者肢体不能活动，只能靠健侧拖行。

（四）《千金》小续命汤与《古今录验》续命汤异同比较

在方证原文上，《千金》小续命汤与《古今录验》续命汤均可主治"中风""风痱"，即脑血管病等神经系统疾病，以及其他系统疾病过程中出现的肢体活动不利，言语謇涩，痛觉减退，四肢拘急痉挛，但神志清晰。

在药物组成上，《千金》小续命汤由麻黄汤加防风、防己、生姜、人参、附片、白芍、川芎、黄芩而成。方中麻黄汤疏风解表散寒，主治风寒束表证；防风、防己、生姜祛风解表，散寒化湿，主治风寒湿证；人参益气补阴，主治气阴两虚证；附片回阳救逆，补火助阳，散寒止痛，主治亡阳虚脱、寒湿痹痛；白芍养血调经，敛阴止汗，柔肝止痛，主治阴血亏虚证；川芎活血行气，主治气滞血瘀证；黄芩清热燥湿，泻火解毒，止血，安胎，主治火热内蕴证。因此，《千金》小续命汤证所对应的病机为正气亏虚（气血阴阳），兼有风寒湿邪束表，经络瘀阻，郁而化热。

《古今录验》续命汤由麻黄汤加人参、干姜、当归、川芎、石膏而成。方中麻

黄汤疏风解表散寒，主治风寒束表证；人参益气补阴，主治气阴两虚证；干姜温脾阳，散中焦之寒，主治脾阳虚内寒证；当归养血活血，主治血虚证；川芎为血中之气药，可以活血化瘀，祛风行气止痛，主治瘀血内阻证；生石膏清热泻火，主治阳明气分热盛证。因此，《古今录验》续命汤所对应的病机为正气亏虚（气血阴阳），兼有风寒束表，经络瘀阻，郁而化热。

以药测证，两者在病机上，除共同的气血阴阳亏虚，经络、腠理空虚之外，都可兼见风寒束表，经络之气运行不畅，继而瘀血阻络化热。不同的是，因《千金》小续命汤方中有防风、防己、生姜，其风寒湿邪束表证或风寒湿邪阻滞经络症状更重；《千金》小续命汤方中用人参、附片、白芍扶正补虚，而《古今录验》续命汤方中用人参、干姜、当归扶正补虚，因前方中用附片，故其方证阳虚更重（表1）。由于《千金》小续命汤较《古今录验》续命汤辛散温通扶正力量更强，故笔者在临床更为常用。

表1 《千金》小续命汤与《古今录验》续命汤方证异同比较

	《千金》小续命汤	《古今录验》续命汤
组成	麻黄汤（麻黄、桂枝、杏仁、甘草）、防风、防己、生姜、人参、附片、白芍、川芎、黄芩	麻黄汤（麻黄、桂枝、杏仁、甘草）、人参、干姜、当归、川芎、石膏
病机	正气亏虚（气血阴阳），经络瘀阻化热，兼有风寒湿束表	正气亏虚（气血阴阳），经络瘀阻化热，兼有风寒束表
功效	祛风散寒除湿，活血通络，清热，扶正补虚	祛风散寒，活血通络，清热，扶正补虚
适应症	①中风欲死，身体缓急，口目不正，舌强不能语，奄奄忽忽，精神闷乱，诸风服之皆验，不令人虚方；②中风冒昧，不知痛处，拘急不得转侧，四肢缓急，遗矢便利，此与大续命汤同，偏宜产后失血并老小人；③风历年岁，或歌或哭或大笑，言语无所不及；④中风，言语謇涩，四肢疼曳	中风痱，身体不能自收，口不能言，冒昧不知痛处，或拘急不得转侧

值得注意的是，两者均含有麻黄汤原方。麻黄汤又名还魂汤、追魂汤，出自《金匮要略·杂疗方》："救卒死，客忤死，还魂汤主之方。《千金方》云：主卒忤鬼击飞尸，诸奄忽气绝，无复觉，或已无脉，口噤拗不开，去齿下汤。汤下口不下者，分患者发左右，捉肩引之。药下复增取一升，须臾立苏。麻黄三两（去节，一方四

两），杏仁（去皮尖）七十个，甘草一两炙，《千金》用桂心二两。上三味，以水八升，煮取三升，去滓，分令咽之，通治诸感忤。"此即，麻黄汤是古代的急救药，为古人治疗猝死、晕厥等突然意识丧失的方剂。在现代医学中，"卒死，客忤死……卒忤鬼击飞尸，诸奄忽气绝，无复觉，或已无脉，口噤拗不开"等这些传统中医学中的病名，很可能是现代医学中的脑源性疾病（脑梗死、脑出血、短暂性脑缺血发作等），也可能为心源性疾病，或其他源性疾病。因《千金》小续命汤与《古今录验》续命汤均以麻黄汤为基础，以药测证，故两者均可主治"卒死，客忤死"等疾病，均可"还魂、追魂"。

（五）小续命汤方证传承史上"三起三落"的命运解读

在汉唐时期，小续命汤为医家所推崇，无愧"内科第一方"美誉，但在后世却被逐渐淹没，甚至历代医家弃而不用。之所以小续命汤会被"打入冷宫"，这与其"三起三落"的跌宕命运，以及历代医家对"中风"病机内涵认识变化有关。

第一，在汉唐宋时期的医著中，无论是魏晋南北朝时期陈延之《小品方》、唐代王焘《外台秘要》，还是唐代孙思邈《备急千金要方》《千金翼方》，小续命汤均为中医内科"治风剂之首"，被誉为"诸汤之最要"。《备急千金要方·诸风》中说："依古法用大小续命二汤，通治五脏偏枯贼风……效如神。"《外台秘要》中引崔知悌所言："余昔任户部员外，忽婴风疹，便服此汤，三年之中，凡得四十六剂，风疾迄今不发。余曾任殿中少盐，以此状说向名医，咸云此方为诸汤之最要"。宋代《太平惠民和剂局方》在小续命汤条下也说，"小续命汤，治卒暴中风，不省人事，渐觉半身不遂，口眼斜，手足战掉，语言謇涩，肢体麻痹，神情气乱，头目眩重，痰涎并多，筋脉拘挛，不能屈伸，骨节烦疼，不能转侧，及治诸风，服之皆验。若治脚气缓弱，久服得差。久病风人，每遇天色阴晦，节候变更，宜预服之，以防喑系"。南宋医家杨士瀛在其《仁斋直指方论》中也说："治风良剂，小续命汤为上。"可以说，汉唐宋时期为小续命汤的鼎盛时期，当时医家将小续命汤推到了史上最高地位。之所以会出现这种认识，与当时医家对中风"外风"致病学说的朴素认识有关。

第二，随着后世医家对中风病机的认识变化，"外风"致病学说受到质疑。相反，"内风"学说在明代逐渐盛行，小续命汤的历史地位受到质疑，甚至开始沉落。明朝明代朱橚、滕硕、刘醇等编撰的《普济方·诸风》中说，"夫脑卒中者，盖五脏俱虚，乃得是病，医者不治其本，先以治风药如续命汤排风之类投之"，认为运用小续命汤治疗中风是"不治其本"。明代医家张景岳在其《景岳全书》第五十六卷《宇集·古方八阵·散阵》中说："中风一证，病在血分，多属肝经，肝主风木，故名中风，奈何自唐宋名家以来，竟以风字看重，遂多用表散之药。不知凡病此者，悉由内伤，本无外感，既无外感而治以发散，是速其危耳。"张氏否定唐宋以前的外风致病论，强调肝风内动的内伤学说，认为运用小续命汤治疗中风是"速其危耳"。由此可见，在明代，小续命汤受到医家质疑，其历史地位开始没落。

第三，在清代，小续命汤治疗中风的临床价值重新受到关注，其临床地位再次得以提升。清初医家汪昂也赞成运用小续命汤，"小续命汤……通治六经中风，㖞斜不遂，语言謇涩及刚柔二痉，亦治厥阴风湿……此方今人罕用，然古今风方，多从此方损益为治"。清代名医徐灵胎临证时极为推崇古方，其在《兰台轨范》中说，"续命为中风之主方，因证加减，变化由人，而总不能舍此以立法"。

第四，在清末民国初期，由于受现代医学及中西医汇通影响，认识到中风、脑溢血与血压升高有关。近代医家张山雷先生在《中风斠诠》中极力抨击小续命汤，并抨击喻嘉言、陈修园仍然引用此方"论者新奇，病者无命"，认为用小续命汤治疗中风是"不可思议""侥幸图功"，其谓"小续命汤之治卒中风欲死"，本是附会《伤寒论》之太阳中风，而制此鸿蒙未判之奇方，乃后人之论中风有中经络之一证，又附会小续命汤之可治太阳证，而造此不可思议之病理。要知昏瞀卒中之中风，既非在表之风邪，必非小续命汤之庞杂所能"侥幸图功"。近代名医冉雪峰也主张以风药治中风，"数千年来暗如长夜，不知枉杀多人"。当代经方派大家胡希恕也告诫，"临床中风用此方当慎""本方难以治此病"。至此，小续命汤命运再次没落。

第五，在近现代时期，由于古代经典名方的临床价值再次受到当代诸多经方医家关注，小续命汤的临床地位再次得到提升。以陈鼎三、江尔逊、余国俊、刘方柏师徒为代表的四川名医善用小续命汤治疗不明原因的肢体无力、急性脊髓炎。李可老中医曾运用麻黄汤治愈蛛网膜下腔出血并发暴盲，麻黄汤的惊人奇效使李可老先生联想到古代用大小续命汤治疗中风长达13个世纪。其在《李可老中医急危重症疑难病经验专辑》中也擅用小续命汤治疗急性脑血管疾病，并且用该方治疗自己的中风。现代广东经方大家黄仕沛先生也善用小续命汤治疗运动神经元病、脊髓侧索硬化症等神经系统疾病，取得惊人疗效，其在《黄仕沛经方亦步亦趋录》中记载有大量的经方医案。至此，小续命汤的临床价值再次受到关注。

（六）方证特征

根据经典条文记载及上述大量临床体会，总结《千金》小续命汤方证特征如下。

在现代医学的疾病方面：①小续命汤可用于面神经炎的治疗，针对急性期的面瘫疗效迅捷，也可用于包括后遗症期面肌痉挛的治疗；②小续命汤可用于面神经炎伴高血压的治疗，该方不仅能改善面瘫，而且不升高血压，部分患者还能够降压；③小续命汤可用于脑梗死、脑出血等脑血管病的昏迷、偏瘫、肢体乏力、言语不利的治疗；④小续命汤可用于急性脊髓炎、颈椎病、急性神经根炎、吉兰－巴雷综合征、不明原因的四肢无力、多发性硬化、重症肌无力、运动神经元病、皮肌炎等疾病导致的突然出现四肢无力、麻木、疼痛、眼睑下垂的治疗。

在症状方面，小续命汤还可用于：①突然出现的口眼歪斜，耳后翳风穴疼痛，面肌痉挛；②突然出现的四肢无力，肢体活动不利，神志清楚，对疼痛不敏感，痛觉减退；③突然出现的舌强，言语謇涩，言语不利；④四肢活动不利，肌力减退，或出现肌张力增强，软瘫，或硬瘫；⑤脑血管病等导致的精神神经症状，包括神志恍惚，精神萎靡、闷乱烦躁，或者唱歌、悲伤欲哭、大笑不止；⑥二便失禁，大便或者小便次数增多；⑦无面红目赤，无头晕头痛，无口干口苦，无口渴欲冷饮，无小便黄赤，无大便干结不通，无舌质红绛、少苔、剥苔，无舌苔黄糙，无舌面干燥少津，无脉滑数，无弦劲有力，直冲寸口；⑧在五味偏嗜上，喜食辛辣；⑨舌质淡红、暗红，舌体胖，苔薄白腻，脉沉紧、沉弦。

在病史上，发病前可能有外出旅游劳累、感受风寒、感冒发热、腹泻等病史。

（七）临床运用

笔者在临床擅用《千金》小续命汤治疗中风诸症，并且积累了运用《千金》小续命汤治疗大量面神经炎、面神经炎伴高血压、急性脑梗死、急性脑出血、脑出血后遗症、颈椎病、急性脊髓炎、急性神经根炎、吉兰－巴雷综合征、不明原因的四肢无力、多发性硬化、重症肌无力、运动神经元病、杜氏肌营养不良、皮肌炎等疾病的临床经验。

1. 面神经炎

面神经炎，又名面瘫、面神经麻痹、Bell 麻痹，是由面神经受损导致的面肌瘫痪。在病因上，本病多与面部受风、饮酒，微血管痉挛，引起局部组织缺血、缺氧有关。在症状上，主要表现为单侧面瘫，病侧额纹消失，不能蹙额、皱眉；作闭眼动作时，眼睑不能闭合或闭合不全，畏光，流泪；病侧鼻唇沟变浅，口角下垂，示齿时口角歪向健侧，鼓腮漏气，讲话漏风，流涎；患侧外耳道耳后乳突区疼痛。在治疗上，早期以改善局部血液循环，消除面神经炎症和水肿为主，后期以促进神经机能恢复为其主要治疗原则，包括激素、维生素 B_1、腺苷钴胺等。虽然目前治疗方法很多，但整体疗效不佳。在预后上，本病预后良好，一般于起病 1~2 周后开始恢复，2~3 个月痊愈。约 85% 的面神经炎患者可完全恢复，不留后遗症。但 6 个月以上未见恢复者，则预后较差，可遗留面肌痉挛或面肌抽搐。

以前笔者曾用牵正散治疗多年的面神经炎，患者自诉面瘫有减轻，但笔者对疗效并不满意。5 年前，笔者用《千金》小续命汤 5 天治愈自己的面神经炎，疗效之迅速，出乎意料。从此以后，笔者开始关注小续命汤这张处方，再将本方施治于人，临床屡用屡效。研究发现，本方是治疗急性面神经炎的特效方、必效方、专病专方，效专力宏，配合艾灸，常能一周治愈。

因笔者曾亲自尝过小续命汤，并用小续命汤诊治过大量面瘫患者，故对小续命汤的临床疗效与疗程问题，体会尤为深刻。第一，服用小续命汤一定能够发汗吗？因《金匮要略今释》中记载"续命汤发其汗，数日便复常"，即小续命汤可通过发汗解表散寒治愈面瘫。笔者观察过大量面瘫患者，大部分面瘫患者服药后均无汗出的反应。笔者自己服药期间，虽然也未出现明显汗出增多现象，但闭眼、流泪、口角歪斜、耳后疼痛等症状却能逐日减轻。

第二，小续命汤治疗面神经炎的疗程多长？笔者曾专门咨询过针灸科老师关于该病的病程问题。老师告诉我，一般规律为身体强壮的年轻人最快，1 个月能痊愈。笔者在社区针灸科针刺时，见到前来就诊的大部分为面神经炎后遗症患者，部分患者已扎针长达一年、两年之久。笔者给自己运用小续命汤，5 天即治愈该病，取得满意疗效。此后，笔者屡屡运用本方治愈面神经炎，急性期一般 1 周内即可取效。近年来，多次给基层临床大夫做经方培训，就小续命汤的临床运用进行过多次学术讲座，学员普遍反映根据我讲的经验，运用小续命汤联合隔姜艾灸的治疗方案能显著缩短疗程，促进面瘫恢复，一周即可取效，进一步佐证了该方疗效。

第三，艾灸治疗面瘫的疗效与体会。艾叶，味辛、苦，性温，归肝、脾、肾经，内服具有温经止血、散寒止痛，外用具有祛湿止痒之功效。《本草纲目》中说艾有"温中，逐冷，除湿"之功。艾灸是通过燃烧艾叶所产生的温热，刺激体表穴位，激发经气活动，从而达到防病治病目的。《灵枢·官能》中说："针所不为，灸之所宜。"《医学入门》也说："药之不及，针之不到，必须灸之。"面神经炎在病机上属于经络空虚，风寒外束。通过艾灸治疗，恰好可以温通经络、祛风散寒、活血化瘀，达到扶正驱邪目的。而隔姜灸可以增强解表散寒之功。笔者深刻体会到，艾灸可以激发人体阳气，且其艾以蕲艾疗效最佳。在取穴上，以患侧地仓、颊车、下关、太阳、翳风为主。

第四，关于针刺治疗面神经炎，笔者经验不多。根据《素问·缪刺论》中"邪客于经，左盛则右病，右盛则左病"，以及《灵枢·终始》中"病在上者下取之；病在下者高取之"条文，可采取"左病右治、上病下治"的治则，针刺健侧以促进康复。但笔者认为，针刺不宜过于频繁，避免反复刺激神经根影响康复。

第五，本方对病程较长的面神经炎后遗症是否有效？笔者通过大量病例观察过，发现本方对于病史小于10年的面神经炎后遗面肌痉挛、挤眉弄眼等症状均有效，而对病程10年以上的面瘫及面肌痉挛，则临床疗效相对较差，其原因多与患者丧失信心，不能坚持服药有关。笔者曾治疗一例面瘫30年的中年女性，给予小续命汤原方7剂后，未见明显改善。但因病程较长，曾经内服中药加针灸，久治不愈，患者不愿意长期服用，不得已放弃该病例的观察。

病案一　面神经炎5天痊愈案

2015年7月12日，在借调医院中央保健病房后，上班时无意中照镜子发现右侧眼睑不能闭合，流泪，右侧额纹变浅，口角向左侧歪斜，右耳耳后翳风穴位置胀痛明显。笔者立刻意识到，这是"面瘫"了。其发病原因可能与前一天晚上饮酒后汗出，外加睡觉时吹空调有关。刻下症：出汗正常，口不干苦，纳眠可，二便正常，其余无特殊不适。舌暗红，苔薄白，脉弦。

[门诊诊断]中医诊断：面瘫（风寒束表证）。西医诊断：面神经炎。

笔者立刻请教老师，建议予以柴胡桂枝汤合五苓散消神经根水肿。

处方：柴胡18g，黄芩10g，姜半夏10g，党参30g，生甘草10g，生姜10g，大枣15g，桂枝10g，白芍10g，茯苓30g，猪苓15g，泽泻15g，炒白术15g。3剂，急煎，日1剂，分2次服，每次200mL。同时给予腺苷钴胺肌内注射营养神经，并请针灸科大夫针刺健侧。

因一周后要出差讲课，心中焦急，故仅用一天时间就将3剂中药全部喝完，但不能闭眼、流泪、口角歪斜、耳后疼痛诸症未见减轻，基本同前。后反复思考该病病机与治则治法，这在古代属于"中风""中经络"范畴，多因经络空虚，正气不足，外感风寒而得。病机虽好理解，但为何面神经炎恢复很慢？为何其临床疗效并不理想？随即想到面瘫并非今人才得，在古代就有，那古人一般会用什么处方？笔者突然想到了《千金》小续命汤这张处方，对照条文，揣摩再三，觉得这张处方治疗面神经炎必有效。理由如下：第一，《金匮要略》附方及《备急千金要方》中均记载有小续命汤，其主治条文中均有提及"口不能言""口目不正"，即口眼歪斜。第二，曾经检索文献，无论是古代还是现今，均有小续命汤治疗面神经炎的报道。陆渊雷在其《金匮要略今释》中引周价人之言："尝治军朔方，言其地苦寒，大风时起，走石扬沙，部伍巡徼，往往喝僻不遂而归，数见亦不以为怪。但当异置帐幕中，勿遽温覆，俟口禁略缓，则与续命汤发其汗，数日便复常。"第三，最为关键的是耳后翳风穴位的持续胀痛的信号刺激不断给我启发。在现代医学中，患侧外耳道耳后乳突区疼痛是因为神经根的炎症水肿所致；而在中医学中，翳风穴是手少阳三焦经腧穴，为手足少阳之会。在文字上，"翳"，指用羽毛做的华盖，为遮蔽之用。翳风穴，即为遮蔽风邪聚集之地。因"寒主收引"，翳风穴位的持续胀痛，提示这是典型的风寒之邪束表，着留不去，再次印证该病病机为经络空虚，风寒外袭。

处方：麻黄 6g，桂枝 10g，杏仁 10g，甘草 10g，防风 10g，防己 10g，生姜 10g，党参 30g，熟附片 10g，白芍 10g，川芎 10g，黄芩 10g。3 剂，水煎服，日 1 剂，分 2 次服。同时配合隔姜灸，艾灸地仓、颊车、下关、太阳、翳风穴位，每天 1 次。停针刺及腺苷钴胺。

服药 1 剂后，翳风穴胀痛明显缓解。3 剂全部吃完，不能闭眼、流泪、口角歪斜等症状显著减轻。守方再服至第 5 剂，上述症状消失，闭眼、鼓腮动作正常。针灸科老师再次见我时，面瘫已痊愈，很是惊奇。

病案二　小儿面神经炎 1 周痊愈案

何某，男，10 岁。主因"面瘫 10 天"于 2018 年 9 月 7 日门诊就诊。患者于 10 天前受凉后出现左侧面瘫，左侧额纹消失，不能闭目，畏光流泪，鼓腮漏气，流涎，口角歪斜，耳后翳风穴疼痛，就诊于当地医院。查血常规正常，给予营养神经治疗，患者因症状未见减轻，前来就诊。刻下症：无口干口苦，无鼻塞流涕，无汗出，耳后翳风穴不痛，出汗正常，仍有畏光流泪，纳眠可，二便可。舌淡红，苔薄白，脉数。查体：左侧面瘫，左侧额纹消失，不能闭目，鼓腮漏气，流涎，口角歪斜。

[门诊诊断] 中医诊断：面瘫（风寒束表证）。西医诊断：面神经炎。

考虑该患者是典型的风寒之邪中于经络导致的面瘫，为《千金》小续命汤方证。故予原方治疗。

处方：麻黄4g，桂枝8g，杏仁8g，甘草8g，防风8g，防己8g，生姜10g，党参15g，熟附片8g，白芍8g，川芎8g，黄芩8g。7剂，水煎服，日1剂，分2次服。同时嘱咐患者母亲给其隔姜灸，选取左侧地仓、颊车、下关、太阳、翳风穴位，每天艾灸1次，每个穴位灸15分钟。

二诊（2018年9月14日）：患者服药至第3剂，面瘫、左侧额纹消失、不能闭目、畏光流泪、鼓腮漏气、流涎、口角歪斜等诸症明显缓解；服药至第7天，诸症消失，皱眉、鼓腮完全正常。

2. 面神经炎伴高血压、脑梗死

众所周知，麻黄可以升压，高血压患者需慎用麻黄。因小续命汤中有麻黄及大量的温燥升散药物（麻黄、桂枝、防风、防己、人参、附片），是否升压而对病情不利？高血压、脑梗死患者是否禁用小续命汤？这是亟待解决的临床难题。因此，在诊治过程中，有如下问题值得关注。

第一，在诊断上，脑血管病与面神经炎均可出现面瘫，需要鉴别区分周围性面瘫和中枢性面瘫。两者均可出现患侧鼻唇沟变浅，但不同的是，周围性面瘫还会出现患侧额纹变浅，不能蹙眉、闭眼，在闭眼时出现眼球上翻现象（又称贝尔现象），而中枢性面瘫只有鼻唇沟变浅，额纹对称，双眼闭合力量正常。因此，周围性面瘫存在额纹变浅、眼睛闭合无力、鼻唇沟变浅这三方面改变；而中枢性面瘫只有鼻唇沟变浅。

第二，在治疗上，笔者通过大量面神经炎伴高血压、脑梗死患者的临床病例观察，发现服用小续命汤并不升高血压，相反，还具有一定的降压作用。其作用机制很可能与麻黄对血压的双向调节作用有关（麻黄次碱降低血压，麻黄果多糖兴奋副交感神经降压）。另外，该方中防己有效成分的汉防己甲素、乙素具有阻断心肌和血管平滑肌电压依赖式钙通道而降压，黄芩有效成分黄芩苷有降压、降脂作用，白芍有效成分芍药苷有剂量相关性降血压作用。因此，笔者推测，小续命汤具有"CCB样扩血管作用"。这也提示我们，在高血压、脑梗死患者合并面神经炎时，小续命汤并非禁忌，只要监测血压变化，即可大胆运用。

病案三　面神经炎伴高血压2级、脑梗死1周痊愈并降压案牛某，男，55 岁，河北人。主因"面瘫一周"于 2019 年 9 月 21 日就诊。患者一周前因筹办女儿婚礼，劳累后出现左侧面瘫，前往省医院就诊，查头颅 CT 提示脑梗死，诊断为"面神经炎"，给予营养神经治疗，因症状缓解不理想，经人介绍前来就诊。刻下症：进食后口角流水，口干，欲冷饮，口不苦，平素不容易汗出，项强，纳差，眠可，大便正常、每日 1 次，小便黄，舌淡红，苔薄白腻，脉沉。既往有高血压病史，最高血压 150/104mmHg，未服降压药物。查体：BP 150/100mmHg，神情倦怠，不能蹙眉、闭眼、鼓腮，额纹消失，口眼歪斜。

［门诊诊断］中医诊断：面瘫（风寒束表，郁而化热证）。西医诊断：①面神经炎；②高血压 2 级（很高危）；③脑梗死。

建议患者完善抗血小板、降压、降脂稳定斑块的治疗方案，服用阿司匹林（100mg，qd），苯磺酸氨氯地平片（5mg，qd），阿托伐他汀钙片（20mg，qn）。同时给予中药小续命汤祛风解表，散寒通络。因药房库存无防风，暂以荆芥替代。

处方：麻黄 6g，桂枝 10g，杏仁 10g，甘草 10g，防己 10g，生姜 10g，党参 20g，熟附片 10g，白芍 10g，川芎 10g，黄芩 10g，荆芥 10g，生石膏 30g。颗粒剂，7 剂，冲服，每日 1 剂，一次喝完。

嘱咐患者隔姜艾灸患侧地仓、颊车、下关、太阳、翳风穴位。告知服药一周必有效。

二诊（2019 年 9 月 28 日）：药后面瘫、口角流涎、不能蹙眉闭眼鼓腮、口眼歪斜基本消失，口已不干，血压 138/90mmHg（未服任何降压药，因患者不愿意长期服用降压药），舌淡红，苔薄白，脉沉。原方去荆芥，加防风 10g，嘱咐患者再服 1 周以巩固疗效。

1 个月后，患者带朋友前来就诊，其面部痊愈如初，精神焕发，较前年轻，血压维持在 140/90mmHg 左右。其刚进诊室时，笔者竟未能认出。

按：患者为面神经炎合并高血压、脑梗死病例，接诊之初，笔者也担心麻黄剂对其高血压、脑梗死不利，而应慎用。因此，建议患者采用中西医结合治疗方案，在服用小续命汤治疗面瘫的同时，服用西药以降压。但患者未遵医嘱，服中药期间一直未服降压药，但血压却从 150/100mmHg 平稳下降至 140/90mmHg，这提示小续命汤可能具有一定的降压作用。另外，初诊时患者有口干欲冷饮、小便黄等症状，这是典型的郁热证，所以在方中加生石膏以清热，除烦渴，且《古今录验》续命汤中也用生石膏而未用黄芩。虽然处方中不用防风，而取荆芥替代，但一样取得较好疗效。

病案四　面神经炎伴高血压 2 级一周痊愈并降压案

王某，男，51 岁，江苏人。主因"面瘫 2 周"于 2017 年 7 月 17 日就诊。患者 2 周前外出干重体力活大汗出后，出现左侧面瘫，在当地医院就诊，诊断为"面神经炎"，给予针刺及营养神经治疗，因疗效不佳前来就诊。刻下症：劳作后容易汗出，口渴，不欲冷饮，口不苦，耳后翳风穴胀痛，纳眠可，二便可，舌暗红，苔薄白，脉弦。既往有高血压病史 10 年，最高血压 166/100mmHg，在服氯沙坦钾片（0.1g，qd）降压，血压控制不佳。查体：BP 150/95mmHg，体形中等偏胖，不能蹙眉、闭眼、鼓腮，左侧额纹消失，口角歪斜。

［门诊诊断］中医诊断：面瘫（风寒束表、营卫不和证）。西医诊断：①面神经炎；②高血压 2 级（中危）。

建议患者监测血压，中药予以小续命汤原方。

处方：麻黄 2g，桂枝 10g，杏仁 10g，甘草 10g，防风 10g，防己 10g，生姜 10g，党参 30g，熟附片 10g，白芍 10g，川芎 10g，黄芩 10g。7 剂，水煎服，日 1 剂，分 2 次服。同时配合隔姜灸，暂停针刺及营养神经治疗，并告知患者服药 1 周必效。

二诊（2017 年 7 月 24 日）：因笔者已经回京，患者电话告之，7 剂中药吃完，诸症消失。降压药服法未变，血压下降至 120/70mmHg。

按：该患者为笔者返乡探亲义诊时所治。患者常年从事重体力活，容易汗出当风。因当时为夏天，天气炎热，容易贪凉致病。笔者反复询问，告之容易出汗，这是典型的营卫不和；然而患者又存在面瘫，耳后翳风穴胀痛，这属于风寒束表证。这也符合面神经炎经络空虚、风寒之邪外袭的病机规律。因此，笔者仍用小续命汤原方，减其麻黄剂量为 2g。

值得注意的是，患者既往有高血压病史 10 年，常年口服氯沙坦钾，血压控制不佳。在西药不变情况下，加服本方 1 周，血压下降至 120/70mmHg，提示本方可能也具有较好的降压作用。

病案五　面神经炎伴高血压 3 级、脑梗死案

高某，女，53 岁。主因"头晕反复发作 12 年，加重 3 天"于 2016 年 3 月 12 日收入我院。患者 12 年前无明显诱因出现头晕，就诊于当地医院，查血压 180/110mmHg，给予降压治疗后，症状缓解。但患者未规律服药，头晕反复发作。平常在服硝苯地平控释片（30mg，qd）、缬沙坦胶囊（80mg，qd）后，血压控制不佳。3 天前，头晕症状再次加重，伴头痛、恶心，就诊于我院急诊，查血

压 210/120mmHg，头颅 CT 提示脑梗死，诊断为"高血压 3 级（极高危）、脑梗死"，给予降压及丹红注射液活血化瘀治疗，头晕、头痛症状减轻，血压控制在 180/100mmHg 左右。患者为求进一步治疗收入我科。刻下症：头晕，头痛，胸满闷，善太息，脾气急躁易怒，口干，口苦，咽部不适，口气重，晕甚则恶心呕吐加重，胃胀，纳差，不欲食，眠差，入睡困难，睡眠早醒，夜间醒 2~3 次，大便干结，二三日一行，小便黄。舌质红，舌尖明显，苔薄黄，脉弦数有力。既往有颈动脉粥样硬化伴斑块病史。

［查体］血压 180/104mmHg，体形中等偏胖，肤色偏黑，其余查体大致正常。

［入院诊断］中医诊断：眩晕（肝阳上亢证）。西医诊断：①高血压 3 级（极高危）；②脑梗死；③颈动脉粥样硬化伴斑块形成。

因急诊科未调整患者的口服降压药方案，仍为硝苯地平控释片＋缬沙坦胶囊降压，笔者也暂不调整其任何西药及急诊的中药注射液治疗方案。在此基础上，加用中药汤剂，以观察中药降压疗效。

笔者查房时，距离患者半米远就能闻到其口臭，这是典型的胃火上冲，是用大黄的指征。再问诊得知，有口苦，胸闷，胃胀，便秘，这是典型的阳明腑实证。根据《伤寒论·辨太阳病脉证并治中》第 103 条："太阳病，过经十余日，反二三下之。后四五日，柴胡证仍在者，先与小柴胡。呕不止，心下急，郁郁微烦者，为未解也，与大柴胡汤下之则愈。"即在柴胡证基础上，出现"心下急，郁郁微烦"，则为大柴胡汤方证。而该患者咽部不适相当于条文中的"咽干"，纳差相当于"默默不欲饮食"，脾气急躁易怒，恶心相当于"心烦喜呕"，胸满闷，善太息，脾气急躁相当于"胸胁苦满"，综合上述口苦、咽部不适、恶心、胸满闷、善太息、脾气急躁等症状，这是典型的柴胡证；患者头痛、头晕严重时，则出现呕吐加重，相当于条文中的"呕不止"；脾气急躁易怒相当于"郁郁微烦"；虽然没有"心下急"这一消化内科或外科疾病的腹证支持，但其大便不通、数日方行，相当于"心下急"的延伸。因此，首选大柴胡汤。失眠，舌尖红，烦躁易怒，小便黄，大便干，这是典型的火热上冲证。根据《金匮要略·惊悸吐血下血胸满瘀血病脉证治》条文："心气不足（又作定），吐血，衄血，泻心汤主之。"心开窍于舌，失眠，舌尖红，相当于心火内盛导致的"心气不足（定）"，故首选三黄泻心汤方。因其有头痛，故加川芎。因此，予以大柴胡汤合三黄泻心汤加川芎。

处方：柴胡 18g，黄芩 12g，麸炒枳实 12g，酒大黄 10g，姜半夏 10g，白芍 30g，生姜 10g，大枣 15g，黄连 6g，川芎 15g。3 剂，水煎服，日 1 剂，分

2次服。

二诊（2016年3月19日）：患者服药3剂后，头晕、头痛显著减轻，口臭改善，纳可，眠佳，大便通畅、每日一行，血压下降至170/94mmHg。守方再服4剂（共服药7剂），诸症消失，舌质仍红，苔薄白，脉弦数，血压下降至150/80mmHg。考虑大便已通，腑气下行，将酒大黄剂量减至6g，再服3剂。

三诊（2016年3月22日）：患者无明显不适主诉，血压波动在146~154/80~86mmHg。

反复思考患者病情，入院之初血压在180/104mmHg，给予大柴胡汤合三黄泻心汤加川芎后，诸症改善，服中药至第7天后，血压下降至150/80mmHg，再服上方3剂，血压则未再下降，中药降压似乎遇到了"瓶颈"。就在笔者查房思考时，无意中发现患者挤眉弄眼、面肌痉挛，询问得知，既往有面神经炎病史10年，后遗面肌痉挛，或轻或重，休息不好时加重。于是，笔者决定暂不考虑其血压升高问题，先予小续命汤原方治疗其面神经炎后遗症。

处方：麻黄6g，桂枝10g，杏仁10g，甘草10g，防风10g，防己10g，生姜10g，党参30g，熟附片10g，白芍10g，川芎10g，黄芩10g。5剂，水煎服，日1剂，分2次服。

四诊（2016年3月27日）：患者服药后，面肌痉挛较前改善，发作频率显著下降，血压平稳下降至124/74mmHg。建议患者出院，出院后继续服用小续命汤。

按：该患者的治疗过程分为两个阶段。第一阶段为大柴胡汤合三黄泻心汤控制血压，第二阶段为小续命汤改善面神经炎后遗症。该病例为典型的自身前后对照设计。在第一阶段，笔者未调整其中西药治疗方案，单独调整中药以客观评估中药降压疗效。患者在服用大柴胡汤合三黄泻心汤加川芎后，血压从180/104mmHg下降至150/80mmHg。笔者考虑，除中药改善症状，失眠、便秘均为导致血压升高的因素，我们称之为"血压难控因素"，上方还能显著改善睡眠与便秘，间接调控血压。在第二阶段，当运用柴胡剂遇到瓶颈后，笔者改弦更张，转投小续命汤治疗其面肌痉挛，无意中竟然能收降压之效，使其血压从150/80mmHg下降至124/74mmHg。该病例再次证实，小续命汤具有一定的降压作用，值得关注。

3. 脑梗死

脑梗死属于典型的中风范畴。传统对中风的认识，在汉唐以前，都是基于外中风邪,都将小续命汤归属于治疗"中风"中的"外风"。然而,历史上关于"内风"与"外风"的病机认识转变的临床启示是什么?小续命汤治疗中风的作用机制是什么?是否符合当前脑梗死的治疗原则?上述关键问题的阐释对于现今临床运用小续命汤至关重要。

第一,古代的中风就包括现代医学中的脑梗死、脑出血、短暂性脑缺血发作等脑血管疾病。不论其病因为"内风"还是"外风",不论其为"真中风"还是"类中风",小续命汤均可用于"中风"的治疗。根据《金匮要略》《千金要方》等小续命汤方证的描述,在脑梗死的急性期与恢复期均可出现,而小续命汤能恢复肌力,促进肢体偏瘫及言语不利康复。"卒中风欲死,身体缓急,口目不正,舌强不能语,奄奄忽忽,精神闷乱"条文,是指小续命汤可用于脑梗死急性期出现的肢体活动受限,言语不利等。"风历年岁,或歌或哭或大笑,言语无所不及"条文,是指小续命汤可用于治疗脑梗死恢复期出现的精神神经症状。

第二,之所以会出现"内风"与"外风"及"真中风"与"类中风"之辨,这还是与古代医家对中风这一疾病的认识变迁有关。从汉唐之前的"外风"学说,到运用小续命汤祛风治疗后疗效不理想,逐渐认识到这是"内风"所致。因此,在"真中风"基础上又提出"类中风"学说。之所以会导致这种变化,会出现疗效不理想,笔者认为,还是与中风这一疾病本身的病机相关。针对火热内蕴,或火热上冲者,同时合并血压升高、高血压3级、高血压急症、高血压危象的中风患者,此时就应当苦寒直折、重镇潜阳,而慎用辛燥温热的小续命汤。但针对风寒束表、寒湿内阻型,热象不明显,血压没有明显升高的中风患者,则可用小续命汤辛散通络。

第三,部分脑梗死患者的确存在风寒表证,即"外风"。既往认为脑梗死由血压升高引起,属于典型的"内风"致病,若用小续命汤疏风解表,则适得其反。然而,部分脑梗死患者发病时血压正常,甚至部分患者在外出晨练时突然出现口眼歪斜、肢体活动不利,兼见头痛、鼻塞、流清涕、舌苔白、脉浮紧。其病因则与触冒风寒雨露,导致脑血管收缩有关,在中医辨证则属于风寒束表证。此时虽然有面瘫、肢体不遂,但不可视为里证,仍需解表散寒,不可无视其表证而持续运用丹红注射液、血塞通注射液等中药注射剂活血化瘀。

台湾名医马光亚先生曾用小续命汤治疗一例风寒外中的半身不遂,迅速取效。

林某,女,70岁。住永和镇仁爱街某巷某号。民国五十九年(1970)正月,中风,左半身不遂,正月二十一日请我出诊,诊其脉浮紧,舌苔白,发热恶寒,头痛,口眼歪斜,左半身不能动。言语清楚,神志无恙。此是风寒外客。

处方：麻黄二钱，附子二钱，防风三钱，藁本三钱，羌活三钱，黄芩三钱，白芍三钱，党参三钱，防己三钱，甘草一钱，川芎二钱，桂枝二钱，生姜三片。本证是风寒外中，发热、恶寒、头痛，都是表证；神志清，是邪在外而不在内之证明。所以用小续命汤加藁本、羌活，治其表邪，服二帖，病减轻；未改方，服五帖痊愈。

第四，古今临床一直有大量运用小续命汤治疗中风、脑梗死的经验。唐代医家孙思邈自述，曾用小续命汤10天治愈自己的中风急性期出现的肢体偏瘫、言语不利，即"吾尝中风，言语謇涩，四肢疼曳，处此方，日服四，十日十夜服之不绝，得愈"。清末名医许恩普有大量运用小续命汤治疗中风经验："厨夫某，中风不语，他医误以瘟治，病剧。延余诊视，脉细，知系卒中，拟以小续命加参、芪，一服即大呼曰：何不早服此药也？又大同居东沈智泉中风亦用此药加减而愈。又水部正郎杨紫沧中风亦用此药加减而愈。又内务府科房王寿龄母中风亦用此方加减而愈。又给谏洪良品中风亦用此方加减，寿延二年。故后，哲嗣鸿卿明府向云，误信人言，以年老气衰，将余补拟方内羌活、独活、防风未用，以致病未除根也。其余贫民、无名之人不可胜道也。"现代医家李可先生也用此方治愈了自己的中风急症（脑梗死可能性大），即"我这次6月份在深圳中风以后，当时右侧麻木，舌头发硬，讲话困难，回去就开始吃这个药（小续命汤加附子、细辛），半个月就基本恢复，恢复到目前程度。最近有点累，昨天又冬至，冬至阳生，古人讲交节病作，伏邪外出，有点不舒服。休息了一晚，就度过去了，吃了点儿苏合香丸"。李可先生高度评价该方治疗中风的疗效，"大小续命汤也是我十几年来治疗中风的常用方，没有任何不良反应。"广东经方名家黄仕沛先生曾治疗一例老年男性，平素有高血压病史，嗜烟酒，2007年夏，中风语言謇涩，左侧肢体瘫痪，住院治疗1周，症状未见改善。刻诊：语言不利，左手软瘫不能持物，左足不能举步，面色晦暗不华，舌淡苔白如积粉，大便不通。予以续命汤3剂，左手已能抬举过头，可扶床沿行动，语言较前清晰。继续守方治疗1周后，行步如常，舌苔薄白。出院后，仍每周服用3剂续命汤。持续年余，现精神爽，行步如常，面色红润，往常之老人斑尽退。笔者也发现，小续命汤对于脑梗死急性期患者的肌力与言语功能恢复，疗效惊人。

第五，"病机结合病理，药性结合药理"是笔者在临证处方时遵守的基本原则。即在运用小续命汤时，除考虑小续命汤能否改善中医病机，还需同时考虑其药理作用能否契合疾病的病理机制。针对脑梗死急性期的治疗，需要遵循降压，但避免血压过低，保持血压在150/90mmHg左右以保证脑灌注的原则。在药理学上，小续命汤方中麻黄对血压有双向调节作用，既可升压，又可降压。而其他祛风通络解表药及清热药黄芩均具一定的降压作用。笔者通过大量临床病例，仔细观察过本方对血压的影响，发现本方具有较强的降压作用，其降压作用可能还是与解表通络及清热药物有关。另外，其作用机制包括改善脑线粒体损伤，保护神经细胞，改善血液循环与脑血管供血，减轻脑组织毛细血管的通透性和血脑屏障的病理改变，以及改善缺血后脑功能。综合而言，小续命汤既能升压保证脑灌注，又可降压防止血压过高。因此，从该方不难发现，中医和现代医学在脑梗死的治疗原则上是一致的。

病案六　脑梗死急性期一夜30次大小便，"遗矢便利"案

李某，男，79岁。主因"间断头晕20年，加重伴左侧肢体无力3天"于2016年7月18日入院。患者20年前无明显诱因间断出现头晕，于当地医院测量血压170/90mmHg，予硝苯地平片（10mg, bid）、酒石酸美托洛尔片（12.5mg, bid）口服降压，平时血压控制可。后间断出现头晕，于我院急诊输液治疗，症状可缓解。3天前，患者头晕加重伴左侧肢体无力，再次就诊于我院急诊，查头颅CT示多发腔隙性梗死，予对症治疗未见明显改善，现为求进一步治疗收入院。刻下症：头晕，胸闷，左侧肢体无力；无头痛，无胸痛，无咳嗽咳痰，无言语不利，无口角歪斜，无口干、口苦；纳可，眠差，小便时带出大便，夜尿频，双下肢乏力、不肿。

患者既往有高脂血症、动脉硬化症病史。2015年7月于我院心内科住院，行冠脉造影，具体不详，诊断为"冠状动脉粥样硬化性心脏病"，予抗血小板、抗凝、降脂、降压等治疗，症状缓解出院。

[查体] T 37.0℃，P 59次/分，R 19次/分，BP 140/78mmHg。发育正常，营养良好，神志清楚，表情自如，自主体位，回答清楚，查体合作，心肺（-），双下肢不肿。左侧上肢肌力4级，左侧下肢肌力5-级，右侧上下肢肌力5级。生理反射存在，左侧Babinski征阳性。

[辅助检查] 全血细胞分析+CRP：WBC $6.00×10^9$/L，RBC $4.23×10^{12}$/L，HGB 139.0g/L，PLT $201.0×10^9$/L。生化全项：TBIL 23.0μmol/L，ALB 37.70g/L，DBIL 4.9μmol/L，IDBIL 18.1μmol/L，C3 0.719g/L，IgA 5.08g/L，IgG 16.2g/L，LDL-C 2.99mmol/L。DIC初筛试验：D-Dimer 0.57mg/L（FEU），TT 12.5秒。肿瘤标志物：PSA-Ratio 0.14，CYFRA21-1 3.64ng/mL，t-PSA 4.74ng/mL。cTnI、NT-proBNP、尿常规、大便常规+隐血、腹部超声：（-）。心电图：ST-T改变（I、AVL、V_3-V_6）。心脏超声：左房增大，主动脉瓣退变并反

流（轻度），二尖瓣反流（轻度），左室舒张功能减低。头颅 MRI：双侧基底节区、侧脑室旁腔隙性脑梗死；右侧颞叶外缘、顶枕叶及半卵圆中心肌梗死死灶（亚急性期）；脑白质变性，脑萎缩，筛窦炎症。

[入院诊断] 中医诊断：眩晕（痰瘀互阻证）。西医诊断：①高血压 2 级（很高危）；②脑梗死急性期；③冠状动脉硬化性心脏病，不稳定型心绞痛，心功能 Ⅱ 级（NYHA 分级）；④高脂血症；⑤动脉硬化症。

入院后完善各项检查，给予抗血小板、降脂稳定斑块、控制心室率、降压、扩冠等治疗。

第 2 天笔者查房时，患者诉说头晕、胸闷、左侧上肢无力症状加重，双下肢乏力，纳可，眠差，小便时带出大便，夜尿频，一夜达 30 次，双下肢不肿。舌暗红，苔白腻，脉弦滑。查体发现，左侧上肢肌力 3+ 级，左侧下肢肌力 4+ 级，右侧上下肢肌力 5 级，双侧 Babinski 征阳性。护工反复对我说："老爷子一宿拉了 30 多次，大夫你赶紧用点药给他治治吧。"

笔者当时"无动于衷"，第一反应就是护工嫌工作累，不愿意伺候患者。但当走到病房门口时，又立刻否定了内心的想法，突然意识到这么多大小便的背后一定蕴藏着深刻的病理生理学机制，而这种机制恰恰是我们既往所不熟悉，或者说，我们以前见得并不太多。反思到这儿，笔者意识到，自己不仅才疏学浅，还太粗心大意，对患者及护工的诉说过于麻木。笔者在病房门口徘徊，反复思考患者病情。该患者突然出现的左侧肢体无力，属于脑梗死急性期，在中医学中属于中风范畴，因其神志未见异常，故其本质为风中经络。治疗中风，治疗当首选小续命汤。笔者再次检索小续命汤原文，在《千金要方》中有："中风冒昧，不知痛处，拘急不得转侧，四肢缓急，遗矢便利。此与大续命汤同，偏宜产后失血，并老小人方。"至此，笔者突然意识到，该患者症状不就是"遗矢便利"的经典再现吗？笔者欣喜异常，当即就对所带教的学生说："小续命汤必有效！"

在现代医学中，该患者的尿频除与前列腺增生有关外，笔者认为还与脑梗死急性期导致的大小便中枢受累有关。因此，除常规给予口服非那雄胺片（5mg，qn）改善尿频外，予以小续命汤原方祛风散寒通络。另外，根据吉益东洞《药征》中白术记载："主利水也。故能治小便自利、不利，旁治身烦疼、痰饮、失精、眩冒、下利、喜唾。"南京中医药大学黄煌教授《张仲景 50 味药证》中也说："白术主治口渴而小便不利，兼治眩晕、四肢沉重疼痛、心下逆满、浮肿、下利或便秘。"因患者小便不利，故笔者于《千金》小续命汤方中加白术 15g。

处方：生麻黄 5g，桂枝 10g，杏仁 10g，甘草 10g，防风 10g，防己 10g，生姜 15g，党参 10g，川芎 10g，白芍 15g，黑顺片 6g，黄芩 10g，麸炒白术 15g。6 剂，水煎服，浓煎 100mL，日 1 剂，分 2 次服。

二诊（2016 年 7 月 26 日）：服药 2 剂后，夜间大小便减少至 10 次。左侧上肢肌力Ⅳ - 级，左侧下肢肌力Ⅳ + 级，右侧上下肢肌力Ⅴ级。服药 4 剂后，夜间大小便减少至 5 次。左侧上肢肌力Ⅳ + 级，左侧下肢肌力Ⅴ - 级，右侧上下肢肌力Ⅴ级。服药至第 6 剂，头晕、胸闷明显缓解，左侧上肢无力明显改善，夜间小便 1 次，舌暗红，苔白腻，脉弦滑。查体：左侧上肢肌力Ⅳ + 级，左侧下肢肌力Ⅴ - 级，右侧上下肢肌力Ⅴ级。因新农合报销比例较低，患者心电监护一直显示为窦性心律，故暂停心电监护。守方小续命汤再服。

三诊（2016 年 7 月 27 日）：患者无头晕、胸闷，左侧上下肢肌力明显改善，无头痛、无胸痛，无咳嗽咳痰，无言语不利，无口角歪斜，双下肢乏力减轻，纳可，眠差。查体：HR 130 次 / 分，律不齐，第一心音强弱不等。患者心律不齐，急查心电图示心房颤动，考虑本次心房颤动发作在 48 小时以内，具备药物复律指征。在治疗上，予以遥控心电监护监测心律及心率，低分子量肝素钠注射液 0.2mL，1 次 /12h，皮下注射以抗凝，盐酸胺碘酮注射液静脉注射复律。大约 3 小时后，患者转为窦性心律。

四诊（2016 年 8 月 1 日）：患者左侧肢体肌力改善，查体：左侧上肢肌力 4+ 级，左侧下肢肌力 5- 级，右侧上下肢肌力 5 级。考虑患者病情平稳，准予出院。

按：针对脑梗塞梗死急性期患者，临床收治时，医生都会反复告知患者及其家属，在急性期 14 天之内，可能随时会出现病情进展，肢体活动不利加重现象。回顾该患者的治疗过程，仍有如下问题值得关注。

第一，如何评价该患者的脑梗塞梗死急性期的疗效？该患者为脑梗死急性期，在入院第 2 天就出现肢体无力症状加重，但在运用小续命汤后，能够迅速缓解症状，改善肢体肌力，取得一定疗效。尤其是在服中药第 4 天即能改善肌力。住院 14 天后，肢体肌力恢复满意而出院。这也证实孙思邈治疗自己的中风十天痊愈是有一定道理的，即"处此方，日服四，十日十夜服之不绝，得愈"。

第二，该患者的心房颤动发作是否与小续命汤相关？该患者在服药第 7 天时出现心房颤动，笔者反复询问患者得知，既往也曾有阵发性心房颤动病史，但本次入院时未告知。因此，笔者倾向于本次新发心房颤动很可能与小续命汤中的 5g 麻黄有关。大量的研究表明，麻黄具有诱发恶性心律失常的不良反应。该患者之所以能够及时发现心房颤动，还在于仔细认真的查体，发现第一心音强弱不等，心律绝对不齐。之所以能够迅速转危为安，还在于及时静脉注射盐酸胺碘酮注射液。因此，该病案也提示，针对既往有心房颤动、频发室早、短阵室速等恶性心律失常的患者，需慎用麻黄，慎用小续命汤。即使临床必需使用，也一定要在有心电监护和能够复律的条件下才能运用麻黄。

第三，为了观察小续命汤治疗脑梗死急性期的临床疗效，笔者当时特意将同时期住院的另外一位老年脑梗死急性期患者收在同一病房（李某为 2 床，窦某为 1 床）加以对照。

窦某，男，80 岁。主因"头晕反复发作 30 年，加重伴左侧肢体活动不利 2 天"于 2016 年 7 月 18 日入院，查体发现右侧肢体肌力肌张力正常，左侧肢体肌力 4 级。急查 MRA 平扫提示：右侧放射冠区腔隙性脑梗死（急性 – 亚急性期），脑白质变性，脑萎缩。患者皮肤白皙，体形瘦弱，笔者据其头晕伴脉弦直洪大而长、直过寸口而采用镇肝息风汤重镇潜阳，直至 8 月 1 日出院时左侧肢体肌力才恢复至 5 级水平，其恢复速度明显较小续命汤证的李某为慢。

综上，《千金》小续命汤在脑梗死急性期的治疗中能够缩短急性期病程，改善急性脑梗死症状，具有一定的价值。

4. 脑出血

脑出血也属于中医学"中风"范畴。小续命汤在改善脑出血后遗症，缩短急性期疗程方面也具有一定的优势。山西老中医高允旺先生也善用《千金》小续命汤治疗急性脑出血昏迷不醒。笔者曾请教高老，其认为小续命汤为"治疗脑出血的金方"。高老曾接诊一例中年男性的脑出血伴昏迷（基底节出血约 20mL），在外院经止血、脱水、抗炎、降颅压等治疗 8 天后宣告不治。转诊时昏迷欲死，舌强肢瘫，神昏失语，四肢痉挛，身屈背弓，肌无弹性，骨瘦如柴，急予《千金》小续命汤：麻黄 10g，防己 10g，人参 10g，黄芩 10g，制附子 60g，肉桂 15g，白芍 15g，川芎 20g，杏仁 10g，甘草 10g，防风 20g。连用 3 日后，患者双眼静开，患体肢软，抽搐停止，排出尿液，全身汗出。复查头部 MRA，与 1 月 28 日 CT 片对比，出血面积缩小，脑破裂伤密度减低，仍鼻饲小续命汤。前后治疗 120 天痊愈出院，一年后随访，仍和常人无异，可以驾驶汽车。

此后，笔者也尝试将小续命汤运用于脑出血的治疗。值得注意的是，与脑梗死相同，针对肝阳上亢、肝风内动、火热上冲类型，小续命汤温燥动火，为临床禁忌。

病案七　脑干出血、植物人、肺部感染、高烧不退、气管插管术后、昏迷130天，服小续命汤百剂苏醒案

孙某，男，51岁，安徽人。2019年7月20日因"昏迷20天"家属邀请笔者前往当地人民医院ICU会诊。患者既往有高血压、肾结石、肾积水病史，未服降压药。20天前，在家饮酒后突然昏迷不醒，由120送至医院，急查头颅CT提示脑干出血破入蛛网膜下腔（具体不详），血压180/110mmHg，并转至医院ICU病房行气管插管术及进一步治疗，随即出现发热症状。诊断为"脑干出血、昏迷、植物人、肺部感染、气管插管术后、脑梗死、高血压、脂肪肝"，给予降压、降脂稳定斑块、营养支持、抗感染等治疗。经专科评估后，建议脑干出血予以保守治疗。因近2天高烧不退，体温波动在39~40℃，为求中医治疗而邀请笔者会诊。刻下症：神志昏迷，在用冬眠疗法，处于药物镇静状态，呼之不应，面色晦暗，咳嗽不多，基本不用护士吸痰，鼻饲饮食，小便淡黄，跟ICU护士反复确认大便气味不重。舌未见，脉沉数。查体：T 39.4℃，P 130次/分，R 30次/分，BP 147/95mmHg（硝酸甘油静脉注射维持）。体形壮实，双肺未闻及干湿啰音，心率130次/分，节律齐，杂音（－）。当天复查颅脑轴位CT平扫：脑干区见片状高密度影，环池右侧部可见高密度影填充，双基底节区、侧脑室旁见多发斑点状低密度影，边界欠清晰，脑室系统显示稍扩张，脑沟裂显示稍扩张，中线结构居中。所扫双侧筛窦内见软组织密度影。右上肺见片状稍高密度影，边界清晰，两下肺见条片状稍高密度影，部分呈软组织密度影，所见各支气管腔通畅，心影无明显增大，肺门及纵隔未见肿大淋巴结，胸膜无增厚，双侧胸腔见液性密度影。影像诊断：脑干出血破入蛛网膜下腔复查，较前吸收；双基底节区、侧脑室旁腔梗，部分副鼻窦炎；右上肺渗出改变，两下肺部分不张，双侧胸腔少量积液，较前片好转（检查号S190720661）。腹部超声：脂肪肝。

因当天为周末休息，抽血化验暂时无法查看，只能口头询问。笔者考虑患者发热持续近20天，其原因是中枢性高热，还是感染性发热？笔者反复询问护士及护工，患者小便不黄，大便气味不重，热证不明显；生化中未发现高渗性脱水；CT提示"右上肺渗出改变、两下肺部分不张、双侧胸腔少量积液较前片好转"，肺部影响没有明显加重，结合没有咳嗽、咳痰、哮喘症状，考虑感染性发热可能性不大，可能以中枢性高热为主。根据《伤寒论·辨少阴病脉证并治》第281条"少阴之为病，脉微细，但欲寐也"，患者处于药物镇静状态，这是疾病和药物共同造成的少阴证。根据第301条"少阴病，始得之，反发热，脉沉者，麻黄细辛附子汤主之。

麻黄（去节）二两，细辛二两，附子（炮，去皮，破八片）一枚。上三味，以水一斗，先煮麻黄，减二升，去上沫，内诸药，煮取三升，去滓，温服一升，日三服"，患者为少阴证兼有热象，排除阳明证，考虑为麻黄细辛附子汤方证。在重症监护病房，笔者曾主管过太多中枢性高热，或临终前发热患者（伴或不伴感染），持续高烧不退后体温、心率、血压突然下降，直至归零。此时若用苦寒清热直折，每多无力回天，笔者此前曾屡战屡败；而一旦改用麻黄附子细辛汤温散后，体温反而能逐渐下降至正常，生命体征也逐渐稳定。据此，笔者体会到，中枢性高热大多需要回阳救逆，此时应慎用苦寒之药清热解毒，否则有逼浮阳外越之虞。因其病入少阴，极为危重，故只能勉强一试。

处方：生麻黄15g，熟附片30g，细辛6g。3剂，水煎服，日1剂，分2次服，每次150mL，鼻饲。外加安宫牛黄丸，两天一丸。

二诊（2019年7月22日）：电话告知，患者夜间10点服中药半剂，第2天晨起探视时体温降至38.7℃，心率降至95次/分；再服半剂，下午探视时体温降至38.2℃，心率107次/分，血压156/111mmHg，血氧100%，停冬眠疗法。观察小便色偏深，药后大便1次约50mL。当时笔者欣喜异常，觉得经方助力重症康复，并很期待患者体温能平稳下降至正常。但至晚上体温再次上升至39.0℃，心率112次/分，血压124/87mmHg。昨天晚上10点收到晨起（2019年7月21日）抽血结果回报，全血细胞分析：WBC 18.05×10^9/L，RBC 4.26×10^{12}/L，HGB 120.0g/L，NEUT% 80.5%，LYMPH% 9.2%，NEUT 14.54×10^9/L，LYMPH 1.66×10^9/L，MONO 1.31×10^9/L。生化：ALB 32.40g/L，A/G 0.91，ALT 72U/L，BUN 10.39mmol/L，Mg^{2+} 1.30mmol/L，MYO 296.89ng/mL。今日晨起T：39.8℃，HR：122次/分，R：30次/分，BP：144/88mmHg，无咳喘，痰不多，大便不稀，气味正常，小便色黄。今日晨起及会诊前抽血回报，全血细胞分析：WBC 13.60×10^9/L，RBC 4.20×10^{12}/L，HGB 120.0g/L，NEUT% 76.33%，LYMPH% 12.50%，NEUT 10.37×10^9/L，LYMPH 1.71×10^9/L，MONO 1.01×10^9/L。生化：ALB 33.70g/L，A/G 1.01，ALT 52U/L，BUN 9.40mmol/L，CRP 50.70mg/L。尿常规：尿隐血（±），尿蛋白定性（1+），尿白细胞42，尿红细胞224。PCT检查：2019年7月18日为0.72ng/mL，2019年7月20日为0.59ng/mL（正常范围0～0.046）。

分析病情如下：患者服麻黄附子细辛汤后，高热短暂下降至38℃后，再次上升至39℃，以药测证，提示患者不完全是中枢性高热；小便颜色较前变深，虽然与高热导致尿液浓缩有关，但也提示火热证明显；血常规结果提示白细胞、中性比明显偏高，提示感染性发热存在可能性大。笔者立刻调方，改用笔者在重症监护病房里面常用的退热王牌处方——柴葛解肌汤。

处方：柴胡30g，葛根60g，生甘草10g，黄芩15g，白芍20g，羌活10g，白芷10g，桔梗15g，生石膏30g，生姜10g，大枣15g。3剂，水煎服，日1剂，分2次服，每次200mL，鼻饲同前。

三诊（2019年7月28日）：服药当晚T：38.1℃，HR：99次/分，BP：144/90mmHg。当天管床医师考虑溶血葡萄球菌感染，抗生素加用万古霉素。2019年7月23日下午体温降至37.9℃。2019年7月24日上午体温为37.5℃，下午37.2℃，心率为93次/分。2019年7月25日上午体温为38.2℃，撤呼吸机。当天全血细胞分析回报：WBC：17.3×10⁹/L，NEUT%：87.6%，LYMPH%：5.4%。2019年7月27日上午体温37~38℃。今日查体：T 37.6℃，HR 101次/分，BP 140/102mmHg，一直呼之不应，有浓痰，小便色淡黄。护工告知腹泻严重，今日晨起开始腹泻3次、色深。全血细胞分析：WBC 21.29×10⁹/L，RBC 3.85×10¹²/L，HGB 111.0g/L，NEUT% 88.00%，LYMPH% 4.90%，NEUT 18.73×10⁹/L，LYMPH 1.04×10⁹/L，MONO 1.28×10⁹/L。生化：A/G 1.02，CRP 56.20mg/L。尿常规：尿隐血（±），尿蛋白定性（1+），尿白细胞42/HP，尿红细胞224/HP。PCT0.25ng/mL。真菌D试验阴性。因抗生素已经用到最高级，暂不调整抗生素方案。

笔者考虑腹泻原因，可能与长期运用抗生素导致肠道菌群紊乱，真菌感染，以及中药（安宫牛黄丸、柴葛解肌汤）寒凉有关。复查真菌为阴性，因腹泻，暂停安宫牛黄丸及柴葛解肌汤3天以观察腹泻情况，继续完善大便培养。

四诊（2019年8月3日）：2019年7月29日下午体温38.5~38.7℃。2019年7月30日至今体温37~38℃，仍有腹泻，大便每天2~3次，气味不重。笔者今日再至床边会诊，查看患者，仍然呼之不应，手足不凉，脉沉数，双肺听诊未闻及明显干湿啰音。

分析患者病情如下：

第一，在发热方面，经过2剂麻黄附子细辛汤及1周柴葛解肌汤的治疗后，体温从会诊之初的39~40℃下降至37~38℃，且很少上升至38℃以上，体温较前控制。笔者考虑该患者很可能存在感染性发热与中枢性高热这两种原因。综合其发热持续不退，血常规、PCT、肺部CT，及运用麻黄附子细辛汤后体温降而复升，而运用柴葛解肌汤后体温下降至38℃以下，其感染性发热证据充足。但考虑其为脑干出血，服用麻黄附子细辛汤后体温能够短暂下降，且服用柴葛解肌汤并不能将体温完全降至正常范围，因此，其中枢性发热也不能完全除外。值得注意的是，笔者并不认为开始所用麻黄附子细辛汤无效。因初诊时，虽用麻黄附子细辛汤未能控制体温，但使其体温首次出现了下降趋势，为后续运用清热药赢得时间。

第二，在腹泻方面，虽然多次行大便常规及大便真菌检查均为阴性，笔者也犹豫是否为中药所致。但患者在停服中药后仍然有持续腹泻，从判断药物不良反应的原则来看，并不支持中药所致；且服药至第7天才出现腹泻，在此以前并未出现腹泻，说明可能与中药无关；再者，柴葛解肌汤处方中生石膏为30g，并非大剂量，笔者认为由其导致腹泻的可能性不大。虽然便常规及真菌试验阴性，但笔者一直未见到大便培养结果，因该患者并非笔者亲自主管，是否有其他原因导致，尚不知其确切原因。

第三，在下一步的治疗方案上，患者目前仍以脑干出血、肺部感染为主，中枢性高热与感染性发热同时存在的可能性大，因此，两者需兼顾并治。在原发病及中枢性高热方面，笔者考虑患者的整个发病过程与《备急千金要方》中"卒中风欲死，身体缓急，口目不正，舌强不能语，奄奄忽忽，精神闷乱，诸风服之皆验，不令人虚方"条文极为相似，尤其脑干出血患者昏迷不醒，死亡风险极高，这是典型的"卒死""卒中风欲死"，故仍以小续命汤原方控制脑干出血。同时予中成药安宫牛黄丸以通窍醒神。另外，选择小续命汤，还考虑到方中含有麻黄汤能还魂，能治疗"卒死""客忤死"。在肺部感染方面，因其发热不退，仍以柴葛解肌汤控制体温，目前有浓痰，再合苇茎汤控制其肺部感染及痰热蕴肺证。

处方一：麻黄6g，桂枝10g，甘草10g，干姜6g，党参15g，川芎10g，白术10g，附片15g，防己10g，黄芩10g，白芍10g，杏仁10g，防风10g，生石膏30g。7剂，水煎服，日1剂，分2次服，每次100mL。

处方二：安宫牛黄丸，每隔2~3天1粒。

处方三：柴胡30g，葛根90g，生甘草10g，黄芩10g，白芍10g，羌活10g，白芷10g，桔梗15g，生石膏30g，芦根30g，桃仁10g，炒薏苡仁30g，冬瓜子15g，生姜10g，大枣15g。7剂，水煎服，日1剂，分2次服，每次100mL。并告知体温不高则不用吃。

五诊（2019年11月9日）：2019年8月13日患者体温37.8℃，因患者为植物人状态，在ICU已经住院43天，家属自行联系转往南京某医院行康复治疗。患者坚持服用本方至2019年8月20日，体温转正常，始终在37℃以下，大便正常，每天一行。告知因体温正常，暂停处方三，继续服小续命汤及安宫牛黄丸，直至苏醒。今日短信告知，患者已经苏醒。患者共服小续命汤近百剂，在昏迷130天后苏醒。

按：脑干出血为临床重症，死亡率极高，即使存活，大多也为植物人状态。因医院认定该患者脑干出血后的植物人状态基本没有恢复的可能性，治疗意义不大，故家属不得已求助于中医药治疗。经过前期1个月的治疗后，患者体温下降至正常范围，家属信心倍增，后用小续命汤及安宫牛黄丸控制原发病，服百剂直至苏醒。遗憾的是，患者苏醒后一直未复查头颅CT以前后对照。通过该病例，笔者体会到，孙思邈之所以高度评价该方为"诸风服之皆验"，绝非偶然，该条文的背后很可能积累了救治大量昏迷不醒的脑血管病例；小续命汤恰如其方名，在生命的危急时刻真能"续命"。

病案八　脑出血后遗症案

闫某，男，55岁。主因"头晕间断性发作2年，加重2个月"于2015年9月28日入院。患者2年前无明显诱因出现头晕头痛，伴左侧肢体活动不利，就诊于北京某医院，查血压为138/96mmHg，完善头颅CT等检查，诊断为"脑出血、高血压1级"，予对症治疗，好转出院，具体治疗经过不详。出院后未规律服药，未监测血压。后遗留左侧肢体活动不利、左侧面肌僵硬，就诊于某中医院，诊为"腔隙性脑梗死、卵圆孔未闭"，并行康复训练，经治疗后症状有所好转。以后头晕症状反复发作。2个月前患者无明显诱因再次出现头晕症状加重，就诊于我院门诊，服用汤药后症状无明显改善，为求系统诊治，收入我科。刻下症：头晕，偶有头痛，时有汗出，无心慌心悸，无胸闷胸痛，无恶心呕吐，无咳嗽咳痰，纳眠可，二便调，舌暗红，苔薄白，脉弦。患者既往有高脂血症、双下肢动脉粥样硬化伴斑块形成、颈动脉斑块病史2年，右侧眼肌痉挛10余年。

［查体］T 36.2℃，P 90次/分，R 19次/分，BP 130/88mmHg。体形瘦弱，肺、心、腹查体正常。左侧肢体活动不利，左上肢近端肌力4，远端肌力4，左下肢近端肌力4级，远端肌力4。生理反射存在，病理反射未引出。

［辅助检查］全血细胞分析+CRP、生化全项+风湿常规、肿瘤标志物、甲状腺功能检查、病毒系列、肾素血管紧张素系列（4项）、血清同型半胱氨酸测定、尿常规、大便常规+隐血、脑电图、心电图：均未见明显异常。心脏超声：三尖瓣反流（轻度）。腹部超声：右肾囊肿。颈动脉超声：右侧颈动脉硬化伴斑块形成。双下肢血管超声：双下肢动脉硬化，双下肢深静脉超声未见明显异常。

头颅 MRA：右侧丘脑腔隙性出血灶可能；双侧额顶叶皮层下，半卵圆中心，侧脑室前后角旁，基底节区及脑干多发腔隙灶部分已软化；小脑萎缩（2015 年 7 月外院）。

[入院诊断] 中医诊断：眩晕（阴阳两虚证）。西医诊断：①高血压病 1 级（高危）；②脑出血后遗症；③腔隙性脑梗死；④动脉硬化症，颈动脉硬化伴斑块形成，双下肢动脉硬化伴斑块形成；⑤高脂血症；⑥脑萎缩。

入院后完善各项检查，给予抗血小板、降脂稳定斑块等治疗。

笔者治疗脑梗死、脑出血，最常用的就是柴胡加龙骨牡蛎汤及地黄饮子这两张处方。急性期以柴胡加龙骨牡蛎汤多见，恢复期则以地黄饮子多见。该患者体形瘦弱，面庞瘦削，头晕频作，但血压正常，平常也未服降压药，左侧肢体肌力下降，舌暗红，苔薄白，脉弦，言语正常，没有过多其他症状。笔者考虑这与金元时期医家刘河间《黄帝素问宣明论方》中主治阴阳两虚的地黄饮子方证极为相似，原文谓："地黄饮子，主之：治暗痱，肾虚弱厥逆，语声不出，足废不用。熟干地黄、巴戟（去心）、山茱萸、石斛、肉苁蓉（酒浸，焙）、附子（炮）、五味子、官桂、白茯苓、麦门冬（去心）、菖蒲、远志（去心）各等分。上为末，每服三钱，水一盏半，生姜五片、枣一枚、薄荷少许，同煎至八分，不计时候。"因患者有典型的左侧肢体肌力下降，这与"足废不用"高度相似，另肾虚，阴阳两虚，故见"体形瘦弱，面庞瘦削，头晕频作"。汤药以滋阴补阳为主，方用地黄饮子加减。

处方：生地黄 30g，酒山萸肉 15g，石斛 15g，麦冬 15g，醋五味子 10g，石菖蒲 10g，制远志 10g，茯苓 30g，酒苁蓉 20g，肉桂 5g，黑顺片 10g，制巴戟天 15g，薄荷 10g，干姜 5g，大枣 20g，天麻 10g，川芎 10g，牛膝 30g。3 剂，水煎服，浓煎 100mL，日 1 剂，分 2 次服。

二诊（2015 年 10 月 8 日）：患者共服药 10 剂后，头晕、肢体无力较前变化不大。眠纳可，二便调，舌脉、肌力同前。

考虑再三，患者目前无肝阳上亢、肝火上炎、火热内蕴证，从肾虚、阴阳两虚治疗反馈疗效不佳。因《千金》小续命汤适应证中有"中风冒昧，不知痛处，拘急不得转侧，四肢缓急""中风，言语謇涩，四肢疼曳"均提及肢体活动不利，不如暂且用之祛风通络。因此，予以小续命汤原方，另加全蝎、蜈蚣祛风通络，大枣矫味。

处方：生麻黄 2g，桂枝 10g，炒杏仁 10g，甘草 10g，防风 10g，防己 10g，生姜 10g，党参 10g，黑顺片 6g，白芍 15g，川芎 10g，黄芩 10g，全蝎 10g，蜈蜈1条，大枣15g。3剂，水煎服，浓煎100mL，日1剂，分2次服。

三诊（2015年10月12日）：患者服药3剂后，头晕、头痛症状消失，左下肢乏力感较前减轻，走路不似之前费力，舌暗红，苔薄白，脉沉。查体：BP 105/65mmHg，HR 68次／分。患者诉症状改善较为明显，要求出院。告知再服2周，门诊随诊。

四诊（2019年12月17日）：患者来门诊开长期口服西药，告知头晕、头痛未作，肌力较前改善。

按：患者主因脑出血后遗症、脑梗死、头晕就诊，给予常规治疗及地黄饮子补肾后，头晕始终不缓解，笔者无奈转投小续命汤。改方前，笔者反复确认，排除了火热内蕴的禁忌证。因其体形瘦弱，时有汗出，心率略快，笔者给予其小剂量麻黄、黑顺片以观察。患者药后除头晕、头痛症状消失外，下肢肌力也得以缓解，其血压也从入院之初的130/88mmHg下降至105/65mmHg。

5. 不明原因的四肢无力

笔者在临床上治疗过大量不明原因的四肢无力患者，在诊断和治疗上有如下方面值得关注。

第一，在诊断方面，部分患者行头颅CT、头颅MRI、脊柱MRI（颈椎、胸椎、腰椎）、经颅多普勒超声TCD、颈动脉超声、头颈血管CTA、心电图、肌电图、电解质、内分泌等常规检查与检验均无异常，有诊断为癔症者，也有更多数年后才诊断为神经系统疾病者。笔者认为，应该高度重视此类不明原因四肢无力患者，可能这是某一种罕见的神经系统疾病的前期症状。如果我们能够运用中医药在疾病早期控制病情，防止症状加重，无疑是提前阻断了疾病的进展，真正具有"治未病"价值。

第二，在中医辨病辨证方面，考虑患者突然出现的四肢瘫痪、无力，不伴有神志改变，考虑属于"风痱"范畴。"痱"这一病名在《黄帝内经》中就有记载。《灵枢·热病》中指出："痱之为病也，身无痛者，四肢不收，智乱不堪。"《医宗必读》中也说："痱，废也。痱即偏枯之邪气深者……以其手足废而不收，故名痱。或偏废或全废，皆曰痱也。"《圣济总录》中指出："病痱而废，肉非其肉者，以身体无痛，四肢不收而无所用也。"而在"风痱"首见于《金匮要略》，其所载《古今录验》续命汤条下指出："治中风痱，身体不能自收持，口不能言，冒昧不知痛处，或拘急不得转侧。"在《备急千金要方·诸风·论杂风状第一》中指出"风痱"的症状特征，即"风痱者，身无痛，四肢不收，智乱不甚。言微可知，则可治。甚则不能言，不可治。"由此可见，风痱特征为神志清楚，但肢体活动不利，言语利或不利，痛觉减退为其主要特征。而根据上述小续命汤方证条文可知，不明原因的四肢无力相当于"身体缓急""不知痛处，拘急不得转侧，四肢缓急""四肢疼曳""中风痱，身体不能自收……冒昧不知痛处，或拘急不得转侧"。可见，这个病在汉唐时代即已经得到深刻认识，并给出小续命汤的治疗方案。

第三，在病因学方面，遵循"审证求因"原则，在中医临床上，一般都按照患者表现出来的症状、体征推求其背后的病因病机。即，中医的病因学内容更多还是诊断学内容。但在不明原因的四肢无力这一疾病的病因上，笔者发现本病有其特殊性。患者大都有近期外出旅游史，尤其是去人迹罕至的崇山峻岭、风景名胜、千年古刹、庙宇道观，或深夜行走，触冒风霜雨露等。很多患者都是在外出旅游过程中突然发病，不能行走，只能靠拨打 120 急救。古人认为，感受"风邪"、感受"山岚瘴气"是该病的病因。"正气存内，邪不可干"，患者极有可能在身体极度倦怠乏力的情况下，免疫力下降，感染了某种特殊的致病因素（细菌、病毒，或其他）而发病，这也符合中医学关于中风病的"经络空虚，风寒外袭"的病机认识。古人虽然不知道具体感染源，但将这一类因素统称为"风邪""山岚瘴气"，属于"中风"范畴。因此，在治疗上会选择辛散祛风、芳香燥湿、温通升散类药物进行治疗。

第四，古今均有大量运用小续命汤治疗不明原因的四肢无力的经验。四川名医陈鼎三及江尔逊老中医均擅用《古今录验》续命汤治疗不明原因的四肢无力，"余初学医时，曾见唐某，男，年五旬，素体丰盛。一日，忽四肢痿软，不能收持（瘫痪）而仆地，但神清语畅。余师陈鼎三诊之曰，此《金匮》风痱证也，宜用古今录验续命汤。投原方一剂，次日顿愈。""1950 年，有乔某，壮年体丰，无明显诱因，忽双下肢瘫痪，不痛不痒，卧床不起，余亦投以《古今录验》续命汤原方，服 2 剂，即能起床行走。"姜宗瑞先生在其《经方杂谈》中说："20 世纪 90 年代，曾遇本村两青年，并无明显受风病史，患四肢无力，不能行走。其中一例曾按照破伤风治疗无效，用《古今录验》续命汤数日复常。"虽然没有能够明确诊断现代医学的病名，但根据条文，运用《古今录验》续命汤取得较好疗效。笔者在临床也发现，应用《千金》小续命汤在治疗不明原因的四肢无力方面具有重要临床价值。

病案九　不明原因四肢无力、反应迟钝案。

樊某，女，30 岁。主因"四肢无力、反应迟钝间断发作 1 年，加重 1 天"于

2017年5月18日入院。患者于1年前在家中晚饭后，无明显诱因出现四肢无力，反应迟钝，持续数秒后自行缓解，无意识丧失，无牙关紧闭，无角弓反张，无抽搐，无口吐白沫，无胸闷心慌、头晕头痛，无腹痛腹泻，无二便失禁，未测量血压，持续数秒后自行缓解，就诊于当地医院，未予明确诊断，未治疗。后间断发作2次。1天前，无明显诱因再次出现四肢无力、反应迟钝4次，发病前无情绪波动，无劳累，发作方式与既往相同，视物模糊，无意识丧失，无牙关紧闭，无角弓反张，无抽搐，无口吐白沫，持续数秒自行缓解。就诊于北京市某三甲医院，即刻血糖3.7mmol/L（餐后3小时左右），BP118/70mmHg，HR70次/分，血常规可见白细胞增高，急查头颅CT、心电图未见异常，未予明确诊断及治疗方案。患者今日来我院心内科专家门诊就诊，在就诊过程中，无明显诱因再次出现四肢无力、反应迟钝，急查血糖7.4mmol/L，BP：120/70mmHg。首诊主任医师电话指示"患者快不行了"，要求从门诊二楼紧急转CCU抢救，并在门诊病历中查体部分记录"双侧瞳孔散大"，为求进一步诊治，收入我科。刻下症：自觉畏寒，无汗，口干，口苦，近3天间断干咳，无痰，纳可，眠可，二便可。舌淡红，苔色白腻，脉象沉细弱。患者既往有多囊卵巢综合征、低血压病史，最低血压80/50mmHg。

[查体]T 36.3℃，P 72次/分，R 17次/分。卧位BP 112/76mmHg，直立BP 114/76mmHg。发育正常，营养良好，神志清楚，表情自如，自主体位，回答清楚，查体合作，瞳孔等大等圆，对光反射良好，心肺（−），双下肢不肿。生理反射存在，病理反射未引出。

[辅助检查]急诊生化+cTnI：Na⁺ 136mmol/L，K⁺ 3.62mmol；尿常规：WBC-M 9.29HP，SG 1.032；女性激素：AND 17.4nmol/L；全血细胞分析+CRP、DIC初筛试验、糖化血红蛋白HbA1c、甲状腺功能检查、病毒系列、肿瘤标志物、肾素血管紧张素系列（4项）、人绒毛膜促性腺激素、骨代谢、便常规＋隐血、胸部正位片、心脏彩超、腹部超声、胸腔彩超、颈动脉超声、经颅多普勒血流图（TCD）均未见异常。24小时动态心电图：窦性心律；偶发房性早搏，单发。24小时动态血压：最大收缩压124mmHg，最小收缩压83mmHg，最大舒张压75mmHg，最小舒张压40mmHg，平均102/57mmHg。

[入院诊断]中医诊断：风痹（风寒阻络证）。西医诊断：①四肢无力待查？低血压？低血糖？心律失常？神经根炎？癔症？癫痫？②急性上呼吸道感染；③多囊卵巢综合征；④泌尿系感染。

入院后完善各项检查，给予参附注射液治疗。

分析患者病情如下：在现代医学方面，患者本次主因突发四肢无力入院，笔者考虑其原因可能有：①心源性疾病，包括恶性心律失常、低血压、心源性休克、心肌病、心肌梗死、心力衰竭等；②脑源性疾病，包括急性脑血管病、癫痫、TIA、神经根炎、脊髓侧索硬化症、吉兰－巴雷综合征等；③内分泌性导致的低钾血症、低血糖等；④骨科相关脊髓病变；⑤癔症。需进一步完善各项检查，逐一查找病因。

在中医方面，该患者突发四肢无力多次，神志正常，这是典型的"风痱"病，笔者果断予以小续命汤祛风散寒通络治疗。

处方：麻黄6g，防己10g，党参15g，黄芩10g，桂枝10g，甘草10g，白芍15g，川芎10g，炒杏仁10g，黑顺片8g，防风10g，干姜5g。7剂，水煎服，浓煎100mL，日1剂，分2次服。

二诊（2017年5月25日）：患者在入院第2天出现头重，头晕，视物模糊，持续几秒后视物清晰，双下肢无力。后再未出现上述症状，乏力较前好转。头颅MRI：未见明显异常，右侧额窦及蝶窦炎症。颈椎MR：① C2/3～C4/5椎间盘后突出，硬膜囊受压，C5/6椎间盘膨出，C3/4、C4/5椎间盘退变；②颈椎骨质增生。骨科会诊后，考虑患者症状与颈椎无关。因患者父亲既往有发作性四肢无力病史，建议患者前往宣武医院进一步诊治，排除头颈血管、脊髓血管等问题。但脊柱血管检查已约到1年后，考虑患者目前病情稳定，无明显不适，建议患者出院，出院后继续服用小续命汤巩固1个月。随访至2020年2月7日，患者再未出现四肢无力症状。

按：该患者无明显诱因出现双下肢无力症状，且反复发作3次，经过系列检查后，排除心源性、脑源性、内分泌性、骨科及癔病等常见疾病。但具体原因是什么？尚无法定性。笔者考虑，按照传统中医辨证与治疗，该患者肢体无力，神志正常，属于"风痱"范畴。笔者按图索骥，亦步亦趋，给予小续命汤后，随访至今，双下肢无力症状再未复发。

病案十　不明原因下肢无力、服药后困倦难支"瞑眩"案

陈某，女，39岁，北京人。主因"突发双下肢无力1周"于2019年10月21日就诊。患者1周前无明显诱因突然出现双下肢无力症状，右侧为重，上楼、上台阶抬腿费力，自我描述为"感觉腿不是自己的"，行走跛行，就诊于当地专科医院，查头颅CT与MRI、脊柱MRI（颈椎、胸椎、腰椎）、生化全项、肌电图等均正

常，专科医院国内知名专家详细检查后告知："查不出问题，没法治疗。"患者为求中医治疗而来就诊。刻下症：无口干、口苦，无头晕、头痛，无胸闷、腹胀，下肢乏力，平常不容易汗出，纳可，眠可，时有早醒，但能继续入睡，二便可。舌淡红，苔薄白，脉沉。既往有子宫息肉并手术病史，否认近期外出旅游史。查体：体形中等略胖，皮肤黄暗没有光泽，下肢肌力正常，生理反射存在，病理反射未引出。

［门诊诊断］中医诊断：风痹（风寒束表证）。西医诊断：双下肢无力待查。

患者对查不出原因的双下肢萎软无力极为恐惧，因患者为笔者朋友，告知在古代就有这种病，有药可治，并告知服药1~2周就能减轻，消除其恐惧心理。因患者突发双下肢无力，这与"中风痹，身体不能自收"高度相似，为小续命汤的强适应证。且其舌淡红，苔薄白，脉沉，无明显热证，考虑为风寒束表证。

处方：麻黄6g，桂枝10g，杏仁10g，甘草10g，防风10g，防己10g，党参30g，白芍10g，川芎10g，附片20g，黄芩10g，生姜10g，黄芪30g，葛根30g。14剂，颗粒剂，日1剂，分2次服。

二诊（2019年11月5日）：患者当晚就开始服药，喝完药以后极度困倦，原本想把家务干完再休息，但因实在因困倦不支而不得不中止家务上床睡觉，从晚上7点一直睡至次日早上9点方醒。第2天，患者因担心处方中有安眠药而向笔者咨询。后持续1周左右，患者一到晚上七八点钟就困倦难支而要睡觉，但自觉双下肢较前有力，但仍有上楼抬腿费力现象。舌淡红，苔薄白，脉沉细。治疗期间一直监测血压、心率，均正常。自觉处方不难喝，口感尚可。遂将麻黄剂量递增至12g，桂枝增加至20g，守方再服14剂。

三诊（2019年11月21日）：患者服药期间未见明显不适，睡眠较前好转，但不嗜睡，左腿已经恢复正常，右腿好转50%，舌脉同前，告知患者守方再服。

患者共服药3个月，双下肢乏力症状恢复正常，步履如常人。建议患者再喝药以巩固时，患者面露难色，说"实在喝不下去了，快吐了"。随访至今，再未反复。

按：《尚书·说命篇》中提到"药不瞑眩，厥疾弗瘳"，首次提到服药后出现的瞑眩是疾病向愈好转的一种反应。笔者在诸多小续命汤病案中，瞑眩反应并不常见，患者药后自诉，"碗洗到一半就撑不住了"。笔者认为，处方中不但没有一味助眠安神药，反而有麻黄、桂枝、附片、党参等温热动火药，药后睡眠反而能改善，这说明服祛风通络药后身体在自我调整、修复，这也提示方证对应。笔者立刻就意识到，患者服该处方一定能痊愈。

另外，汤药口感是判断方证对应程度的重要参考。初诊时，笔者反复询问是否汤药难喝，患者告知口感尚可，不难喝，这也间接提示方证对应。但在 3 个月后，患者告知"实在喝不下去了，快吐了"，这不是病情变差，而是说明疾病已经明显好转，原本身体处在风寒束表证的状态得以改善。因为汤药口感从好变差，多提示疾病好转，提示该停药或换方。

6. 颈椎病

排除手术适应证，针对部分神经根型颈椎病、脊髓型颈椎病、椎管狭窄、臂丛神经根炎等出现的肢体活动不利、麻木、疼痛时，在用常规祛风通络药物（如桂枝加葛根汤、葛根汤等）无效时，笔者会考虑改用本方以提升疏风散寒治疗等级。

病案十一　颈椎病、颈椎管狭窄、臂丛神经根炎、左上肢抬举无力案

裴某，女，36 岁，河北人。主因"突发左上肢抬举无力 1 天"于 2019 年 11 月 19 日电话咨询。患者 1 天前无明显诱因突然出现左上肢抬举无力症状，伴项强痛，无口干、口苦，无恶寒发热，无鼻塞、流鼻涕、打喷嚏，平常不容易汗出，纳眠可，二便可，舌淡红、有齿痕，苔薄白微腻。否认其他疾病病史。颈椎 MRI：C3~4、C4~5 椎间盘突出，椎管变窄，颈部多发淋巴结肿大（河北某医院，2019 年 11 月 19 日）。

［门诊诊断］中医诊断：风痹（风寒束表证）。西医诊断：①颈椎病；②椎管狭窄；③臂丛神经根炎；④颈部淋巴结肿大。

笔者考虑其左上肢抬举无力为臂丛神经根炎的表现，导致该病的主要原因与颈椎病、颈椎间盘突出、颈椎结核、颈肋腋窝淋巴结肿大等相关。在中医学中，这属于"身体缓急""四肢缓急""身体不能自收"等范畴，为典型的"风痹"。因其无热象，故径予小续命汤原方以疏风散寒通络；因其项强痛症状明显，故加葛根 90g 以"舒项背"。

处方：麻黄 6g，桂枝 10g，杏仁 10g，甘草 10g，防风 10g，防己 10g，生姜 3 片，党参 15g，白芍 10g，川芎 10g，附片 10g，黄芩 10g，葛根 90g。7 剂，水煎服，日 1 剂，分 2 次服。

二诊（2019 年 11 月 26 日）：患者短信告知，服药 1 周后，左上肢活动正常，项强、疼痛明显好转。建议再次复查颈部淋巴结。

按：针对颈椎病、椎管狭窄、臂丛神经根炎患者出现的颈项强痛，小续命汤的加减法具有一定的规律可循。笔者常在小续命汤基础上，增加葛根、鸡血藤、伸筋草等专科用药以增强舒筋活络之功，取得满意疗效。

7. 急性脊髓炎

急性脊髓炎是指各种自身免疫反应（多为感染后诱发）所致的急性横贯性脊髓炎性改变，又称急性横贯性脊髓炎。该病是指非特异性炎症引起脊髓急性进行性炎性脱髓鞘病变或坏死，病变常局限于脊髓的数个节段，主要病理改变为髓鞘肿胀、脱失、周围淋巴细胞显著增生、轴索变性、血管周围炎症细胞浸润。胸髓最常受累，以病损水平以下肢体瘫痪、传导束性感觉障碍和尿便障碍为临床特征。其临床表现多为急性起病，起病时可有低热、病变部位神经根痛、肢体麻木乏力和病变节段束带感，也可无其他任何症状而直接出现瘫痪。

在中医学中，突然出现的肢体瘫痪属于"中风""风痹"范畴，认为是外感风邪所致。值得注意的是，在现代医学中，该病直接病因尚不明确，多数患者在出现脊髓症状前 1~4 周有发热、上呼吸道感染、腹泻等病毒感染病史，或存在疫苗接种史。流感、麻疹、水痘、风疹、流行性腮腺炎及 EB 病毒、巨细胞病毒、支原体等都可能与本病的发病有关，但在其脊髓和脑脊液中未分离出病毒。因此，本病很可能与病毒感染后启动的自身免疫反应相关，而不是直接感染所致，为非感染性炎症性脊髓炎。古代把这一类致病菌感染后的反应，一律称之为"中风"。

四川名医江尔逊先生擅用《古今录验》续命汤治疗该病："1967 年秋，李某，女，20 岁。一日下河洗衣，当夜即双下肢瘫痪，神志清楚，语言如常。西医诊断：横贯性脊髓炎，住院治疗 10 余日无效。余亦按风痹投以上方，仅服 1 剂，次日竟能下床行步，医护人员惊疑不已。"1965 年 8 月，江老还曾治疗 1 例急性脊髓炎、风痹重证："患者雷某，男，18 岁。突然手足麻木，肢体不遂，不完全性瘫痪，同时出现严重呼吸、吞咽困难，有气息将停之象；且时而瞳孔反射消失，昏昏欲睡，呼之不应。入院 7 天，一直鼻饲全流质饮食，西医治疗无效，以为不可治矣，邀余会诊。余亦投以《古今录验》续命汤原方，配合针刺风府、大椎、肺俞、内关，仅服药 1 剂，翌日危象顿减。连服 4 剂，诸症渐失。"上述医案虽然没有运用《千金》小续命汤，但其运用《古今录验》续命汤的经验值得借鉴。

8. 急性神经根炎

急性神经根炎是一组临床症候群，只要临床表现符合，且已排除其他疾病即可诊断。广义的急性神经根炎，又称为多发性神经炎（吉兰-巴雷综合征），包括急性发炎性脱髓鞘病变，急性轴索性运动神经病变及米费症候群。其典型症状为在几天之内，手、脚发麻，由远端往近端延伸，亦可由近端往远端延伸。在感觉症状发生的同时或稍后，出现运动神经症状，以四肢末端（特别是下肢）的肌无力开始，继而侵犯近端肌肉，可出现呼吸困难、吞咽障碍、脸肌麻痹，以及复视。几天之内，各部分肌肉逐渐受累，疾病严重程度达到顶点。从发病到最严重症状，一般不超过两周。约有三分之一的患者在发病前数周可能有轻微感冒或腹泻病史，部分患者可能与免疫损伤有关。依神经的受累程度而有不同，运动神经、感觉神经及自主神经皆可受累。自主神经受累可出现心律不齐、出汗异常、瞳孔收缩障碍、便秘、腹泻、排尿困难等。在治疗上，主要采用激素冲击、大剂量丙种球蛋白、血浆交换、营养神经，以及对症治疗等。

在中医学中，肢体的麻木、游走进展、瘫痪无力等运动、感觉、反射障碍，与"风邪善行而数变"相似，为风邪致病，也属于"中风"范畴。在病因上，部分患者在发病前有感冒或腹泻等病史，更加支持风邪致病学说。在症状上，急性神经根炎与小续命汤方证中的"中风痱，身体不能自收，口不能言，冒昧不知痛处""身体缓急""中风冒昧，不知痛处……四肢缓急"等极为相似，故也可用小续命汤主治。笔者曾会诊过风湿科住院患者突然出现的四肢瘫痪，首先考虑这是"风痱"重症，吉兰 - 巴雷综合征不除外，为典型的小续命汤方证。原计划转至CCU进一步治疗，遗憾的是，因为依从性等原因，后转至专科医院进一步治疗。

当代经方名家黄仕沛先生也擅用续命汤治疗急性神经根炎。2008年4月8日曾会诊一例不能脱机的急性神经根炎病例。患者何某，男，65岁。因不能自主呼吸，有创呼吸机辅助通气已第45天，医院诊断为"急性胸、颈段神经根炎"。刻诊：患者神识尚清，痰多，舌尖稍红，脉洪大。予以《古今录验》续命汤原方加黄芪。

处方：麻黄15g（先煎），北杏仁15g，肉桂6g（焗），甘草15g，川芎9g，当归24g，干姜6g，生石膏90g（布包煎），高丽参15g（炖，另兑），黄芪120g。

4月29日停用呼吸机，5月6日转神经内科，但该科主管医生不同意外来中药，不敢有违医院制度，遂停中药。5月11日病情加重，5月17日死亡。虽然患者最终去世，但其在服用续命汤期间，改善了自主呼吸功能，成功脱机。虽然没有运用《千金》小续命汤，但其运用《古今录验》续命汤治疗急性神经根炎的经验值得关注。

病案十二　慢性炎性脱髓鞘多发性神经根神经病、冠心病、冠脉搭桥术后、双上肢酸痛不能上抬案

武某，男，78岁，北京人。主因"间断胸闷气短20余年，加重4个月"于

2019年5月5日入院。患者于20余年前劳累后出现胸闷、气短、胸痛，后于北京某三甲医院行运动平板试验阳性，诊断为"冠状动脉粥样硬化性心脏病"，予抗血小板、扩冠等治疗，症状缓解。2001年胸闷气短症状加重，就诊于北京某三甲医院，查冠脉造影示：RCA100%闭塞，LCX90%狭窄，LAD95%狭窄，行冠脉搭桥术（左乳内动脉-左前降支，升主动脉-对角支），术后症状缓解，出院后长期口服抗血小板、扩冠等药物。2018年10月，因症状加重就诊于朝阳医院。查ECG示：心房颤动，右束支传导阻滞，ST-T改变，诊断为"冠状动脉粥样硬化性心脏病，冠状动脉搭桥术后，陈旧性下壁心肌梗死，心功能Ⅲ级（NYHA分级）；心房颤动；高血压1级"，予抗血小板、降脂稳定斑块、扩冠、改善心肌代谢、降压、利尿等治疗后，症状缓解出院。近4个月来，胸闷气短时有发作，伴手肿明显，现为求进一步诊治收入我科。刻下症：时有胸闷气短，憋气，无胸痛，休息后可缓解，劳累后加重，乏力，无头晕头痛，偶有咳嗽，无咳痰，口干，无口苦，双上肢酸痛，肩关节疼痛，时有四肢抽搐、麻木、发凉，手肿明显，不能握拳、屈伸，无恶心呕吐，纳眠可，小便可，每天1800~2000mL，大便质黏偏干、二日一行，需服药排便。舌暗红，舌体胖，苔白腻，脉沉弱。患者既往有高血压病10余年，血压最高可达140~150/80mmHg，现口服富马酸比索洛尔（1.25mg，qd），血压控制在110~120/60~70mmHg。2型糖尿病10余年，血糖最高可达23mmol/L，现皮下注射门冬胰岛素注射液（早-中-晚，11-17-17IU），联合甘精胰岛素注射液（8IU，qn）肌内注射，血糖控制在10mmol/L左右。高脂血症、动脉硬化、重度骨质疏松、白内障病史。2018年7月因"四肢乏力、酸痛"于北京某三甲医院诊断为"慢性炎性脱髓鞘多发性神经根神经病、低蛋白血症、脑梗死、脑出血、反流性食管炎"，现口服维生素B₁片、甲钴胺片、奥美拉唑肠溶胶囊。

[查体] HR 64次/分，BP 126/72mmHg。神志清楚，体形中等略胖，面色暗黑，第一心音强弱不等，心率80次/分，律不齐，双手重度凹陷性水肿、左侧明显，双下肢轻度水肿，双下肢痛觉位置未见异常，四肢肌力4级，病理反射未见异常。

[辅助检查] 全血细胞分析+CRP、心肌梗死三项：未见异常。生化：ALB 39.9g/L，UA 488μmol/L。DIC初筛试验：D-Dimer 0.74mg/L（FEU）。NT-proBNP：2061pg/mL。心电图：心房颤动，心室性期前收缩，完全右束支传导阻滞，ST-T改变。动态心电图示：窦性心律，房性早搏，室性早搏，ST-T改变（北京某三甲医院，2018年6月）。心脏超声：节段性室壁运动异常；左室收缩功能减低；左房

增大；主动脉瓣、二尖瓣、三尖瓣轻度关闭不全；左室收缩功能：46%（北京某三甲医院，2018年10月20日）。上肢血管超声：未见异常（入院急查）。下肢血管超声：双下肢动脉硬化伴多发斑块形成，双下肢深静脉超声未见明显异常（我院心血管科2019年3月8日）。头部CT平扫：右侧基底节区脑出血？脑白质慢性缺血性改变；老年性脑改变；脑动脉硬化；左侧蝶窦炎症（北京某三甲医院，2018年10月4日）。头部CT平扫：考虑右侧基底节区血肿，较前片（2018年10月6日）变化不著；双侧基底节区、左侧丘脑、左侧侧脑旁腔隙性脑梗死；脑白质慢性缺血性脱髓鞘改变；老年性脑改变；脑动脉硬化；鼻中隔轻度偏曲；双侧下鼻甲肥大（北京某三甲医院，2018年10月8日）。

［入院诊断］中医诊断：胸痹（阳虚水饮证）。西医诊断：①冠状动脉粥样硬化性心脏病，不稳定型心绞痛，冠状动脉搭桥术后，陈旧性下壁心肌梗死，心律失常，永久性心房颤动，完全右束支传导阻滞，心功能Ⅲ级（NYHA分级）；②高血压1级（极高危）；③2型糖尿病；④慢性炎性脱髓鞘多发性神经根神经病；⑤脑梗死；⑥脑出血；⑦高脂血症；⑧动脉硬化，双下肢动脉硬化伴多发斑块形成；⑨骨质疏松；⑩高尿酸血症；⑪反流性食管炎；⑫低蛋白血症。

入院后，常规给予抗血小板、扩冠、降脂、稳定斑块、营养心肌、控制心室率、降糖、利尿、抑酸等对症治疗。

患者本次入院有两个目的：一是评估并治疗心脏疾病，二是亟待排查四肢水肿原因，尤其是上肢重度凹陷性水肿。先后完善上肢的血管超声、白蛋白、肝肾功能、甲状腺功能、NT-proBNP等，均未见明显异常。笔者怀疑罕见的颈椎脊髓内肿瘤不除外，但行脊柱MRI也未见异常。最后考虑可能与其慢性炎性脱髓鞘多发性神经根神经病有关，但神经科会诊时予以排除。

在治疗上，常规西药足以改善心脏供血与心力衰竭，不作为本次中药治疗重点。慢性炎性脱髓鞘多发性神经根神经病，也属于吉兰-巴雷综合征。患者告知，在外院住院治疗后，四肢乏力、酸痛、麻木反有加重趋势，希望本次住院期间能用中药治疗。笔者考虑，吉兰-巴雷综合征属于"风痹"范畴。其四肢乏力、酸痛，肩关节痛，四肢抽搐、麻木、发凉，手肿，不能握拳、屈伸，属于典型的风寒湿邪阻滞经络，兼经络空虚，故首选《千金》小续命汤。因药房无生姜，而以干姜替代；因其偶有咳嗽，加桔梗以宣肺止咳；其四肢水肿，根据《金匮要略·水气病脉证并治》中"风水，其脉自浮，外证骨节疼痛，恶风"及"风水，脉浮身重，汗出恶风者，防己黄芪汤主之"条文，属于"风水"，因此除予以麻黄利水外，还合防己黄芪汤以益气利水。

处方：麻黄10g，桂枝10g，杏仁10g，甘草10g，防风10g，防己15g，干姜6g，党参15g，白芍10g，川芎10g，黑顺片15g，黄芩10g，桔梗10g，生白术15g，黄芪30g。14剂，水煎服，日1剂，分2次服。

二诊（2019年5月21日）：服药期间，曾因患者下肢肌肉抽搐加重，考虑可能与利尿剂导致电解质紊乱相关，临时予以大剂量芍药甘草汤（白芍30g，赤芍30g，甘草30g，牛膝30g），1剂后抽搐即止；继续改服小续命汤，每天1剂，共服药14剂。患者告知肩关节疼痛减轻，四肢乏力，手足间断抽搐、麻木、发凉，以及双手背凹陷性水肿较前明显好转，舌暗红，苔薄白，脉沉。建议患者出院后守方再服1个月来复诊。

9. 多发性硬化

多发性硬化为临床罕见病，是一种以中枢神经系统白质炎性脱髓鞘病变为主要特点的自身免疫系统疾病。其最常累及的部位是脑室周围白质、视神经、脊髓、脑干和小脑。在病因上，研究发现，在发病之初或复发阶段，常存在急性病毒感染，产生抗体，可与神经髓鞘多肽片段发生交叉反应，导致脱髓鞘病变。诱发因素还包括感染、过度劳累、外伤、情绪激动，以及治疗过程中停激素等，均会导致疾病复发或加重。本病以20~40岁最为常见，女性好发。由于多发性硬化患者的大脑、脑干、小脑、脊髓可同时或相继受累，故其临床症状和体征复杂多样。50%的患者首发症状为一个或多个肢体无力，运动障碍，可为偏瘫、截瘫、四肢瘫，其中以不对称瘫痪最常见，下肢明显；肢体、躯干或面部针刺麻木感，异常的肢体发冷、蚁走感、瘙痒感、尖锐烧灼样疼痛等感觉异常；在眼部多为急性起病的单眼或双侧视力下降，复视，眼肌麻痹、震颤，眼底检查可见视乳头水肿、视神经萎缩；30%~40%的患者有不同程度的共济运动障碍；还可见有强直痉挛、感觉异常、构音障碍、共济失调、癫痫、痛性痉挛等较常见的多发性硬化发作性症状。其他还可见精神症状、膀胱功能障碍、周围神经损害和多种其他自身免疫性疾病，如风湿病、类风湿综合征、干燥综合征、重症肌无力等。

肢体无力是多发性硬化最常见的首发症状，也属于中医学"中风"范畴。其肢体无力，感觉障碍，共济失调，发作性症状和精神症状均与小续命汤条文中"卒中风欲死，身体缓急，口目不正，舌强不能语，奄奄忽忽，精神闷乱""中风冒昧，不知痛处，拘急不得转侧，四肢缓急，遗矢便利""风历年岁，或歌或哭或大笑，言语无所不及""中风痱，身体不能自收，口不能言，冒昧不知痛处，或拘急不得转侧"等较为吻合。

黄仕沛先生擅用《古今录验》续命汤治疗多发性硬化，治愈多例患者。曾治疗1例多发性硬化伴呼吸衰竭、气管插管患者：陈某，女，39岁。2008年5月始出现视朦，8月6日始再次出现视朦，声音沙哑，四肢无力。查MR：颈3-5脊髓异常密度影，诊断为"多发性硬化"。8月11日出现呼吸无力，予有创呼吸机辅助通气。10月12日成功脱机后，11月1日转入我院。入院时：体温38℃左右，气管切开，痰多，咳嗽无力，四肢软瘫，双四肢感觉障碍，颜面、脊柱及上肢痛性痉挛，留置胃管、尿管。11月4日查房处方：麻黄15g（先煎），北杏仁15g，白芍60g，川芎9g，当归15g，干姜6g，炙甘草20g，桂枝10g，石膏60g，党参30g，北黄芪120g。后将麻黄逐步加量，最大用至35g。12月10日，服药第40天，拔出气管套。2009年1月15日，可自己步行，基本生活自理，出院。此后患者曾数次独自来我院门诊复诊，肢体活动如常人。以后患者自行到附近诊所康复治疗，未再服中药。

在临床上，笔者亦喜用《千金》小续命汤治疗多发性硬化，本方能够缓解肢体无力，减轻症状，也取得一定疗效。

病案十三　多发性硬化案

聂某，男，47岁，安徽人。主因"双下肢瘫痪4年余"于2016年9月26日就诊。患者于4年前无明显诱因突然出现双下肢瘫痪，伴四肢麻木针刺感、全身乏力，先后就诊于当地人民医院、北京某综合性医院，多次住院治疗，诊断为"多发性硬化"，先后住院行骨髓间充质干细胞治疗，并给予口服丁苯酞软胶囊（0.2g，tid）、NS10mL+注射用鼠神经生长因子（30μg，qd）肌内注射，NS100mL+单唾液酸四己糖神经节苷脂钠（80mg，qd）静脉滴注，GNS500mL+维生素C注射液（1g，qd）静脉滴注，口服立普妥（20mg，qn）、奥美拉唑镁肠溶片（20mg，qd）等营养神经、降脂稳定斑块、抑酸护胃等治疗。因疗效不佳，全身乏力症状加重，多次就诊，告知"因床位紧张，建议门诊加强康复训练及使用营养神经药物"，患者为求中医药治疗来诊。刻下症：双下肢瘫痪，四肢沉重，手足冷，四肢有针刺麻木感，全身乏力，有沉重紧缩感，头不清爽，视物模糊，言语謇涩，吐词不清，口干，喜冷饮，口苦，汗少，喜吹凉风，时有呛咳，呃逆，嗳气，纳差，胃胀，时有反酸，饮水后恶心，大便多日一行，小便费力，尿等待。舌淡有紫气，苔白腻，脉弦数无力。既往有高脂血症、动脉硬化症、肝功能不全、反流性食管炎病史。

[查体]HR 95 次／分，BP 103/80mmHg。体形中等略胖，面色黄黯，痛觉减退。

[辅助检查]调节性 CD4+T 细胞检测报告：调节性 CD4+T 细胞百分比 9.54%（北京京蒙高科干细胞技术有限公司细胞与分子临床检验所，2013 年 12 月 6 日，编号 CT-20131206-004）。免疫细胞检测：干细胞百分比 0.01↓，淋巴细胞计数每微升 1457.46 个↓，总 T 淋巴细胞计数每微升 895.61 个↓，辅助性 T 淋巴细胞百分比 24.21%↓，辅助／杀伤细胞比值 0.71，辅助性 T 细胞计数每微升 352.78 个↓，中期活化 T 细胞百分比 8.88%↓，CD4+ 初始 T 细胞百分比 5.88%↓，CD8+ 初始 T 细胞百分比 20.54%↑，CD8+ 效应和记忆 T 细胞百分比 19.26%↑，CD4+ 初始 T 细胞计数每微升 85.71 个↓，CD4+ 效应和记忆 T 细胞计数每微升 271.10 个↓，CD8+ 效应和记忆 T 细胞计数每微升 280.68 个↑。T 细胞活化状态检测：中期活化 T 细胞百分比 8.88%↓（北京京蒙高科干细胞技术有限公司细胞与分子临床检验所，2014 年 2 月 9 日，编号 CT-20140219-005）。生化：ALT 50.8U/L↑。乙肝表面抗原（HBsAg）、丙肝抗体（HCV-Ab）、梅毒抗体（TP-Ab）、艾滋病毒抗体（HIV-Ab）、巨细胞壁病毒抗体（CMV-IgM）、人类 T 细胞白血病病毒抗体（HTLV-Ab）、EB 病毒抗体 IgM（EBVCA-IgM）均正常。心电图：正常心电图，心率 87 次／分。脑电图报告：边缘状态脑电图。心脏超声：未见异常。EMS-9 经颅多普勒 TCD 检查报告：脑血管超声未见异常。平衡仪综合检查报告：人体姿态平衡扫描未见异常（北京某医院，2013 年 12 月 10 日，住院号 0221415，病案号：173168）。脑血管 CTA、颈部 CTA：小脑萎缩；颅脑及颈部 CTA 未见明显异常，请结合临床；双侧颞枕叶低灌注区，考虑脑贫血状态（亳州某医院，2012 年 6 月 12 日）。

[门诊诊断]中医诊断：风痹（风寒束表证）。西医诊断：①多发性硬化；②高脂血症；③动脉硬化症；④反流性食管炎；⑤肝功能不全。

考虑其突然出现的双下肢瘫痪、四肢沉重、全身乏力、四肢有针刺麻木感为典型的"中风"症状，相当于"中风痱，身体不能自收""身体缓急""四肢缓急"；四肢针刺麻木、痛觉减退，相当于"冒昧不知痛处"；头不清爽，相当于"中风冒昧"；言语不利，吐词不清，相当于"言语謇涩""口不能言""舌强不能语"。此为典型的小续命汤方证。另外，口干，喜冷饮，口苦，喜吹凉风，提示内有郁热；汗少，提示可大剂量用麻黄祛风通络；呃逆、嗳气、纳差、胃胀、时有反酸、饮水后恶心、大便多日一行，提示腑气不通，浊阴不降，胃气上逆；小便费力、尿等待，为多发性硬化的膀胱症状；舌淡、有紫气、苔白腻、脉弦数无力，提示阳气不足，瘀血内阻。因此，予以《千金》小续命汤以疏风散寒通络，加生黄芪以益气治"痿证"，当归以养血活血通络，大黄、厚朴以通便，菊花以明目，生石膏以清郁热。

处方：麻黄10g，桂枝15g，杏仁15g，甘草15g，防风15g，防己15g，生姜20g，党参30g，白芍20g，川芎20g，附片20g，黄芩15g，生黄芪30g，当归20g，制大黄6g，厚朴6g，菊花15g，生石膏30g。10剂，水煎服，日1剂，分2次服。

二诊（2016年10月21日）：药后自觉全身乏力及沉重紧缩感减轻，呃逆、嗳气、胃胀减轻，无咳嗽咳痰，呛咳减少，仍有乏力，双下肢瘫痪，视物不清，眠差，多梦，早醒，大便较前通畅，小便难同前。舌质转淡红，不紫，苔薄白，脉沉无力。BP 100/80mmHg，HR 100次/分。血常规、肿瘤标志物：正常。生化：ALT 66U/L，AST/ALT 0.5，GGT 62IU/L，ALP 167IU/L，TG 3.8mmol/L，TC 5.89mmol/L，HDL 0.93mmol/L，LDL 3.94mmol/L，CRP 22.25mg/L，Glu 6.22mmol/L，HCY 24.87μmol/L，RBP 94.9mg/L。守方再服14剂。

患者共间断服药3个月，虽然双下肢仍有瘫痪，但体力较前明显改善，精神转好，纳可，大便通畅。但3个月后，当患者再就诊时，笔者听诊双肺湿啰音，心率110次/分，结合其发热，体温38.0℃，咳黄黏痰，考虑与患者在寒冬半夜上楼吹风受凉有关，行血常规及胸部CT证实为肺炎，建议住院治疗。1年后，患者再次因肺部感染入院，最终死于肺炎。

按：该患者依从性不佳，喜贪凉饮冷，虽曾多次诊断为肺部感染，但不愿正规输液治疗，常自行口服抗生素。服药期间，又因肺部感染中断治疗，虽然未能取得预期疗效，但笔者发现间断服用《千金》小续命汤可缓解全身乏力，减轻沉重紧缩感，体力及精神状态较前好转，很遗憾未能观察到长期服用小续命汤对该病的临床疗效。

10. 重症肌无力

重症肌无力是由神经－肌肉接头处传递功能障碍所引起的自身免疫性疾病。各年龄段均有发病，儿童居多。其病因包括，先天遗传性与自身免疫性两种。该病与感染、药物、环境等因素有关，同时，65%～80%的重症肌无力患者有胸腺增生，10%～20%伴胸腺瘤。其主要症状为部分或全身骨骼肌无力和易疲劳，活动后症状加重，休息后减轻。其包括：眼皮下垂，视物模糊，复视，斜视，眼球转动不灵活；表情淡漠，苦笑面容，讲话大舌头，构音困难，常伴鼻音；咀嚼无力，饮水呛咳，吞咽困难；颈软，抬头困难，转颈、耸肩无力；抬臂、梳头、上楼梯、下蹲、上车困难等。重症肌无力可分为五种亚型：①Ⅰ型眼肌型；②ⅡA型，轻度全身型，四肢肌群，常伴眼肌受累，无假性球麻痹的表现，即无咀嚼和吞咽困难、构音不清；③ⅡB型，四肢肌群，常伴眼肌受累，有假性球麻痹的表现，多在半年内出现呼吸困难；④Ⅲ型，重度激进型，发病迅速，数周或数月发展到呼吸困难；⑤Ⅳ型，迟发重症型，多在2年左右由Ⅰ型、ⅡA型、ⅡB型演变；⑥Ⅴ型，肌萎缩型。其临床治疗包括胆碱酯酶抑制剂（甲基硫酸新斯的明、溴吡斯的明）、免疫抑制剂（肾上腺皮质类固醇激素：强的松、甲基强的松龙等；硫唑嘌呤；环孢素A；环磷酰胺；他克莫司）、血浆置换、丙种球蛋白，以及中医药。

在中医学中，重症肌无力属于"痿证"范畴。根据"治痿独取阳明""脾主肌肉"，其病机以脾气虚证多见，临床多采取健脾益气法治疗。重症肌无力存在典型的"晨轻暮重"现象，即发病初期往往感到眼睛或肢体酸胀不适、视物模糊、容易疲劳，天气炎热或月经来潮时疲乏加重；但随着病情发展，骨骼肌明显疲乏无力。其显著特点是肌无力在下午或傍晚劳累后加重，晨起或休息后减轻。根据人体阳气运行的"旦慧，昼安，夕加，夜甚"规律，在病机上，属于典型的阳虚、气虚。然而，既往采取健脾益气的治则治法，临床疗效不甚理想，对患者肌力及乏力症状的缓解不甚明显。笔者反复思考其中医认识及疾病规律，考虑其原因很可能与我们既往只重视脾胃气虚、经络空虚，而忽略了风寒外束这一关键病机有关。寒邪外袭肌表，症状复杂多样，不一定都会出现恶寒、发热、鼻塞、流鼻涕、打喷嚏、咳嗽、咳痰等典型的表证。其突然出现的眼睛不适，肢体酸胀不适，浑身酸痛，倦怠乏力，容易疲劳，也属于风寒表证。根据《金匮要略》中表里同病，先治其表，后治其里原则，此时需先散表寒，再治其经络空虚；倘若此时单用健脾益气，而不从表证治，则有恋邪、留邪之弊端，且表证一日不去，其眼睛及肢体症状则一日不缓解。

结合临床，重读经典，发现重症肌无力与"中风痱，身体不能自收""身体缓急""四肢缓急"等也极为相似，即突然出现的肢体无力，而不伴有神志改变，病属"风痱"。笔者采用《千金》小续命汤治疗多例重症肌无力患者，疗效满意。在大量运用小续命汤后，研究发现，《千金》小续命汤可能为重症肌无力的"专病专方"。笔者临床观察发现，不论其在现代医学中的临床分型，均可首先考虑运用

《千金》小续命汤加黄芪。在此基础上，详细询问兼证：项强加葛根，口干渴加生石膏，大便不通加酒大黄，痰多咳嗽加桔梗甘草汤、茯苓杏仁甘草汤、半夏厚朴汤、温胆汤等。

根据"病机结合病理，药性结合药理"的原则，笔者认为，中医药临床疗效的取得，不仅需要能够针对疾病的病机，更要其药理作用能针对疾病的关键病理生理学机制起作用。进一步思考、分析重症肌无力背后的中医病机、现代医学的病理生理及药理学机制。笔者发现，与以补中益气汤为代表的健脾益气法相比，小续命汤在组成上不仅包括气血阴阳兼顾的补虚药，而且还有麻黄、桂枝、防己、防风、生姜等祛风散寒药；在药理学作用机制上，两者最大的区别就在于是否有麻黄，麻黄中的麻黄碱可直接激动肾上腺素受体，也可通过促使肾上腺素能神经末梢释放去甲肾上腺素而间接激动肾上腺素受体，对 α 和 β 受体均有激动作用。此外，麻黄碱对骨骼肌有抗疲劳作用，能促进箭毒所抑制的神经肌肉间的传导，可用于重症肌无力的治疗。因重症肌无力多采用激素治疗，笔者推测，小续命汤有激素样作用，笔者在临床常将之用作替代激素，本方可视为"东方的激素"。

病案十四　重症肌无力、高血压案

石某，女，63岁，河北人。主因"双眼睑下垂伴视物重影1年"于2019年11月23日就诊。患者于1年前无明显诱因开始出现双侧眼睑下垂，右侧明显，睁眼乏力，两眼酸，视物重影，于当地三甲医院住院治疗，诊断为"右眼动眼神经不全麻痹"，给予改善循环、营养神经及针刺等治疗，患者症状改善出院。后因眼睑下垂症状加重，再次就诊于武汉某医院，完善检查后，诊断为"重症肌无力"，一直在服溴吡斯的明，眼睑下垂较前好转，但仍反复发作，劳累后加重，为求中医进一步治疗来诊。刻下症：两眼酸楚，睁眼乏力，眼睑下垂，劳累及受凉后加重、休息后减轻，冬天加重、夏天减轻；头不清爽，时有头痛，不易汗出，偶有咳嗽；服西药后腹胀，大便次数增多，每日2次，不成形；小便可，腿酸腿沉，左膝关节疼痛明显。舌淡，苔白腻，脉弦。既往有高血压病史10年，最高血压180/120mmHg，在服硝苯地平控释片（30mg，qd）、酒石酸美托洛尔（12.5mg，bid），血压控制可。既往有脑梗死、腰椎间盘突出、椎管狭窄病、甲状腺结节、脂肪肝病史。

［查体］HR 70次/分，BP 142/82mmHg，神志清楚，言语流利，查体合作，体形中等，面色黄暗，双眼睑下垂，右侧明显，双眼向各方向活动均存在复视，伸舌无偏斜，四肢肌力、肌张力正常，生理反射存在，病理反射未引出。

［辅助检查］HbA1c：6.1%。生化全项：TG 2.89mmol/L。肿瘤标志物：β_2微球蛋白 2022.06μg/L。甲功七项、维生素两项、血流变、血凝五项、cTnI、病毒系列均未见异常。动态血压监测：呈非构型，白天平均血压 105/65mmHg，夜间平均血压 113/67mmHg。肌电图：被检神经运动传导速度、重复电刺激未见异常。胸部 CT：右上肺点状钙化，纵隔及右肺门区淋巴结钙化。头颅 MRA：两侧额顶叶颞枕交界区多发点状缺血变性灶；额部大脑镰脂肪信号影。头颅 MRA：颅内动脉硬化。颈部 MRA：颈部动脉硬化；颈 3/4，4/5，5/6，6/7 椎间盘突出，椎管狭窄；颈椎退行性变（2019 年 5 月 17 日河北省某医院）。

［门诊诊断］中医诊断：风痹（风寒束表证）。西医诊断：①重症肌无力；②高血压 3 级（极高危）；③脑梗死；④颈椎病；⑤椎管狭窄；⑥陈旧性纵隔淋巴结结核；⑦甲状腺结节；⑧脂肪肝。

笔者考虑其病情如下：

第一，在辨病上，突然出现的双眼睑下肌力下降，而不伴有神志的改变，相当于"身体缓急""四肢缓急""身体不能自收"等条文的延伸。虽然病位在眼睑而不在肢体，然而同样是肌力的下降所致，因此，首先考虑该病仍属"中风"范畴。

第二，在辨证上，两眼酸楚，受凉后眼睑乏力加重，头不清爽，时有头痛，不容易汗出，偶有咳嗽，腿酸腿沉，关节痛，这是典型的风寒束表证；睁眼乏力，眼睑下垂，劳累后加重，休息后减轻，这是气虚证；冬天加重，夏天减轻，这是阳虚证；头不清爽，相当于"中风冒昧"；大便次数增多，每日 2 次，不成形，这是中焦虚寒的干姜证；舌淡，苔白腻，脉弦，也是阳气不足、湿浊内生的指征。

第三，在中医病因学上，笔者反复询问患者，没有外出旅游受凉冒风病史，但患者曾经在冷库工作 20 年。因长期在冷库工作，耗伤阳气，寒湿外袭，着留而不去，导致经络空虚，风寒外束。笔者认为，这就是该患者发病的原因所在。

第四，在治疗上，予以小续命汤原方疏风散寒；在此基础上，另加黄芪以益气治疗痿证；桔梗以治疗咳嗽。

处方：麻黄6g，桂枝10g，杏仁10g，甘草10g，防风10g，防己10g，党参10g，白芍10g，川芎10g，附片10g，黄芩10g，生姜10g，黄芪30g，桔梗10g。7剂，颗粒剂，日1剂，分2次服。

激素治疗方案不变。建议完善肾上腺、肾动脉超声检查，酌情将降压方案更改为 ARB，逐渐停 CCB 及 β 受体阻滞剂。

二诊（2019 年 12 月 15 日）：患者服药 3 周，眼睑下垂消失，再未发作，两眼酸楚、睁眼乏力、头痛、咳嗽、头不清爽、关节痛均好转。仍有腹胀，大便每日2次、不成形。舌淡红，苔薄白腻，脉弦。血压：140/80mmHg。

考虑患者服用上方后，诸症改善，风寒表证渐去，此时当强化益气补虚之功。守上方，去桔梗，将黄芪加量至50g，加葛根30g以升举阳气，白术以健脾益气，大枣合生姜以健脾益气。

处方：麻黄6g，桂枝10g，杏仁10g，甘草10g，防风10g，防己10g，党参10g，白芍10g，川芎10g，附片10g，黄芩10g，生姜10g，黄芪50g，葛根30g，白术10g，大枣10g。7剂，颗粒剂，日1剂，分2次服。

三诊（2020年1月4日）：患者坚持服药，每天1剂，服药期间未见任何不适，但因血压升高至160~170/80~90mmHg，患者自行停服中药4天，自觉睁眼较前乏力，再服上方后，症状减轻。建议患者守方再服。

四诊（2020年2月11日）：随访得知，患者一直病情稳定。因受新型冠状病毒疫情影响，可暂停服药以观察。

按：患者服药前，其眼睑下垂、睁眼乏力、两眼酸楚、头痛、头蒙等反复发作，给予小续命汤加黄芪、白术、葛根、大枣后，患者肌力明显改善，上述症状再未发作，提示小续命汤为治疗该病的对之方，值得关注。

另外，对于重症肌无力合并高血压患者的降压药物的选择问题，一直未受临床关注。考虑对肌力的影响，笔者认为，在血压允许的情况下，优选ARB，慎用CCB、β受体阻滞剂、利尿剂等。然而，该患者在治疗期间出现了血压升高，考虑与小续命汤无关，而与调整降压方案及天气寒冷有关，及时更改降压方案后血压恢复正常。

病案十五　重症肌无力伴胸腺瘤案

仇某，男，46岁，江苏人。主因"双眼睑下垂伴视物重影3年，四肢无力1年"于2017年2月27日就诊。患者于3年前无明显诱因出现双眼睑下垂，视物重影，晨起及休息后不明显，傍晚及活动后加重；1年前开始出现四肢无力症状，双上肢上举费力，双下肢起蹲费力，声音嘶哑，音量下降；1个月前受凉后出现上述症状加重，休息后不能缓解，咳嗽，咳痰无力，吞咽困难，口腔分泌物增多，胸闷，欲深呼吸，于当地三甲医院住院治疗（住院号：10323975）。查胸部CT未见异常，新斯的明试验阳性，诊断为"重症肌无力、上呼吸道感染、维生素 B_{12} 缺乏"。入院后给予吸氧、抗感染、化痰，加用溴吡斯的明抗胆碱酯酶、泼尼松及硫唑嘌呤抑制免疫反应等治疗。经上述治疗后，患者吞咽、咳嗽有力，声音无嘶哑，肌力同前出院。目前在服溴吡斯的明（90mg，qid），泼尼松（55mg，qd），硫唑嘌呤（25mg，bid），甲钴胺（0.5mg，tid）等。近2周，患者自觉四肢无力、咳痰费力症状加重，为求进一步中医治疗来诊。

刻下症：四肢无力，胳膊上举费力，下肢乏力，起立、下蹲动作较前困难，颈部乏力，不能长时间抬头、仰头，喜低头，劳累后加重，休息后稍有缓解；双眼睑下垂，视物重影，声音嘶哑，说话费力，喉中白痰，咳痰费力，容易恶心，纳可，眠可，大便每天2~3次、不成形，小便正常。舌淡白、有紫气，苔薄白腻，脉沉弦。

[查体]P 78次/分，BP 136/78mmHg，神志清楚，体形中等，面色黄暗，双眼睑下垂，伸舌居中，四肢近端肌力3级，远端肌力4级，双侧感觉腱反射正常，双侧巴氏征阴性，颈软，克氏征阴性。

[辅助检查]全血细胞分析:WBC 11.64×10^9/L，NEUT 73.70×10^9/L，LYMPH% 19.00%，NEUT 8.58×10^9/L。生化全项:TP 59.7g/L，ALT 1.5U/L。血气、凝血功能、甲状腺功能、同型半胱氨酸、肿瘤标志物、叶酸、红细胞沉降率、病毒系列、心电图、腹部超声、泌尿系超声均未见异常。头颅+胸部CT:双侧小脑、基底节区钙化灶；前纵隔结节伴钙化（盐城某三甲医院，2019年1月7日）。

[门诊诊断]中医诊断：风痱（风寒束表证）。西医诊断：①重症肌无力；②上呼吸道感染；③维生素B$_{12}$缺乏。

考虑患者病情如下：第一，在中医病名上，突然出现的四肢无力症状，与"中风痱，身体不能自收""身体缓急""四肢缓急"极为相似，为典型的"风痱"病，首选小续命汤。第二，在中医病因上，受凉后肢体无力加重，风寒表证留着不去，为其诱因，为其发病之标；患者为体力劳动者，既往一直在工地劳作，干重体力劳动，容易大量汗出，汗后阴阳两虚，经络空虚，为其发病之本。第三在辨证治疗上，患者受凉后加重，提示有风寒表证，用小续命汤正可祛风散寒；劳累后加重，休息后缓解不明显，提示有气虚证，加大剂量黄芪以益气；因其大便稀、舌淡红、苔薄白腻、脉沉弦，故去生姜，改干姜以温阳治疗寒泻，加炒白术以健脾止泻；因其颈项无力，加葛根以"舒项背"；因其咳嗽咳痰，加桔梗以宣肺、利咽、化痰。

处方：麻黄12g，桂枝15g，杏仁10g，甘草10g，防风10g，防己10g，干姜20g，党参15g，附片15g，白芍10g，川芎10g，黄芩10g，黄芪60g，炒白术15g，葛根30g，桔梗15g。7剂，水煎服，日1剂，分2次服。

二诊（2017年3月7日）：患者服药后颈项乏力、抬头费劲，以及上肢上举、下肢上抬费力等均有改善，咳嗽、咳痰明显好转，腹泻减轻、每日一行。舌转淡红，紫气消失，苔薄白，脉沉。笔者反复询问其汤药口感，患者告知可口并无辛辣不适，很是奇怪。守方去桔梗，再服 7 剂。因患者为体力劳动者，嘱咐患者只能干轻体力活，以后患者一直坚持服药，1 剂药分 1~2 天喝完，病情稳定，肢体无力再未发作，能干轻体力活。但因生活所迫，经常外出干重体力劳动。2018 年 5 月，患者感冒后再次出现肢体无力加重，再次就诊于当地医院，查胸腺 CT 提示胸腺瘤，并行手术治疗，术后肌力正常，肢体无力等诸症消失，停服一切药物。2018 年 10 月，患者再次因肢体无力就诊，笔者再予小续命汤加黄芪 90g，服药 2 周后，肢体无力症状消失。随访至 2020 年 2 月，患者病情一直稳定。

按：明确疾病诊断是治疗的关键。胸腺瘤是导致重症肌无力的重要原因。该患者在就诊前住院查胸部 CT 未见明显异常，但在 2018 年再次出现肢体无力症状后，复查胸腺 CT 提示胸腺瘤，并行手术治疗。术后宛如常人，肌力正常，诸症消失，停服中西药物。这提示，胸腺瘤为其疾病之根本，舍此而用抑制免疫、抗胆碱酯酶及中药《千金》小续命汤，均为治标之法。患者自就诊后，共服《千金》小续命汤 200 余剂，虽然能够稳定病情，但不得不说，其疗效与手术相去甚远。术后患者再次出现肢体无力症状，笔者再次给予小续命汤，去生姜改干姜，加黄芪 90g后，诸症改善。这也提示，小续命加黄芪汤在改善肢体无力症状方面具有一定临床价值。

病案十六　重症肌无力、高血压案

谭某，男，58 岁，江苏人。主因"双眼睑下垂半年"于 2015 年 8 月 13 日就诊。患者于半年前无明显诱因突然出现双眼睑下垂，就诊于当地医院，诊断为"重症肌无力"，在服激素治疗，患者为求中西医结合治疗来诊。刻下症：双眼睑下垂，睁眼乏力，劳累后加重，休息后好转，时有头蒙，项强，无口干口苦，无欲冷饮，纳眠可，二便可，舌暗红，苔薄白，脉沉。既往有高血压病史，最高血压 160/100mmHg，在服氯沙坦钾片（0.1g，qd），血压控制可。查体：HR 67 次 / 分，BP 140/86mmHg，神志清楚，体形中等，肤色白，两颧红，双眼睑下垂，其余正常。

[门诊诊断] 中医诊断：风痹（风寒束表证）。西医诊断：①重症肌无力；②高血压 2 级（中危）。

笔者考虑其眼睑下垂也属于"风痹"范畴，查其无口干、口苦、舌红、小便黄等显著热象，因此径予小续命汤原方以疏风散寒，并加葛根 30g，黄芪 30g 以升阳举陷。

处方：麻黄 6g，桂枝 10g，杏仁 10g，甘草 10g，防风 10g，防己 10g，生姜 10g，党参 15g，白芍 10g，川芎 10g，附片 10g，黄芩 10g，葛根 30g，黄芪 30g。7 剂，水煎服，日 1 剂，分 2 次服。

二诊（2015 年 9 月 10 日）：患者短信告知，服药 3 周后，眼睑下垂显著改善，头蒙、项强消失，血压 140/80mmHg。

11. 运动神经元病

运动神经元病是一种累及脊髓前角细胞、脑干运动神经核及锥体束，具有上、下运动神经元并存损害的慢性进行性神经系统变性疾病。其发病病因不明，20% 可能与遗传及基因缺陷有关，另外还与重金属中毒等环境因素造成运动神经元损害有关。本病临床分为肌萎缩性侧索硬化、进行性脊肌萎缩症、进行性延髓麻痹和原发性侧索硬化等四种类型。临床多见进行性加重的肌肉萎缩、无力及锥体束征，最终导致吞咽困难和呼吸肌无力而死亡。75% 的患者首发症状在四肢，而 25% 表现为球部症状。最早表现为单个肢体的非对称性无力，构音不清，上肢发病者多从肩部无力开始；也可在轻微的局部损伤后，发现远端无力，表现为持物无力。随病程进展，几乎所有四肢起病患者均会出现球部症状，无力会进一步加重。上运动神经元损伤可表现为肢体无力，肌张力增高，步履困难，发紧，动作不灵等；进一步进展，还会出现全身肌肉消瘦萎缩，以致不能抬头、呼吸困难、卧床不起等。在治疗上，应尽早给予神经保护和支持治疗。

对该病的中医学疾病归属与病机认识，历经摸索与验证。

病案十七　运动神经元病无效案

2009 年 1 月，笔者曾治疗一例中年女性患者，在南方某景点旅游，下山途中突然出现双下肢痿软无力，不能站立，双下肢肌力 0 级，神志正常，先后多次就诊于中西医院，查血生化、头颅 CT 及磁共振、腰椎磁共振均正常；颈胸椎磁共振提示 C3-6 椎间盘突出，髓核变性，颈胸椎骨质轻度增生；肌电图报告具体不详，未能确诊，服用溴新斯的明片及中药未见改善。笔者考虑其属肾阳不足，寒湿内阻，予以真武汤、五苓散、甘草干姜茯苓白术汤等，药后初期曾稍有改善，再服无效。2009 年 6 月，因出现上肢无力而复查肌电图，EMG 示：被检肌静息下见大量纤颤正尖波，轻收缩 MPU 偏宽大或见巨大电位，部分被检肌 MPU 未引出；NCV：被检神经运动 CMAP 波幅降低或未引出，被检感觉神经传导速度和波幅正常范围;RNS:低频刺激右拇短展肌 CMAP 波幅衰减超出正常范围。提示:神经源性损害肌电改变,累及上下肢肌、腹直肌、舌肌,运动神经元病可能。确诊为运动神经元病,给予弥可保(500μg,tid)、丙戊酸钠(0.2g,tid)、辅酶 Q_{10}(10mg,tid)、维生素 E(100mg,tid)、力如太(50mg,tid)等营养神经治疗。1 个月后患者去世。这是一例运用大剂量附子温阳的失败病例。遗憾的是,当时笔者对小续命汤方证体会尚不深刻。之后笔者重读文献,反复思考该病的治疗过程,直至查阅到《备急千金要方》中风篇条文,方才恍然大悟,在古代这不就是典型的"中风""风痱"病吗?在中医学中,运动神经元病的四肢无力、构音不清、言语不利等症状,相当于"中风痱,身体不能自收,口不能言""卒中风欲死,身体缓急……舌强不能语""四肢缓急""中风,言语謇涩",这属于"风痱"范畴,仍可采用《古今录验》续命汤及《千金》小续命汤治疗。临床研究发现,运用小续命汤虽然不能改善预后,不能彻底治愈,但可改善肢体无力症状,缓解疾病进展。

值得注意的是,有一种学术观点主张出现运动神经元病、重症肌无力等神经系统疾病导致的四肢无力、四肢瘫痪、吞咽困难、呼吸肌无力时,在中医学病机上,这属于阳气不足、阳气大虚、肾阳亏虚,在治疗上强调要运用大剂量附片(180g 以上)、干姜(30g 以上)、肉桂(30g 以上)、红参(30g 以上)以温补扶阳。对此,笔者虽也认同阳气亏虚的病机存在,但并不赞成运用大剂量附片以蛮干猛补。笔者曾观察过他医运用 200g 附片治疗运动神经元病、重症肌无力数例,无一例外,不但未能改善肢体乏力症状,不能延缓疾病进展,反而药后出现舌质红绛、舌苔黄糙或焦黑、舌面干燥少津甚至干裂、脸色暗红、口臭、尿色深红、大便干结等一派阳热亢盛、热毒内蕴指征。近年来,北京大学某学生因下肢乏力诊断为"运动神经元病",迭经治疗,逐渐进展至气管插管,有创呼吸机辅助呼吸,后因治疗无效转至老家 ICU 继续维持生命体征。患者家属向社会征求中医治疗方案,因此笔者与其母亲取得联系,得知患者一直在服破格救心汤,处方中有超大剂量附片、桂枝、干姜、红参,从其母亲的叙述及患者照片可知,目前为满月脸,满脸痤疮,口气重,纳差,腹胀,尿色如茶,大便不通,舌红,苔黄厚而黑。笔者建议可服《千金》小续命汤(酌情加生石膏、酒大黄),但患者家属因种种原因没能采用,而继续服用破格救心汤,不久患者去世。

同为针对阳气亏虚的基本病机,笔者反复思考以大剂量四逆汤或附片、桂枝、红参为代表的扶阳学派与小续命汤这两者之间的异同。在组成上,小续命汤同样也含有附子、生姜、人参、桂枝等温热、温补药,但两者最大的差别就在于扶阳学派以大剂量附子为主药,小续命汤是以麻黄为主药,麻黄决定了整个处方的靶向。在药理学上,之所以会出现扶阳无效,因为根据"病机结合病理,药性结合药理"原则,附片、桂枝、干姜、红参的药理学机制并不能作用于运动神经元病的病理靶点,而麻黄则能兴奋中枢。因此,笔者在临床常将本方视为治疗运动神经元病的"专病专方"。

病案十八　运动神经元病、药后"瞑眩"案

陈某,男,56岁,江苏人。主因"口齿不清1年,四肢乏力4个月"于2018年11月19日就诊。患者于2017年11月感冒后出现口齿不清、口腔溃疡,当时未予重视,后自行好转。半月后再次出现口齿不清、口腔溃疡,在当地医院行头颅CT和MRA检查,未见异常,给予脑血管药物(具体不详),治疗无效。2018年1月前往当地医院口腔科就诊,未发现异常。2018年2月前往上海某三甲医院神经内科就诊,予以新斯的明试验:(-),肌电图检查示:舌肌肌张力增高表现,考虑诊断为"局灶性肌张力障碍",予以最大剂量的巴氯芬(1片,tid)与胞磷胆碱(1片,tid)。治疗期间曾于耳鼻喉科门诊就诊,未见异常。2018年4月再次就诊于复旦大学附属某医院门诊,考虑免疫相关疾病,予以激素诊断性治疗,其间曾至风湿免疫科排除白塞病可能,服用激素一天9片期间,曾出现口齿明显好转,偶有呛咳,后因出现咽痒等感冒症状,口齿不清症状再次缓慢加重,呛咳较前明显增多,医师建议停巴氯芬、胞磷胆碱。2018年6月20日住院治疗,查肌电图提示:上肢部分肌和下肢个别肌见轻度神经源性损害改变,考虑肌萎缩侧索硬化(ALS)可能性大,因无特殊药物治疗,建议出院。患者家属要求给予甲强龙120mg静脉滴注治疗,出院时改为醋酸泼尼松(50mg,qd)口服。以后症状进行性加重,4个月前开始出现四肢无力症状,胳膊上举及下肢上抬费劲。当天就诊于北京某三甲医院,考虑运动神经元病,建议复查肌电图。患者为求进一步中医治疗来诊。刻下症:口齿不清,言语謇涩,时有词不达意,四肢无力,劳累后加重,休息后减轻;焦虑,抑郁,时有心情低落;无口干口苦,纳可,眠可;大便干结,吃激素前1~2天一行,后改为7~9天一行;小便黄;舌质略红,苔薄黄、根部厚腻,脉弦。

既往有神经性皮炎病史6年余,激素冲击治疗期间皮疹好转,停药后加重,目前在外用皮肤科激素类药物;15年前有右侧胫腓骨骨折病史;14年前曾行胆囊切除术;13年前曾行膀胱癌局部切除术;有焦虑抑郁症病史3年,在服服度洛西汀。

[查体]神志清楚,言语含糊,颈项、前胸、后背、肘关节、上臂外侧、小腿外侧等部位散在多发皮疹,色红,高出皮肤,双侧瞳孔等大等圆,直径3mm,对

光反射灵敏，双眼轮匝肌及下颌反射阳性，伸舌居中，舌肌震颤明显，舌肌抵颊无力，无明显舌肌萎缩，咽反射迟钝，双上肢肌肉可见痉挛，四肢远近端肌力可，左大小鱼际肌及第一骨间肌萎缩，右侧略萎缩，肌张力正常，感觉正常，皮肤划痕症阴性，脊旁肌反射可引出，腹直肌反射活跃，腱反射亢进，双侧病理征阳性，共济正常。

[辅助检查]全血细胞分析、生化全项、风湿常规、免疫全项、肿瘤标志物、脑脊液细胞学、脑脊液生化：（－）。心脏超声：左心室舒张功能欠佳。头颅 MRI（增强）：未见明显异常（2018 年 6 月 20 日）。肌电图：神经源性损害肌电改变，累及上下肢肌和斜方肌为主，脊髓前角细胞损害可首先考虑（2018 年 9 月 19 日）。

[门诊诊断]中医诊断：风痹（风寒束表证）。西医诊断：①运动神经元病；②神经性皮炎；③焦虑抑郁状态。

笔者考虑其病情如下：第一，在疾病归属上，患者自感冒后出现口齿不清、言语謇涩，8 个月后进展至四肢乏力，这与"风邪善行而数变"特征极为相似，属于"中风""风痹"范畴。

第二，在病因上，患者有明确的感冒病史，在感冒后出现口齿不清，且反复性头颅 CT 与 MRA 排除脑血管病，在中医学中，这提示风寒束表可能是本病病因。风寒之邪中于经络脏腑，故见舌强不语，与《金匮要略》中"邪入于脏，舌即难言，口吐涎"极为相似。

第三，在治疗上，患者口齿不清，言语謇涩，与"舌强不能语"条文相似；四肢无力，与"卒中风欲死，身体缓急"条文相似；时有词不达意，与"奄奄忽忽"条文相似；焦虑、抑郁、时有心情低落，与"精神闷乱"条文相似。因此，患者与《千金》小续命汤方证"卒中风欲死，身体缓急，口目不正，舌强不能语，奄奄忽忽，精神闷乱，诸风服之皆验，不令人虚方"高度相似。因此，首选《千金》小续命汤。因其恍惚，按照原文加减法，加茯苓、远志；因其大便不通，倍白芍，加酒大黄以通便。

处方：麻黄 6g，桂枝 15g，杏仁 12g，甘草 15g，防风 15g，防己 10g，生姜 10g，党参 30g，白芍 30g，川芎 12g，附片 10g，黄芩 15g，茯苓 10g，远志 10g，酒大黄 10g。7 剂，水煎服，日 1 剂，分 2 次服。

二诊（2018 年 12 月 1 日）：患者服药 3 天后，家属短信告知言语不利及肢体无力自觉减轻。现全身多发皮疹范围缩小，色转淡，部分有结痂，但自觉身痒加重；药后恶心欲吐，2 小时后缓解；大便 3~4 天一次，舌红，苔薄黄、根部腻苔，其余同前。

患者反复诉说，皮疹减轻，但瘙痒严重，其神经性皮炎引起笔者关注。在传统中医学典籍中，皮肤瘙痒均属风邪作祟，《金匮要略·水气病脉证并治》中也说："风气相搏，风强则为隐疹，身体为痒，痒为泄风，久为痂癞。"该患者在运用小续命汤后皮损改善，也反证出风邪致病的病机。《千金》小续命汤条文加减法中也提到合并风疹（即皮肤瘙痒）的治疗，"有风疹家，天阴节变，辄合服之，可以防喑"。这也说明，神经性皮炎与运动神经元病之间可能存在某种联系。然而之所以会身痒加重，笔者认为，患者皮疹色红，瘙痒，舌红，苔薄黄，根部腻苔，在病机上属湿热在表。此时，单用小续命汤温燥辛散，容易加重湿热，必须合用麻黄连翘赤小豆汤以发表、除湿、清热。因此，在处方中，增麻黄剂量，减桂枝、防风剂量，加生石膏、连翘、赤小豆。改方如下：麻黄12g，桂枝10g，杏仁12g，甘草15g，防风10g，防己10g，生姜10g，党参30g，白芍30g，川芎12g，附片10g，黄芩15g，茯苓10g，远志10g，酒大黄10g，生石膏30g，连翘10g，赤小豆10g。7剂，水煎服，日1剂，分2次服。

三诊（2018年12月19日）：患者每天1剂，服药至今，诉近期倦怠乏力感特别明显，眼皮睁不开，早上10点钟必须要睡一觉，自觉胳膊犹如有10斤重物，上举及端平物件乏力，但拎重物正常，下楼不稳，容易摔倒；言语不利及皮肤痒变化不大，皮损继续好转；不吃抗焦虑药物则情绪变差，喜悲伤，专科医师让停度洛西汀，改艾司西酞普兰；大便2天一行，较前好解；小便正常，颜色不黄；舌质淡红，苔薄黄、根部腻，脉未见。

考虑患者药后倦怠乏力，睁眼费劲，四肢无力加重，可能提示两种原因：一为病情进展，二为服药后的瞑眩反应。如果是病情进展，则必须加大小续命汤的剂量以阻断病情；倘若为药后的瞑眩反应，极有可能提示，这是服中药后身体在自我修复的良好趋势。虽然笔者曾遇到服用小续命汤后倦怠感特别明显的瞑眩病例，但该患者尚不确定具体属于哪种。因其情绪焦虑抑郁，喜悲伤，与"妇人脏躁，喜悲伤欲哭，象如神灵所作，数欠伸，甘麦大枣汤主之"条文极为相似，因此在上方基础上合甘麦大枣汤以养心安神。

处方：麻黄12g，桂枝15g，杏仁12g，甘草20g，防风10g，防己10g，生姜10g，党参10g，白芍30g，川芎10g，附片10g，黄芩12g，茯苓10g，远志10g，生石膏30g，酒大黄10g，连翘10g，赤小豆10g，浮小麦30g，大枣15g。7剂，水煎服，日1剂，分2次服。

四诊（2018年12月29日）：言语较前好转，其说话有时能听清楚，有时听不清楚；口水多，容易呛，呛咳频率较前略多；四肢乏力同前；皮疹改善，仍有皮肤痒；情绪好转。建议停止在医院干体力活的工作，原方去浮小麦、大枣，生石膏改为15g，守方再服。

五诊（2019年1月8日）：告知困倦乏力好转，上午不嗜睡，下午仍有睁不开眼睛情况，休息后精神好转，四肢乏力减轻，能连续下蹲10个以上，可以搬重物，仍有下楼费劲，身痒减轻，大便2天一行，舌淡红，苔薄白，腻苔好转。守方再服。

六诊（2019年1月15日）：困倦及四肢乏力较前改善，平躺后胳膊酸胀好转；言语略有好转，时清楚时不清楚；皮疹及瘙痒明显减轻，仍痒；大便2天一次。舌淡红，苔薄腻。心率：72次/分，血压：130/80mmHg，心电图正常。复查肌电图提示：神经源性损害肌电改变，以累及上下肢肌和斜方肌为主，脊髓前角细胞损害可首先考虑，腹直肌和舌肌也有可疑轻度累及。神经内科医生评估肌电图较前变化不大，没有再进展，胳膊酸胀为肌张力问题，予以巴氯芬口服。笔者考虑胳膊酸胀为风寒湿邪在表，予小续命汤加黄芪以益气祛风、散寒通络。

处方：麻黄12g，桂枝15g，杏仁12g，甘草20g，防风12g，防己10g，生姜10g，党参30g，白芍20g，川芎12g，附片20g，黄芩15g，茯苓30g，远志10g，酒大黄10g，黄芪30g。7剂，水煎服，日1剂，分2次服。

后逐渐将麻黄增加至15g，黄芪增加至120g。患者服药至2019年5月，因种种原因拒绝再服汤药。当月和家人去泰国旅游，不用搀扶，其间病情稳定，直至2019年10月骨折后，逐渐出现四肢无力加重，上肢萎缩。

七诊（2020年2月14日）：随访得知，患者只能搀扶行走，下肢肌肉萎缩。

按：该患者在服药过程中，先出现症状改善，然而在服药至1个月时，出现倦怠乏力、困倦思睡的病情变化，笔者认为这与药后机体修复的"瞑眩反应"有关。再坚持治疗20天，肢体乏力、倦怠思睡改善。服药至2个月后，诸症得以缓解。患者共服中药130剂，能自行出国游玩，停药5个月内病情一直稳定。然而，骨折后又逐渐加重。小续命汤在改善肢体无力、言语不利症状等方面的作用值得关注。因本病极为罕见，非常特殊，预后较差，故笔者常规建议运动神经元病患者，一定要做到常年坚持喝中药小续命汤，丝毫不可懈怠。

12. 皮肌炎

皮肌炎是一组主要累及皮肤和肌肉的自身免疫性疾病，可发生多种内脏器官损害，也可仅累及皮肤和肌肉，以独特的皮肤损害和肌肉无力为特征。本病可发生于任何年龄，其病因不明，可能与自身免疫、遗传因素、感染、恶性肿瘤及药物等因素有关。本病大部分发展缓慢，其典型临床表现为皮肤损害和肌肉无力。皮肤损害有眼睑紫红色斑、Gottron丘疹、皮肤异色症、甲周毛细血管扩张、技工手、网状青斑、雷诺现象等。肌无力主要表现为对称性肌无力、疼痛和压痛，引起举臂抬腿无力，上楼下蹲困难，咀嚼吞咽困难，声音嘶哑等。肌肉症状和皮肤损害出现的时间不一定同步，约2/3患者皮损与肌肉症状同时发生或先出现皮损，而后出现肌肉症状。在治疗上，本病主要以糖皮质激素或糖皮质激素联合免疫抑制剂治疗为主。

根据其病因及临床症状，笔者认为此病当属"中风""风痹"范畴。在病因学上，患者发病前多有感冒、上呼吸道感染等病史，符合风邪致病，或外感风寒特征；在病机上，经络空虚，外感风寒为其关键，其皮疹、肌肉酸痛、肢体无力进行性加重，与风邪"善行而数变"性质相似，均为风寒外束之象，其肢体无力也提示经络空虚；在辨证上，感冒后出现皮疹及肢体无力、酸痛等症状，认为与"卒中风欲死，身体缓急……有风痧家""中风冒昧……四肢缓急""中风痹，身体不能自收"等方证条文高度相似；在治疗上，当用发汗祛风法，首选《千金》小续命汤。

病案十九　笔者曾经主管过一例老年女性，主因"发现上肢、后背皮疹，伴双下肢无力8个月"入院。8个月前因感冒后出现上肢、后背皮疹，口腔溃疡，双下肢无力、酸痛，当时患者未予重视，后两次因肺部感染在当地医院住院治疗未能缓解，渐至双下肢不能行走，需靠轮椅维持。因未能确诊，转至我院进一步治疗，完善检查，MDA5抗体阳性，确诊为皮肌炎，并给予激素治疗。

笔者据其感冒后诱发，在病因学上符合"中风"特征；在病机上，其皮疹、肌肉酸痛、肢体无力进行性加重，与风邪"善行而数变"性质相似，均为风寒外束之象，其肢体无力也提示经络空虚；且感冒后出现皮疹及肢体无力、酸痛等症状，认为与"卒中风欲死，身体缓急""中风冒昧……四肢缓急""中风痹，身体不能自收"等方证条文高度相似。因此，认为当属"风痹"范畴，曾屡次建议予以《千金》小续命汤。但该患者较为特殊，笔者无权处方，患者先后曾服补中益气汤、桂枝加龙骨牡蛎汤及大剂量附子扶阳等，肢体无力未见明显改善。

出院后1月余，患者再次因高热在当地医院治疗无效，后再以肺部感染由笔者接至我院，当晚10点入院，笔者见其发热（T：37.8℃），胸闷，急予心电监护，心率：98次／分，不吸氧状态SPO$_2$：88%～91%，心率快、血氧有下降趋势，高度提示存在呼吸衰竭倾向。因笔者在重症监护病房曾接诊过本院护士的亲戚，高烧2天，外院病房予以泰能＋莫西沙星静脉滴注无效，建议转院。笔者见其吸氧时SPO$_2$仅为88%，血压86/54mmHg，结合其肺部CT为不典型改变，考虑为重症感染，以非典型性肺炎可能性大，且存在感染性休克、呼吸衰竭倾向。因原发病病因不明，病情较重，随时存在插管可能，断然拒绝"扶阳中药一剂退烧"指示，建议立即转呼吸专科医院。北京朝阳医院急诊随即确诊为肾移植术后合并卡氏肺囊虫肺炎，并收入ICU，予对症治疗一周出院。针对该患者血氧下降，呼吸困难进行性加重，首先考虑长期激素治疗后合并卡氏肺囊虫肺炎可能性大，屡次建议转专科医院明确病因，家属拒绝，后死于呼吸衰竭，殊为可惜。之所以会出现补中益气汤、桂枝加龙骨牡蛎汤、大剂量附子扶阳无效，笔者认为上述处方虽然有可能改善阳虚证候，但在药理学机制上并不能直接作用于疾病的关键病理靶点。因此，对证可能有效，而对病则无效。从侧面也说明，很多时候的中医对证治疗、辨证论治为"治标"而非"治本"，部分甚至会贻误病情。

13. 杜氏肌营养不良

杜氏肌营养不良是假肥大型肌营养不良症的一种类型，属于Xp21上dystrophin基因缺陷所致，呈X型连锁隐性遗传，预后差。临床常表现为不同程度的进行性肌无力和萎缩，常呈不对称性，并有腓肠肌假性肥大。发病年龄较早，幼儿期表现为学步困难易跌倒，跌倒不易爬起，随疾病进展会出现"鸭步"行走、"Gowers现象""翼状肩"等表现。晚期可出现四肢挛缩，无法活动，累及心肌出现心功能衰竭等表现。本病起病隐匿，常通过遗传特征、血清肌酶测定、肌电图、肌肉活检进行诊断及鉴别，皮质类固醇激素可暂时改善本病症状，目前尚无确切有效治疗方案。在中医学中，杜氏肌营养不良也属于"痿证""中风"范畴。我们也发现，小续命汤在该病的治疗中具有不可思议之效。

病案二十　某患儿，男，7岁。主因"双下肢痿软无力4个月"于2021年9月24日初诊。2021年5月高热后，出现双下肢无力，行走障碍，就诊于某三甲医院，经系统检查后，确诊为杜氏肌营养不良、维生素D缺乏病。从7月开始，口服醋酸泼尼松龙片2片（每片5mg）、维生素D$_3$、碳酸钙片后，症状未见明显改善。2021年9月14日，就诊于北京某三甲医院，给予醋酸泼尼松龙片3.75片

（18.75mg，qd）、碳酸钙 D_3 片（600mg，qn）口服，疗效不佳，仍行走不稳，不能自行站立及上下楼梯。患者为求中医治疗来诊。

刻下症：双下肢痿软无力，行走不稳，无法上下楼梯，蹲起费力，言语欠流利，汗出不多，平素喜甜食，不欲冷饮，睡眠欠安稳，无咳嗽咽痛，无头痛，右下肢腓肠肌假性肥厚，小便可，大便质干，舌质淡，苔薄白，脉沉。

既往易感冒，无其他慢性病史。否认家族遗传病史。

[辅助检查]25 羟基维生素 D_3 检测：20.410ng/mL（≤20ng/mL 维生素 D 缺乏）（2021 年 5 月 6 日中国医科大学附属某医院）。心肌酶谱：门冬氨酸氨基转移酶 AST 244U/L（5~34）、肌酸激酶 CK>16000U/L（<171）、肌酸激酶 MB 同工酶 CKMB 522U/L（<24）、乳酸脱氢酶 LDH 1819U/L（80~285）、羟丁酸脱氢酶 1387U/L（72~182）（2021 年 5 月 6 日中国医科大学附属某医院）。高通量测序（单基因病）检测报告：通过单基因高通量测序检测发现与疾病表型相关的高度可疑变异，分析到 DMD 基因存在 1 个半合子突变。ACMG 遗传变异信息详细解读如下：c.397C>T（exon6，NM_004006），导致氨基酸改变 p.Q133X，为无义突变。根据 ACMG 指南，该变异初步判定为致病性变异（Pathogenic）。PVS1+PS2+PS4+PM2：① PVS1：该变异为零效变异（无义突变），可能导致基因功能丧失；② PS2：经家系验证分析，受检人之父该位点无变异，受检人之母该位点无变异，此变异为自发突变；③ PS4：文献数据库已有该点位（Muscular dystrophy，Duchenne）的病例报道，变异标签为 DM（致病突变），ClinVar 数据库无该位点致病性分析结果；④ PM2：在正常人群数据库中的频率为 -，为低频变异（2021 年 6 月 22 日中国医科大学附属某医院）。

[门诊诊断] 中医诊断：风痹（风寒束表证）。西医诊断：杜氏肌营养不良。

考虑患者病情如下：在诊断方面，本病起病隐匿，其早期症状走路延迟无力等早期表现常被家长或医务人员轻视，因此提高对 DMD 疾病的警惕，重视 CK、AST、ALT 等指标的升高，进行必要的基因检测对本病的早期诊断及减少误诊至关重要。患儿无家族遗传病史，未行新生儿 DMD 筛查，前期未见明显步态异常、发育迟缓的表现，因高烧后出现临床典型症状，起病隐匿，为诊断带来了难度。杜氏肌营养不良的确诊主要依据基因检测或肌肉活检，本案患儿的单基因高通量测序检测发现与疾病表型相关的高度可疑变异，分析到 DMD 致病基因存在突变，结合临床症状及血液检查以明确诊断杜氏肌营养不良症，并提示患儿心肌已受累。

在中医辨病辨证方面，患者因发热后出现双下肢无力、行走障碍，伴有言语欠流利的临床表现，属于"中风"范畴。在病因学中，因高热诱发，且于春季发病，属于外风入中，风寒之邪侵袭，凝滞血脉，气血运行不畅，经脉痹阻而发病。在症状上，因血行阻滞，脉络不畅，则见言语不利、行走障碍；血行不畅，经脉失养，故见双下肢无力、蹲起费力等。结合舌脉，舌质淡，苔薄白，舌尖微红，脉沉弦，因此，其病机属经络瘀阻证，其症状、体征与小续命汤条文中的"卒中风欲死，身体缓急""中风冒昧……四肢缓急""中风痱，身体不能自收"等条文高度相似。

因患者为儿童，故笔者常以小剂量用量起步，随证加减变化其用量。

处方：麻黄2g，粉葛10g，炒苦杏仁6g，防己5g，党参10g，川芎10g，黄芩6g，桂枝10g，生姜6g，白芍10g，附片6g，防风6g，甘草10g。14剂，水煎服，日1剂，分2次服。

二诊（2021年10月8日）：服药后，诉下肢乏力症状较前缓解，下肢上抬及上下楼梯均有改善，汗出较前减少。守方将麻黄加至3g以增强其驱邪出表、发汗散寒之力；防己加至6g，增加其化湿利水之力，以缓解下肢困重、活动不利；黄芪加至15g以益气健脾、升阳举陷。值得注意的是，笔者针对此类患者常见的肢体乏力，活动后加重，双下肢痿软，行走无力，无法正常上下楼梯，双下肢蹲起费力，黄芪剂量常用到15~30g，且根据患者情况，在监测血压及胃部症状的前提下，最大可用至120g。

三诊（2021年12月9日）：服用上方6周后，患儿肌力明显改善，下台阶不用搀扶，至11月家长自行减醋酸泼尼松龙片至2片。刻下：患儿走路速度增加，步履轻快，上台阶仍需要扶墙，下台阶正常。大便已不干，小便可，纳可，睡眠较前安稳，舌淡苔薄白，脉沉弦。家长代诉："原来走路脚发飘，踩地不实，后脚跟站不稳，现在左脚落地稳，右脚有劲，一眼就能看出走路轻松，身子不那么扭了。"复查心肌酶谱指标：谷草转氨酶225U/L（14-44）、乳酸脱氢酶LDH 1367U/L（120-250）、肌酸激酶CK>13265U/L（50-310）、肌酸激酶MB同工酶CKMB 331U/L（1-24）（2021年12月9日阜新市某医院）。减醋酸泼尼松龙片至每日1片，中药守方再服。

四诊（2022年2月19日）：患儿自觉下肢力量较前明显增加，走路步履轻快，一次可自行做蹲起训练30个，右下肢腓肠肌肥大面积缩小，且肌力好转较前柔软。言语较前流利，二便调，纳可，睡眠可，舌淡苔薄白，脉沉弦。守方再服。

五诊（2022年4月23日）：患儿行走摇晃现象明显好转，下肢有力、步履轻快，自行蹲起时间较前缩短。纳可，睡眠可，二便调，舌淡苔薄白，脉弦。继续巩固治疗。

按：服用中药后，患儿下肢无力、步履艰难的临床症状明显改善，双下肢较前有力，活动较前灵活，可自行运动训练不用搀扶，尤其是在就诊之初的不能上下楼梯，难以自行站立，现在明显好转，右下肢腓肠肌肥大面积缩小，肌力改善。激素用量从 3.75 片 / 日减量至 1 片 / 日（每片 5mg）；复查心肌酶指标明显好转，AST 由 244U/L（5-34）降至 225U/L（14-44），CK 由 >16000U/L（<171）降至 >13265U/L（50-310），CKMB 由 522U/L（<24）降至 331U/L（1-24），LDH 由 1819U/L（80-285）降至 1367U/L（120-250）。无论从临床症状，还是心肌酶检查，均提示疾病好转，目前仍在继续治疗及随访中。

（八）心得体会

在临床运用小续命汤的过程中，还有如下几点值得关注。

第一，在辨证上，小续命汤适用于气血阴阳亏虚，兼有风寒束表证。如兼有热证能不能用？笔者认为，本方证因其处方中主要为大量温燥辛散药，只有少量黄芩清热，因此仅限于郁而化热证的运用，即伴有口干、欲冷饮等。倘若患者面红目赤，头晕头痛，急躁易怒，口干口苦，口渴欲冷饮，小便黄赤，大便干结不通，舌质红，苔黄，或舌红少苔、剥苔，脉弦数或弦劲有力、直冲寸口，心率快，血压居高不下等一派实热、阳亢化风、阴伤津亏指征，此时需要仔细排查，可能并非小续命汤方证。

第二，在其适应人群上，如原文所言"偏宜产后失血并老小人"，提示小续命汤老少咸宜，产后失血患者也常用。因为，老人、小孩、产后、失血人群，身体相对较弱，正气不足，容易出现经络空虚，并感受风寒之邪。另外，饮酒、锻炼等大汗出，或平常容易汗出患者，也容易外受风寒而出现小续命汤方证。

第三，在体质类型上，因方中麻黄为君药，故笔者以黄、肿、喘、沉、胖这 5 个字来概括其所适应人群的体质类型。即①黄，面色黄暗或暗黑、皮肤干燥粗糙；②肿，容易浮肿，或一身面目浮肿，或仅有眼皮水肿，口渴而饮水不多，小便少；③喘，容易鼻塞、气喘，容易头身疼痛，恶寒喜热，不容易出汗，易于着凉，着凉后多肌肉酸痛，无汗发热；④沉，身体沉重，肢体沉重、乏力，倦怠，反应不灵敏，心理素质过硬；⑤胖，舌体较胖、苔白较厚、脉浮有力，体形肥胖者多见，干枯瘦瘪、营养不良者罕见。

第四，在方证加减上，本方宜加不宜减，常见如下类型。①生石膏：症见口干渴、欲冷饮的阳明热盛证，可加生石膏以清热生津，常以15~30g起步，大便不通者可适当放大剂量；②黄芪：症见肢体乏力，倦怠懒言，劳累及活动后加重，休息后减轻，或症见眼睑下垂，上举乏力，上楼、下蹲费劲，抬头乏力，呼吸肌无力，吞咽困难等肌肉无力症状，可加生黄芪以益气健脾、升阳举陷，治疗重症肌无力，或气管插管后缩短脱机时间，常以15~30g起步，最大剂量可用至120g（需监测胃胀、血压情况）；③葛根：症见颈项强痛，后背酸痛，抬头乏力，有颈椎病史，伴大便稀溏、次数多，可加葛根以"舒项背"，常以30g起步，因本品安全可靠，可大剂量运用，最大剂量可用至90g；④桔梗：症见咽部不适，或咽痒作咳，或咽干咽痛，或构音困难，可加桔梗以宣肺利咽，常规剂量10~15g；⑤鱼腥草：症见咳嗽黄痰，合并肺部感染时，可加鱼腥草以清热化痰，常规剂量20~30g；⑥大黄：症见大便干结不通，多日一行，可加大黄以泻热通便，常规剂量6~15g。

第五，在配伍上，《千金》小续命汤为什么配伍黄芩？《古今录验》续命汤为什么配伍生石膏？历代医家对此或望文生义，或讳莫如深。明代吴昆在《医方考》中说："阳淫热疾，故佐以黄芩。盖病不单来，杂揉而至，故其用药亦兼该也。"清代张秉成在《成方便读》中说："方中用麻黄、桂枝、防风、防己大队入太阳之经祛风逐湿者，以开其表；邪壅于外，则里气不宣，里既不宣，则郁而为热，故以杏仁利之，黄芩清之。"清代张璐《千金方衍义》中说："……其余川芎、黄芩、防风、防己，不过为麻黄之使，以祛标热耳。"陈鼎三主张："脾主四肢，四肢瘫痪，病在脾胃。此方石膏、干姜并用，为调理脾胃阴阳而设。"笔者赞同郁热学说，因临床的确可见口干、口渴等兼症。但更认为，从现代药理学研究看，黄芩、石膏的配伍，是为消炎之用，消除神经组织的炎症、水肿等。

第六，麻黄为小续命汤的关键所在，小续命汤中麻黄的剂量关乎临床疗效。笔者常以小剂量6g起步，逐步观察患者药后血压、心率的变化，若无明显不良反应，可每隔1周逐渐递增3~6g，最大剂量用至20g。除急性面神经炎及脑血管病急性期，麻黄剂量稍大外，其他包括急性脊髓炎、急性神经根炎、吉兰-巴雷综合征、不明原因的四肢无力、多发性硬化、重症肌无力、运动神经元病、皮肌炎等复杂病变，均需长期服药，故笔者常予以小剂量麻黄6~10g以维持。笔者曾经观察到服小续命汤后诱发心房颤动者，因此，在没有心电监护条件下，建议小剂量谨慎运用。另外，针对容易出汗患者，可将麻黄减至3g以试探。

第七，关于本方的药后反应值得关注。倘若服药后出现嗜睡、倦怠、乏力，甚至"眼皮睁不开"，无心慌、头晕时，很可能是疾病好转、身体自我修复的良好反应（因方中以温热辛散药为主，没有重镇安神作用），此时需要告知患者保证充足睡眠，继续服药以资巩固。另外，因麻黄为发汗峻药，其温燥辛散，易致发汗太过，为临床运用小续命汤时的最大顾忌。笔者观察过多例患者，尚未见有服药后大汗出现象。

第八，关于服用小续命汤的疗程问题，孙思邈在《备急千金要方》中认为："取汗，随人风轻重虚实也。有人脚弱，服此方至六七剂得瘥；有风疹家，天阴节变，辄合服之，可以防喑。"意即，需要根据病情轻重，中风邪气盛衰，决定疗程长短。部分患者吃六七剂中药就能好，而部分仅需在节气变化和气候变化时，短暂服用即可。笔者临床观察发现，其疗程与原发病相关。针对急性面神经炎、颈椎病等轻症，一周即愈；针对面神经炎的后遗症，其疗效则相对较长；针对脑梗死急性期，一般1~2周即能改善肌力，缓解肢体活动不利，这与孙思邈在《备急千金要方》中的记载一致，即"十日十夜服之不绝，得愈"；针对脑出血昏迷重症，其疗程则长且不可知；针对急性脊髓炎、急性神经根炎、吉兰-巴雷综合征、不明原因的四肢无力、多发性硬化、重症肌无力、运动神经元病、皮肌炎等罕见病，本方需要长期服用。

第九，因部分患者需要长期服用小续命汤，故其汤药口感问题值得关注。除笔者外，在历史上，有记载的亲自尝过小续命汤的医家还有孙思邈、李可。笔者服药时，感觉汤药口感略苦，有烟熏味道，稍难下咽。因小续命汤方中含有大量风药，因此，在五味偏嗜上，平素喜食辛辣者尤其适合本方。

第十，在治疗急性脊髓炎、急性神经根炎、吉兰-巴雷综合征、不明原因的四肢无力、多发性硬化、重症肌无力、运动神经元病、皮肌炎等风湿免疫系统罕见病时，笔者多将小续命汤视为"专病专方"。只要临床诊断为该疾病，一律以小续命汤为基本方，在此基础上辨证加减即可。本方在人身上有效，在动物身上也一样有效。笔者还曾将本方用于小猫的脊髓损伤导致尿失禁，服用本方一周后，尿失禁显著改善，让宠物医院的专家直呼神奇。既往研究发现，麻黄中的主要成分麻黄碱为拟肾上腺素药，能兴奋交感神经，直接激动肾上腺素受体；麻黄的主要药理作用为发汗、利尿、镇咳、平喘、抗过敏、升高血压、兴奋中枢神经系统、解热、抗病毒及影响神经肌肉传递。然而，最新研究发现，麻黄中的麻黄多糖、麻黄挥发油，麻黄补体抑制成分，以及麻黄碱之外的其他成分具有较强的免疫调节作用，能作用于非特异性免疫和特异性免疫、细胞免疫和体液免疫。因此，这也是小续命汤能够作用于风湿免疫系统的机理所在。推测本方针对脊髓、神经、风湿、免疫等顽固性疾病的起效原因，笔者常将小续命汤视为"东方的激素"，用作替代激素。

综上，《千金》小续命汤临床运用极为广泛，但由于历史原因，使得这张千古第一名方被打入冷宫，尘封日久，并列入冷僻方范畴。通过该方的大量临床运用，笔者深刻体会到，在充分理解古人关于"中风"内涵基础上，该方一旦用之得当，方证对应，在治疗重病大症时，尤其针对不明原因的神经系统疾病、脑血管疾病，以及风湿免疫性疾病等难治性疾病，该方往往能出奇制胜，临床疗效如神，如其方名所言，能有"续命"之效，值得关注和进一步深入研究。

二、防己地黄汤 / 脑梗死后遗症，老年痴呆，阿尔茨海默病等

防己地黄汤出自《金匮要略·中风历节病脉证并治》，主治中风诸病。该篇对中风进行了定义与描述，原文谓："夫风之为病，当半身不遂，或但臂不遂者，此为痹。脉微而数，中风使然。寸口脉浮而紧，紧则为寒，浮则为虚，寒虚相搏，邪在皮肤。浮者血虚，络脉空虚，贼邪不泻，或左或右，邪气反缓，正气即急，正气引邪，喎僻不遂。邪在于络，肌肤不仁；邪在于经，即重不胜；邪入于腑，即不识人；邪入于脏，舌即难言，口吐涎。"从这里不难看出，这里的"中风"症状因病情轻重而异，主要表现为半身不遂、但臂不遂、喎僻不遂、肌肤不仁、重不胜、不识人、舌即难言、口吐涎，这相当于现代医学中的急性脑血管病，包括脑梗死、脑出血，以及面神经炎等疾病。在该病篇中，治疗中风病的方剂有7首，包括防己地黄汤、风引汤、侯氏黑散、头风摩散方、附方中的《古今录验》续命汤、《千金》三黄汤，以及《近效方》术附汤。然而，上述治疗中风诸多方剂大都寒热并见、补泻同施、草石杂投、极为生僻，在临床罕见运用，且难以常理可喻，远不如补阳还五汤、镇肝息风汤、大秦艽汤、大定风珠等《中医内科学》教材指定中风方剂常见。以防己地黄汤为例，清代医家沈明宗在其《金匮要略编注》中就点评说，本方"非治中风之剂，乃编书者误入，何能得其狂状妄行？"这也代表了部分古代医家的观点，即认为上述诸方不能主治中风。问题是，条文中描述的诸多方证还能指导临床实践吗？如果能够运用，在中风病的哪一个阶段能够运用？其临床运用指征是什么？如此种种问题亟待解决。笔者在临床工作中，主管过大量心血管疾病合并脑梗死、血管性痴呆、阿尔茨海默病等脑血管疾病患者，观察发现：①方证条文的背后存在明确的现代病理生理学发病机制，完全可以用现代科学的语言进行解读、诠释；

②防己地黄汤可以滋阴补肾、息风通络，可用于治疗脑梗死、老年痴呆、阿尔茨海默病等脑血管疾病导致的狂躁不安，开启后世养阴息风法治疗中风先河。

（一）方证溯源

防己地黄汤可以滋阴补肾，息风通络。原文谓："防己地黄汤，治病如狂状，妄行，独语不休，无寒热，其脉浮。防己一钱，桂枝三钱，防风三钱，甘草二钱。上四味，以酒一杯，浸之一宿，绞取汁，生地黄二斤，吹咀，蒸之如斗米饭久，以铜器盛其汁，更绞地黄汁，和分再服。"

由上述条文可知，防己地黄汤证的经典指征，包括病如狂状、妄行、独语不休、无寒热、其脉浮，即烦躁不安、狂躁不宁、肆意妄行、自言自语、喋喋不休、脉浮。

（二）方证解读

条文的背后其实存在着深刻的病理生理学机制。其中"病如狂状，恣意妄行"为精神神经症状，主要与大面积脑梗、脑干受压迫的脑梗、大脑皮质的额叶梗死，以及继发于器质性病变的精神障碍等有关；"独语不休"为精神智能障碍，与额叶、颞叶的梗死有关；"无寒热"是指没有出现中枢性高热，并非由于内侧型出血破入侧脑室及第三脑室、原发性脑室出血、桥脑出血、蛛网膜下腔出血、大面积脑梗死、桥脑梗死等出血和周围水肿影响体温调节中枢所致；"其脉浮"可能是指脉象洪大，多见于脑梗死急性期，血压急剧升高。现今还将本方用于治疗癫痫、精神分裂症等。

（三）方证特征

防己地黄汤方证包括：在现代医学的疾病上，防己地黄汤可用于脑梗死、老年痴呆、谵妄、帕金森病、阿尔茨海默病、精神分裂症、癫痫等脑血管疾病及精神神经系统疾病的治疗。

在症状体征上，包括狂躁不安，肆意妄行，自言自语，喋喋不休；形体消瘦，皮肤干枯脱屑，大便干结；舌质红或绛，舌面干燥少津，少苔或无苔，脉细数，或沉细，或洪大无力。

（四）临床运用

1. 脑梗死后遗症、血管性痴呆、谵妄、帕金森病案

王某，男，88岁。主因"语言謇涩8年余，加重伴饮水呛咳1个月"于2016年11月25日入院。患者于2008年11月14日晨起无明显诱因出现言语謇涩，伴口角歪斜、肢体活动无明显障碍，于我院急诊就诊。急查头颅CT示：两侧基底节区、侧脑室前角旁及半卵圆中心多发腔隙性脑梗死，脑白质变性，脑萎缩。诊断为"脑梗死"。予抗板、降血压、改善脑循环等治疗，症状略有减轻，出院后间断服用降压药（具体不详），语言不利较前好转，但肢体活动逐渐减退，直至不能站立及行走。其后患者症状反复发作，主要表现为言语含糊不清，下肢僵硬，屈伸不利，多次在我院住院治疗。1个月前再次出现语言謇涩加重，伴饮水呛咳，为求进一步系统治疗收入我科。刻下症：患者老伴代诉，语言謇涩，口齿不清，饮水呛咳，反应迟钝，口角歪斜，偶有流涎；生活不能自理，双下肢僵硬，屈伸不利，不能站立及行走；白天嗜睡，夜间烦躁，谵妄，难以入睡，挣扎不宁，大呼小叫，必须请男护工专门护理；纳食好，小便可，大便干结难解，3~5天一行，老伴每天必须给吃10种以上中成药方能通便。舌质红赤，舌面干燥少津，有瘀斑，舌苔少，薄黄，脉沉细。

患者既往有高血压病史20余年，最高血压达200/90mmHg，现口服苯磺酸氨氯地平、酒石酸美托洛尔，血压控制在120~130/80mmHg；糖尿病病史20余年，皮下注射诺和灵50R注射液早11IU、晚11IU，口服阿卡波糖，血糖控制尚可；糖尿病肾病10余年；高尿酸血症8年余；发现双下肢动脉、双侧颈动脉硬化伴斑块形成8年余；冠心病病史7年，服用阿司匹林肠溶片、欣康；高脂血症病史8年，间断服用他汀降脂药；帕金森病病史1年余，规律口服奥氮平片（5mg，bid）及多巴丝肼片（250mg，bid）以控制精神状态；发现膀胱占位性病变4年余，化疗1次后；2005年行右眼人工晶体植入术，2006年12月25日行左眼白内障超声乳化联合人工晶体植入术；1991年行胆囊切除术；2004年行前列腺切除手术。

[查体] T 36.2℃，P 71次/分，R 18次/分，BP 136/70mmHg。发育正常，营养良好，形体略胖，神志欠清，痴呆面容，脸色浮红，被动体位，对答不切题，查体不合作，声高有力，重浊不清。双侧呼吸音粗，双侧未闻及干湿啰音，心腹

（-）。双上肢肌力4级，双上肢肌张力正常，双下肢肢体僵硬，不能自主活动，双下肢肌力1级，双下肢屈肌张力亢进。四肢深浅感觉检查不配合。左侧巴氏征（±）。

[辅助检查]全血细胞分析 +CRP、生化 +cTnI、DIC初筛试验、胸片、胸腔彩超：（-）。心电图示：完全右束支传导阻滞。心脏彩超：室间隔基底节增厚，主动脉瓣退变并轻度反流，左室舒张功能减退。腹腔彩超：胆囊切除，左肾囊肿。

[入院诊断]中医诊断：中风病，中经络（火热伤阴证）。西医诊断：①腔隙性脑梗死，血管性痴呆，谵妄状态；②高血压病3级（很高危）；③冠状动脉粥样硬化性心脏病，稳定型心绞痛，心律失常，完全性右束支传导阻滞，心功能Ⅲ级（NYHA分级）；④帕金森病；⑤2型糖尿病，糖尿病肾病（肾小球硬化症），糖尿病性周围神经病；⑥动脉硬化，双下肢动脉硬化伴斑块，双侧颈动脉硬化伴斑块；⑦高脂血症；⑧白内障术后玻璃体综合征；⑨胆囊切除术后；⑩前列腺切除术后；⑪高尿酸血症；⑫膀胱恶性肿瘤；⑬左肾囊肿。

入院后，西药给予抗板、降脂、稳定斑块、扩冠、降压、扩血管、降糖、改善情感障碍、通便、抗肿瘤等治疗。考虑患者属于脑梗死后遗症，笔者治疗脑梗死有两个屡试屡效的常用方：一个是治疗肝火上炎、肝阳上亢，兼有阳明腑实证的柴胡加龙骨牡蛎汤；另一个就是治疗阴阳两虚证的地黄饮子。该患者脸红，言语謇涩，肢体不遂，躁动亢奋，便秘，舌红，少苔，一派火热伤阴指征，故首选主治喑痱证"肾气虚厥，语声不出，足废不用"的地黄饮子滋肾阴，补肾阳。

处方：生地黄60g，山茱萸15g，石斛15g，麦冬15g，五味子10g，石菖蒲15g，远志15g，茯苓15g，肉苁蓉15g，桂枝10g，附片6g，巴戟天10g，薄荷10g，生姜3片，大枣5枚。3剂，水煎服，浓煎50mL，每日1剂，分2次服。

二诊（2016年11月28日）：患者服药期间大便未见明显改善，仍然夜间烦躁不安，诸症依旧，舌脉同前。考虑患者目前存在脑梗死后遗症、血管性痴呆、谵妄、帕金森病，主要表现为烦躁不安，与防己地黄汤条文中的"病如狂状，妄行，独语不休"极为相似，故改用本方养阴息风通络。

处方：防己10g，桂枝10g，防风10g，甘草10g，生地黄90g。3剂，水煎服，浓煎50mL，每日1剂，分2次服。

三诊（2016年12月1日）：患者仍有入夜谵妄，躁动不安。请心理科会诊：意识恍惚，患者始终处于谵妄状态，躁动不安，两眼紧闭，问话不答，精神检查无法进行。初诊：脑部疾病所致谵妄状态。笔者对该病例重新思考，查房时笔者对患者老伴给患者每天服 10 种以上中成药非常不解，劝说选一两种就可以，但家属反复说："必须全部服用才能保证大便略有好转，不能停服。"三餐时，老伴都将中成药胶囊及药袋拆开，混合在一起有接近一碗之多，每次都像吃饭一样把中药"吃"完。患者已经坚持用碗吃中成药达 5 年之久。笔者对服 2 种以上中成药的做法非常反感，但反复劝说无效。笔者认为，这种超多中成药混合在一起的吃法，很容易造成肝肾功能损伤，至少会伤胃，但奇怪的是，患者生化检查都在正常范围之内，由此可见其肝肾代谢能力极强，也可以推测其胃气旺盛。既然养阴法"增水行舟"不效，很可能提示内热亢盛，需要清热泻腑通便，这与风引汤方证的"热瘫痫"相似，患者肢体活动不利，相当于"瘫"，而谵妄、躁动不安，相当于"痫"。因此，予以防己地黄汤养阴息风通络，合风引汤清热息风、重镇安神。因药房无白石英，故舍弃不用。

处方：防风 10g，桂枝 10g，防己 10g，甘草 15g，生地黄 180g，生大黄 15g，干姜 10g，生龙骨 30g，生牡蛎 30g，煅寒水石 30g，滑石粉 30g，煅赤石脂 30g，醋煅紫石英 15g，生石膏 40g。3 剂，水煎服，浓煎 50mL，每日 1 剂，分 2 次服。

四诊（2016 年 12 月 5 日）：据护工反应，患者 3 剂药后，夜间烦躁明显减轻，谵妄、脸红消失，睡眠较前好转，躁动减轻，不再大呼小叫，神志较前好转，呛咳改善，大便每日一行、质地不干、量多、色深，仍有语言謇涩、口齿不清。舌红好转，舌面较前转润，脉沉。继续予以原方 7 剂。出院后改地黄饮子善后。

按：该患者入院后用地黄饮子及防己地黄汤后疗效均不满意，未能改善其烦躁、谵妄、睡眠及便秘，后改用防己地黄汤合风引汤，重用生地黄至 180g 滋阴息风、润肠通便，由此发现本方对于改善烦躁、谵妄具有显著疗效。笔者发现，风引汤具有较好的镇静作用，可能相当于"东方的奥氮平"。

2. 脑梗死后遗症、老年痴呆、阿尔茨海默病案

段某，女，78 岁。主因"头晕、记忆力减退，伴神情呆钝 2 年，加重半年"于 2017 年 6 月 21 日就诊。患者于 2015 年无明显原因出现间断头晕症状，无视物旋转，无恶心呕吐，记忆力、认知较前减退，伴神情呆钝，就诊于北京某三甲医院神经内科门诊。查头颅 MRA 示：脑内多发腔隙性脑梗死、脑白质变性、脑萎缩，诊断为"腔隙性脑梗死、老年痴呆、阿尔茨海默病"，予盐酸美金刚片（10mg，bid）、奥氮平片（2.5mg，qn）、氢溴酸西酞普兰片（20mg，qd）改善神经症状，

阿司匹林肠溶片（100mg，qd）抗板，患者规律服药。后神情呆滞加重，不识人。半年前，患者无明显原因在家中出现头晕、行走不稳，查血压 180/110mmHg，休息后复测血压 160/100mmHg，就诊于我院。查体：四肢肌力降低，双侧巴宾斯基征阳性。查头颅 CT：①左侧顶叶、侧脑室旁大面积脑梗死；②双侧脑室旁、放射冠区多发腔隙性脑梗死；③脑白质变性；④脑萎缩。头颅 MRA 示：①左侧顶枕叶、侧脑室旁脑梗死（亚急性期晚期－慢性期）；②脑萎缩，左侧颞叶脑软化灶不除外；③脑白质变性。予扩容、抗板、改善脑循环及中药柴胡加龙骨牡蛎汤后好转出院。后记忆力减退及神情呆钝较前加重，不识人，为求进一步治疗来诊。

刻下症：神情呆滞，不识人；行走不稳，需旁人搀扶方能步行；平素畏寒多年，需要着厚衣方可；纳可，容易打嗝；眠差，夜间烦躁，每天必须服用奥氮平片方能入睡。家属曾经观察发现，一旦晚上减少奥氮平剂量，患者就容易出现躁动不安、四处走动、难以入睡、四肢强劲有力，必须两个保姆一起才能将老人摁住，自言自语；大便干结多年，三四日一行（外用开塞露，曾在某医院脾胃科就诊，服用大剂量大黄、芒硝，大便未见改善），小便清长，夜尿 4~5 次（经保姆主动叫醒）。舌质红，有裂纹，苔白厚干，脉缓。

既往有冠状动脉粥样硬化性心脏病、窦性心动过缓、高血压病史。

［查体］T 36.2℃，P 78 次 / 分，R 19 次 / 分，BP 138/68mmHg。表情淡漠呆滞，理解力、反应力下降，对答不切题，查体不配合。心肺（－），双下肢水肿。

［辅助检查］血常规、尿常规、便常规、DIC 初筛试验、生化、甲状腺检查四、cTnI、NT-proBNP：正常。心电图：窦性心律，异常 Q 波（Ⅲ、aVF）。动态心电图：①窦性心动过缓；②窦性停搏（最长 rr 间期 2.1 秒，rr 间期 >2 秒共 2 次）；③房性早搏、成对，短阵房速。心脏超声：室间隔增厚，室间隔舒张末厚度 11.7mm；主动脉瓣反流（中度）；EF 52%，左室舒张功能减低。腹部超声：肝囊肿，餐后胆囊，左肾囊肿。胸腔超声：双胸腔未见积液。下肢血管超声：双下肢动脉硬化伴多发斑块形成；双下肢静脉瓣功能不全。头颈血管 CTA：①双侧颈内动脉虹吸部多发斑块，右侧海绵窦段管腔重度狭窄可能性大；②左侧大脑后动脉 P1、P2 段管腔重度狭窄，P3、P4 段部分闭塞。建议进一步行 DSA 检查，明确狭窄程度。

［门诊诊断］中医诊断：中风病，肝肾阴虚风动证。西医诊断：①脑梗死后遗症；②老年痴呆；③阿尔茨海默病；④冠状动脉粥样硬化性心脏病，陈旧性下壁心肌梗死，心律失常，窦性心动过缓，心功能Ⅱ级（NYHA 分级）；⑤高血压病Ⅲ级（很高危）；⑥高脂血症；⑦动脉硬化症。

患者自发病以来神情呆滞、不识人进行性加重，考虑与脑梗死后遗症、老年痴呆、阿尔茨海默病进展密切相关。虽然经盐酸美金刚片＋奥氮平片＋氢溴酸西酞普兰片联合治疗后，烦躁较前改善，但一旦减量，患者症状表现就与防己地黄汤方证高度吻合，其"不识人，躁动不安，难以入睡，四肢强劲有力，必须两个保姆一起才能将老人摁住"即为条文中"病如狂状"的翻版，"四处走动"即为"妄行"，"自言自语"即为"独语不休"。另外，患者顽固性便秘，迭经大黄、芒硝攻下通便，但疗效平平，提示并非阳明腑实热结；结合神志改变、脑梗死、脑萎缩等有形病变，笔者考虑这是肝肾阴虚、虚风上扰所致，故见不识人、呆滞、神志改变。舌质红，有裂纹，提示阴液亏虚，肠道失于濡润，水液干涸不行舟，故见便秘；大便秘结不通，浊气上泛，故见苔白厚干。故拟用本方养阴补肾，填窍息风，且生地黄用至180g兼以润肠通便。

另外，患者平素容易出现下肢水肿。常见导致下肢水肿的原因包括心源性、肝源性、肾源性、营养不良性、血管性，以及特发性水肿。根据病史及理化检查，笔者逐一排除，最终考虑下肢水肿与静脉瓣回流功能变差有关。结合患者平素畏寒、厚衣、小便清长、夜尿4~5次，考虑双下肢水肿是肾阳亏虚、气化不利的肾气丸证，与条文"男子消渴，小便反多，以饮一斗，小便一斗"相似。且防己地黄汤与肾气丸中均含有生地黄，根据方证对应原则，两者之间存在一定的渊源关系。

患者时有打嗝，为胃气上逆，故合橘枳姜汤理气和胃。因此，笔者予以防己地黄汤合肾气丸、橘枳姜汤，且方中防己、桂枝、茯苓、泽泻均可利水消肿。

处方：防风10g，桂枝10g，防己10g，甘草15g，生地黄180g，黑顺片10g，山萸肉15g，山药30g，丹皮10g，茯苓30g，泽泻30g，陈皮10g，枳壳10g，生姜10g。14剂，水煎服，浓煎50mL，每日1剂，分2次服。

二诊（2017年7月4日）：患者服药后，夜晚烦躁改善，纳可，打嗝消失，大便每日一行、质地不干、颜色发黑，考虑与大剂量生地黄通便有关。双下肢水肿消失，夜尿减为3次。舌暗红，苔薄白少津，脉沉缓。以后笔者在此基础上加减，纳可则去橘枳姜汤，新增咳嗽则加桔梗、紫菀、款冬花。调理半年后，家属告知："以前满头白发，现在头发已经变黑。"唯独仍不识人，神志仍然未能改善，殊为遗憾。守方再服。

按：患者主因烦躁、不识人、顽固性便秘、双下肢水肿、夜尿多就诊，曾服柴胡加龙骨牡蛎汤2个月未能控制其烦躁，而改用本方后，烦躁、便秘明显改善；且服用大剂量生地黄及肾气丸半年后，头发转黑也是奇迹。

3. 老年痴呆案

仇某，男，71岁。主因"言语错乱伴记忆力下降1年"于2021年9月20日初诊。患者1年前出现言语错乱，时常出现自言自语，大笑不止，记忆力下降，就诊于当地医院，考虑诊断为"老年痴呆"，未予药物治疗，患者为求进一步中医药治疗来诊。刻下症见：时有言语错乱，妄见妄闻，答非所问，对答不切题，自言自语，大笑不止；时有自行外出行走；记忆力下降，短期记忆力下降明显，时而恢复正常；脾气急躁易怒，在家与老伴每天吵架生气，纳眠可，出汗正常，二便调，舌暗红，苔薄白，脉沉。既往有精神受刺激病史。头颅CT：小脑萎缩。

［门诊诊断］中医诊断：痴呆（肝风内动证）。西医诊断：①老年痴呆；②小脑萎缩。

考虑患者脾气急躁易怒、神志欠清、烦躁不安、胡言乱语等，与柴胡加龙牡蛎汤证中的"胸满烦惊""谵语"相似，属典型的少阳阳明合病范畴。另外，其烦躁、错语、外出行走等，与防己地黄汤证的"病如狂状"相似。因此，予以柴胡加龙骨牡蛎汤合防己地黄汤以重镇安神，养阴柔筋。

处方：柴胡15g，黄芩10g，姜半夏10g，党参10g，生甘草10g，生姜10g，大枣10g，桂枝10g，茯苓20g，生龙骨30g，生牡蛎30g，防风10g，防己10g，生地黄30g。14剂，水煎服，日1剂，分2次服。

二诊（2022年7月3日）：患者坚持服用上方2个月，至2022年2月停药。其间未再出现妄见妄闻，言语错乱、大笑现象较前有所减轻，但仍有间断发作。目前仍有烦躁，记忆力下降，脾气急，自言自语，自行外出行走，舌暗红，苔薄白，脉沉。考虑患者的记忆力下降、自言自语、外走等，与防己地黄汤证的"病如狂状"相似，单独予以防己地黄汤原方。

处方：防风15g，防己10g，生地黄70g，桂枝10g，甘草10g。14剂，水煎服，日1剂，分2次服。

三诊（2022年7月30日）：患者告知服防己地黄汤期间，言语错乱、大笑较之前服用柴胡加龙骨牡蛎汤合防己地黄汤期间好转，但仍有烦躁，舌尖红，苔薄白，脉沉。考虑其烦躁伴舌尖红，提示有心肝火旺，合用主治"热瘫痫"的风引汤。

处方：生甘草10g，桂枝10g，酒大黄5g，干姜10g，生龙骨30g，生牡蛎30g，寒水石30g，滑石10g，赤石脂30g，醋煅紫石英15g，生石膏60g，防风15g，防己10g，生地黄60g。7剂，水煎服，日1剂，分2次服。

四诊（2022年10月6日）：患者间断服用上方42剂，烦躁、言语错乱、大笑等均明显好转，舌暗红，苔薄白，脉沉。后一直以本方为基本方进行加减。大便秘结时，酒大黄用至10g；口气严重时，加麦芽10g。患者间断服风引汤合防己地黄汤84剂，记忆力下降、烦躁等发作频次显著减少。

（五）心得体会

在临床运用防己地黄汤过程中，笔者认为有如下方面值得关注。

首先，大剂量生地黄是本方起效之关键，笔者常规以180g起步。在原文中，生地黄剂量多达2斤，为方中君药，更是经方中地黄用量之最。然而，吉益东洞在其《药征》中说，"地黄主治血证及水病也"，南京中医药大学黄煌教授在其《张仲景50味药证》中也说，"干地黄主治血证，尤其以妇人的子宫出血为多……生地黄主治不很明确，可以参照干地黄主治"。很显然，在防己地黄汤中生地黄并非为血证而设，问题是医圣张仲景为什么在此要重用生地黄？

《神农本草经》中记载地黄"主折跌绝筋，伤中，逐血痹，填骨髓，长肌肉。作汤除寒热、积聚，除痹"。笔者研读有年，分析其用意可能有三。

①大剂量生地黄可以滋阴润肠通便，根据方证对应中的药证原则，以药测证，推测其有大便干结不通指征。在脑血管疾病中，大便不通为临床常见症状，还可以兼见口干口苦、口气重浊、舌红苔黄、脉洪大有力等阳明腑实不通的实性指征。在温病中，增液汤（玄参、生地黄、麦冬）中也用生地黄养阴增液，增水行舟，主治"数日不大便，当下之。若其人阴素虚，不可行承气者"。

②大剂量生地黄可以养阴，"长肌肉"，主治虚羸消瘦。在急性脑血管疾病中，临床常见肢体瘫痪或长期卧床患者因球麻痹饮水进食呛咳而致形体消瘦，皮肤干枯，干燥脱屑，甚至轻轻捏起患者皮肤可以形成"山形"；部分患者严重时，还会出现顽固性低血压，甚至每天需要大量补液至5000mL方能勉强维持血压不掉，但也不出现心力衰竭。如此种种，全部指向"容量不足"这一核心病理生理机制。因此，在治疗原则上，主张补液扩容以改善脑灌注。方中运用大剂量生地黄也有养阴填补的作用，达到中医补液扩容之目的。这可能也是《神农本草经》中记载地黄可以"长肌肉"的原因。

③大剂量生地黄可以滋补肝肾之真阴，填窍，"填骨髓"，主治髓海空虚，脑窍失养的神志病证，包括烦躁不安、狂躁不宁、癫痫抽搐、不识人、大呼小叫、独语不休、登高而歌、弃衣而走、妄行等脑病。在脑血管疾病中，很容易合并出现上

述神志病证。笔者在 CCU 就主管过大量神志异常，"疯了"的患者。笔者发现，阳明腑实，大便不通只是其中的一种"简单病变"，一般用小承气汤、调胃承气汤、桃核承气汤等攻下通腑即能取效。但这也仅限于急性起病，或者容量尚可的患者，并非全部，因其容量尚未受病情影响，此时正气强盛，耐受攻伐，邪去而正安。而病房所见，更多的则是反复发作的病重患者，容量不足为其共性问题。另外，临床 CT 或 MRI 常见有脑梗死、脑白质病变、脑萎缩等病理改变，可以抽象地认为，这也是"髓海空虚"的一种现代描述。因此，上述诸多神志病变，其本质仍然为容量偏低、脑灌注不足所致。这可能也是《神农本草经》中记载地黄可以"填骨髓"的原因。

综上，根据药证中的最大量原则，笔者认为，大剂量生地黄可以补液扩容，改善灌注，其药证可增订为"主治烦躁、发狂，旁治血证、水病、便秘、羸瘦也"。

其次，舌脉也为本方运用之关键。兹列举湖南经方名家赵守真及河南丁德正医案。

刘某，年二旬。其父叔皆大贾，雄于赀，不幸于 1943 年次弟殂谢，丧停未葬。君因自省休学归，店务蝟集，不谙经营，业大败。折阅不知凡几，以致债台高筑，索债者络绎于门，苦孰甚焉。乃只身走湘潭收旧欠，又兴讼，不得值，愤而归。因之忧郁在心，肝气不展，气血暗耗，神志失常，时而抚掌大笑，时而歌哭无端，妄言错语，似有所见，俄而正性复萌，深为赧然，一日数潮而已。医以为癫也，进加味温胆汤，并吞白金丸，曾吐涎少许，症状未少减。吾以事至零陵，君为故人，顺道往访，渠见吾，述家事刺刺不休，状若恒人，顷而大哭，继而高歌。其家人恳为治之，此义不容辞者也。俟其静，用好言慰解，诊脉细数，舌绛无苔，胸中痞闷，夜不安卧，小便黄短，是为志怫郁而不伸，气横逆而不降，心神耗损，肾水亏乏，火气妄凌，痰涎泛溢，有癫之意不若癫之甚，所谓心风证也。治以益血滋阴、安神调气为主，拟《金匮》防己地黄汤加味：生地黄 60g（捣汁兑），甘草 6g，防己 9g，桂枝 3g；加香附 9g，首乌、竹沥各 15g。兼吞安神丸 12g，日服 2 剂。

三日复诊，神志渐清，潮发减少。随进滋阴安神汤：生地黄、芍药、川芎、党参、白术、茯神、远志、南星、枣仁、甘草、黄连。服后略觉头胀心闷，微现不宁。审由余热未清，难任参术之补，故证情微加。乃改弦更张，趋重清心养神，略佐涤痰。

早晨服清神汤：黄连、黄芩、柏子仁、远志、菖蒲、枣仁、甘草、姜汁、竹沥。晚进二阴煎：生地黄、麦冬、枣仁、玄参、茯苓、木通、黄连、甘草、灯芯、竹叶。每日各1剂。如是者四日，遂热不再潮，人事清悉，诊脉细数而有神，余热似尽，而参术之补，现犹所忌，尚有余焰复燃之虑，处以天王补心丹以易汤：生地黄、人参改为洋参、玄参、丹参、茯神、桔梗、远志、天冬、麦冬、枣仁、柏子仁、五味、当归，送服磁朱丸，补心滋血，安神和胃。嗣即精神健好，食纳增进，又调理半月，改用栀麦归脾汤，仍吞服磁朱丸，善后补养，再一月而身健复元。吾临归，彼不胜依依之感。（赵守真《治验回忆录》）

宋某，女，25岁。1979年3月5日入所。患者发病于1971年5月，少眠，多动，语无伦次，狂躁异常。诊为精神分裂症青春型，经多方治疗，时轻时重，迄未痊愈。近年来，狂象虽减，但痴痴癫癫，秽浊不知，随地便溺。问之多不答，答亦多非所问。胡行乱走，间或妄笑，独语不休。且喜时搔头部，剃光之头皮被抓得血迹斑斑。诊查：患者身肢拘强，面容消瘦惨白，双颊微红，脉洪大无力，舌质红，干而少津。综观脉证，显属狂久火盛伤阴，阴血不足，风邪入侵，扰及神明。处以防己地黄汤，服10剂，独语妄笑略减，夜能稍眠，胡乱游走，呼之能止。又服20剂，疾瘳约半。又服20剂，神情、言行皆恢复正常，已参加工作。（丁德正《河南中医》）

李某，女，33岁，已婚。1978年2月7日入所就诊。患者数年来，眩晕易乏，少眠多梦，时或心悸躁慌。月余前，其疾发作，时而哭啼吵闹，时而昏仆欲绝。经当地诊为癔病，用甘麦大枣汤等十数剂无效。来诊前夜，症象益剧，或张嘴吐舌，称鬼弄怪；或神情恍惚，奔走村外，自言自语。诊查：患者清瘦，面略赤，脉轻取浮，重按细数，舌质红，无苔，唇干，口苦。家属云，"患者常谓项强，头皮紧拘，如绳缚之"。此症显系阴血亏欠，风邪外并，阳热内郁，神明失司而致。处以防己地黄汤，服2剂，神思略定，妄行独语大减；又服3剂，症象若失。头皮发紧及项强等症状亦去。出所时，予朱砂安神丸续服以善后，随访迄今，健康如常。（丁德正《河南中医》）

在精神分裂症医案中，其舌脉为"脉细数，舌绛无苔""脉洪大无力，舌质红，干而少津"，"癔病"医案中，其舌脉为"脉轻取浮，重按细数，舌质红，无苔"，结合本文脑梗死后遗症、帕金森病医案中"舌质红赤，舌面干燥少津，有瘀斑，舌苔少，薄黄，脉沉细"，以及脑梗死后遗症、阿尔茨海默病医案中"舌质红，有裂纹，苔白厚干，脉缓"，不难发现，防己地黄汤方证的舌脉多表现为：舌质红或绛，舌面干燥少津、少苔或无苔，脉细数，或沉细，或洪大无力。

综上，防己地黄汤可以滋阴补肾、息风通络，开启后世养阴法治疗中风先河。认为该方"非中风之剂"的学术主张，是既不懂中风的现代病理生理，又忽略了中风关键病机。黄仕沛先生认为本方"实重滋阴养血，开后人育阴息风之端"，是极有见地之言。

三、风引汤 / 脑梗死，脑瘫，烦躁，癫痫，帕金森病等

风引汤出自《金匮要略·中风历节病脉证并治》，可以清热息风、重镇安神，主治中风诸病。本方现代临床可用于治疗脑梗死并肢体瘫痪、癫痫发作，中医辨证属于火热亢盛者，具有较好的镇静作用。笔者认为其可能相当于"东方的奥氮平"，开启后世平肝潜阳法治疗中风先河。风引汤与防己地黄汤可以合方而用，主治震颤、不自主抖动、便秘、烦躁、躁狂等阴虚风动指征，在中风、神志疾病中具有较高的运用价值。

（一）方证溯源

风引汤可以清热息风，重镇安神。原文谓："风引汤，除热瘫痫。大黄、干姜、龙骨各四两，桂枝三两，甘草、牡蛎各二两，寒水石、滑石、赤石脂、白石脂、紫石英、石膏各六两。上十二味，杵，粗筛，以韦囊盛之，取三指撮，井花水三升，煮三沸，温服一升（治大人风引，少小惊痫瘛疭，日数十发，医所不疗，除热方。巢氏云：脚气宜风引汤）。"

由上述条文可知，风引汤方证的经典指征，包括"热瘫痫"。即肢体不遂，偏瘫、瘫痪，癫痫发作，肢体抽搐。

（二）方证解读

该方证条文的背后同样存在着深刻的病理生理学机制。其中"瘫"，与额叶背外侧面梗死导致运动区和运动前区损害有关，大脑中央前回皮质损害引起对侧半身瘫痪。内囊病变时，易使一侧锥体束全部受损，引起对侧半身完全瘫痪。"痫"，与额叶、顶叶与颞叶梗死所导致的癫痫有关。现今还将本方用于治疗癫痫、脑膜炎后遗症等。

（三）方证特征

风引汤方证包括：在现代医学的疾病上，风引汤可用于脑梗死、老年痴呆、谵妄、帕金森病、癫痫、脑膜炎后遗症等脑血管疾病及精神神经系统疾病的治疗。

在症状体征上，包括肢体不遂、偏瘫、瘫痪，癫痫发作，肢体抽搐；以药测证还包括头晕，烦躁，口干，便秘，舌红，脉滑数有力。

（四）临床运用

1. 风引汤合大剂量生地黄治疗脑瘫、烦躁、癫痫、大便干结依赖乳果糖案

刘某，男，8岁。主因"便秘5年"于2020年1月4日初诊。患儿既往行为异常，智力落后，躁动频繁发作，于当地医院诊断为"先天性脑瘫痪"，反复就诊均无效。5年前，在当地医院做康复过程中，发现便秘、大便干结，用开塞露灌肠后好转，后逐渐产生依赖，大便干结如栗，必须每天服用乳果糖方能通大便，不吃则不拉，每次排便长达半小时之久。刻下症见：就诊全程家长均抱着患儿，患儿躁动不安，大声嗷叫，口齿不清，频繁咬牙龂齿；皮肤白，唇红，牙齿发黄，干燥少津，口中流出大量黏涎，时有深呼吸；纳可，时有打嗝；夜间睡眠差，时常夜间烦躁呻吟，躁动不安，难以入睡；舌淡红，苔薄白，脉数。家长每天为患儿的便秘所困扰，希望能服用中药逐渐替代乳果糖，达到自行排便效果。既往有癫痫，在服左乙拉西坦，疗效不佳，仍时有发作。

[门诊诊断] 中医诊断：便秘、痫症、失眠（肠胃蕴热、肝风内动、心火亢盛证）。西医诊断：①便秘；②先天性脑瘫痪；③癫痫；④失眠。

考虑患儿烦躁不安、咬牙龂齿、难以入睡，为心肝火旺指征；唇红、齿黄、牙齿干燥少津、口流黏涎、大便干结不通，为胃肠蕴热指征。其表现均为火热内扰，属少阳阳明合病范畴。这与《伤寒论》中"伤寒八九日，下之，胸满烦惊，小便不利，谵语，一身尽重，不可转侧者，柴胡加龙骨牡蛎汤主之"条文高度相似。因此，予以柴胡加龙骨牡蛎汤，加石菖蒲宁神益智，白芍、生地黄养阴通便。

处方：柴胡10g，黄芩10g，姜半夏10g，党参10g，生甘草10g，生姜10g，大枣30g，桂枝10g，茯苓10g，生龙骨30g，生牡蛎30g，酒大黄20g，石菖蒲10g，白芍30g，生地黄60g。14剂，水煎服，日1剂，分2次服。

二诊（2020年1月18日）：患儿服药后，便秘略有好转，仍有咬牙打嗝，其余诸症依旧。考虑患儿大量流涎，与痰热内扰有关，予以温胆汤合方。原方加枳壳10g，陈皮10g，竹茹10g。14剂，水煎服，日1剂，分2次服。

三诊（2020年2月3日）：便秘未见改善，诸症依旧，守方加厚朴10g。14剂，水煎服，日1剂，分2次服。

四诊（2020年2月23日）：患儿服药40余剂，仍然便秘难解，毫无寸效。考虑再三，认为酒大黄久攻无效，可能存在阴液不足问题。反复询问，家长告知患儿夜间极度烦躁、难以入睡，这与风引汤证的"热瘫痫"条文相似，也与防己地黄汤证的"病如狂状，妄行，独语不休"条文相似，予以合方而治。因其为小孩，暂且去防己不用。

处方：甘草10g，生姜10g，大枣30g，桂枝10g，酒大黄10g，龙骨30g，牡蛎30g，滑石10g，生石膏30g，寒水石10g，赤石脂10g，紫石英10g，茯苓10g，白芍30g，生地黄120g，防风10g。14剂，水煎服，日1剂，分2次服。

五诊（2020年3月8日）：患儿服药3剂后，大便明显改善，每日一行，烦躁减轻，守方继续巩固。

后渐去大黄，予以火麻仁20g替代。烦躁便秘时，生地黄最多用至180g；纳差时，加神曲10g，山楂10g；打嗝明显时，加丁香10g，柿蒂10g；躁动不安时，加石菖蒲10g，远志10g。患儿间断服药3个月，后癫痫未发，不再嗷叫，打嗝消失，纳可，眠可，能够自行排便。家长发现，患儿感冒期间容易出现兴奋不安、不能入睡，临时予以小柴胡颗粒调理而愈。后因疫情，患儿中断服药，未能继续随访。

按：患儿主因便秘就诊，但其还合并有先天性脑瘫痪，其病因可能与其母亲高龄生产，在43岁时生产三胎有关。初诊时，患儿的烦躁、失眠、便秘等临床表现与柴胡加龙骨牡蛎汤证相似，但用酒大黄20g也丝毫无效，这提示方证不对应。在四诊时，笔者反复询问，家长告知患儿夜间烦躁异常，考虑夜间烦躁可能并非阳明腑实的实证所致，而是由阴津亏虚的虚证所致。再改方风引汤合防己地黄汤后，便秘、烦躁、抽搐均有好转。再次反思本案的诊治过程，患儿初诊时表现出来的便秘、脑瘫、烦躁、抽搐、嗷叫呻吟等指征全部指向阴津亏虚的病机，而非实热证。因肝阴不足，故见脑瘫、烦躁、抽搐；胃阴不足，故见牙齿发黄、干燥少津；肠道不能濡润，故见便秘难解；心阴不足，故见失眠、难以入睡。在后续的治疗过程中，我们发现患儿必须用大剂量生地黄至180g方能起效，以达到滋阴填髓功效。

2. 风引汤合防己地黄汤治疗帕金森病案

汪某，男，61岁。主因"发现唇抖、手抖11年"于2022年9月24日初诊。患者于11年前发现有唇抖、手抖、躁狂、大呼小叫等现象，就诊于上海某三甲医院，诊断为"帕金森病"。2019年，患者于上海某医院行手术治疗，术后仍有唇抖，说话不利索，手抖，右手抖动明显，右肩疼痛，乏力，嗜睡，躺下则睡着，容易汗出，大便干结、4天1次。舌淡，苔薄白，脉细数。既往有糖尿病病史，在服盐酸二甲双胍控制血糖，空腹血糖控制在7~8mmol/L。脑多巴胺转运体显像：双侧脑纹状体多巴胺转运体容量降低（以左侧明显）。

[门诊诊断] 中医诊断：颤证（肝风内动证）。西医诊断：帕金森病。

考虑患者震颤、唇抖、手抖、失眠，与风引汤证的"热瘫痫"中的痫相似；其便秘、震颤，也与防己地黄汤证的"病如狂状"相似。因此，予以风引汤合防己地黄汤合方。

处方：酒大黄5g，干姜10g，生龙骨40g，生牡蛎40g，生甘草10g，桂枝10g，寒水石30g，滑石20g，赤石脂30g，醋煅紫石英30g，生石膏90g，生地黄40g，防己10g，防风10g。14剂，水煎服，日1剂，分2次服。

二诊（2022年10月15日）：患者服药14剂后，唇抖、手抖明显好转，未见腹泻，大便仍然4天1次，舌淡，苔薄白，脉细数。守上方继续服用。

三诊（2023年6月11日）：患者嘴唇不抖，手抖明显改善，唇红，纳可，嗜睡，梦多，时常夜间喊叫，舌淡，苔薄白腻，脉细数。

处方：酒大黄10g，干姜10g，生龙骨40g，生牡蛎40g，生甘草10g，桂枝10g，寒水石30g，滑石10g，赤石脂30g，醋煅紫石英30g，生石膏30g，生地黄30g，防己10g，防风10g。14剂，水煎服，日1剂，分2次服。

按：《素问·至真要大论》指出："诸风掉眩，皆属于肝。"针对帕金森病患者的抖动、震颤，一般多从肝风内动论治。值得注意的是，便秘是帕金森病最常见的自主神经功能紊乱表现，发生率达70%~80%，部分患者甚至在典型症状出现前10~20年就已经存在便秘。其病因主要与疾病及药物影响有关。帕金森病会导致肠系膜神经元变性，引起胆碱能功能不足，从而减少胃肠道运动导致便秘。此外，抗胆碱药、多巴胺激动剂等抗帕金森药物也会使肠道运动机能下降，从而加重便秘。另外，活动量减少，不合理的饮食和排便习惯，心理因素等均会导致便秘加重。我们也发现，针对帕金森病伴顽固性便秘、口干、舌面少津少苔、脉细数，要高度警惕阴液不足指征。在临床治疗上，笔者常用风引汤合防己地黄汤以重镇、养阴、息风、止痉。该患者服用上述经方组合后，唇抖、手抖明显改善。

3. 柴胡加龙骨牡蛎汤合风引汤、防己地黄汤治疗帕金森病案

范某，女，57岁。主因"发现全身震颤7年"于2021年4月4日初诊。患者7年前发现全身有震颤，就诊于当地医院，考虑诊断为"帕金森病"，予以多巴丝肼片（1-1-1-2片）、盐酸金刚烷胺片（0.05g，tid）、吡贝地尔缓释片（25mg，tid）控制，症状缓解不理想，患者为求进一步中医药治疗来诊。刻下症见：体形中等偏胖；全身震颤，上午10点左右震颤症状明显；时有左胸闷，气短，脾气急，烦躁，汗出；心悸，惊悸，失眠较重，每晚9点睡至半夜1点即醒，后难以入睡，梦多；大便干结难解，在服通便药。舌淡苔白腻，脉沉。

[门诊诊断]中医诊断：颤证（肝风内动证）。西医诊断：①帕金森病；②失眠。

考虑患者震颤、失眠、烦躁、惊悸、便秘，这是典型的少阳阳明合病的柴胡加龙骨牡蛎汤方证；其震颤、烦躁，也与风引汤证的"热瘫痫"相似；其便秘、烦躁，也与防己地黄汤证的"病如狂状"相似。因此，予以柴胡加龙骨牡蛎汤、风引汤及防己地黄汤合方。

处方：柴胡15g，黄芩10g，姜半夏10g，党参10g，生甘草10g，生姜10g，大枣10g，桂枝10g，茯苓15g，生龙骨30g，生牡蛎30g，酒大黄5g，枳壳10g，陈皮10g，竹茹10g，寒水石15g，滑石10g，赤石脂15g，醋煅紫石英15g，生石膏30g，生地黄50g，防己10g。14剂，水煎服，日1剂，分2次服。

二诊（2021年4月18日）：服上方后，震颤较前好转。其丈夫告知，以前晚上睡觉时常因患者剧烈抖动、震颤而导致床铺摇动，影响睡眠；服药后不仅患者抖动减轻，而且其丈夫睡眠也明显好转；失眠改善，时有烦躁、夜间明显，胸闷气短改善，大便好转，时有欲冷饮，自觉胸中灼热感明显，舌淡苔薄白，脉沉。考虑患者腻苔好转，去枳壳、陈皮、竹茹，加酸枣仁以宁心、安神、助眠。

处方：柴胡15g，黄芩10g，姜半夏10g，党参10g，生甘草10g，生姜10g，大枣10g，桂枝10g，茯苓15g，生龙骨30g，生牡蛎30g，酒大黄5g，寒水石15g，滑石10g，赤石脂15g，醋煅紫石英15g，生石膏30g，生地黄50g，防己10g，酸枣仁10g。14剂，水煎服，日1剂，分2次服。

三诊（2021年7月3日）：患者服用上方8周，手抖、烦躁均见好转，大便正常，舌淡红，苔薄白，脉沉弦。考虑患者"胸满烦惊"改善，单独予以风引汤合防己地黄汤加减。

处方：生甘草10g，桂枝10g，生龙骨30g，生牡蛎30g，酒大黄5g，干姜10g，寒水石15g，滑石10g，赤石脂15g，醋煅紫石英15g，生石膏30g，生地黄70g，防己10g，酸枣仁10g，防风10g，远志10g。14剂，水煎服，日1剂，分2次服。

患者间断服用本方半年，抖动较前平稳。

按：该患者属于帕金森病中的特殊类型。我们发现，风引汤合防己地黄汤为主治该病肝肾阴虚类型的常用经方合方。然而，当患者在合并肝阳上亢、肝郁化火指征时，笔者常于风引汤合防己地黄汤中，再加用柴胡加龙骨牡蛎汤以重镇、宁心、安神。且针对其便秘，方中既有大剂量生地黄以养阴润肠通便，又用大黄以泻热通便。该患者服用上述三方合方后，震颤、躁动、便秘明显改善。

（五）心得体会

在临床运用风引汤过程中，有如下几点值得关注。

首先，原文关于风引汤指征描述虽然极为简略，但"热瘫痫"三字点出了方证关键。"热"是指中医辨证属于火热亢盛；"瘫"是指瘫痪、偏瘫、肢体不遂；"痫"是指癫痫发作，肢体抽搐。这里描述的"热瘫痫"很可能就是急性脑血管疾病发作时的症状。

其次，现今临床还将本方用于治疗急性脑血管病（脑梗死、脑出血）及脑膜炎后遗症等。近代岭南伤寒大家黎庇留曾运用本方治疗急性脑血管疾病的木舌、不能言语。"龙田坊吴心明乃翁年逾花甲，忽患舌大满口，不能食，不能言。余审其脉洪大，是为风火入心，风承火热，火藉风威。主风引汤，一服即愈。"急性脑血管疾病的躁动如狂也属于本方的用方指征范畴。《黎庇留医案》中也记载："九树社谭某，中年人也，病中风，旋行屋内不休，自言自语，语无伦次，如狂状。据《金匮》，当用防己地黄汤。余乃用风引汤，去干姜，入竹茹，连服二剂而愈。"

另外，脑膜炎后遗症的手足抽搐也属于本方证"热瘫痫"范畴。马光亚先生曾用本方治疗一例脑膜炎后遗症，急性期后表现为筋骨抽掣、神志欠清、躁扰不安。表现为"卧在病床，两手拘急近胸，发出大声呼叫，似乎已不相识，口渴，脉涩，手臂拘不能伸，腿脚僵硬，不能下床行动"，服用风引汤两料，不但能下床扶着走动，神志亦渐正常了。马氏认为，本方"治神经之错乱，确有疗效"。

综上，风引汤方中运用了大量的金石类药物清热重镇潜阳，是为针对肝火、心火、胃火、肠火而设，这与高血压病火证病机中的"四火上冲"相似，且脑血管病属于高血压并发症，两者在病机上也存在关联。本方对于急性脑血管疾病中医辨证属于火热亢盛者有效，具有较好的镇静作用，可能相当于"东方的奥氮平"，可以认为该方开启后世平肝潜阳重镇法治疗中风之先河。

第三部分

经方治疗急危重症的临床感悟

经方治疗急危重症的内涵、关键科学问题及体系构建

在现今中医临床上，历来重视慢性疑难病、"未病"的治疗，而对急危重症的治疗提及不多，甚至在急诊、急救领域也大有阵地不断萎缩的趋势。急危重症是指在临床上具有病情急、病势重、进展快、死亡率高的一类疾病，包括高热不退、脓毒症、重度感染、心力衰竭、肾功能衰竭、呼吸衰竭、急性上消化道出血等。抢救急危重症是医学成熟的重要标志。回顾历代中医名家的成长心路历程，无一不是在担任一线大夫处理急危重症的经历中磨砻砥砺而成。"越汉季，有南阳；六经辨，圣道彰"（《医学三字经》），医圣张仲景所著《伤寒杂病论》就是其亲自诊治急危重症患者的经验总结，是一部治疗急危重症的专著，正如其在序中所言，"卒然遭邪风之气，婴非常之疾，患及祸至，而方震栗""往昔之沦丧""横夭之莫救"。清代温病学家吴鞠通之所以学医，起初因"父病年余，至于不起"，而后"犹子巧官病温，初起喉痹，后至发黄而死"，后至京师，"癸丑岁，都下瘟疫大行……其死于世俗之手者，不可胜数"，而吴鞠通"在京治温病，全活甚众"（张维屏语）。在《王孟英医案》里有其大量运用白虎汤、承气类方、至宝丹等治疗"热炽神昏""谵语发狂""状热狂烦""神气渐昏"等神志昏迷（浅昏迷、深昏迷）的记载。近年来，通过在CCU诊治、抢救的大量急危重症患者的过程中发现，他们的临床表现与《伤寒论》等经典著作中急危重症的描述高度一致，运用经方"亦步亦趋"，在抢救脓毒症高烧不退、Ⅱ型呼吸衰竭伴昏迷不醒、急性上消化道出血、利尿剂抵抗等现代医学疗效不佳的急危重症时，常能在半剂至一剂之间退热、复苏、止血、利尿等，极大地降低了病死率。2021年9月，笔者首次在中医药高等院校以及国家中医药管理局全国中医（西学中）优秀人才研修班讲授《经方治疗急危重症》特色临床课程。其基于急危重症临床病例、现代病理生理机制及中西医结合原则探究《伤寒论》中伤寒本质、条文内涵、六经实质、经方剂量、寒温之争及千古疑难问题的

文献理论研究，以及基于确切临床疗效重现经方"治大病，起沉疴，愈重证"场景的临床研究，备受关注。因此，如何判断、识别及运用中医药治疗急危重症，降低病死率，并且能制定在疗效及卫生经济学上更优于现代医学的治疗方案，是现今急危重症领域的关键科学问题所在，更是当代中医提升临床疗效，开拓临床优势阵地的必由之路。然而，因不同于慢性疾病的治疗，经方治疗急危重症为中医临床研究中的全新领域，其关键科学问题亟待阐明，临床体系亟待构建。兹将经方治疗急危重症的临床现状、关键科学问题及体系构建等方面的认识、看法阐述如下。

一、临床研究现状与背景

（一）现今中医临床呼唤提升经方治疗急危重症能力

经方是指来源于医圣张仲景《伤寒杂病论》中的方剂。近年来，经方以其法度谨严、疗效可靠、重复性强而备受关注。近代名医岳美中先生"专用古方治病，时起大症"，这里的古方就是指仲景经方，而大症则是指急危重症与疑难病。然而，在现今中医临床上，普遍认为只有门诊上的慢性疾病、调理类疾病才是中医学的"优势病种"，而急危重症则是现代医学的阵地，当以现代医学治疗为主，即使在中医院的 ICU、CCU 等重症一线，临床治疗也不例外，中医药仅仅作为可有可无的点缀与"辅助治疗"，中医治疗重症很难再现"覆杯而愈""效如桴鼓"。

其原因可能是，在急诊急救的诊治体系方面，现代医学相对成熟，较古代中医药零散的记载和抢救措施更为系统、可行。例如，在《金匮要略》中记载还魂汤可以治疗猝死，即"救卒死、客忤死，还魂汤主之方"，其描述非常简练，还魂汤到底适用于哪种类型的"卒死""晕厥"则有待进一步明确。而现代医学对于晕厥的诊断与鉴别诊断，以及猝死的心肺复苏救治则更为具体。再以心力衰竭为例，首选利尿、扩血管、强心的治疗方案；针对重症感染，首选抗生素；针对呼吸衰竭，首选无创呼吸机和气管插管；针对意识丧失，首选心肺复苏、心三联（阿托品、盐酸肾上腺素、多巴胺）、呼二联（可拉明、洛贝林）等，均为目前临床公认的救治方案。那么，经方能否用于急危重症的治疗？可用于哪些具有优势的急危重症？在治疗急危重症时，和现代医学相比，经方有没有疗效优势？这种优势能否经受得起历史的检验与临床重复验证？这些都值得深入探讨。因此，寻找中医在急危重症领域的临床优势切入点，并且提升经方治疗急危重症能力，已成为现今中医临床的强烈呼唤与需求。

（二）现今中医临床呼唤《伤寒论》与重症医学的学科交叉

因经方属于中医经典学科范畴，而急危重症属于现代医学重症医学范畴，两者分别属于不同的学科体系，因此，在当前的中医药临床教学与人才培养方面，普遍存在顾此失彼现象。具体包括：①讲授《伤寒论》《金匮要略》《方剂学》等涉及经方理论教学的教师，长于文献与理论研究而缺乏临床实践，在讲课过程中，仅仅局限于从中医理论讲经方，而很难将现代医学的诊断与鉴别诊断、病理生理机制，以及现代医学诊疗指南与经典条文相结合以中西汇通，导致在临床处理急危重症时更显能力不足，"不敢治、不想治、不会治"及误诊率高、死亡率高现象普遍，很难真正传授经方治疗急危重症的临证精华；②急诊、急救专业的临床医师因在日常工作中常年接触现代医学，而经方功底不足，导致临床带教时中医思维弱化，无法以立竿见影的临床疗效令人信服；③在现行中医教材中，普遍存在经典条文内涵不清晰，与临床脱节的问题，条文讲解仅局限于"以中医解中医，以理论释理论"现象；④在经方治疗急危重症领域，普遍存在科研基础薄弱问题。因此，亟须探索并建立经方治疗急危重症的学科体系，揭示经方治疗急危重症的临床证据，提升中医学在急危重症领域的贡献度。

二、内涵与关键科学问题

"经方能否用于急危重症的治疗""经方如何用于急危重症的治疗"为经方治疗急危重症领域的两大关键科学问题。第一个问题侧重于理论研究，需重新审视、还原《伤寒论》中的伤寒实质和六经本质等关键问题，为第二个问题提供理论支持与依据；第二个问题侧重于临床实践，需重新诠释经典条文内涵及其与急危重症之间的内在联系，揭示经方剂量内涵。两者环环相扣，层层递进，密切相关。兹将经方治疗急危重症领域的内涵与关键阐述如下。

（一）伤寒本质

阐明、还原《伤寒论》中伤寒本质是经方治疗急危重症领域的首要理论基础。为此，笔者在本书第一章中列专题讨论。基于 CCU 重症病例及中西医结合的文献考证，笔者认为《伤寒论》所述伤寒为狭义伤寒，绝非广义伤寒，且伤寒为一种急性热性传染性疾病，容易转化为脓毒症、多器官功能衰竭等重症，其死亡率高达 46.7%，绝非现行 ICU、CCU 及新型冠状病毒的死亡率可比，而《伤寒论》很可能就是一部治疗急危重症的专著，医圣张仲景很可能就是重症医学的鼻祖。因此，倘若我们无法对伤寒本质进行定论，则无法理解其在序言中所说"卒然遭邪风之气，婴非常之疾，患及祸至，而方震栗"，更无法对吴鞠通开启后世寒温之争的是非曲直进行独立评判，也就无从对临床运用经方治疗急危重症进行指导。

（二）六经实质

六经实质是《伤寒论》研究中的关键，历代医家对此也争议最大。六经分类方法来源于《黄帝内经》，在《素问·热论》中有外感热病的传变规律的描述，即"伤寒一日，巨阳受之，故头项痛，腰脊强。二日阳明受之……故身热目痛而鼻干，不得卧也。三日少阳受之……故胸胁痛而耳聋……四日太阴受之……故腹满而溢干。五日少阴受之……故口燥舌干而渴。六日厥阴受之……故烦满而囊缩"。后世医家有主张六经实质为经络学说者，有脏腑学说者，有气化学说者，有生理系统学说者，有证治纲领学说者，有表里半表半里学说者等。我们认为，判断其实质的依据在于能否以该学说提前研判疾病走向与趋势，提前研判疾病加重与减轻。遗憾的是，上述学说或许只能进行事后式的解释，而不能进行前瞻性预判。然而，基于急危重症的临床实践和研究，认为六经实质为炎症，三阴三阳为人体对炎症反应的六个不同阶段的描述。照此理论，脓毒症、多脏衰、重症感染等临床常见的危重症，皆可归属于六经范畴。

（三）条文内涵

既往对《伤寒论》等经典条文内涵的解读大都局限性于中医理论层面，存在主观思辨、以经解经、望文生义、无解求解、随文敷衍、随文演绎等历史遗留问题，无法真正理解条文内涵。很少有医家能从急危重症及现代病理生理学机制角度对原文进行解读，去重新认识条文内涵。以"汗出而喘，无大热"为例，一般认为，这是运用麻杏甘石汤的指征，用以治疗肺热壅盛证，可不拘泥于有汗与无汗。然而，为何在此处强调"汗出而喘"？根据我们的临床观察，这里所描述的极有可能是重症肺炎，或慢性阻塞性肺疾病急性加重合并重症感染。在麻疹肺炎、SARS及新型冠状病毒等各种肺部感染过程中，均可见到该条文指征。再如小柴胡汤证的"寒热往来"，除常见的寒热交替之外，还可见于体温升高至39℃以上的寒战现象，多提示菌血症，需及时抽血培养。小柴胡汤证的"默默不欲饮食"，除见于纳差外，还可见于急性肝炎合并的厌食油腻。"短气有微饮"，不完全指气短乏力，更有心力衰竭、肾衰等指征存在。"少尿、无尿、不尿"，不单指尿量减少，更包含肾衰、心力衰竭病因。"息高者死"，不仅是指肾不纳气，更包括呼吸衰竭、心源性呼吸困难。《金匮要略》中的"胸痹"不完全等同于冠心病，还包括心力衰竭、肺动脉高压等。"胸痹缓急"提示存在不稳定心绞痛。有鉴于此，亟须阐明经典条文内涵，并挖掘其中所蕴含的诊断与鉴别诊断思维，以提升解决临床实际问题的能力。

（四）经方剂量

"中医的不传之秘在于量"。对于经方剂量，历来就有"重剂起沉疴"与"四两拨千斤"的争论与思辨。在现今临床运用经方时，是按照一两等于3g的小剂量，还是一两等于15.625g的大剂量，究竟如何选择合理剂量，这是影响临床疗效的重要因素。

研究发现，治疗急危重症的经方剂量可参考古今文献报道及现今临床经验这两个方面。首先，在文献报道方面，需重新梳理历代医家治疗急危重症的剂量经验。以《伤寒论》中运用附子为例，四逆汤、四逆加人参汤、通脉四逆汤、通脉四逆加猪胆汁汤、茯苓四逆汤中附子用量均为1枚，而在桂枝加附子汤、桂枝附子汤、去桂加白术汤中附子用量则为3枚，在乌头汤中附子用量更是多达5枚。由此可见，小剂量附子回阳救逆，而大剂量附子则可散寒止痛。清代温病学家吴鞠通也善投重剂治大病，如痰饮用桂枝一两，痘症用大黄四两及犀角一两。其曾用近百斤生石膏治病："治一停饮兼痹案，每方生石膏用至一斤之多。并云，停饮兼痹脉洪，向用石膏无不见效……自正月服药至十月，石膏将近百斤之多。"清代温病名医余师愚在其《疫疹一得》清瘟败毒饮中的生石膏，大剂量用六两至八两，"直入胃经，使其敷布于十二经，退其淫热"。其次，在现代临床运用方面，伤寒"四大金刚"的陈伯坛先生精通仲景医学，尤擅长运用大剂量的桂枝、附子治病，其用药剂量多至一剂有三四斤，民间称其为"陈大剂"。岭南经方名家黄仕沛先生善用麻黄治疗多发性硬化、急性胸颈段神经根炎、帕金森病、昏迷不醒等疑难重症，其经验是小剂量递增，每次递增3g，最多用至45g。笔者在临床也喜用大剂量柴胡（30g）治疗外感高热不退、憎寒壮热，大剂量生石膏（300g）治疗中枢性高热、高热不退、重度高渗性脱水、重症感染，大剂量瓜蒌（150g）治疗冠心病三支病变合并急性心肌梗死，大剂量生地黄（180g）治疗急性上消化道出血，大剂量葛根（180g）治疗高血压急症，大剂量麻黄（30g）治疗Ⅱ型呼吸衰竭合并昏迷不醒等。

值得注意的是，在治疗急危重症时，并非所有关键药物都必须大剂量。我们还发现，即使大剂量附子久煎，在治疗部分扩张型心肌病、缺血性心肌病阳虚水泛证患者时，仍然会出现频发室早、二联律。因此，总结治疗急危重症的经方剂量规律，探索大剂量的适应证及禁忌证尤为必要。

三、体系构建的路径与方法

（一）明确急危重症领域的中医优势病种

之所以会出现急危重症临床首选现代医学，中医急诊急救能力弱化，中医治疗急危重症阵地萎缩等现状，关键在于中医药治疗急危重症疗效不佳、信心不足。众所周知，尽管目前急危重症领域是以现代医学为主导，但笔者经过多年在CCU一线工作的经历发现，仍然存在大量现代医学不能解决的重症难题，或危重症的某一种特殊病理状态、特定疾病阶段等，包括中枢性高热、脓毒症高烧不退、重症感染、不能脱离血管活性药物、气管插管术后不能顺利脱机、重症心力衰竭、Ⅱ型呼吸衰竭、心肾综合征、利尿剂抵抗、急性冠状动脉综合征（ACS）合并急性上消化道出血、不明原因的三系细胞减少等。近年来，我们积累了大量行之有效的、可重复的经方治疗急危重症的临床经验，并开展了中医药治疗ACS合并急性上消化道出血，以及利尿剂抵抗的临床研究。

值得注意的是，有效的个案难以重复，不足以"以点带面"，被媒体夸张宣传的在高铁、飞机上"急救"案例，以及中医药治疗死亡率极低的公共卫生事件的"粉饰太平"，种种乱象丛生，夸大中医疗效，足以以假乱真，贻笑大方。因此，总结、探索中医药治疗急危重症的有效经验与循证依据，规范、凝练急危重症领域的中医优势病种已成为当前亟待解决的临床难题。

（二）倡导基于"病机结合病理，药性结合药理"的研究模式

经方治疗急危重症领域涉及如何诊断及如何治疗这两方面，其中在如何选择治疗方案上，还涉及中西医治疗方案的优劣比较、协同增效、中医药干预时间节点等问题。因此，我们强烈呼唤基于"病机结合病理，药性结合药理"的研究模式。在临床诊断时，我们既要考虑疾病的现代医学病理生理机制，又要分析疾病背后的中医学病因病机以中西汇通；在临床治疗时，既要考虑方药的中药药性，包括温热寒凉、性味归经、功效主治等，又要考虑其药理作用机制能否契合其关键病理生理机制，能否契合现代医学的治疗原则。我们还发现，在中医与西医两种医学之间互补汇通、相互印证过程中，如果两者出现不一致时，一定是其中的某一种认识与治疗方案有误。

（三）多学科的综合思维模式

该体系既不同于中医院校教材中的《伤寒论》课程，也不同于现代医学的《急诊医学》课程，其涵盖面极为广泛，需要具备中医、西医两套医学体系知识储备，具备多学科的思维模式。因急危重症涉及重症感染、呼吸衰竭、急性心肌梗死、恶性心律失常、心力衰竭、消化道出血、肾功能衰竭、急性脑血管病、猝死等诸多疾病，基本涵盖呼吸科、心血管科、消化科、肾病科、神经科、外科等临床学科。另外，还涉及生理学、生物化学、病理学、微生物学、免疫学、分子生物学、药理学等基础学科。在中医学治疗方面，除《伤寒论》和《金匮要略》等传统经典学科体系之外，还涉及中医基础理论、中医诊断学、中药学、方剂学、中医内科学等诸多学科。因此，经方治疗急危重症领域体现了"大综合"、交叉学科的综合思维模式。

（四）医教研产协同创新

鉴于传统经典学科体系存在的教学模式单一，创新能力薄弱，转化能力不足等问题，强烈呼唤基于经方体系的医教研产协同创新模式。首先，在医教方面，针对既往经典教研室教师的急诊急救能力薄弱，临床带教老师的中医经典理论功底欠缺

现象，创新现有固定岗位编制模式，鼓励中医经典教研室与急诊科、ICU、CCU等急诊急救科室之间轮岗，可实行半年教学、半年临床模式，真正实现"医教"结合。其次，针对科研能力薄弱难题，鼓励开展经方治疗急危重症的优势病种研究，经方的临床运用标准化研究，鼓励开展相关临床研究、基础研究。最后，针对产业转化不足问题，鼓励开展基于人用经验的中药新药研发，鼓励开展经典名方的中药产业转化。

四、展望

习近平总书记强调，"要遵循中医药发展规律，传承精华，守正创新"。在中医学中，其精华就在于经典与疗效。《伤寒论》是中医学的经典著作，而经方尤为《伤寒论》中的精华。既往历代医家对《伤寒论》中的伤寒实质、六经实质、条文内涵与经方剂量等诸多问题的认识，因受到历史条件的限制，始终停留在解字考证、病机推演、以中医释中医的层面，直接导致《伤寒论》等经典著作中千古疑难问题的产生，直接导致对《伤寒论》的传承始终不得其门而入。什么叫"发于阳""发于阴"？厥阴证就是寒热错杂？胸痹篇中为什么强调"枳实薤白桂枝汤主之，人参汤亦主之""茯苓杏仁甘草汤主之，橘枳姜汤亦主之"？如何理解木防己汤证的"心下痞坚"？诸如此类历史遗留问题比比皆是。倘若能将经典条文与现代医学诊疗指南、疾病诊断与鉴别诊断，尤其与疾病的关键病理生理机制相结合，上述千古难题将会迎刃而解。因此，对经典条文的深入学习、还原、破译已成为"传承精华"的首要任务。"六经钤百病"，现代多认为，经方可用于糖尿病、高血压、慢性胃炎等慢性病的治疗。而我们通过临床实践和既往文献考证发现，《伤寒论》是一部治疗急危重症的专著。在仲景原文中，经方专为急危重症而设，但因当前无论是在理论文献，还是在临床实践中，均很少将《伤寒论》、经方与急危重症的病理生理与临床治疗紧密联系，因此，还原经方治疗急危重症的经验则属于"守正创新"范畴。经方治疗急危重症是一门全新的学科探索与尝试，以临床难题为导向，突破现行传统经典学科体系存在的模式单一、创新能力薄弱、转化能力不足等问题，探索、明确急危重症领域的中医优势病种，倡导基于"病机结合病理，药性结合药理"的临床研究模式，树立多学科的综合思维模式，鼓励医教研产协同创新研究，在"医、教、研、产"方面，完善经方体系，深耕经方事业，做大经方产业，为完善经方治疗急危重症体系构建的路径与关键，值得进一步探索。

《伤寒论》研究亟须中西医结合

《伤寒论》为中医学经典著作，历代医家无不通过研习《伤寒论》而在临床上融会贯通，游刃有余。清代医学家徐灵胎曾对此高度评价："医者之学问，全在明伤寒之理，则万病皆通。"然而，由于《伤寒论》成书年代久远，且其条文极为精练，"其文简，其意博，其理奥，其趣深"，难学更难精，给后世医家带来了极大的困惑与迷茫，诚如隋代医家巢元方曾言"仲景义最玄深"，宋代医家严器之也曾评价："《伤寒论》十卷，其言精而奥，其法简详，非寡闻浅见所能赜究。"当前对《伤寒论》内涵与实质的研究普遍存在"重病机、轻验证"、诊断不明确、疗效不具体、预后不清晰等问题。有鉴于此，为更好传承中医学经典，笔者认为应当重视基于"病机结合病理，药性结合药理"的中西医结合研究思路，从中西医结合的全新角度阐释《伤寒论》六经实质、条文内涵及其病理生理机制，进而中西汇通，揭示经典内涵，推广经方运用，提高临床疗效。

一、六经实质混乱、条文内涵不清是《伤寒论》传承中的关键难题

《伤寒论》与经方历来备受推崇，研究著作极为丰富，其传承呈现"百花齐放""百家争鸣"的局面。其中，最具有代表性的则为伤寒八大家与明清三学派。然而，六经（或《伤寒论》中的六病）实质混乱，以及条文内涵不清始终是《伤寒论》传承中的关键难题。

六经为《伤寒论》中关键脉络，对六经实质的深刻把握可起到追根溯源、提纲挈领、总揽全局作用。然而，对于六经实质众说纷纭，包括六经为经络学说、六经非经学说、六经界面学说及三胚层学说，以及表里、半表半里的阴阳组合划分学说等。在六经之下，则为具体条文与经方证治。在传统研究模式中，对于条文内涵的

阐释，普遍存在以经解经、以病机诠释条文、过度演绎现象。虽然在《伤寒论》现代研究中，重点关注经方在慢性疾病中的临床运用，但对条文内涵的阐释仍然不可或缺。

无论是六经实质，还是条文内涵研究，普遍存在诊断不明确、疗效不具体、预后不清晰问题。具体包括：①六经实质到底是什么？相当于现代医学的什么疾病？传统的六经划分方法能否指导临床，进而判断疾病的轻重缓急？②伤寒是什么病？是广义伤寒，还是狭义伤寒？如何深刻解读条文内涵及其背后的病理生理机制？③在现代研究中，对部分条文中症状的解读，虽然冠以现代医学病名，但仅为大致划分疾病的可能范围，尚缺乏严格的循证依据，缺乏严谨的病理生理与药理学证据支持。

二、基于"病机结合病理，药性结合药理"原则的中西医结合研究思路

"病机结合病理，药性结合药理"原则是指在临床与科研工作中，既要充分考虑疾病的中医病机，还要综合现代医学的病理生理学机制，从中医学和现代医学这两个医学的角度把握疾病的本质；既要充分考虑中药的寒热温凉药性理论和功效主治归经，还要综合现代药理学研究成果，从中药药性和药理学这两个角度把握疾病的本质和治疗靶向。在《伤寒论》的现代研究中，同样需要从"病机结合病理，药性结合药理"角度开展中西医结合研究，从全新的角度解读六经实质，还原条文内涵。

（一）基于病机结合病理原则的六经实质及条文内涵研究

既往对《伤寒论》六经实质及条文内涵的研究，仅停留在传统中医药病机层面，旨在揭示其病机规律。然而，该研究模式既不能有效揭示诊断，更不能判断预后。根据"病机结合病理"原则，除揭示传统病机规律之外，还需要对六经和条文的病理生理机制进行解读，从中西医两个角度进行考证。

在六经实质的中西医结合研究上，以少阴证为例，很显然传统阳气亏虚的解释并不能明确警示病情危重与预后凶险；再以少阴多血证为例，此时往往病情极为危重，很显然不能以一句"阳虚不能摄血"病机术语轻描淡写，少阴证中何时会出现血证？如何判断血证轻重？再以少阴寒化与热化为例，少阴属寒，寒化可以理解，

为何会出现热化？为何在病机上属郁而化热？在临床上如何判断少阴证的热化？类似悬而未决的关键问题还有很多，且传统病机理论仅能作为事后性分析，而不能进行预见性分析、判断。笔者通过多年在CCU主管急危重症患者的实践和研究，认为少阴证与现代医学的休克高度相似，包括心源性休克、低血容量性休克和感染性休克，且少阴证合并寒化、热化、血证、死证等变证，在病理生理机制上均与休克这一始动环节密切相关。

在条文内涵的中西医结合研究上，传统的病机理论虽然有助于揭示其实质，然而在对部分条文关键症状的解读上则显牵强。以"若喘，去麻黄加杏仁"为例，肺气不降的病机学说并不能明确揭示"去麻黄加杏仁"的本质。结合临床实践，我们发现《伤寒论》对喘的认识和现代医学不谋而合，均需要鉴别心源性与肺源性这两大病因。肺源性可用麻黄，但心源性则需谨慎。再以《伤寒论》与《金匮要略》中的"肿""形肿"为例，"水饮内停"或"阳虚水饮"的病机并不能有效揭示疾病本质，更无法判断疾病轻重。在现代医学中，水肿可分为心源性、肾源性、肝源性、血管性、营养不良性、内分泌性及其他原因等多种类型。根据我们既往的研究，这里的"肿"可能还与心功能不全、肾功能不全密切相关。这也是条文中告诫"形肿者，应内麻黄。乃内杏仁者，以麻黄发其阳故也"的缘故。类似的问题在《伤寒论》中比比皆是。遗憾的是，在《伤寒论》的诸多注释、版本、著作与教材中，很少能与现代医学的诊断与鉴别诊断相结合，很少能从中西医结合角度对经典条文背后的病理生理机制进行还原、考证。

（二）基于药性结合药理原则的六经实质及条文内涵研究

上述"病机结合病理"原则是从中西医学角度对疾病的病理生理机制进行阐述，而"药性结合药理"原则则是从中西药学角度对疾病的病理生理状态进行验证，对条文中的关键概念进行论证。

在六经实质的中西医结合研究上，仍以少阴证为例，历代医家及现代教材均将四逆散归属于少阴证范畴，且认为其病机属于阳郁厥逆。根据四逆散的药性与功效，其具有疏肝解郁之功。据此，可"佐证"通行教材中的阳郁厥逆学说。然而，问题在于，倘若少阴证的实质属于阳郁，则无法解释少阴多死证与血证问题，也无法判断少阴寒化与热化的本质。我们研究发现，少阴证与休克高度相关。倘若四逆散为少阴证方剂，则其在药理作用上必定具有抗休克、正性肌力等作用。然而，根据现代药理学研究可知，四逆散具有抗应激、抗焦虑、催眠、调节胃肠功能、抗溃疡、保肝作用，可用于治疗消化系统疾病、肝胆系统疾病、抑郁症及妇科疾病等，但其药理作用与休克无关。因此，我们认为，四逆散证绝不归属于少阴证。原文之所以将四逆散归属在该篇，意在告诫需要进行临床鉴别诊断，微循环障碍的四逆散证绝非少阴证。同理，《辨少阴病脉证并治》中的白通汤、附子汤、真武汤等附子类方，除其回阳救逆、温阳利水外，因其在药理上还具有一定的强心、改善心肌收缩力、改善心力衰竭作用，我们推测，少阴证的实质与心源性休克更相关。

在条文内涵的中西医结合研究上，以《伤寒论》第84条"淋家，不可发汗，发汗必便血"为例，历代医家均持淋家为湿热学说，认为淋家是膀胱湿热证，即泌尿系感染、结石、结核、乳糜尿、前列腺炎等泌尿系统炎性疾病，虽然具有恶寒发热症状，但不可误认为是表证而采用发汗法治疗；倘若采用发汗法治疗，则会出现小便出血的症状。既往考证研究发现，《伤寒论》中的"发汗"均是指采用生麻黄发汗。然而，我们在临床上观察到，老年患者伴前列腺肥大、增生时，常表现为尿频、尿急、尿失禁、夜尿增多、排尿踌躇、排尿困难、间断排尿、排尿不尽、尿后滴沥等症状。此时，运用麻黄剂一定要慎重，因其具有导致急性尿潴留的不良反应。根据"药性结合药理"原则，在药理作用上，麻黄中的有效成分麻黄碱具有激动 β_2-ADR 松弛膀胱壁和逼尿肌，激动 α_1-ADR 收缩其括约肌，导致膀胱三角肌和括约肌张力增加，排尿阻力增加，排尿次数减少。《伤寒论》原意极可能是想反复告诫，若出现小便淋漓不尽的"淋家"（即前列腺增生排尿困难患者）不可轻易运用麻黄，因为运用麻黄后会导致小便出血。倘若排尿开始就出现血尿，而后段尿液正常，多为尿道疾病；排尿开始正常，在快要结束时出现血尿，多为膀胱炎和前列腺疾病；全程血尿，血色暗红，多为肾脏病。这里的"便血"也符合前列腺疾病的尿血规律。因此，我们考证认为，"淋"是指小便淋漓不尽症状，是指排尿困难的前列腺增生疾病，而不等同于现代医学的"淋病"，更不是湿热内蕴证。类似从药理学角度对条文中关键症状的阐释问题还有很多，值得进一步深入研究。

三、中西医结合研究《伤寒论》体会

张湛曾说："夫经方之难精，由来尚已。"《伤寒论》难以传承的关键在于难以解读条文内涵与实质，难以还原医圣张仲景当时诊治疾病的场景。这直接导致我们只能通过以经解经、文字考证、病机推演等方法进行注解、学习。然而，由于伤寒死亡率极高（46.7%），具有病情危重，大规模流行，传变迅速，容易引起出血、少尿、休克等多器官功能衰竭及弥散性血管内凝血等特点。因此，我们认为，伤寒为狭义伤寒，以疫气可能性大，以急性热性传染性疾病为主，而六经、传变、直中均为疾病在此过程中出现的种种变化。清代名医强健在其《伤寒直指》中说："嘘枯吹生，舍仲景何以救伤寒之危急哉？"由此可见，《伤寒论》描写的就是患者外感后由轻到重，由重至死，多脏器损伤的救治过程。这也符合危重症导致机体向死亡发展的特点和规律。传统的病机认识在危重症的识别、判断与治疗上存在不足与缺陷；然而，采用中西医结合的方法研究《伤寒论》，则可从现代病理机制把握条文实质。根据既往主管大量急危重症患者的临床实践经验，笔者认为基于急危重症及中西医结合角度破译经典条文内涵是研究《伤寒论》最直接、最根本方法；《伤寒论》现代研究及现今中医临床强烈呼唤基于中西医结合的"病机结合病理，药性结合药理"治疗理念。

基于病理生理机制的"寒温统一"实质解读

一、伤寒实质考证——伤寒为狭义伤寒，其本质可能为炎症

伤寒有广义与狭义之分。其中，根据《素问·热论》中"今夫热病者，皆伤寒之类也"，广义伤寒为一切外感热病的总称，而狭义伤寒则专指感受风寒外邪的疾病。现今教材认为，《伤寒论》中的伤寒为广义伤寒，包含温病在内，为所有外感热病而设。然而，笔者基于对大量急危重症患者的临床观察及运用经方抢救的实践经历，从临床重症病例及文献研究的角度对"伤寒"实质重新进行了考证与解读，认为《伤寒论》中的伤寒为狭义伤寒，而非广义伤寒，并且以急性热性传染性疾病可能性最大，其本质为炎症。而六经的实质很可能就是对人体炎症反应的不同阶段的描述与总结，《伤寒论》很可能为国内第一部急危重症的专著。

二、温病实质考证——温病属于广义伤寒，也属急性热性传染性疾病，其本质也可能为炎症

温病是指感受温邪引起的一类急性外感热病的总称，属于广义伤寒范畴，以发热、热象偏盛、易化燥伤阴为主要临床表现。温病的内涵较为广泛，在一般外感疾病中，除风寒之邪以外的急性热病，都属于温病范围，包括风温、春温、暑温、湿温、伏暑、秋燥、温毒等。温病具有明显的季节性，大多起病急骤、传变迅速，且具有不同程度的传染性与流行性。温病按发病季节可分为春温、风温、暑温、湿温、秋燥、冬温四类；按初起发病类型，可分为新感温病和伏邪温病两类；按传染性和流行性，可分为具有强烈传染性和大流行特征的温疫，流行性小或不引起流行的温病这两类；按病证性质是否兼湿，分为温热和湿热两类。

温病很可能发展为急危重症。根据《吴江县志》记载，在明末医家吴又可所著《瘟疫论》（又称《温疫论》）成书前后，吴县连年流行疫病，一巷百余家，无一家幸免；一门数十口，无一口幸存。吴又可在其《瘟疫论》序中也说："崇祯辛巳，疫气流行，感者多，于五六月益甚，或阖门传染。其于始发之时，每见时师误以正伤寒法治之，未有不殆者……医者彷徨无措，病者日近危笃。病愈急，投医愈乱。不死于病，乃死于医；不死于医，乃死于古册之遗忘也。"由此可见，大规模流行、传染性强、死亡率高为当时温病的重要特征。

关于温病的病因学问题，古代医家对此均进行过深入探究。《瘟疫论》是中国第一部温病学专著，是系统研究急性传染病的医学书籍。吴又可所处的时代，正为传染病大流行之际。吴又可在《瘟疫论》中强调，该致病原因与既往的伤寒等不同，有其特殊性，即"夫温疫之为病，非风、非寒、非暑、非湿，乃天地间别有一种异气所感"。值得注意的是，在现代医学中，温病大多由病毒等病原体感染引起。而温病名下的风温、春温、温热、温疫、温毒、冬温、暑温、伏暑、暑湿、湿温、温毒、秋燥、温疫、温疟等不同类型均属于不同病原体感染所致。

在治疗上，温病可按照叶天士《温热论》的卫气营血辨证学说和吴鞠通《温病条辨》三焦辨证学说等进行辨证论治。然而，无论是传统的卫气营血，还是三焦辨证，其本质仍为人体对不同致病原感染导致的不同的炎症反应状态的描述。其中，卫分证属于感染性疾病的发热初期，此时需要积极控制感染，在中医治疗上以疏散风热、清热解毒为主；气分证则属于感染性疾病的发热极期合并高渗性脱水、高钠血症阶段，此时在抗感染治疗的同时需积极补液，纠正高渗性脱水、高钠血症，在中医治疗上以清热泻火、解毒生津为主；营分证属于感染性疾病的发热后期、长期高热不退合并低蛋白血症、高渗性性脱水昏迷阶段，此阶段在抗感染治疗的同时，还需要补充人血白蛋白、补液等对症支持治疗，在中医治疗上以清营泻热、养阴生津为主；血分证属于感染性疾病合并休克、DIC、多器官功能衰竭等阶段，此阶段病情危重，亟须清热解毒、凉血散血。同理，在三焦辨证中，上焦病证属于发热初期，与卫分证相似；中焦病证属于发热极期，与气分证相似；而下焦病证属于发热后期合并津液阴分耗竭状态，与营血分证相似。因此，温病很可能也为急性热性传染性疾病，其本质仍可能为炎症。

三、基于传统认知的寒温对峙

关于伤寒与温病的关系，历代医家既有持寒温迥异学说者，也有持寒温统一学说者。之所以会出现寒温对峙，是因为部分医家在治疗外感发热类疾病时发现，临床运用伤寒治法及处方收效甚微，甚至死亡率极高，因此不得不别求他法，正如吴又可在其《瘟疫论》中以"正伤寒法治之"而无效，即"疫气流行，感者甚多，于五六月益甚，或合门传染。其于始发之时，每见时师误以正伤寒法治之，未有不殆者……"因此，传统观点认为，无论在病因、症状和治疗上，伤寒与温病判均若水火。

首先，在病因上，伤寒主要感受寒邪、风邪，而温病则主要感受温热、湿热之邪。

其次，在症状上，伤寒临床表现主要为恶寒重、发热轻、无汗、口不渴、尿清长、脉浮紧、舌质淡、苔薄白，而温病临床表现主要为发热重、微恶寒或者不恶寒、心烦、口渴、有汗或者无汗、尿微黄、脉数、舌尖赤、苔薄黄。

最后，在治疗上，伤寒首选麻黄汤、桂枝汤，而温病首选银翘散、桑菊饮。值得注意的是，之所以会出现"以伤寒治温病无效"现象，从现代病理生理学机制分析，其根本原因就在于伤寒与温病的致病原不同。感染不同的病毒等致病源所导致的疾病诊断、临床表现与治则治法必然不同，这也是寒温对立的原因所在。

四、基于病理生理机制与方证辨证的寒温统一

笔者通过在重症病房诊治大量重症感染患者的临床实践中深刻体会到，伤寒与温病往往很难截然区分。

第一，两者在现代病理生理机制中同为炎症，其本质均为人体对炎症反应的状态，且无论是伤寒方还是温病方，均具有一定的抗炎、抗病毒药理作用。

第二，伤寒的三阳（太阳、阳明、少阳）病机与温病的卫气营血病机存在交叉重叠。

第三，温病学派与《伤寒论》经方方证一脉相承。叶天士、吴鞠通等温病学家皆为变通运用经方的临证高手。笔者曾统计过，叶氏《临证指南医案》341方中约30%源于经方，吴氏《温病条辨》208方中高达40%方剂源于经方，诚如吴氏在凡例中所言："是书虽为温病而设，实可羽翼伤寒。""《伤寒论》六经由表入里，由浅及深，须横看；本论论三焦由上及下，亦由浅入深，须竖看，与《伤寒论》为对待文字，有一纵一横之妙。"

第四，方证辨证是寒温统一的重要依据。"有是证，用是方"为方证辨证的核

心所在，无论是伤寒还是温病，只要临证具备某方证的临床运用指征就可以考虑运用该方。以小柴胡汤为例，只要具备口苦、咽干、目眩、寒热往来、呕而发热等指征，无论是伤寒，还是温病，均可用本方。经方同样可以用于温病。

五、结语与展望

自明清温病学术体系形成之后，中医学派即分为两派，一派是以《素问·热论》及张仲景《伤寒论》为理论基础的伤寒学派，另一派则是以明清时期的吴又可、叶天士、吴鞠通等医家为代表的温病学派。而其争论焦点则在于，伤寒学派主张"仲景伤寒为百病立法""六经钤百病"，认为《伤寒论》为论述外感热病的专著，不专为狭义伤寒而设，且在辨证上详于寒略于温，用药上温散多于寒凉；而温病学派则认为，温病为感受温热病邪导致的急性热病总称，且在辨证上详于温而略于寒，用药上寒凉多于温散。寒温之争由来已久，争执不断。新中国成立后，逐渐有融汇、融合趋势。以江西名老中医万友生为代表，认为伤寒与温病在各自发病的外因（外五淫毒、外五疫毒）、内因（内五淫邪、内五体质）及其发生发展规律等方面均有密切联系，积极倡导寒温统一。笔者结合急危重症病例，基于传统文献及现代病理生理学研究，从中西医结合角度重新探索伤寒与温病的实质与内涵，认为伤寒与温病无论在病理生理机制还是在方证辨证上均存在相通之处。

明确"优势"内涵，加强中医优势专科建设

国务院总理李强在今年的政府工作报告中针对中医药提出，"促进中医药传承创新，加强中医优势专科建设"。其中，"加强中医优势专科建设"，首次出现在政府工作报告中。加强中医优势专科建设，这是一个既经典，又创新的主题。言其经典，是因为多年来，中医药行业一直致力于临床能力提升，加强内涵建设这一永恒主题。此前，在2019年发布的《中共中央 国务院关于促进中医药传承创新发展的意见》中提出，"加强中医优势专科建设，做优做强骨伤、肛肠、儿科、皮科、妇科、针灸、推拿以及心脑血管病、肾病、周围血管病等专科专病，及时总结形成诊疗方案，巩固扩大优势，带动特色发展"。言其创新，是因为随着现代医学不断进展，现代创新药物研发不断突破，导致中医学的临床优势较前发生了深刻变化，很多既往我们所认为的临床优势专科已经不再"优势"；同时，由于现代疾病谱的变化，新发重大传染性疾病等临床新难题出现，现代医学在治疗上存在的诸多不足等原因，导致部分中医临床专科存在一定的新前景、新潜力、新优势。因此，基于临床重大需求，我们认为，需对中医优势专科的内涵进行重新认识、界定与挖掘，并对中医优势专科实行动态调整，以实现医、教、研、防、管协同创新，进一步推进中医药事业传承创新发展。

一、中医"优势"认识有待深化

中医优势专科建设是以中医优势病种的临床疗效为前提与基础。然而，在对中医优势专科建设的认识，对"优势"内涵的认识，需要与时俱进，对部分现行中医优势专科建设的内涵还有待进一步认证、完善。

第一，特色不等于优势。既往认为，需要积极发挥中医药的临床特色优势。相对于现代医学以及其他医学来说，中医药治疗的确具有特色，能否称之为"优势"，则是在反复对比、比较后，方能得出结论。

第二，重大疾病不等于中医优势病种。心脏病、肿瘤、中风等均为严重威胁生命或严重影响生活质量的重大疾病。在既往的中医药临床与科研工作中，存在将重大疾病等同于中医优势病种的认识倾向。我们发现，在现代医学强大的二级预防、生物制剂、介入、外科手术等治疗措施干预下，包括冠心病等在内的诸多重大疾病的防治不断取得新进展，直接导致中医药临床治疗需求下降，中医药在部分重大疾病的治疗上，优势并不显著。

第三，中医"优势"内涵有待量化。一方面，中医专科之所以能达到"优势"程度，取决于其临床疗效优于现行常规的现代医学诊疗方案。然而，研究发现，部分中医优势专科缺乏与现代医学疗效比较的"优势"证据，且"优势"病种存在范围扩大倾向。另一方面，在优势内涵的具体量化方面，存在不足。与现代医学相比，中医药是否真正具有"头对头"的比较优势？还是具有中西医结合的"加载"优势？在疾病的哪个阶段可以启动中医药干预？中医药干预疗程多长可获益最大？能降低血压多少？能降低血糖多少？能改善到什么程度？以上诸多问题，尚不清晰。因此，既往对"优势"认识，大多停留在定性阶段，而在定量分析上，仍有待进一步明确。

第四，循证医学研究有待加强。现行部分中医优势专科的评价标准，尚停留在专家经验与专家共识阶段，而在高质量的随机、对照、临床研究以及系统评价研究等循证医学证据研究上，还存在不足，导致部分中医优势得不到同行、西医与国际认可。

二、明确中医优势内涵

在内涵认识上，亟须突破现行"重大疾病等于优势疾病"的固有概念，明确中医优势专科的内涵、功能定位和建设方向。中医药的临床优势可能体现在现代医学的某一个疾病，也可能体现在疾病的某一阶段，或者某一病理环节上。根据 WHO 对疾病的分类标准，研究发现，中医药的临床优势体现如下 4 个方面，即，病毒感染类疾病、部分慢性病的前期与后期阶段、现代医学治疗存在不足与矛盾的疾病，以及不耐受现代医学治疗的疾病或病理环节。

（一）病毒性疾病

病毒通过多种途径侵入机体，并在易感的宿主细胞中增殖，进而产生不同程度的损伤和病毒性疾病，目前对大多数病毒感染缺乏特效药物治疗。从明末清初吴鞠通治疗瘟疫，到建国初期石家庄老中医郭可明先生运用白虎汤治疗乙脑，周仲瑛治疗流行性出血热，再到近年来中医药先后治疗 SARS、H1N1、新型冠状病毒感染等重大传染病的治疗历程来看，中医、中西医结合在病毒性疾病的治疗上取得显著疗效。部分研究成果发表在 *Science Bulletin*、*PNAS* 等国际权威杂志，获得国际医学科学界的认可。

（二）部分疾病的前期与后期阶段

由于现代医疗技术与手段的迭代更新、不断升级，直接导致临床疗效得以迅速提升，直接导致既往认为的重大疾病、医学难题已经不再是关键科学问题。然而，我们发现，在部分常见疾病、重大疾病的前期与后期阶段，是中医药极具潜力与优势的干预点。

以冠心病为例，由于现代医学的二级预防、介入等治疗手段，导致包括稳定性心绞痛、不稳定型心绞痛、急性心肌梗死在内的急性冠脉综合征（ACS）已经不再成为临床难题。然而，在冠心病的前期冠脉临界病变阶段，以及心肌梗死后心力衰竭、不能血运重建的冠脉三支病变在内的冠心病后期阶段，已成为中医临床优势环节。如何能够及时阻断冠脉临界病变进展成冠心病，阻断冠心病向并发症阶段进展等，已成为亟待解决的临床难题。另外，津力达对糖耐量异常合并多代谢紊乱人群的糖尿病预防 FOCUS 研究（JAMA Internal Medicine）、太极拳干预高血压前期的临床研究（JAMA Network Open），等大量体现中医药"治未病"优势的临床研究，得到国际医学界的肯定。我们发现，积极发挥中医药"治未病"优势，在重大疾病的一级预防、二级预防以及三级预防中，能够发挥一定作用。

（三）现代医学治疗存在不足与矛盾的疾病

由于疾病本身具有的复杂性，导致在合并出现多种疾病时，可能在病理机制上存在矛盾现象。例如，糖皮质激素、免疫抑制剂和感染性疾病的矛盾。自身免疫性疾病多采取糖皮质激素和免疫抑制剂治疗，然而，该治疗方法容易导致免疫力下降。在合并感染性疾病，特别是病毒和真菌感染时，在治疗上，存在矛盾现象。类似的问题还有很多，包括自身免疫病合并骨质疏松，包括红斑狼疮、干燥症、皮肌炎、风湿性关节炎等需要长期使用糖皮质激素患者；顽固性高血压合并高尿酸血症；急性冠脉综合征合并血小板减少症等。我们在心血管重症监护病房的工作中，也发现，在急性心肌梗死合并急性上消化道出血时，在病理机制上存在抗凝与止血的矛盾，死亡率高达35%，权衡现代医学禁食水与中医学"有胃气则生，无胃气则死"的临床原则，根据金匮要略"远血"理论及脾不统血理论，运用黄土汤第一时间干预后，可显著缩短止血时间。

（四）不耐受现代医学治疗的疾病或病理环节

由于个体差异，导致部分患者存在不耐受现代医学治疗情况，这可能也是中医药的潜在优势环节。以不能脱离血管活性药物的顽固性低血压为例，患者常因低血压难以顺利出院，这是重症监护病房中最为常见的临床难题。在现代医学中，一般主张补足容量，然后部分患者在充分补液后，仍然难以脱离血管活性药物。我们发现，大剂量120g黄芪能够迅速起效，让患者顺利出院（《中国中药杂志》）。类似的问题还包括不能顺利脱机导致的呼吸衰竭等。

三、中医优势专科建设的思考

中医优势专科是中医医院功能定位的集中体现和突出代表，而基于临床疗效的中医优势病种则是中医优势专科建设的核心。

（一）经验－共识－循证三结合，明确优势环节，加强中医优势专科内涵建设

在评价标准上，既要以专家经验、专家共识为基础，又要结合循证医学证据研究，凝练、总结中医优势专科的比较优势，明确"优势"的具体内涵。根据专科发展水平、行业地位、人才队伍和诊疗能力等因素，以中医优势病种作为临床与科研的重点攻关方向，探索、总结中医药的干预方式、干预时间点、疗程等关键信息，揭示其临床证据，建立中医药国际标准与规范，丰富现代医学诊疗方案，并入选国际主流医学的诊疗指南，进一步提升中医药治疗专科急危重症和疑难复杂疾病的临床能力。

（二）中医优势专科建设不仅体现在慢性疾病，更包括急危重症，不仅体现在"治未病"，更包括"治已病"，亟须中西医协同创新

有部分观点认为，中医药的临床优势体现在能够运用纯中医的理论与思维，体现

在门诊而非病房，体现在门诊大量诊治患者，体现在未病阶段，而不是已病阶段，且以"纯中医"治疗为主。然而，门诊只能处理轻症患者，而只有在病房，尤其在重症监护病房（ICU、CCU 等）才能处理重症患者，我们不能将急危重症的临床阵地拱手相让，主动退出。在前期的临床实践中，针对"中医是慢郎中，不能救急"难题，还原《伤寒论》六经实质、条文内涵及剂量本源；创新运用经方治疗现代医学不能解决的急危重症难题，包括急性心肌梗死合并急性上消化道出血、利尿剂抵抗、心肾综合征、重症感染、脓毒症等，丰富现代医学诊疗方案，从中医角度为解决急危重症提供新思路，提升了中医急救能力与水平。大量现代前沿科技、诊疗设备、诊疗指南、生理解剖、病理药理等内容，均能为我所用，提升中医优势专科内涵建设。

（三）探索中医优势专科中心化建设

不同于传统的临床科室建设，中医优势专科中心化建设更加强调打破既往医学学科和诊疗科目壁垒，以中医优势学科为主体，相关配套学科共同参与，高效统筹全院资源，形成"1+N"学科集群，充分发挥中医优势专科的"头雁"效应。探索中心化建设需要全面梳理诊疗所需的医务人员、设备设施条件、医疗技术和药品器械等要素需求，并合理配置，组建相关重大疾病（领域）的中医优势专科，充分发挥多学科联合诊疗优势。在中心化建设中，尤其需要强化影像、检验、病理等平台科室的专业技术水平，提升平台学科医疗服务支撑作用。

四、展望

中医优势专科建设，不仅是中医药特色优势的主要体现，而且是引领公立中医医院高质量发展的重要内容。中医优势专科建设涵盖临床服务能力提升，辐射引领，标准指南制定，科研转化，新药研发等诸多方面。近年来，包括麻杏石甘汤治疗甲型流感，半夏泻心汤治疗溃疡性结肠炎，葛根芩连汤治疗糖尿病，针刺治疗压力性尿失禁、便秘等在内的大量循证医学研究，受到国际医学关注并肯定；包括青蒿素治疗疟疾，砷剂治疗 M3 型白血病等在创新中药的研发，均为中医优势专科建设与科研转化提供了典范与思路。下一步，围绕加强中医优势专科建设，充分利用投入倾斜、医保支持、《基于人用经验的中药复方制剂新药临床研发指导原则》等新药研发政策支持等，促进中西医相互补充、融合创新、协调发展，扬长补短，推进公立中医医院高质量发展，为人民群众的健康福祉贡献中医药力量。

● 致　谢

衷心感谢各位研究生、规培生、进修生、跟诊弟子等在 CCU 及心血管病房中协助主管危重症患者的全力以赴，在协助整理书稿中的辛苦付出。部分带教学生名单如下：

（按姓氏笔画排序）

1. 于悦，中国中医科学院广安门医院心血管科（研究生）

2. 王小雅，中国中医科学院广安门医院心血管科（研究生）

3. 王颖超，北京航天总医院中医科

4. 王瑾瑜，北京中医药大学东直门医院肾病内分泌科

5. 吕尤，北京市丰台中西医结合医院槐树岭院区

6. 刘国，天津市滨海新区蓝卡社区卫生服务中心

7. 刘万业，保定市顺平县万业中医诊所

8. 刘晓庆，北京市昌平区中西医结合医院内分泌科

9. 孙婷婷，北京中医药大学东直门医院肿瘤科

10. 李俊平，北京中医医院顺义医院心血管科

11. 李清华，辽宁省朝阳市朝阳县东大道乡北炉村李清华卫生室

12. 张磊，北京市裕和中西医结合康复医院康复科

13. 张明妍，三明市中西医结合医院老年医学科

14. 张美珍，天津中医药大学第一附属医院内分泌科

15. 张梦雪，北京体育大学

16. 武婧，中国中医科学院望京医院心内科

17. 罗富锟，中国中医科学院广安门医院心血管科（研究生）

18. 金子轩，唐山市中医医院心血管科（研究生）

19. 金永旭，吉林省吉林中西医结合医院重症医学科

20. 周晟芳，北京市隆福医院综合内科门诊

21. 孟醒，北京市丰台区宛平社区卫生服务中心中医科

22. 赵静，北京市西城区广外医院肾病科

23. 侯敬乐，北京市房山区第一医院（研究生）

24. 逄冰，中国中医科学院广安门医院内分泌科

25. 董梅，山东省青岛市黄岛区第二中医医院心病肾病科

26. 董伟光，秦皇岛市北戴河医院中医科

27. 蓝宇，中国中医科学院广安门医院心血管科（研究生）

28. 臧彦峰，河北省保定市安新县西地村第二卫生室

29. 樊书云，郑州大学第五附属医院药剂科